"十三五"职业教育国家规划教材

国家卫生健康委员会"十三五"规划教材

全国中医药高职高专教育教材

供中药学、中药制药技术、中药生产与加工、药学等专业用

中药鉴定技术

第 4 版

主　编　张钦德

副主编　姚学文　姚腊初　陈效忠　赵宝林　李飞艳

编　委　（按姓氏笔画排序）

卜训生（北京卫生职业学院）

王李俊（江西中医药高等专科学校）

王锋祥（莱芜职业技术学院）

刘平平（盐城卫生职业技术学院）

孙煜铮（亳州职业技术学院）

李飞艳（湖南中医药高等专科学校）

李红芳（江苏省连云港中医药高等
　　　　职业技术学校）

张　凯（山东药品食品职业学校）

张钦德（山东中医药高等专科学校）

陈效忠（黑龙江中医药大学佳木斯
　　　　学院）

林水花（泉州医学高等专科学校）

郑　佳（乐山职业技术学院）

赵宝林（安徽中医药高等专科学校）

姜慧祯（烟台市食品药品检验所）

姚学文（南阳医学高等专科学校）

姚腊初（益阳医学高等专科学校）

魏国栋（山东中医药高等专科学校）

人民卫生出版社

图书在版编目（CIP）数据

中药鉴定技术 / 张钦德主编 . —4 版 . —北京：人民卫生出版社，2018

ISBN 978-7-117-26444-0

Ⅰ. ①中… Ⅱ. ①张… Ⅲ. ①中药鉴定学－高等职业教育－教材 Ⅳ. ①R282.5

中国版本图书馆 CIP 数据核字（2018）第 166040 号

| 人卫智网 | www.ipmph.com | 医学教育、学术、考试、健康，购书智慧智能综合服务平台 |
| 人卫官网 | www.pmph.com | 人卫官方资讯发布平台 |

版权所有，侵权必究！

中药鉴定技术
第 4 版

主　　编：张钦德

出版发行：人民卫生出版社（中继线 010-59780011）

地　　址：北京市朝阳区潘家园南里 19 号

邮　　编：100021

E - mail：pmph @ pmph.com

购书热线：010-59787592　010-59787584　010-65264830

印　　刷：三河市宏达印刷有限公司（胜利）

经　　销：新华书店

开　　本：787 × 1092　1/16　　印张：40

字　　数：922 千字

版　　次：2005 年 6 月第 1 版　　2018 年 9 月第 4 版
　　　　　2023 年 4 月第 4 版第 9 次印刷（总第 21 次印刷）

标准书号：ISBN 978-7-117-26444-0

定　　价：108.00 元

打击盗版举报电话：010-59787491　E-mail：WQ @ pmph.com

（凡属印装质量问题请与本社市场营销中心联系退换）

《中药鉴定技术》数字增值服务编委会

修 订 说 明

为了更好地推进中医药职业教育教材建设,适应当前我国中医药职业教育教学改革发展的形势与中医药健康服务技术技能人才的要求,贯彻落实《国家中长期教育改革和发展规划纲要(2010—2020年)》《医药卫生中长期人才发展规划(2011—2020年)》《中医药发展战略规划纲要(2016—2030年)》精神,做好新一轮中医药职业教育教材建设工作,人民卫生出版社在教育部、国家卫生健康委员会、国家中医药管理局的领导下,组织和规划了第四轮全国中医药高职高专教育、国家卫生健康委员会"十三五"规划教材的编写和修订工作。

本轮教材修订之时,正值《中华人民共和国中医药法》正式实施之际,中医药职业教育迎来发展大好的际遇。为做好新一轮教材出版工作,我们成立了第四届中医药高职高专教育教材建设指导委员会和各专业教材评审委员会,以指导和组织教材的编写和评审工作;按照公开、公平、公正的原则,在全国1400余位专家和学者申报的基础上,经中医药高职高专教育教材建设指导委员会审定批准,聘任了教材主编、副主编和编委;启动了全国中医药高职高专教育第四轮规划第一批教材,中医学、中药学、针灸推拿、护理4个专业63门教材,确立了本轮教材的指导思想和编写要求。

第四轮全国中医药高职高专教育教材具有以下特色:

1. **定位准确,目标明确** 教材的深度和广度符合各专业培养目标的要求和特定学制、特定对象、特定层次的培养目标,力求体现"专科特色、技能特点、时代特征",既体现职业性,又体现其高等教育性,注意与本科教材、中专教材的区别,适应中医药职业人才培养要求和市场需求。

2. **谨守大纲,注重三基** 人卫版中医药高职高专教材始终坚持"以教学计划为基本依据"的原则,强调各教材编写大纲一定要符合高职高专相关专业的培养目标与要求,以培养目标为导向、职业岗位能力需求为前提、综合职业能力培养为根本,同时注重基本理论、基本知识和基本技能的培养和全面素质的提高。

3. **重点考点,突出体现** 教材紧扣中医药职业教育教学活动和知识结构,以解决目前各高职高专院校教材使用中的突出问题为出发点和落脚点,体现职业教育对人才的要求,突出教学重点和执业考点。

4. **规划科学,详略得当** 全套教材严格界定职业教育教材与本科教材、毕业后教育教材的知识范畴,严格把握教材内容的深度、广度和侧重点,突出应用型、技能型教育内容。基础课教材内容服务于专业课教材,以"必须、够用"为度,强调基本技能的培养;专业课教材紧密围绕专业培养目标的需要进行选材。

5. 体例设计，服务学生　本套教材的结构设置、编写风格等坚持创新，体现以学生为中心的编写理念，以实现和满足学生的发展为需求。根据上一版教材体例设计在教学中的反馈意见，将"学习要点""知识链接""复习思考题"作为必设模块，"知识拓展""病案分析（案例分析）""课堂讨论""操作要点"作为选设模块，以明确学生学习的目的性和主动性，增强教材的可读性，提高学生分析问题、解决问题的能力。

6. 强调实用，避免脱节　贯彻现代职业教育理念。体现"以就业为导向，以能力为本位，以发展技能为核心"的职业教育理念。突出技能培养，提倡"做中学、学中做"的"理实一体化"思想，突出应用型、技能型教育内容。避免理论与实际脱节、教育与实践脱节、人才培养与社会需求脱节的倾向。

7. 针对岗位，学考结合　本套教材编写按照职业教育培养目标，将国家职业技能的相关标准和要求融入教材中。充分考虑学生考取相关职业资格证书、岗位证书的需要，与职业岗位证书相关的教材，其内容和实训项目的选取涵盖相关的考试内容，做到学考结合，体现了职业教育的特点。

8. 纸数融合，坚持创新　新版教材最大的亮点就是建设纸质教材和数字增值服务融合的教材服务体系。书中设有自主学习二维码，通过扫码，学生可对本套教材的数字增值服务内容进行自主学习，实现与教学要求匹配、与岗位需求对接、与执业考试接轨，打造优质、生动、立体的学习内容。教材编写充分体现与时代融合、与现代科技融合、与现代医学融合的特色和理念，适度增加新进展、新技术、新方法，充分培养学生的探索精神、创新精神；同时，将移动互联、网络增值、慕课、翻转课堂等新的教学理念和教学技术、学习方式融入教材建设之中，开发多媒体教材、数字教材等新媒体形式教材。

人民卫生出版社医药卫生规划教材经过长时间的实践与积累，其中的优良传统在本轮修订中得到了很好的传承。在中医药高职高专教育教材建设指导委员会和各专业教材评审委员会指导下，经过调研会议、论证会议、主编人会议、各专业编写会议、审定稿会议，确保了教材的科学性、先进性和实用性。参编本套教材的 800 余位专家，来自全国 40 余所院校，从事高职高专教育工作多年，业务精纯，见解独到。谨此，向有关单位和个人表示衷心的感谢！希望各院校在教材使用中，在改革的进程中，及时提出宝贵意见或建议，以便不断修订和完善，为下一轮教材的修订工作奠定坚实的基础。

人民卫生出版社有限公司

2018 年 4 月

全国中医药高职高专院校第四轮第一批规划教材书目

教材序号	教材名称	主编	适用专业
1	大学语文(第4版)	孙 洁	中医学、针灸推拿、中医骨伤、护理等专业
2	中医诊断学(第4版)	马维平	中医学、针灸推拿、中医骨伤、中医美容等专业
3	中医基础理论(第4版)*	陈 刚 徐宜兵	中医学、针灸推拿、中医骨伤、护理等专业
4	生理学(第4版)*	郭争鸣 唐晓伟	中医学、中医骨伤、针灸推拿、护理等专业
5	病理学(第4版)	苑光军 张宏泉	中医学、护理、针灸推拿、康复治疗技术等专业
6	人体解剖学(第4版)	陈晓杰 孟繁伟	中医学、针灸推拿、中医骨伤、护理等专业
7	免疫学与病原生物学(第4版)	刘文辉 田维珍	中医学、针灸推拿、中医骨伤、护理等专业
8	诊断学基础(第4版)	李广元 周艳丽	中医学、针灸推拿、中医骨伤、护理等专业
9	药理学(第4版)	侯 晞	中医学、针灸推拿、中医骨伤、护理等专业
10	中医内科学(第4版)*	陈建章	中医学、针灸推拿、中医骨伤、护理等专业
11	中医外科学(第4版)*	尹跃兵	中医学、针灸推拿、中医骨伤、护理等专业
12	中医妇科学(第4版)	盛 红	中医学、针灸推拿、中医骨伤、护理等专业
13	中医儿科学(第4版)*	聂绍通	中医学、针灸推拿、中医骨伤、护理等专业
14	中医伤科学(第4版)	方家选	中医学、针灸推拿、中医骨伤、护理、康复治疗技术专业
15	中药学(第4版)	杨德全	中医学、中药学、针灸推拿、中医骨伤、康复治疗技术等专业
16	方剂学(第4版)*	王义祁	中医学、针灸推拿、中医骨伤、康复治疗技术、护理等专业

续表

教材序号	教材名称	主编	适用专业
17	针灸学(第4版)	汪安宁　易志龙	中医学、针灸推拿、中医骨伤、康复治疗技术等专业
18	推拿学(第4版)	郭　翔	中医学、针灸推拿、中医骨伤、护理等专业
19	医学心理学(第4版)	孙　萍　朱　玲	中医学、针灸推拿、中医骨伤、护理等专业
20	西医内科学(第4版)*	许幼晖	中医学、针灸推拿、中医骨伤、护理等专业
21	西医外科学(第4版)	朱云根　陈京来	中医学、针灸推拿、中医骨伤、护理等专业
22	西医妇产科学(第4版)	冯　玲　黄会霞	中医学、针灸推拿、中医骨伤、护理等专业
23	西医儿科学(第4版)	王龙梅	中医学、针灸推拿、中医骨伤、护理等专业
24	传染病学(第3版)	陈艳成	中医学、针灸推拿、中医骨伤、护理等专业
25	预防医学(第2版)	吴　娟　张立祥	中医学、针灸推拿、中医骨伤、护理等专业
1	中医学基础概要(第4版)	范俊德　徐迎涛	中药学、中药制药技术、医学美容技术、康复治疗技术、中医养生保健等专业
2	中药药理与应用(第4版)	冯彬彬	中药学、中药制药技术等专业
3	中药药剂学(第4版)	胡志方　易生富	中药学、中药制药技术等专业
4	中药炮制技术(第4版)	刘　波	中药学、中药制药技术等专业
5	中药鉴定技术(第4版)	张钦德	中药学、中药制药技术、中药生产与加工、药学等专业
6	中药化学技术(第4版)	吕华瑛　王　英	中药学、中药制药技术等专业
7	中药方剂学(第4版)	马　波　黄敬文	中药学、中药制药技术等专业
8	有机化学(第4版)*	王志江　陈东林	中药学、中药制药技术、药学等专业
9	药用植物栽培技术(第3版)*	宋丽艳　汪荣斌	中药学、中药制药技术、中药生产与加工等专业
10	药用植物学(第4版)*	郑小吉　金　虹	中药学、中药制药技术、中药生产与加工等专业
11	药事管理与法规(第3版)	周铁文	中药学、中药制药技术、药学等专业
12	无机化学(第4版)	冯务群	中药学、中药制药技术、药学等专业
13	人体解剖生理学(第4版)	刘　斌	中药学、中药制药技术、药学等专业
14	分析化学(第4版)	陈哲洪　鲍　羽	中药学、中药制药技术、药学等专业
15	中药储存与养护技术(第2版)	沈　力	中药学、中药制药技术等专业

续表

教材序号	教材名称	主编	适用专业
1	中医护理(第3版)*	王 文	护理专业
2	内科护理(第3版)	刘 杰　吕云玲	护理专业
3	外科护理(第3版)	江跃华	护理、助产类专业
4	妇产科护理(第3版)	林 萍	护理、助产类专业
5	儿科护理(第3版)	艾学云	护理、助产类专业
6	社区护理(第3版)	张先庚	护理专业
7	急救护理(第3版)	李延玲	护理专业
8	老年护理(第3版)	唐凤平　郝 刚	护理专业
9	精神科护理(第3版)	井霖源	护理、助产专业
10	健康评估(第3版)	刘惠莲　滕艺萍	护理、助产专业
11	眼耳鼻咽喉口腔科护理(第3版)	范 真	护理专业
12	基础护理技术(第3版)	张少羽	护理、助产专业
13	护士人文修养(第3版)	胡爱明	护理专业
14	护理药理学(第3版)*	姜国贤	护理专业
15	护理学导论(第3版)	陈香娟　曾晓英	护理、助产专业
16	传染病护理(第3版)	王美芝	护理专业
17	康复护理(第2版)	黄学英	护理专业
1	针灸治疗(第4版)	刘宝林	针灸推拿专业
2	针法灸法(第4版)*	刘 茜	针灸推拿专业
3	小儿推拿(第4版)	刘世红	针灸推拿专业
4	推拿治疗(第4版)	梅利民	针灸推拿专业
5	推拿手法(第4版)	那继文	针灸推拿专业
6	经络与腧穴(第4版)*	王德敬	针灸推拿专业

* 为"十二五"职业教育国家规划教材

第四届全国中医药高职高专教育教材建设指导委员会

第四届全国中医药高职高专中药学专业教材评审委员会

前　言

　　本教材依据教育部《全国高等职业学校专业教学标准》,参照现行国家药品标准、《执业中药师考试大纲》《中国药品检验标准操作规范》《药品检验仪器操作规程》,在第3版教材基础上修订而成,供全国高职中药学、药学、中药制药技术、中药生产与加工等专业学生使用,亦可作为中药技能竞赛、职业资格考核与鉴定、执业中药师考试及中药行业企业在职人员的参考书。

　　本教材共分13章,第1章为中药鉴定基本知识与技能;第2~11章为植物类中药的鉴定,依次介绍根及根茎类、茎木类、皮类、叶类、花类、果实及种子类等中药的鉴定;第12~13章分别介绍动物类和矿物类中药的鉴定。全书共收载中药品种500种,含单列品种340种、附药(系指与单列品种密切相关或需要区别使用的品种)160种。在单列品种后的"知识链接"栏目介绍近年出现的常见伪劣品,以便与正品区分。书中插图759幅(不含成分结构式),新增及更新300幅,使图片更清晰地展示鉴别特征。

　　本教材与第3版相比,具有以下特点:一是在充分岗位调研基础上,按照"重品德、重技能、重传承、重创新"等"四重"新要求,对教学内容进行了重构,强化学生"工匠精神"、实际操作能力和创新创业能力培养,兼顾中药鉴定新技术、新方法的介绍,使之与岗位需求更贴近;二是文字描述更精炼、实用;三是调整优化原植(动)物、药材及饮片、显微特征、薄层色谱及有效成分结构式图片,使之更加准确美观;四是突出数字增值服务,增加技能操作或微课视频等拓展阅读资料230个,读者通过扫描书内"二维码"即可获取丰富的课程资源,便于学生自学及教师备课使用。

　　本教材的修订得到了人民卫生出版社和各参编院校的大力帮助;参考了中药鉴定最新研究成果;山东中医药高等专科学校、山东药品食品职业学院、湖南中医药高等专科学校等院校教师为操作视频的制作做出了积极贡献,在此一并表示衷心的感谢。

　　由于编者水平有限,不足之处在所难免。诚望广大读者在使用中提出宝贵意见,以便进一步修订和完善。

《中药鉴定技术》编委会
2018年4月

目 录

第一章

中药鉴定基本知识与技能

 学习要点

1. 中药鉴定的含义与任务。
2. 中药采收的一般原则与适宜采收期的确定方法。
3. 中药产地加工的目的及常用的产地加工方法。
4. 中药在贮藏过程中常见的变质现象及其防治。
5. 中药鉴定的依据、程序与主要方法。

第一节 概　　述

一、中药鉴定的相关含义

本课程是一门检验和控制中药的品种和质量、研究和制定中药质量标准、考证与整理中药品种、开发与利用中药资源的综合性应用技术课程,为中药学、药学、中药制药技术、中药生产与加工等专业的重要专业核心课程。

1. **中药**　是指在中医药理论指导下用于防治疾病和医疗保健的药物的总称,包括中药材、中药饮片、中成药、中药配方颗粒、中药提取物等。广义的"中药"泛指中华民族传统用药,还包括民族药及民间草药。第三次中药资源普查表明,我国有中药资源品种 12 807 种,包括药用植物 11 146 种、药用动物 1581 种、药用矿物 80 种。

2. **中药产业链**　是指在中药产品(中药饮片、中成药、功能性食品、保健品等)的生产加工过程中,从中药材种植到中药产品到达消费者手中所包含的各个环节所构成的产业链条。它包括中药农业、中药工业、中药流通业和中药知识业四个主体环节,其中中药农业、中药工业和中药流通业分别是上、中、下游产业环节,中药知识业作为非生产环节位于中药产业链的高端部位,贯穿整条产业链的始终(图 1-1)。

3. **中药材**　是指取自天然的未经加工或只经过简单产地初加工而形成的原料药,简称为"药材"。按其来源可分为植物药、动物药和矿物药三类。由于中药以植物药居多,故有"诸药以草为本"之说。其中未经切制的完整药材称为"个子"。由于部分药材可药食兼用,供作药用的药材须按药典规定的方法进行净制处理,并符合药品

图 1-1　中药产业链示意图

质量标准,这一特性是药品范畴"中药材"与农副产品"中药材"的根本区别。《中国药典》2015年版所收载的618味中药,植物药占87.86%,动物药占8.09%,矿物药占4.05%。

4. 民族药　是指以少数民族传统医药理论为指导,用于防治疾病和医疗保健的物质。我国民族药种类达8000余种,其中,壮族药2000余种,藏族药1908种,蒙族药1342种,维族药600余种。全国现有民族药生产企业156家,达到国家标准的民族成药865种,其中有88种被列入国家基本医疗保险、工伤保险和生育保险药品目录。

5. 民间草药　为区别国家药局专卖的"官药",宋代始见"草药"之名,后世又称"民间草药"或"民间药",多指主流本草及药品标准中尚未记载,仅在民间应用,尚未纳入商品流通的药物,它是中药资源开发应用的基础,如2015年版药典新增的木芙蓉叶、红花龙胆和岩白菜3种药材,就是民间草药开发利用的典型实例。

6. 中药饮片　是指药材经净制、切制或炮炙后可直接用于临床或制剂生产使用的处方药品。《中国药典》2005年版收载的饮片标准只有19个,2015年版收载的饮片标准为823个,其中23个饮片标准单列,基本涵盖了中医临床常用饮片品种。中药饮片的质量关系到中医临床用药安全和中成药的质量,成为药品监管的重点,我国自2008年起对饮片生产实施GMP管理,但产品不合格率一直较高,其原因一是染色、增重、掺假、过度硫熏等人为违法违规行为,以及储存养护不当造成的虫蛀和霉变现象;二是由于中药材及饮片质量均一性差和可控性差的天然属性造成"检查"项或含量测定不合格;三是因中药材种植不规范造成重金属、农药残留等超标,可见,加强药材种植和饮片生产质量管理,仍然任重道远。

7. 中成药　是以中医药理论为指导,以中医处方为依据,以中药饮片为原料,由药品生产企业按照规定的工艺和质量标准批量生产的,具有一定规格和剂型的药品。目前,我国有中成药生产企业2000多家,已从丸、散、膏、丹等传统剂型发展到现在的滴丸、片剂、膜剂、胶囊等40多种剂型、9000余个品种,年生产规模7800亿元以上。

8. **中药保健食品**　系指以中药为主要原料制成的,能调节人体机能的特殊食品,适用于特定人群食用,但不以治疗疾病为目的。在我国还称为"中药保健品或中药功能食品";在国(境)外则称之为"膳食补充剂"。

9. **中药正品与非正品**　中药正品,是指符合国家药品标准规定的品种及其特定的部位;反之为非正品,包括伪品(假药)、劣品(劣药)、习用品(地区习惯用药)、伪制品、混淆品和代用品等。假药、劣药按《中华人民共和国药品管理法》界定;习用品为有一定的药用历史,但未被纳入国家药典,仅在部分地区习惯使用,并被收入地方药品标准的药材。混淆品是指名称或形态与正品相似,易与正品相混用者,因与正品的品种不同,实属伪品;伪制品系指经过人为非法加工的某种药材的仿制品,实属伪品;代用品是指性味、功能与正品相似的药品,如人工牛黄代牛黄使用。

10. **药品质量监督管理**　为保证药品质量,国家成立了专门的药品监督管理机构,颁布实施了《中医药法》《药品管理法》《药品生产质量管理规范》《药品经营质量管理规范》等法律法规;定期修订和颁布药品质量标准;设立各级药品检验机构,开展药品监督检验工作,从而使药品质量管理纳入法制化轨道。

知识拓展

药品检验的分类

药品检验分为监督检验、生产检验与验收检验三类。

1. **监督检验**　是由药品监督管理部门授权的药品检验机构代表国家对辖区内生产、经营和使用的药品进行的检验,具有比生产或验收检验更高的权威性、更强的仲裁性以及第三方检验的公正性。根据检验目的和处理方法的不同,可分为抽查性检验(抽验)、注册检验、国家检验、委托检验、进口检验和复验等类型。

2. **生产检验**　系指制药企业对制剂原料、中间产品或成品进行的检验。

3. **验收检验**　系指药品经营(批发)企业对购进药品或销后退回药品进行的检验。

二、中药鉴定的特点

与化学药品的检验相比,中药鉴定有以下特点:

1. **药材质量不稳定**　药材的质量受品种、规格、产地、生长环境、药用部位、采收季节、加工方法、包装、运输及贮藏等多种因素的影响。同一药材常因产地、采收加工、栽培技术等的不同而有较大差异。

2. **杂质引入途径多**　药材在生产、加工、贮运等过程中均可带入杂质,如产地环境污染及滥用化肥农药易导致重金属及农药残留超标,加工时常有未除净的非药用部位及泥沙,贮藏不当易引起虫蛀、霉变、走油等,故应强化杂质检查,确保用药安全。

3. **样品需要预处理**　一种中药常含有几十种甚至上百种成分,且含量较低。当用一种溶剂提取药材时,提取液中往往含有多种性质相似的化学成分,干扰检验结果,常需对样品进行预处理,除去干扰性成分,富集被检成分,才能确保鉴定结果准确可靠。当所选择的指标成分含量低于万分之一时,已几无质控意义。

4. **检测成分难确定**　中药具有多靶点、多效应的特点,其疗效是多种成分协同作用。单靠测定一种或几种活性成分,不能全面衡量中药的质量。因此,研究确定中药的有效组分,并对其进行检测与控制,成为中药鉴定的难点和重点。

5. 检测方法进展快　中药传统鉴定方法是中药鉴定工作者数千年经验的总结,应注重传承;中药鉴定新技术、新方法发展迅速并逐步成为法定检验方法,如指纹图谱法、生物活性测定法、基因鉴定法、细胞生物学鉴定法、免疫鉴定法等。无论采用哪种方法,其目的均为保证临床用药安全有效,因此,只有将中药传统鉴别经验与现代分析技术有机结合,并与临床疗效紧密联系,才能达到有效控制中药质量的目的。

总之,中药鉴定具有成分复杂、含量较低、影响因素多、未知成分多、杂质多、干扰因素多、检测难度大等特点。但随着中药研究的不断深入,现代分析方法不断进步,中药鉴定的准确性和科学性正逐步提高,中药的质量控制水平正得到较快的发展。

三、影响中药质量的因素

真实、优质的原药材是保证饮片及制剂质量的基础。品种、产地、采收、加工、包装、运输、贮藏等因素均可影响原药材质量;原药材、加工炮制及辅料等因素可影响中药饮片质量;而饮片质量又可影响中成药质量(图1-2)。为保证药材的质量,必须严抓药物的品种、产地、采收、加工、炮制、贮藏、销售等环节。

图 1-2　影响中药质量的因素

1. 品种　药材的品种直接影响到中药的真伪,品种正确是保证中药质量的前提。我国幅员辽阔,物种繁多,各地用药习惯差异,习用品种不同及资源开发中代用品和新兴品种的投入使用,使得一药多源、同名异物、同物异名、一物多名现象十分普遍。有些中药来源比较复杂,往往有数种甚至数十个品种。不同的品种,主要化学成分或有效成分含量差异很大,少则数倍,多则几十倍。

（1）一药多源：由于历史原因，许多中药存在"一药多源"现象，多源性中药之间化学成分含量及疗效差异较大。如不同来源的莲子心，甲基莲心碱的含量差异就较大，低的无法测定，高的可达 0.88%，如此大的差异，其临床疗效差异显而易见；山豆根在我国南方用豆科植物柔枝槐的根，而北方用防己科植物蝙蝠葛的根，两者科属完全不同，其化学成分、用量及毒性亦有显著差别；大黄属植物，全世界就有 60 多个品种，而药典正品只有掌叶大黄、唐古特大黄、药用大黄三个品种，但常见有同属藏边大黄、河道大黄等非正品大黄混充大黄入药，虽然也含有蒽醌衍生物成分，但不含双蒽酮苷番泻苷类，故几无泻下作用。以上均说明药材品种不同，直接影响着中药的质量及疗效。

（2）用药变迁：有的中药存在古今用药变迁现象，有的中药存在古今用药变迁现象，如贝母、白头翁、细辛、甘草、柴胡、黄芩、秦皮、威灵仙、白术、苍术等。以木通为例，从《神农本草经》到《新修本草》，木通科木通一直作"通草"入药，南唐《食性本草》首次将其改作木通药用，直至清代所用木通均是木通科的木通，历代本草中未见"关木通"的记载。我国 1954 年的调查发现商品木通主要为马兜铃科植物东北马兜铃的藤茎，误认为传统木通就是现在的关木通，并相继收载于《中国药典》1963 年版至 2000 年版，致使含有肾毒性成分"马兜铃酸"的关木通持续使用了近 40 年，造成极大危害。《中国药典》2005 年版开始不再收载关木通，而将木通科植物木通、三叶木通或白木通作为木通的正品原植物。

（3）种质变异：同一种原植物，常因种质不同，使其质量产生较大差异。如山东省栽培的金银花形成的农家品种有大毛花、小毛花、小鸡爪、大鸡爪、细毛针、红裤腿、大麻叶、小麻叶、犄牛儿腿、红梗子、米花子等；河南有毛花和线花等；这些农家品种是良种选育的重要材料来源。如山东选育出的"亚特""亚特红""亚特立本""树型金银花""中花 1 号""北花 1 号""银花王""懒汉金银花""九丰一号"等；河南省选育的"金丰 1 号"；河北省选育的"巨花一号"，均具有花蕾大、产量高、有效成分含量高等特点，有的品种如山东选育的"北花 1 号"花蕾生长进入大白期后，可持续 10~15 天不开花，极大地延长了最佳采摘期。通过航天搭载诱变和地面定向筛选培育出的丹参新品种"鲁丹 3 号"，耐寒、抗旱、丰产性能好，亩产鲜参达 3530kg，比普通丹参每亩净增 2000kg，有效成分丹参酮 II_A 含量比普通丹参提高一倍。可见，建立良种繁育基地，加强"道地药材"优良种质选育，对于确保中药质量，意义重大。

知识链接

造成中药品种混乱的原因

1. 形态相似，误种、误采、误收、误用 误将非正品药材或非药材当作正品药材种植、收购、销售和使用，如将土大黄误作大黄，聚花过路黄误作金钱草等。

2. 以假充真，冒名顶替 有意将非药材冒充药材，以价值低的药材冒充价值高的药材，如以商陆伪充人参，以生晒参伪充西洋参，以淀粉为主要原料伪制成冬虫夏草等。

3. 本草记述不详，看法不一 如威灵仙，《本草纲目》以前的本草著作均记载为玄参科草本威灵仙的根，而清代《植物名实图考》记载的则为毛茛科铁线莲属植物的根。

4. 一药多源，品种混乱 全国各地用药习惯不同，同物异名、同名异物，引起中药品种混乱，如白头翁的原植物有 20 余种、贯众 30 余种、石斛 40 余种。

2. **产地**　同一品种,产地不同,有效成分的含量会有较大差异,如产于吉林的葛根总黄酮含量高达 12%,而产于贵州的仅为 1.77%;生长在北方的青蒿,其青蒿素含量远比生长在南方四川、广东等地的低;广州石牌产的广藿香挥发油含量虽低,但挥发油中抗真菌成分广藿香酮含量却较高,而海南岛产的广藿香挥发油含量虽高,但抗真菌成分广藿香酮的含量却甚微。新疆产甘草中甘草酸含量达 11.1%,而内蒙古产者仅 5.2%;地黄中具有降血糖、利尿、缓泻作用的有效成分梓醇因产地不同而有较大差异,如河南武陟产者为 0.18%,广东增城产者为 0.019%,浙江仙居产者为 0.001%。

由于天时、地利的生长条件、世代相传的培植技术和优良种质的反复筛选,使一些药材在特定的地域优质而高产。这种具有特定种质、特定产区、特有生产技术或加工方法而生产的质量、疗效优良的药材,称为"道地药材"。其中,优良的物种基因是道地药材形成的内在因素;独特的生态环境是道地药材形成的外在条件;特色的栽培加工方法是道地药材形成的技术保障。在我国常用的 500 种药材中,道地药材占 200余种,但其用量却占 80%。

知识链接

我国著名的道地药材

"四大怀药"指:河南的地黄、山药、牛膝、菊花;"四大南药"指:槟榔、益智、砂仁、巴戟。"四大北药"指:当归、黄芪、党参、大黄;"西北五宝"指:黄芪、当归、党参、大黄与甘草;"浙八味"指:浙江的玄参、浙贝母、菊花、白芍、麦冬、延胡索、白术、郁金;"十大广药"指:广藿香、广陈皮、广佛手、广地龙、阳春砂、化橘红、沉香、益智仁、金钱白花蛇、高良姜;"川药"指:川乌、附子、红花、川贝母、丹参、黄连、续断、黄柏、花椒、川木通、天麻、川芎、川牛膝、厚朴、川楝子。

我国10大道地药材产区

3. **种植**　如在中药材种植过程中农药、化肥的超限使用造成中药材的重金属农残超标,严重影响了中药材和制剂产品质量,并造成对土地和环境的污染。

4. **采收**　药材采收的季节和时间对其质量有直接影响。古人有"凡诸草木昆虫,产之有地,根叶花实,采之有时,失其地则性味少异;失其时则性味不全"的记述;药农亦有"当季是药,过季是草"的认识。历代医药学家为保证中药质量,总结出了一系列的中药采收时间原则,如根及根茎类一般在秋、冬至春初采收;皮类一般在春末夏初采收等。现代研究证实,采收时间不同,有效成分的含量确有较大差异。如柴胡总皂

道地药材之
"浙八味"

苷含量 1 年生者高于 2 年生者,虽然后者根粗大、分枝多、产量也高,但有效成分含量下降,因而 1 年生者优于 2 年生者;生长期为 3~4 年的甘草,其有效成分甘草酸的含量较生长 1 年者高 1 倍;甘草所含的甘草酸在开花前期达 10% 以上,在生长末期(秋季)仅为 3.5%,相差近 3 倍;薄荷在生长初期,挥发油中薄荷脑的含量甚微,但在盛花期则急剧增加;草麻黄中的生物碱,春季含量很低,夏季开始增高,8~9 月达到最高峰;槐米(花蕾)中芦丁的合格含量为 15%,而槐花(开放的花)仅为 6.0%;益母草中水苏碱的含量在幼苗期和花期最高,故药典规定益母草鲜品应在幼苗期至初夏花前期采割,干品应在夏季茎叶茂盛、花未开或初开时采割,其中盐酸水苏碱含量不得少于 0.50%。这些充分说明采收期对中药质量的重要性,应该摒弃单纯追求产量而忽视质量的做法,在既保证质量又能获得较高产量之间选择一个最佳时机采收中药。

5. 加工　加工不当也会影响药材的质量。如黄芩加工不当,会使有效成分黄芩苷在黄芩酶作用下发生水解,生成具有邻三酚羟基的黄芩素,后者易被氧化成醌类衍生物而显绿色,使质量降低;硫熏会使药材残留二氧化硫及重金属;人参浸糖、鹿茸排血、浙贝母去粗皮等传统加工方法,也会使有效成分减少。近年来药材市场的掺假、掺劣和以次充好问题突出,应引起注意。

知识链接

取消中药材 GAP 认证≠取消 GAP

　　中药材 GAP,即中药材生产质量管理规范,是 Good Agricultural Practice for Chinese Crude Drugs 的缩写。它从保证中药材质量出发,控制影响药材生产质量的各种因素,规范药材生产各环节及至全过程,以保证中药材的真实、安全、有效和质量稳定。我国于 2003 年 11 月开始正式受理中药材 GAP 认证申请。GAP 认证是涵盖种植资源选择、种植地选择一直到中药材的播种、田间管理、采购、产地初加工、包装运输以及入库整个过程,鼓励规范化、科学化种植。政府监管部门希望通过实施中药材 GAP 认证,对中药材生产全过程进行有效的质量控制,保证中药材质量稳定、可控。截至 2016 年,全国有 146 家公司近 80 个品种 195 个中药材种植基地通过 GAP 认证。2016 年 2 月,原国家食品药品监督管理总局规定取消中药材 GAP 认证,并明确提出,今后国家将建立中药材支持体系,扶持企业建立药材基地,要求中药生产企业对产品生产全过程的质量负责,促进中药材规范化、规模化、产业化发展。

6. 炮制　中药素有一药多效之能,加工炮制是否得当,直接影响中药的质量。明代陈嘉谟指出:"凡药制造,贵在适中,不及则功效难求,太过则气味反失。"现代医学也通过实验证明了炮制对提高中药质量的重要作用。如当归、川芎、前胡、大黄诸类需水润切片的中药材,浸润不当有效成分随水流失,其药效就会下降。在炮制过程中,加热方式的不同、火力的大小、时间的长短,都对中药性质产生很大的影响。如干姜辛热,回阳温中、温肺化痰;炒焦后的炮姜苦温而涩,辛散与温中作用减弱而用于虚寒性的吐血、血崩等症;火力加大而成姜炭,则辛辣物质破坏而专温脾止血。王不留行,因种皮厚,质地坚硬,生品不能入药,需炒制后供药用。中药炮制规范规定,王不留行炒后要 80%~90% 达到爆花,成品花大,色白,味香。但目前供应的王不留行爆花率只达 50%,其中一半为僵子,如配方使用,会直接影响药物有效成分的溶出。以其水溶性浸出物进行分析,经测定 60% 爆花率其浸出物达 11.69%,80%~90% 爆花率其浸出物可达 13.11%~13.8%。醋制延胡素后,其有止痛作用的延胡素水煎液含量由生品水煎液的 25.06% 提高到 49.33%,可见,炮制也是保证中药质量的重要环节之一。

7. 贮藏保管　中药质量的好坏,除与以上因素密切相关外,包装、运输及贮藏对其品质亦有直接的影响。这是由于中药在储存保管过程中受空气、温度、湿度、光照等影响,发生复杂的物理和化学变化。贮藏保管不当,会使中药有效成分耗损或药材变质,不仅中药的疗效难于保证,还可能对患者造成伤害。如含芳香成分薄荷、花椒、藿香等因光照或久藏,易造成气味散失;杏仁、桃仁、柏子仁贮藏温度过高,会发生粘连、走油甚至虫蛀;湿度太大时,有些药材如芒硝潮解、枸杞、熟地因吸潮而发软、发霉;贯众、常山贮藏时间过长其有效成分会自然分解,外表虽然看不出有太大变化,但其药效会降低。这些均说明贮藏保管对保证中药质量的重要性。所以要经常做好检查,在入库前,要测定中药的含水量是否符合储存要求,是否有虫蛀霉变现象,如含水量超过规定标准,必须烘晒干燥后再入库,如有虫蛀霉变现象,必须经过整理或消除虫害以后再入库,入库后也要经常检查,发现问题及时采取措施,同时还要采取先进先出、易变先出的原则,随时更新库存,不使变质,以保证中药质量。

综上所述,中药的品种、产地、采收、贮藏保管等与中药质量有密切关系。在工作中若不认真对待,都会造成中药质量的下降,导致临床疗效的降低,甚至完全丧失药用价值。因此,中药工作者应从以上几个方面把好中药质量关,确保人民用药安全有效。

四、中药鉴定的任务

依据国家药品标准,对中药进行品种真实性、纯度、品质优良度的检定,确保临床用药安全有效,是本课程的基本任务;制定与不断完善中药质量标准,为中药研发、生产、经营和使用等过程提供质量标准和鉴定方法,是本课程的战略任务;考证与整理中药品种,是本课程的历史任务;开发与利用中药资源是本课程的长期而艰巨的任务。

(一) 检验和控制中药的品种和质量

按照药品标准规定的性状、鉴别、检查、浸出物及含量测定等方法对中药进行真伪优劣的鉴定,应符合规定。

1. 中药品种和质量的鉴定　依据国家药品标准,对中药的真实性、安全性、纯度、质量进行检定和评价。对中药真实性的鉴定主要包括中药的来源、性状、鉴别(包括经验鉴别、显微鉴别、理化鉴别、薄层色谱、光谱、气相色谱、液相色谱等)等;对中药安全性的检查主要包括内源性有害物质的检查和外源性有害物质(如重金属及有害元素、农药残留量、二氧化硫残留量及黄曲霉毒素等)的检查;对中药质量优劣的鉴定主要包括中药的纯度(如杂质、水分、灰分等)和质量优良度(如浸出物、挥发油、有效成分的含量测定等)的鉴定。

2. 假药与劣药的界定　《药品管理法》规定,有下列情形之一的,为假药:①药品所含成分与国家药品标准规定的成分不符的。②以非药品冒充药品或者以他种药品冒充此种药品的。有下列情形之一的药品,按假药论处:①国务院药品监督管理部门规定禁止使用的。②依照《药品管理法》必须批准而未经批准生产、进口,或者依照《药品管理法》必须检验而未经检验即销售的。③变质的。④被污染的。⑤使用依照《药品管理法》必须取得批准文号而未取得批准文号的原料药生产的。⑥所标明的适应证或者功能主治超出规定范围的。

案例分析

药材性状不符合规定,该判为假药还是劣药?

案例:某市药品稽查人员抽检辖区某医院的可疑品种通草,检验结果显示:药典中通草"性状"项规定为"直径 1~2.5cm,有纵沟纹,中部有空心或有半透明薄膜",检验结果为"本品呈圆柱形,直径 0.5~1cm;表面淡黄色,无纹理";"鉴别"及"检查"项均符合规定;结论为"按《中国药典》

2015年版一部检验,结果不符合规定"。执法人员在处理该不合格饮片时产生了意见分歧。有人认为应定性为假药;有人认为还是按照劣药认定为宜。

　　分析:《药品管理法》规定:"其他不符合药品标准规定的按劣药论处。"从检验报告可看出,检品性状与标准存在两方面差异:一是直径0.5~1cm,小于标准的1~2.5cm;二是表面无纹理,其他性状特征均符合药典规定,不能认定为他种药品或非药品冒充药品。此外,检验报告中也无被污染或变质的描述;"鉴别""检查"项均符合规定。因此,应按《药品管理法》第49条第三款第六项规定,按劣药论处。

　　《药品管理法》规定,药品成分的含量不符合国家药品标准的,为劣药。有下列情形之一的药品,按劣药论处:①未标明有效期或者更改有效期的。②不注明或者更改生产批号的。③超过有效期的。④直接接触药品的包装材料和容器未经批准的。⑤擅自添加着色剂、防腐剂、香料、矫味剂及辅料的。⑥其他不符合药品标准规定的。

课堂互动

被染色药材应按假药还是劣药论处?

　　某市食品药品监管局执法人员对辖区内某医疗机构使用的中药饮片"乌梅"进行了抽样,经检验,结果为"具有乌梅性状,但有染色现象(不符合规定)"。经调查,该医疗机构的"乌梅"是从外省某饮片生产企业购进,该企业生产"乌梅"使用的染色物质为非药用色素。被染色的"乌梅"应按假药还是劣药论处?

　　3. 规格与等级的划分　排除假、劣药后的正品药材,质量仍有差异,常用规格或等级表示。中药材的规格主要按品种、产地、采收、加工及药用部位的不同划分;等级常按药材的形态、色泽、大小、重量等不同划分。药材的等级标准较规格标准更为具体,通常将品质最优者定为一等品,较好的为二等品,依次类推,最次(但应符合药用标准)的为末等品。一律按一、二、三、四……的顺序排列,一般不以"特等"或"等外"的字样来分等。有的药材既有规格,又有等级;有的无规格,只有等级;有的既无规格、也无等级,称为统货,常见于全草、果实、种子及矿物类中药,如益母草、枇杷叶、柏子仁、补骨脂等。药材规格及等级的划分方法见表1-1。

表1-1　药材规格及等级的划分方法

类别	划分依据	举例
规格	来源	如黄连分为味连、雅连和云连;麻黄分为草麻黄、中麻黄和木贼麻黄
	产地	如白芍分为杭白芍、亳白芍和川白芍;泽泻分为建泽泻和川泽泻
	采收	如三七分为春三七和冬三七;花鹿茸分为"二杠"和"三岔";连翘分为"青翘"和"老翘"
	加工	如附子分为盐附子、白附片和黑附片;山药分为毛山药和光山药
	药用部位	如当归分为"归头""归身""归尾"和"全当归"
	外部形态	如浙贝母分为"元宝贝"和"珠贝"

续表

类别	划分依据	举例
等级	色泽	如北五味子,紫红色或红褐色为一等,黑红、暗红或淡红色为二等
	饱满程度	如某些果实种子类中药
	个体大小	以个大者质优,个小者质次,如木香一等品:长 8~12cm,最细端直径 2cm 以上;二等品:长 3~10cm,直径 0.8cm 以上
	单位重量(每千克、500克或50克中所含药材的个数)	如天麻按每千克个数不同分为 4 个等级,分别为每千克 26 只以内、46只以内、90 只以内、90 只以外,以个大为佳;三七按每 500 克的个数分为 20 头以内、30 头以内、40 头以内、60 头以内、80 头以内、120 头以内、160 头以内等,以个大为佳;青贝按每 50 克的个数分为 190 粒以外、130 粒以外、100 粒以外,以个小为佳

(二) 研究与制定中药的质量标准

近年来,我国在中药质量控制方面取得了长足的进步,建立了包括传统"四大鉴别"、分子生物学鉴别、特征与指纹图谱鉴别等"定性"评价方法学体系,并逐步向活性成分、多成分定量化方向发展。但与中药现代化、国际化要求尚存有差距。建立规范化的中药质量标准体系,是中药现代化、国际化的需要,也是造福于全人类的需要。

知识链接

中药现代化

中药现代化是指将传统中药的特色优势与现代科学技术相结合,以适应当代社会发展需求的过程。它包括中药生产方式现代化、管理模式现代化、产品剂型现代化、质量标准现代化、包装现代化和企业制度现代化。其实质就是以中医药理论和经验为基础,充分利用现代科学技术的理论、方法和手段,借鉴国际认可的药品标准和规范,研发和生产出"安全、有效、稳定、可控",兼具三效(高效、速效、长效)、三小(剂量小、毒性小、不良反应小)和三便(便于贮藏、便于携带、便于服用)等特点,为国内外市场广泛接受,有国际竞争力的中药产品。

中药质量标准的制定,应参照《中药质量标准研究制定技术要求》,充分考虑来源、生产、流通及使用等各个环节影响中药质量的因素,设置科学的检测项目、建立可靠的检测方法、规定合理的判断标准;建立的检验方法应具有专属性、准确性和精密性;应注重新技术和新方法的应用,积极采用国际药品标准的先进方法,促进中药标准的国际化。此外,针对中药化学成分复杂、质量控制困难等问题,开展中药有效物质基础研究、生产关键技术研究、质量检验新方法、新技术研究、定性定量分析用对照品研究、药代动力学研究、安全性评价研究、药理及毒理学研究、体内药物分析研究等,实现中药质量标准评价的规范化、自动化和现代化,保证临床用药安全、有效、稳定可靠,也是中药鉴定工作的重要任务。

(三) 考证与整理中药的复杂品种

由于同名异物、同物异名、本草记载不详、品种变迁、一药多源等诸多原因,中药材品种混乱和复杂现象严重。中药的品种直接关系到中药的质量,研究中药品种,探讨药物历史渊源,使之正本清源,是中药鉴定工作需要解决的首要问题。

解决中药品种混乱的途径主要有：①实地调查，考证本草。如虎掌和天南星，经调查研究并非一物，虎掌实为掌叶半夏的块茎，纠正了历史的错误；青蒿素的发现，基于研究葛洪《肘后备急方》青蒿治疟病方，结合科学试验取得成果。②考查本草以外的地方志等资料，发掘新品种。如历代本草著作中没有罗汉果，但在清代《临桂县志》《永宁州志》不仅有罗汉果之名，还有其形态、性味、效用记载，这为罗汉果的药用提供了可靠的历史依据。③通过对药材商品的调查和中药资源普查，结合本草考证，明确正品与主流品种，规范名称，将成分差异较大的多来源中药品种分列为两味或多味药材，力求做到一物一名。如五味子(北五味子)与南五味子、葛根(野葛)与粉葛、黄柏(川黄柏)与关黄柏、金银花(忍冬)与山银花、淫羊藿与巫山淫羊藿等。④以活性成分和药效学研究为基础，整理中药复杂品种。中药品种的考证与整理工作，对于澄清中药混乱品种，从源头上保证中药质量，具有十分重要的意义。

(四) 开发与利用中药资源

中药资源是中医药事业发展的基础。近年来，中药资源日益减少枯竭、用量急速扩张。采用现代生物科学、化学、物理学、信息科学等手段对现有资源进行深入研究、综合利用，开发新的可替代资源，已成为中药资源可持续利用的有效途径。

1. 普查现有资源 通过中药资源普查，加强野生抚育，建设种苗繁育示范基地，建立中药资源动态监测信息服务体系和种质资源库，实现中药资源的长期动态监测。

2. 保护濒危物种 为保护野生中药资源，我国发布了一系列珍稀濒危保护植物、动物名录，并颁布了《野生药材资源保护管理条例》，全国各地建立植物、动物自然保护区近千处。同时进行野生抚育，对合理地保护与开发中药资源，实现中药可持续发展具有战略意义。

3. 扩大家种家养 药用植物栽培是保护和扩大利用中药资源的有效的手段。如人工种植天麻，已从无性繁殖达到成功地有性繁殖；麝的人工养殖与活体取香、人工牛黄的生产等，较好地解决了天然中药资源稀缺的问题。

4. 扩大药用部位 同一品种，不同药用部位常含有相同或相似的化学成分，具有相同或相似的生理活性。例如人参、西洋参的茎叶、种皮都含有大量的人参皂苷，可作为提取人参皂苷的原料；以丹参茎叶为原料生产的"新丹参片"，已用于治疗心绞痛等疾病；银杏叶已发展成为大宗的制药原料和保健食品原料；红豆杉的叶含有含量高于皮的紫杉醇前体化合物；枸杞茎叶具有较好的降血糖作用；麦冬须根产量远高于块根，甾体皂苷含量也高于块根，可用于心脑血管疾病或免疫调节；钩藤的茎枝、黄连的地上部分和须根、杜仲叶、苏木根，由砂仁叶提取的挥发油等，都已供药用。

5. 加快替代品研究 如用水牛角代替犀角，用狗骨代替虎骨，人工麝香和人工牛黄研制成功。

6. 开发民间药和民族药 如黄毛豆腐柴是广西民间用药，以其制成的"健骨注射液"可治疗骨质增生、肩周炎、风湿关节炎等；从鬼针草中开发出成药"悦年片"，可治疗高血压等症；"傣肌松"是从傣药草药"亚乎奴"中开发出的一种肌肉松弛剂；"木札"为景颇族用药，有治疗失眠和头痛的作用，从中分离出豆腐果苷，开发生产出"神衰果素片"；苗族用灯盏细辛治疗瘫痪，其主要成分是野黄芩苷和总咖啡酸酯，有扩张血管、增加血流量、减低外围血管阻力的作用，现已生产出"灯盏细辛注射液"；用哈尼族药"莫阿宰呢"生产的"昆明山海棠片"，用于治疗类风湿和红斑狼疮。

7. 寻找亲缘关系相近的中药资源　应用近似的植物类群具有类似的化学成分原理,寻找新资源、进口替代品。如从罗芙木属植物中寻找利血平的国产资源;从云南西双版纳植物锡生藤合成新药"傣肌松",与进口的"氯化箭毒碱"有相似的肌肉松弛作用;从进口药亲缘相近的国产植物中,已成功找到了一批进口药的国产资源,如胡黄连、马钱子、沉香、降香等。

8. 从植物中寻找合成有效成分的前体化合物　对前体化合物进行人工半合成、结构改造及类似物合成,可以获得高效、低毒的新药物。如五味子果实中主要活性成分五味子酯甲,用于治疗肝炎,然而在合成过程中所得到中间体联苯双酯,其疗效优于五味子酯甲,从而开发出新药。

9. 从植物中直接提取制药原料　如从薯蓣属中提取的合成激素及避孕类药物的薯蓣皂苷元;从小檗属植物中提取消炎药物黄连素;由千金藤属植物中提取催眠镇痛药物罗通定;由岩白菜属植物中提取治疗气管炎药物岩白菜素等。

10. 寻找老药的新作用　如大黄用于治疗急腹症的胰腺炎、胆囊炎及肠梗阻;山楂用于治疗冠心病、高血压、高脂血症和脑血管病;白芷用于胃病和银屑病;青蒿用于治疗各型疟疾和红斑狼疮;青黛用于治疗白血病和银屑病;贯众用于治疗乙型肝炎;虎杖用于治疗高脂血症;山豆根用于治疗癌症等。

11. 多产品的综合利用　许多中药还可开发成保健品、化妆品、兽药等多种产品,使资源得到充分利用。中药化妆品具有独特的功效,如槐花所含芸香苷对 X 射线所致损伤有防护作用;白芍、赤芍对蝴蝶斑、雀斑、色素沉积有一定的治疗作用。杜仲胶可塑性强,有高度绝缘性、耐水性和酸碱稳定性,可用于电缆、轮胎、薄膜材料中。

技能要点

中药鉴定技能学习要点

1. 应牢固树立"质量第一、依法检验"的职业道德和"实事求是、科学严谨、一丝不苟"的工作作风,严格按照药品标准,规范操作与记录,确保检验结果的准确无误。

2. 应结合药材标本、图片、实物、视频等,反复操作训练,练就过硬的中药鉴定技能。

3. 应熟练掌握并综合运用中药化学、分析化学、药用植物学等相关课程的知识与技能,熟练查阅药品标准、专业论文和参考书,为全面系统地掌握中药鉴定技能奠定基础。

4. 通过比较归纳同类、同科或易混中药的异同点,掌握规律,强化记忆。

5. 重点药材通常是常用、贵重、有毒或易混的品种,应分清主次,重点掌握。

6. 经验术语是中药传统鉴别经验的积累,形象、直观、易懂易记,在学习中,要将经验术语与药材特征紧密联系,如松贝的"怀中抱月"、大黄的"星点"、天麻的"鹦哥嘴"等。

第二节　中药鉴定技术发展概况

一、古代中药鉴定技术的发展

中药鉴定知识经历了漫长的发展过程。有文字后,才被逐渐记录下来,出现了医药书籍。古代记载药物的著作称为"本草"。从秦、汉到清代,本草著作浩如烟海,记载了近3000种药物,是中药科学发展的基础。

1.《神农本草经》　为我国已知最早的药学专著。成书于东汉末年,载药365种,分上、中、下三品。该书总结了汉代以前的药物知识,对药物的产地、采收以及药物真伪鉴别有一些原则性概述,为后世中药鉴定技术的发展奠定了基础。

2.《本草经集注》　南朝梁代陶弘景的《本草经集注》,载药730种,将药材分为玉石、草木、虫兽、果、菜、米食、有名未用7类,为按自然属性分类的先导性著作。该书重视药材的对比鉴别,记载了部分药材的火烧试验、对光照视等鉴定方法,有的还指出品质的优劣。如对《神农本草经》中"术"的鉴别,认为术有两种,"白术叶大有毛而作桠,根甜而少膏……;赤术叶细无桠,根小,苦而多膏";硝石"以火烧之,紫青烟起";云母"向日视之,色青白多黑";常山以细实而黄的"鸡骨常山"最有效等。

3.《新修本草》　唐代李勣、苏敬等22人集体编撰,由政府颁行的《新修本草》,是我国乃至世界上最早的一部药典。该书载药850种,按药物的属性分为11部,附图经7卷、药图25卷。该书新增山楂、人中白等114种新药,包括许多进口药物,如豆蔻、丁香、青黛、木香、槟榔、没药等。该书首创了图文对照体例,出版不久即流传到国外,对世界医药的发展作出了重要贡献。

4.《开宝本草》《嘉祐本草》与《图经本草》　宋代开宝年间,刘翰、马志等撰成《开宝新详定本草》,简称《开宝本草》,载药983种。嘉祐年间,掌禹锡等撰成《嘉祐补注神农本草》,简称《嘉祐补注本草》或《嘉祐本草》,新增药物99种。苏颂等撰成《图经本草》,首创版印墨线药材图,绝大多数图为实地绘制,图的名称大多冠以州县名,反映了当时十分重视道地药材和药材的质量评价,成为后世本草图说的范本。

5.《经史证类备急本草》　宋代唐慎微将《嘉祐补注本草》和《图经本草》校订增补,编成《经史证类备急本草》,简称《证类本草》,载药1746种,新增药物500余种。该书内容丰富,图文并茂,为我国现存最早、最完整的本草著作,也是研究古代药物最重要的典籍之一。

6.《本草纲目》　明代著名医药学家李时珍花费毕生精力,历时27年编成巨著《本草纲目》(52卷),约200万字,载药1892种,新增药物374种,附方11 000余条,药图1109幅。该书按自然属性将药物分为16部60类,为自然分类的先驱,如将高良姜、豆蔻等含挥发油的姜科植物排在一起,列为芳草类,与现今的自然分类相符;该书图文并茂,把药材鉴定内容与古本草对药物鉴定的记载,归于"集解"项下,为后世留下了宝贵的史料。本书是一部集中国几千年天然药物使用知识和经验的百科全书式中药学经典,代表了16世纪以前东亚地区药物学的发展成就,17世纪初传到国外,并译成多国文字,对中外医药学和生物学科都有巨大影响,成为世界性的重要药学典籍之一。该书先后于2010年3月和2011年5月入选《世界记忆亚太地区名录》《世界记忆名录》。

7.《本草纲目拾遗》　清代赵学敏编撰的《本草纲目拾遗》,载药921种,新增药物716种,为清代新增药物品种最多的本草著作,如冬虫夏草、西洋参、浙贝母、鸦胆子、银柴胡等均系初次记载,大大丰富了药学内容。

8.《植物名实图考》和《植物名实图考长编》　清代吴其濬编撰的《植物名实图考》和《植物名实图考长编》,分别收载植物1714种和838种,该书对每种植物的形态、产地、性味、用途叙述详细,并附有插图,其中很多植物均系著者亲自采集、观察并记录,为中药的来源鉴定和本草考证提供了宝贵的史料。

二、近代中药鉴定技术的发展

19 世纪中叶,随着近代生物学、化学等学科的兴起,欧洲出现了《生药学》学科,生药是指来源于天然的,未经加工或只经过简单加工的植物及动物类药材,常作为西医提取制备生物药品的原料,具有"生物来源""生货原药"两重含义。《生药学》是专门研究生药的来源、生产、鉴定、化学成分、品质评价、效用等内容的学科。

20 世纪 30 年代,生药学传入我国,中药鉴定工作有了一定的进展。1933 年丁福保编著《中药浅说》,引进了化学鉴定法;1934 年赵燏黄、徐伯鋆等编著了《生药学》上卷,1937 年叶三多编著了《生药学》下卷,引进了生药鉴定的现代理论和方法,对中药鉴定新方法的建立,起到了先导作用。

三、现代中药鉴定技术的发展

新中国成立以来,中药事业得到了空前的发展。现代生物学、药物化学等理论和方法在中药鉴定中的广泛应用,为中药鉴定技术的发展奠定了基础。

1. 多部中药鉴定教材及专著陆续出版 1986 年《中药材粉末显微鉴定》和 1997 年《中成药显微分析》专著的出版,推动了中药显微鉴定的发展;1994 年编写出版的《中国中药资源丛书》,是一套系统的中药资源专著。由原江苏新医学院编著出版的《中药大辞典》,载药 5767 种,分上、下、附编三册,全面而系统地总结了古今中药学知识,反映了 20 世纪 70 年代末我国中药学的研究水平;2001 年《中药大辞典》(第二版)问世,收载中药 6000 余味,新增药物 300 余种,反映了当代中药学的研究水平。由国家中医药管理局主持,全国 60 多个单位协作编写的《中华本草》,收载药物 8980 种,插图 8534 幅。由中国文化研究会编写的《中国本草全书》,共 410 卷,约 2.5 亿字,收录了中国公元前 220 年至公元 1911 年本草专著 800 余部,相关本草文献 1 万余种。全书的文献资料采集于全世界 130 多家图书馆,其中近百部本草专著是流散于海外的孤本珍本。中药鉴定专著不断涌现,既是中药鉴定工作的写实,又反映了中药鉴定技术的发展过程。

2. 中药质量标准日臻完善 《中国药典》1985 年版首载 TLC 鉴别;1990 年版首载对照药材 TLC 鉴别和色谱法含量测定;2000 年版首次建立以色谱法含量测定为主导的质控方法;2005 年版大幅增加 HPLC 法;2015 年版扩大了现代分析技术在中药的质量控制的应用,建立了中药材 DNA 条形码分子鉴定法、中药中真菌毒素测定法等检测方法,增加了专属性的显微鉴别检查、特征氨基酸含量测定、特征图谱等,实现了由单一指标成分检测向活性成分、专属性成分、多成分或多组分检测过渡,由化学质量控制模式向整体质量控制模式转化,使中药质量标准逐步与国际接轨。

3. 多种现代分析技术用于中药质量评价 随着现代生物技术的发展,中药鉴定由传统的经验鉴别,发展到了涉及分子水平或基因水平的 DNA 分子遗传标记技术。高效液相色谱法(HPLC)、薄层色谱扫描法(TLCS)、气相色谱法(GC)等色谱分析方法成为中药鉴定的主流方法;显微鉴别技术、薄层色谱(TLC)鉴别技术、一测多评技术、多指标成分定量亦得到广泛应用。原子吸收光谱(AAS)、超临界流体色谱(SFC)、高效毛细管电泳(HPCE)、离子色谱(IC)、核磁共振波谱(NMR)、气 - 质联用(GC-MS)、液 - 质联用(LC-MS)、薄层 - 生物自显影等新技术,具有自动化程度高、灵敏度高、专属性强、快速和微量等特点,成为今后中药鉴定的发展方向(图 1-3)。

原子吸收光度计

薄层扫描仪

高效液相色谱仪

气相色谱仪

图 1-3　部分现代分析仪器

知识拓展

"一测多评"技术

　　近年来"一测多评"技术被广泛应用于中药材的质量检测。所谓"一测多评",是指仅采用一个指标为对照就可同时测定多种成分,从而降低检测成本。如:黄连在 2005 版药典中的含量测定要求是以 TLCS 法测定黄连中小檗碱的含量,要求其含量不低于 3.6%,小檗碱在多种植物中大量分布,将其作为唯一测定指标的专属性较差,而 2010 版药典改用 HPLC 法进行一测多评,使小檗碱、药根碱、表小檗碱、黄连碱、巴马汀的可控成分达 10%,整体上体现黄连有别于黄柏等的活性关系。该技术在 2015 年版药典中又应用于丹参的质量测定,并首次应用于银杏叶片(胶囊、滴丸)成方制剂中:以槲皮素为对照,根据所确定的校正因子计算槲皮素、山素和异鼠李素的含量。

　　近年来,化学、微生物学、指纹图谱技术、药效学、化学计量学等多学科交叉融合,新技术、新方法不断出现,为中药质量控制带来了新的发展思路。现代中药质量分析已不再是单一的检验手段,而是通过新技术、新方法的整合形成一种新的分析方法学体系,从原来的指标成分分析模式向基因指纹图谱定性和多指标成分定量分析结合的模式转变,向科学、合理、经济、实用、环保方向发展,实现引领国际的目标。

第三节 中药的采收、加工与贮藏

一、中药的采收

根据有效成分在药用植(动)物体内消长变化的规律、药材的产量和采收的难易等,确定适宜的采收时间和方法,对于提高药材的产量和质量,具有重要意义。

(一)中药采收的一般原则

1. 植物药类

(1)根及根茎类:多在秋、冬二季植株地上部分枯萎至春初发芽前采收,此时植物地下部分贮有丰富的营养物质,有效成分含量高,如党参、黄连等。有的植株夏季枯萎,则应在夏季采收,如半夏、夏天无、太子参、浙贝母、延胡索等。少数药材如白芷、当归、川芎等,为避免抽薹开花,使其空心或木质化而失去药用价值,应在生长期采收。

(2)茎木类:茎类药材多在秋、冬二季植株落叶后或春初萌芽前采收,如大血藤;木类药材全年可采,如降香、沉香等。

(3)皮类:茎皮多在春末夏初(清明至夏至间)采收,此时形成层细胞分裂较快,皮部与木部易剥离,伤口易愈合,有效成分的含量较高,如杜仲、黄柏、厚朴、秦皮等。少数茎皮在秋、冬二季采收,有效成分含量较高,如川楝皮、肉桂等。根皮宜在秋末冬初植株地上部分枯萎时采挖,如牡丹皮、五加皮等。

(4)叶类:多在花前盛叶期、花期或果实未成熟前采收,此时植株枝叶茂盛,养料丰富,分批采叶对植株影响不大,且可增加产量,植物一旦开花结果,叶内贮藏的营养物质就向花果转移,降低药材质量,如大青叶、紫苏叶等。有的应在霜降后采收,如桑叶;有的常与其他药用部位同时采收,如人参叶等;有的应采集落叶,如银杏叶等。

(5)花类:多在花蕾期或花初开时采收,此时花中水分少、香气足,有效成分含量高。如金银花、辛夷、丁香等宜在蕾期采收;洋金花宜在花初开时采收;菊花、西红花等宜在花盛开时采收;红花宜在花冠由黄变红时采摘。对花期较长,花朵陆续开放的植物,应分批采摘,以保证质量,如红花等。蒲黄、松花粉等花粉类中药,不宜迟收,以免花粉脱落,影响产量。

(6)果实及种子类:果实类中药多在果实自然成熟时采收,如五味子、补骨脂等;有的在果实成熟并经霜变色后采摘,如山茱萸经霜变红、川楝子经霜变黄;有的在果实近成熟时采收,如乌梅、枳壳、吴茱萸等;有的应采收未成熟的幼果,如青皮、枳实等。若果实成熟期不一致,应分批采摘,随熟随采,如瓜蒌、五味子等。种子类中药须在完全成熟,并呈固有色泽时采收,如牵牛子、决明子等。

(7)全草类:多在植株充分生长,茎叶茂盛时采收,如穿心莲、青蒿等;有的在花期采收,如益母草、荆芥等;有的在春季采其幼苗或肉质茎,如绵茵陈、肉苁蓉等。

(8)藻、菌、地衣类:常因品种而异。如茯苓宜在立秋后采收;冬虫夏草宜在夏初子实体出土、孢子未发散时采挖等。

(9)树脂类:有的树脂为植物体的正常分泌物,如血竭,果实成熟即分泌红色树脂,采收其成熟果实,即可得到树脂;多数植物体只在受损伤后才产生或增加分泌物,可将植物体的某些部位用刀切割后引流而得,如安息香。

(10)其他类:常因品种而异。如五倍子在秋季虫瘿由绿色转为黄褐色,成熟爆裂前采摘,五倍子鞣质含量最高;海金沙宜在孢子成熟、未发散时采收等。

2. 动物药类　动物药类应根据药用动物的种类、生长习性、活动规律和药用部位的不同,选择适宜的采收季节和方法。

(1)哺乳类药材:常因品种及药用部位不同而异,如鹿茸宜在每年5月下旬至7月下旬分1~2次锯取,过时则骨化为角。

(2)两栖类药材:常因品种及药用部位不同而异,如蟾酥为蟾蜍耳后腺或皮肤腺的腺液经干燥而成,宜在春、秋二季捕捉,因为此时蟾蜍集结,容易捕获,而且腺液充足,药材品质好,得率高;哈蟆油为雌性林蛙的输卵管,应在白露至霜降间捕捉,这时林蛙体壮肉肥,雌性输卵管油性足,品质好。

(3)贝壳类药材:多在夏、秋二季采集,因为这时是动物发育最旺盛的时节,贝壳钙质足,品质好。如石决明、牡蛎等。

(4)蜕化皮壳类药材:多在春末夏初动物蜕化皮壳时拾取,过期则遭风袭雨淋,降低或丧失疗效,如蝉蜕、蛇蜕等。

(5)昆虫类药材:需随季节变化采收,因为虫的孵化发育都有定时。以卵鞘或窠巢入药的,多在秋季虫卵形成后或窠巢造成后摘取。采后必须立即采取加热、水烫、气蒸等方法杀死虫卵,以免虫卵孵化成虫,卵鞘破损,影响药效,如桑螵蛸、蜂房等。以成虫入药的,均应在活动期捕捉,如土鳖虫等;有翅昆虫,在清晨露水未干时捕捉,因此时不易起飞,如红娘子、斑蝥等。

(6)生理产物和病理产物类药材:在捕捉后或在屠宰厂采收,如麝香、熊胆、牛黄、马宝、猴枣等。有的可在合适的时间内采集并进行精制加工,如虫白蜡、蜂蜜等。

3. 矿物药类　矿物类药材一般没有季节性限制,全年可采,大多与采矿相结合进行收集和选取,如石膏、滑石、雄黄、自然铜等。

知识链接

我国四大药市与17个中药材专业市场

我国传统四大药市是河北安国、江西樟树、河南百泉和河南禹县。后来加上安徽亳州、湖南邵东、广州清平、广西玉林、成都荷花池、西安康复路形成全国十大药市。

我国正式批准的17个中药材专业市场是:安徽亳州中药材交易中心;湖南省邵东县中药材专业市场;湖南岳阳花板桥中药材市场;广州市清平中药材专业市场;广东省普宁中药材专业市场;广西玉林中药材专业市场;重庆市解放路中药材专业市场;昆明市菊花园中药材专业市场;江西省樟树市中药材专业市场;河北省安国市中药材专业市场;山东省鄄城县舜王城中药材专业市场;河南省禹州中药材专业市场;兰州市黄河中药材专业市场;西安万寿路中药材专业市场;成都荷花池中药材专业市场;哈尔滨三棵树中药材专业市场;湖北省蕲州中药材专业市场。其中,中国(亳州)中药材交易中心是目前国内规模最大的中药材专业市场,目前中药材日上市量高达6000吨,上市品种2600余种,中药材处成交额约100亿元。

(二) 中药采收的现代研究

采收是药材生产过程中的重要环节,直接影响着药材的质量与产量。药材适宜采收期的客观评价与确定成为中药生产领域的共性问题之一。通常以有效成分、毒性成分的含量及药材产量3项指标综合确定最佳采收期。

1. 在有效成分含量为最大值时采收　当药材有效成分的含量有一显著的高峰期,而药材的产量变化不大,无毒性成分或其含量较低时,宜在有效成分含量的高峰期采收。如槐米的有效成分芦丁在蕾期最高,若已开花、结果,则含量急剧下降,故应在蕾期采收;又如茵陈,传统多于春季采收高6~10cm的幼苗,有"三月茵陈四月蒿,五月拔来当柴烧"之说,但研究发现,茵陈中的3种利胆有效成分蒿属香豆精、对羟基苯乙酮和茵陈香豆酸,均以秋季花前期至花果期含量高,故药典规定在春季幼苗高6~10cm时或秋季花蕾长成至花初开时采收,春季采收的称"绵茵陈",秋季采割的称"花茵陈"。

2. 在有效成分的总含量为最大值时采收　当有效成分含量与药材的产量高峰期不一致时,宜在有效成分的总含量(药材单产量×有效成分百分含量)为最大值时采收。如5年生牡丹皮含丹皮酚最高,但同3年生者含量差异并不显著,故以3年采收为宜。黄连正常的采收为移栽后5~6年,但有的药农移栽后3~4年就采收,此时小檗碱含量低;5年后采收比3年采收的黄连增产116%,最佳采收季节为10~11月,这时药材产量高,有效成分含量最高,品质优良。青蒿中的青蒿素含量4月中旬(幼苗期)为0.098%,5月中旬到6月中旬(成苗期)为0.181%~0.398%,7月中旬至8月中旬(生长盛期)为0.592%~0.651%,9月中旬(花蕾期)为0.673%,10月中旬(结果期)为0.748%,但由于花蕾期和结果期青蒿的叶片重量明显下降,并且生长盛期叶片干品重量比花蕾期和结果期分别高15.41%和42.74%,故生长盛期的青蒿素获得率高于花蕾期和结果期,因此,青蒿采收期应为生长盛期至花蕾期之前。

3. 在有效成分的总含量为最大值、毒性成分的含量为最小值时采收　当有效成分含量与药材的产量高峰期不一致,且含有毒性成分时,宜在有效成分的总含量为最大值、毒性成分的含量为最小值时采收。如照山白具有止咳化痰作用的黄酮类成分在5、9、10月总含量最高,毒性成分梫木毒素的含量较低,故可确定此时为最佳采收期;在6~8月产量最高,但总黄酮的含量较低,而梫木毒素含量却最高,故不宜在此时采收。

二、中药的加工

(一) 中药加工的目的

除少数药材鲜用(如生姜、鲜石斛、鲜芦根等)外,多数药材采收后,需进行产地加工。其目的为:除去泥沙、虫卵等杂质和非药用部分,洁净药材;使药材干燥,便于保存;通过整形和分等,区分规格或等级;包装成件,便于储存和运输;经加热处理,使某些含苷类成分药材的酶失去活性,或杀死虫卵,保存药效;经切制或捣碎,便于调剂和有效成分煎出;通过去毛、浸、漂、蒸、煮等,消除或降低毒性、刺激性或副作用。

(二) 中药常用加工方法

中药产地加工常因品种不同而异,一般应达到下列要求:形体完整、含水分适度、色泽好、香气散失少、不变味(玄参、生地、黄精等例外)、有效物质破坏少。常用的产地加工方法如下：

1. 挑选　用筛、竹匾或簸箕等工具，除去杂质或非药用部分。

2. 洗涤　用刷子、筐、篓等工具，洗除药材表面的泥沙与污垢。质地疏松或黏性大的药材，在水中洗的时间不宜长，否则不利切制，如瓜蒌皮等；含有多量黏液质的种子类药材，遇水易黏结成团，不易散开，故不能水洗，可筛除附着的泥沙，如葶苈子、车前子等；具有较多的水溶性有效成分或芳香气味的药材应抢水洗，即洗药时动作敏捷，速度要快，以防药物浸久，使成分流失或气味散失，影响疗效，如薄荷、细辛等。

3. 修整与去皮(壳)　用修剪、切削等方法，除去非药用部位和不合规格的部分，或使药材整齐，利于捆扎、包装等；去皮(壳)的目的是使某些果实种子类、根及根茎类或皮类药材表面光洁，符合性状要求，易于干燥和贮藏。常用工具有刀剪、撞笼、撞篼、木桶等。多在干燥前进行，有的则在干燥后进行，如剪除残根，切削、打磨或撞去粗皮、泥土、须根，使药材表面光洁等。

4. 漂　目的是用水溶去部分有毒成分或大量盐分，前者如半夏、天南星、附子等；后者如咸苁蓉、海螵蛸、海藻、昆布等。漂的方法，一般是将药材放在盛有水的缸中，天冷时每日换水 1 次，天热时每日换水 2~3 次；漂的时间根据具体情况而定，短则 3~4 天，长则数周；漂的季节以春、秋二季为宜，夏季气温高，可加明矾防腐。

5. 切片　较大的根及根茎类、坚硬的藤木类和肉质的果实类药材，多趁鲜切成块、片，以利干燥，如大黄、鸡血藤、木瓜等。但对某些含挥发性成分或有效成分易氧化的药材，则不宜提早切成薄片干燥，如当归、川芎、常山、槟榔等。

6. 蒸、煮、烫　某些药材采收后，需经蒸、煮、烫等加热处理，目的是：①利于富含黏液汁、淀粉或糖分的药材干燥：如白芍、明党参煮至透心；天麻、红参蒸透；鳖甲烫至背甲上的硬皮能剥落等。②便于刮皮：如明党参、北沙参等。③杀死虫卵，防止孵化：如桑螵蛸、五倍子等。④有的蒸制后能起滋润作用：如黄精、玉竹等。⑤防止散瓣：如菊花。⑥使药材中的酶失去活性，以防有效成分分解：如黄芩。

7. 硫熏　是一种传统加工方法，目的是使某些药材色泽洁白，易于干燥，防止霉变和虫害。但过量使用硫磺熏制，不但会污染环境，还会造成药材有效成分的损失，同时可使大量 SO_2 残留药材，引起对肠胃、肝脏及免疫系统损害，威害人体健康。因此，国家药品管理局于 2004 年禁止使用硫黄熏制药材，违者按劣药查处；从 2005 年起药典也删除了硫黄熏制法。中药材反复熏蒸很容易导致二氧化硫超标，而且在性状和颜色会发生明显的变化，不符合中药标准的要求，因此，《中国药典》2015 版检定通则中规定：山药、天冬、天花粉、天麻、牛膝、白及、白术、白芍、党参、粉葛 10 种传统习用硫黄熏蒸的中药材及其饮片，二氧化硫残留量不得过 400mg/kg，其他中药材及其饮片的二氧化硫残留量不得超过 150mg/kg。

8. 发汗　某些药材在加工过程中用微火烘至半干或微蒸、煮后，堆置发热，使其内部水分外溢、变软、变色、增加香气或减少刺激性，以利干燥，这种方法称为"发汗"，如厚朴、杜仲、玄参、续断、茯苓等。发汗的方法有普通发汗和加温发汗两种。前者系将鲜药材或半干燥药材堆积一处，用草席等覆盖使其发热，或白天晾晒，夜晚堆积使药材回软，达到发汗的目的，如玄参、板蓝根、大黄、黄芪、薄荷等；后者系将鲜药材或半干燥药材加温后密闭堆积发汗，如厚朴、杜仲用沸水烫淋数遍加热，再堆积发汗，称为"发水汗"；云南加工茯苓是用柴草烧热后，垫草一层，再相间铺放茯苓和草，最后盖草密闭使之发汗,称为"发火汗"。操作时,应掌握好发汗时间和次数。一般半干燥或近干燥的药材,发汗一次即可;鲜药材、含水分较多的肉质根或地下茎,发汗的时间宜稍长,次数可多些;气温高的季节,发汗时间宜短,以防霉烂变质;气温低的季节,发汗时间宜稍长。

9. 干燥　目的是除去药材中的大量水分,避免发霉、虫蛀及有效成分分解,利于贮藏。经验证明,药材含水量过少易干裂,含水量过多则易霉变,通常认为安全水分含量为 8%~12%。常用的干燥方法有:

(1) 晒干:利用阳光直接干燥,是一种简便、经济的干燥方法。药材晒干后,应凉透再包装,以免因内部温度高而发酵,或因部分水分未散尽,造成局部水分过多而发霉。下列药材不宜暴晒:①含挥发油的药材:易造成挥发油散失,如薄荷、金银花等。②受日光照射后易变色、变质的药材:如白芍、黄连、大黄、红花等。③烈日晒后易爆裂的药材:如郁金、白芍、厚朴等。

(2) 烘干:利用烘干设备使药材干燥。为防止药材成分遇热破坏,同时又抑制酶的活性,干燥温度一般以 50~60℃ 为宜;浆果类药材可在 70~90℃ 迅速干燥。烘干温度应缓缓升高,以防新鲜药材遇高热后,淀粉粒糊化。本法不适用于含挥发油或需保留酶活性的药材,如薄荷、广藿香、苦杏仁、芥子、雷丸等。

(3) 阴干:即将药材放置或悬挂于通风的室内或荫棚下,避免阳光直射,使水分自然蒸发而干燥。适用于含挥发性成分的药材,如薄荷、荆芥等。

(4) 远红外干燥:远红外线是波长为 5.6~1000nm 的电磁波。物体的分子吸收该电磁波后产生共振,导致物体变热,经热扩散、蒸发等,达到干燥的目的,具有干燥速度快、加热均匀、节约能源、既杀菌又杀虫卵等优点。

(5) 微波干燥:微波是频率为 300~300 000MHz、波长为 1m~1mm 的高频电磁波。微波干燥具有干燥速度快,加热均匀,产品质量高等优点。比常规干燥时间缩短几倍至百倍以上,且能杀灭微生物及霉菌,具消毒作用。

药典规定的干燥方法为:①烘干、晒干、阴干均可的,用"干燥"。②不宜用较高温度烘干的,则用"晒干"或"低温干燥"(一般不超过 60℃)。③烘干、晒干均不适宜的,用"阴干"或"晾干"。④部分药材需要短时间干燥,则用"暴晒"或"及时干燥"。⑤制剂中的干燥方法一般用"干燥"或"低温干燥",采用特殊干燥方法的,则在具体品种项下注明。

(三) 药材产地加工通则

1. 植物药类　①根及根茎类药材:采挖后,及时除去地上茎叶和泥土等,迅速晒干、烘干或阴干;有的须先刮去或撞去外皮使色泽洁白,如沙参、桔梗、山药;质地坚硬或较粗大的药材,应趁鲜切片或剖开再干燥,如天花粉、苦参、地榆、狼毒、商陆、乌药等;有的需抽去木心,如远志;富含黏液质和淀粉药材,多用开水烫或蒸后再干燥,如天麻、百部、延胡索、白及、郁金等。②皮类:采收后一般应切成一定大小后晒干;或加工成单卷筒、双卷筒,如厚朴等;或削去栓皮,如关黄柏、丹皮等。③叶类及全草类药材:含挥发油的较多的药材,采收后置通风处阴干;有的须先行捆扎,使成一定重量或体积再干燥,如薄荷。④花类药材:加工时要注意花朵的完整和色泽的保持,一般是直接晒干或烘干,应注意控制烘晒时间。⑤果实类药材:一般采后直接干燥;有的需进行烘烤、烟熏等,如乌梅;或经切割加工使成一定形态,如枳实、枳壳、化橘红;有的需先在沸水中微烫,再捞出晒干,如五味子等。⑥种子类药材:通常采收果实,干燥后取种子,或直接采收种子干燥;也有将果实干燥贮存,临用时取出种子,如豆蔻。

2. 动物药类　动物药的加工方法,常因动物种类的不同或相同动物而因产地、时间的不同而异。一般要求加工处理必须及时得当,常用的方法有洗涤、精选、干燥、冰冻或加入适宜防腐剂等,特别是干燥处理很重要。如蜈蚣在捕后烫死,及时选用与虫体长宽相近的竹签,将虫体撑直,暴晒使干燥。若遇阴雨天,可用无烟炭火烘干,温度一般不宜超过80℃。鳖甲、龟甲等动物鳞甲、骨骼类中药,干燥前应去筋肉;以虫卵或虫瘿入药者,需要蒸或煮,以杀死虫卵,防止孵化成虫,影响疗效,如桑螵蛸、五倍子等。

3. 矿物药类　主要是清除泥土和非药用部位,以保持药材的纯净度。

三、中药的贮藏

贮藏与中药的质量密切相关。贮藏不当,会发生虫蛀、生霉等变质现象,导致疗效降低,甚至产生有毒物质,危害人体健康。因此应高度重视中药的贮藏,将传统经验与现代养护技术相结合,达到科学贮藏、保证药材质量的目的。

(一)中药常见变质现象及其防治

1. 虫蛀　虫蛀是指害虫侵蚀药材内部,破坏药物外形,甚至将药材完全毁坏变成蛀粉的现象。被虫蛀的药材,轻者降低药材疗效,重者可完全失去药用价值。

(1)害虫的来源:①药材在采收、加工、运输等过程中受到污染。②在加工炮制过程中未能有效地将害虫或虫卵杀灭,带入贮藏场所。③贮藏场所和容器有害虫生存,侵入药材并繁殖。

(2)害虫的生长条件:①环境条件:温度通常为16~35℃,相对湿度70%以上。②药材含水量:在13%以上。③药材成分:含有淀粉、蛋白质、脂肪和糖类等营养成分,为害虫的滋生提供了条件,如人参、鹿茸等。

(3)常见的有害昆虫与螨:①甲虫类:如米象、谷象、大谷盗等。②蛾类:如印度谷螟、谷蛾等。③螨类:螨为节肢动物门蛛形纲蜱螨目动物,通常体长为0.1~0.5mm,外形有圆形、卵圆形或长形等,用肉眼无法看见,只有通过放大镜或显微镜才能看清其细微结构。螨的大量繁殖,不仅使药材在短期内发霉变质,而且服用后会引起消化系统、泌尿系统或呼吸系统疾病,因此口服中药中不得检出活螨和螨卵(见图1-4)。

图1-4　螨(粉螨)的形态

(4) 虫害的防治方法

1) 温度处理法:①低温法:一般在环境温度8~15℃时药材害虫即停止活动;-4~8℃时进入冬眠状态;低于-4℃,经过一定时间即死亡。②高温法:药材害虫对高温的抵抗力较差,当环境温度在40~45℃时,害虫停止生长繁殖;48~52℃时,害虫将在短时间内死亡。可采用暴晒、烘烤、蒸、远红外照射等高温处理法,使害虫致死。应注意烘烤药材的温度不宜超过60℃,以免破坏有效成分;含挥发油的药材不宜烘烤,以免影响药材质量。

2) 传统养护法:利用某些物质的特殊成分或特殊气味,以达到防虫的目的:①牡丹皮与泽泻同放:牡丹皮不易变色,泽泻不易虫蛀。②陈皮与高良姜同放:可防生虫。③花椒或细辛:可防止海龙、海马、蕲蛇等有腥味的动物药生虫。④大蒜:可防止土鳖虫、全蝎、斑蝥、红娘子等药材生虫。⑤乙醇:在保存药材的密闭容器中,置入瓶装乙醇,使其逐渐挥发,或将乙醇直接洒在药材上,其挥发蒸气可防止药材生虫,如瓜蒌、枸杞子、哈蟆油等。此外尚有谷糠埋藏法、干沙埋藏法、石灰防虫法等。

3) 化学杀虫法:理想的化学杀虫剂应有强烈的挥发性和渗透性,能渗入包装内,可在短时间内杀灭害虫和虫卵,杀虫后能自动挥散而无残留,对人体健康以及药材的质量无影响。但目前还没有十分理想的化学杀虫剂,因此,应尽量少用或不用。必要时,要进行杀虫剂残留量的检测。较常用的杀虫剂有:①氯化苦(三氯硝基甲烷):通常采用喷雾法或蒸发法密闭熏蒸2~3昼夜,用量30~35g/m³。本品对人体有剧毒,对上呼吸道有刺激性,有强烈的催泪性,使用时应戴防护面具。②磷化铝:适用于仓库密闭熏蒸杀虫,市售磷化铝片(含辅料)用量为5~6g/m³。

4) 气调养护法:其原理是调节贮藏系统内的气体组分,充入氮气或二氧化碳至含量达98%以上,降低氧气的含量,致使害虫缺氧窒息而死亡。方法是将中药储存于密闭塑料袋或容器内,以杀虫为目的时,可充氮气使含氧量降到5%以下;以防霉为目的时,可将含氧量控制在8%以下。充氮与加除氧剂结合,更能达到无氧或极少氧的环境,杀虫效果更佳。本法的优点是可保持药材原有的品质;既杀虫,又防虫、防霉;无化学杀虫剂的污染,对人体无害;成本较低,是值得推广的贮藏方法。

5) 除氧剂密封贮藏:本法是继真空包装、充气包装之后发展起来的一项技术。其原理是利用除氧剂与贮藏系统内的氧发生化学反应,生成稳定的氧化物,将氧去掉,人为制造低氧环境,以达到保存中药品质的目的。除氧剂具有连续、稳定的除氧功能,方便检查,安全性强。应用最广的除氧剂是铁系脱氧剂,系氧化铁700~900℃时用氢还原所得,内含90%~96%金属铁,其余主要为氧化亚铁。每1g铁的除氧能力为300ml,折合空气1500ml,除氧效果好。其次有抗坏血酸、葡萄糖碱性物等。

6) 核辐射灭菌技术:钴射线对中药粉末、中药饮片有很强的杀虫灭菌能力;γ射线用于中成药灭菌十分理想。低剂量照射药品后,含菌量可达到国家标准,高剂量照射药品后,可达到彻底灭菌的效果。

2. 霉变

(1) 产生霉变的原因:霉变是指霉菌在药材表面或内部滋生的现象。大气中的霉菌孢子散落在药材表面,在适当的温度(25℃左右)、湿度(相对湿度在85%以上)、药材含水量(超过15%)、适宜的环境(如阴暗不通风的场所)和足够的营养条件下,即萌发为菌丝,分泌酵素,促使药材腐败变质,失去药效。

（2）常见的霉菌种类：有根霉属、毛霉属、青霉属、曲霉属等。有些霉菌能产生毒素，如曲霉属中的某些黄曲霉菌，其代谢产物为黄曲霉毒素，对肝脏有强烈毒性。

（3）霉变的防治方法：①水分控制法：采用通风、干燥、吸湿剂或吸湿机降湿等方法，控制药材含水量在安全水分（8%~12%）范围内，相对湿度在70%以下，可达到防霉的目的。②温度控制法：将库房温度调节至15℃以下，或采用日晒、烘干、蒸等高温处理法，均可达到防霉的目的。③密封法：是利用严密的包装或其他方法，使中药与外环境隔绝，从而达到防霉的目的。可根据药材的性质和数量，采用密封库、密封垛、密封货架和密封包装等方法；密封与吸湿相结合，其防治霉变的效果更佳。但应注意，药材在密封前不应超过安全水分，且无变质变味等现象，否则更易促进药材霉变腐烂。

3. 变色　色泽是药材品质的重要标志。各种药材都有其固有的色泽，色泽的改变意味着药材质量的改变。引起药材变色的原因主要有：①药材所含成分：如药材含有的黄酮、羟基蒽醌、鞣质等成分，易在酶的作用下氧化、聚合成大分子有色化合物而变色；药材含有的糖、糖酸类成分易分解产生糠醛或其他类似化合物，这些化合物有活泼的羟基，能与含氮化合物缩合成棕色色素而变色等。②外界条件：如日照或烘干时温度过高；使用某些杀虫剂，如硫熏；贮藏日久；贮藏不当，致使药材生虫、发霉。防止药材变色的方法主要是干燥、冷藏和避光。

4. 走油　某些含油药材因贮藏不当，油质泛于药材表面；以及某些含糖药材在受潮、变色、变质后，表面呈现油样物质的变化，统称"走油"或"泛油"。前者如柏子仁、苦杏仁（含脂肪油）及当归、肉桂（含挥发油）等；后者如党参、麦冬等（含糖质）。走油的原因除与药材自身的成分有关外，尚与贮藏温度过高或贮藏过久有关。防止药材走油的方法是保持低温、低湿环境，减少与空气的接触。易走油的药材，应储存于阴凉干燥的库房，堆码不宜过高、过大。此外，中药仓储中常见的变质现象还有风化（如明矾、芒硝、胆矾）、挥发损失（如樟脑、冰片）、自然分解（如绵马贯众）等，应采用不同的养护措施。

（二）中药的贮藏保管方法

药典对中药的贮藏条件作了具体规定，分为遮光、密闭、密封、熔封或严封、阴凉处、冷处和常温七种。遮光是指用不透光的容器包装，例如棕色容器或黑色包装材料包裹的无色透明、半透明容器；密闭是指将容器密闭，以防止尘土及异物进入；密封是指将容器密封，以防止风化、吸潮、挥发或异物进入；熔封（或严封）是指将容器熔封或用适宜的材料严封，以防止空气与水分的侵入，并防止污染；阴凉处是指无阳光直射，温度不超过20℃；凉暗处是指避光，并不超过20℃；冷处是指2~10℃；常温是指10~30℃，凡未规定贮藏温度的系指常温。

1. 库房管理　入库前应详细检查药材有无虫蛀、发霉等情况，凡有问题的包件应进行适当处理；库房应有严格的日常管理制度，保持阴凉、通风、清洁、干燥；堆垛不宜太高，避免日光直射；应勤检查，勤翻晒，常灭鼠，注意外界温度、湿度的变化，及时采取有效措施调节室内温度（30℃以下）和湿度（相对湿度70%以下）；要贯彻"先进先出"的原则，以免贮藏日久，发生变质。中药饮片表面积较大，与空气的接触面也随之扩大，易吸湿或被污染，应严格控制其水分含量，密封贮藏，必要时应在容器内加入石灰或硅胶等干燥剂。

2. 分类保管　要根据药材及饮片的特性，进行分类保管：①剧毒药：如马钱子、生乌头、信石等应与非毒性药分开,专人、专柜保管。②贵重药:如麝香、鹿茸、羚羊角、西红花等应与一般药材分开,专人、专柜保管。③含淀粉、蛋白质、糖类等易虫蛀的药材:应贮存于容器中,放置干燥通风处,并经常检查,必要时进行杀虫处理。④易挥发的药材:应密闭,置阴凉干燥处。⑤易吸湿霉变的药材:应特别注意通风干燥,必要时可翻晒或烘烤。⑥含糖分及黏液质较多的药材:应贮于通风干燥处,防霉、防蛀,必要时冷藏。⑦种子类药材:经炒制后增加了香气,应采用坚固的包装封闭保管,防虫蛀及鼠咬。⑧酒制的饮片:应贮于密闭容器中,置阴凉处。⑨盐炙或蜜炙的饮片:应贮于密闭容器内,置通风干燥处,防潮。⑩易风化的矿物药:应贮于密封容器内,置阴凉处,防止风化。

第四节 中药鉴定的依据与基本程序

一、中药鉴定的依据

中药鉴定的依据是国家药品标准,包括《中国药典》及增补本,经国家药品监督管理部门批准的注册标准和颁布的药品标准,以及与药品质量指标、生产工艺和检验方法相关的技术指导原则和规范。对国内生产的中药进行检验时,以现行《中国药典》《局颁药品标准》等为依据。生产企业为保证产品质量,往往以企业自订的内控标准为依据,但在仲裁时应以药典规定为准。

(一) 药品标准的定义与分类

1. 国家药品标准 国家药品标准是国家对药品质量和检验方法所作的技术规定,是药品生产、经营、使用、检验和监督管理部门必须共同遵循的法定依据。

(1) 中国药典:载入《中国药典》的药品标准,是对同种药品质量的最基本要求。《中国药典》每5年修订一次。新版药典一经颁布执行,原同品种药品标准同时废止;药品注册标准不符合新版药典要求的,药品生产企业应提出补充申请;药品注册标准中收载的检验项目多于新版药典规定的或质量指标高于新版药典要求的,在执行新版药典基础上,同时执行原标准的相应项目和指标。制药企业应根据新版药典增修订内容,变更药品说明书和标签。

(2) 局颁药品标准:是指未列入《中国药典》而由国家药品监督管理部门颁布的药品标准,以及与药品质量指标、生产工艺和检验方法相关的技术指导原则和规范,通常不列凡例和附录,按《中国药典》的凡例和附录执行。

(3) 药品注册标准:是由国家药品监督管理部门批准给申请人特定药品的标准,生产该药品的生产企业必须执行该注册标准。该标准不得低于《中国药典》的规定。

2. 地方药品标准 是指各省、自治区和直辖市药品监督管理部门颁布的药品标准。新修订的《药品管理法》取消了地方药品标准,只保留中药材、中药饮片标准,作为国家药品标准体系的重要补充。国家药品标准一经颁布实施,地方药品标准收载的相同品种标准同时停止使用。地方药品标准应报国务院药品监督管理部门备案。

3. 企业药品标准 根据药品质量管理的有关规定,制药企业必须制定其产品的企业药品标准(内控标准)。内控标准包括原辅料、包装材料、中间产品和成品等一系列标准。内控标准应根据国家药品标准的规定,并结合企业生产工艺条件和产品质量情况制定,做到有效可行。其水平应高于法定标准,可通过增加检测项目或提高检测限度来优化产品质量,使药品自出厂之日起,直到有效期内仍能符合法定质量标准。制药企业应以内控标准组织生产,进行药品检验,符合内控标准的产品才能发放销售。企业还应制定相应的药品检验标准操作规程(SOP),以便规范检验操作。

(二)药品标准的特性

国家药品标准在保证药品具有安全性、有效性、稳定性及可控性的同时,又具有权威性、科学性、实用性和进展性。

1. 权威性　《药品管理法》规定,药品必须符合国家药品标准。药品标准收载的所有品种,均应按标准规定的方法进行检验。如需采用其他方法,应将该方法与规定的方法做比较,根据试验结果掌握使用,但仲裁时,仍以现行药品标准规定的方法为准。

2. 科学性　药品标准的制定,应保证检验方法的专属性和灵敏性,检验结果的准确性和可靠性。如《中国药典》2015 年版广泛使用先进成熟的检测技术和分析方法,使中药质量控制的专属性进一步提高。

3. 实用性　药品标准应尽可能采用操作简便、费用较低的检测方法。

4. 进展性　随着生产技术水平的提高和检测手段的改进,药品标准也应不断修订和完善。新中国成立后,国家颁布了 10 版药典,收载的内容及品种都在逐渐增多,药品检验方法都随时代发展而不断地提高和完善。从分析手段上,改革开放前主要是来源、性状和化学反应鉴定法;改革开放以来,各种色谱、光谱及计算机联用技术逐步应用于中药的质量评价,中药质量控制水平逐步提高。

(三)《中国药典》沿革

新中国成立至今,《中国药典》共颁布发行 10 版,即 1953 年版、1963 年版、1977 年版、1985 年版、1990 年版、1995 年版、2000 年版、2005 年版、2010 年版和 2015 年版(现行药典)。现将各版《中国药典》的载药情况和主要特点比较如下(表 1-2)。

表 1-2　各版《中国药典》的载药情况和主要特点

版次	载药情况及主要特点
1953	载药 531 种。其中化学药 215 种,植物药与油脂类 65 种,动物药 13 种,抗生素 2 种,生物制品 25 种,各类制剂 211 种(含中药成方制剂 46 种)。1957 年出版药典增订本。
1963	载药 1310 种。分一、二两部,各有凡例和有关的附录。其中一部收载中药材 446 种,中药成方制剂 197 种,共 643 种。增加了炮制、性味、功能与主治、用法与用量等。
1977	载药 1925 种。一部收载中草药(包括民族药)、中草药提取物、植物油脂及单味药制剂 882 种,成方制剂(包括民族药成方)270 种,共 1152 种。收载制剂通则和检验方法通则 74 个;对 400 多个品种规定了显微、理化鉴定方法。
1985	载药 1489 种。一部收载中药材、植物油脂及单味制剂 506 种,成方制剂 207 种;共 713 种。强调 TLC 和有效成分的含量测定,有 36 种中成药增加了理化鉴别和含量测定内容。
1990	载药 1751 种。一部收载中药材、植物油脂等 509 种,成方及单味制剂 275 种,共 784 种。首次收载中药保密品种,新增药材 39 种、中成药 41 种。
1995	载药 2375 种。一部收载中药材、植物油脂等 522 种,成方及单味制剂 398 种,共 920 种,新增 142 种。采用显微鉴别、TLC 鉴别、含量测定的品种均有所增加。

版次	载药情况及主要特点
2000	载药 2691 种。一部收载中药材 534 种,成方及单味制剂 458 种,共 992 种。现代分析技术得到进一步的扩大应用,逐步实现由定性到定量、由单一指标到综合指标评价的过渡。如穿心莲检测成分包括穿心莲内酯、脱水穿心莲内酯和醇浸出物。对农药残留量、微生物及重金属检测三项标准均有所提高。
2005	载药 3214 种,其中新增 525 种,修订 1032 种。分一部、二部和三部出版,一部收载药材及饮片 551 种、植物油脂和提取物 31 种、成方制剂和单味制剂 564 种,共 1146 种,其中新增 154 种,修订 453 种,共计 607 种、2243 个项目,大幅度提高了中药质量标准的科学性、实用性和可操作性。二部收载化学药品、抗生素、生化药品等;三部收载生物制品,首次将《中国生物制品规程》并入药典。
2010	载药 4567 种,其中新增 1386 种,修订 2237 种,基本覆盖国家基本药物目录品种和国家医疗保险目录品种。分为三部出版,一部为中药,二部为化学药,三部为生物制品。其中一部收载品种 2165 种,新增 1019 种、修订 634 种。
2015	载药 5608 种。分四部,一部为中药;二部为化学药;三部为生物制药;四部为药典通则、药用辅料。其中,一部收载药材和饮片、植物油脂和提取物、成方制剂和单味制剂,品种共计 2158 种。其主要特点是:①安全性控制项目大幅提升:更加注重质量标准在安全性方面的控制,进一步提升药品标准安全性保障水平,制定了中药材及饮片中二氧化硫残留量限度标准,推进建立和完善重金属及有害元素、黄曲霉毒素、农药残留量等物质的检测。②进一步加强有效性质量控制:增加了符合中药特点的专属性鉴别和含量测定项设定,检测手段多样化,注重质量控制指标的专属性、有效性,由测定指标成分逐渐向测定活性成分转变,由单一指标成分定性定量向有效成分、多指标成分质量控制转变;注重中药质量控制的整体性,采用指纹图谱和特征图谱技术来尽可能地表达中药作为复杂体系的特点,保证了质量标准的有效性和可控性。③新方法、新技术的推广和应用:注重强化检测手段,提高检测技术的专属性,扩大先进的、成熟的现代分析技术以及新方法的推广和应用,如一测多评法、DNA 分子鉴定、电感耦合等离子体质谱法、X 射线衍射法等。④在中药质量标准控制的理念上逐步提高和完善:通过建立相应的质量标准要求来增强控制产品质量的实效性,同时强调质量标准要与对中药种植及生产全过程控制相结合(图 1-5)。

(四) 药材拉丁名

为便于国际贸易和交流,《中国药典》收载有药材拉丁文名称。《中国药典》将药材拉丁名的命名格式调整为:属名或属名 + 种加词(名词单数,属格)在先,药用部位名(名词单数,主格)在后;中药拉丁名中的名词和形容词第一个字母均大写,连词和前置词一般均小写。命名方法如下:

1. 植(动)物药类

(1) 属名 + 药用部位名:适用于一属中只有一个种作药用,或一属中有几个种作同一药材使用的中药。前者如牛黄 Bovis Calculus、杜仲 Eucommiae Cortex;

图 1-5 《中国药典》2015 年版

后者如黄连 Coptidis Rhizoma、麻黄 Ephedrae Herba。

(2) 属名 + 种名 + 药用部位名:适用于同属中有几个品种来源,分别作为不同药材使用的中药。如当归 Angelicae Sinensis Radix、白芷 Angelicae Dahuricae Radix 等。如果某药材已采用属名命名,则只将同属其他种的药材用属、种名命名,以利区分,如川乌 Aconiti Radix、草乌 Aconiti Kusnezoffii Radix。

(3) 属名(或种名)+ 药用部位名 + 形容词(或属名 + 形容词):如有形容词修饰药用部位名或属名时,形容词置于后,并保持与所修饰词的性、数、格一致。如豆蔻 Amomi Fructus Rotundus(近圆形的)、附子 Aconiti Lateralis(侧边生的)Radix Preparata(制备的)、金钱白花蛇 Bungarus Parvus(幼小的)。

(4) 属名 + 药用部位名 + 前置词短语:适用于有前置词短语说明药材的特征和性质时,前置词 in(在……内,呈……状)和 cum(含,带,同)所组成的前置词短语置于后。如竹茹 Bambusae Caulis in Taenia(呈带状)、钩藤 Uncariae Ramulus cum Uncis(带钩状)等。

(5) 属名 + 药用部位名 + et 或 seu + 药用部位名:适用于有两个不同的药用部位时,把主要的列在前面,用 et(和)或 seu(或)相连接。如大黄 Rhei Radix et Rhzoma、甘草 Glycyrrhizae Radix et Rhzoma。

(6)"属名₁;属名₂"或"属名₁ + 药用部位名;属名₂ + 药用部位名":适用于来源于两个不同属植(动)物的药材,如土鳖虫以两个属名分别命名,中间以分号分开或另起一行(Eupolyphaga;Steleophaga);山慈菇以"属名₁ + 药用部位名"与"属名₂ + 药用部位名"分别命名,中间以分号分开或另起一行(Cremastrae Pseudobulbus;Pleiones Pseudobulbus)。

(7) 种名或俗名 + 药用部位名:前者如人参 Ginseng Radix;后者如牡丹皮 Moutan Cortex。

(8) 直接以属名、种名或俗名命名:如冬虫夏草 Cordyceps、儿茶 Catechu、蜂蜜 Mel 等。

(9) 属名或种名 + 药用部位名 + 加工品名:如阿胶 Asini Corii Colla。加工品名用名词主格,药用部位名、属名或种名均用名词属格。

2. 矿物药类

(1) 使用矿物主成分的拉丁名(或 + 形容词):如芒硝 Natrii Sulfas、玄明粉 Natrii Sulfas Exsiccatus(干燥的)。

(2) 使用原矿物的拉丁名:如炉甘石 Calamina、滑石 Talcum、磁石 Magnetitum。

二、中药鉴定的基本程序

中药鉴定的程序一般包括取样、样品预处理、性状、鉴别、检查和含量测定,得出检验结论(结果判断),打印检验报告书等(图1-6)。一般先按药品标准"来源""性状""鉴别"项下的规定,进行真伪鉴定;经鉴定无误后,再按"检查""浸出物"及"含量测定"项下的规定,进行纯度和质量的鉴定。

(一)取样

取样又称抽样,系指从同一批产品中抽取一定数量具有代表性样品的过程。取样应具有代表性、科学性和真实性,原则是"随机、均匀",应严格按照药品质量抽查检

图 1-6　中药鉴定的基本程序

验管理及药品抽样的有关规定进行。

1. 取样前检查　取样前应检查药品的品名、厂家、批号、规格及包装式样等是否一致,检查包装的完整性、清洁程度以及有无污染、水迹或霉变等情况,检查药品贮存条件是否符合要求,药品包装是否按规定印有或贴有标签并附有说明书,字样是否清晰。同时,应核实被抽取药品的库存量。有异常情况者另行处理。凡从外观看出长螨、发霉、虫蛀及变质的药材,可直接判为不合格,无需再抽样检验。

2. 取样原则

(1) 抽取包件数:同批药材总包件数不足 5 件的,逐件取样;5~99 件的,随机抽 5 件取样;100~1000 件的,按 5% 比例取样;超过 1000 件的,超过部分按 1% 比例取样;贵重药材和饮片,无论包件多少,均应逐件取样。

(2) 每一包件的取样量:一般药材和饮片 100~500g,粉末状药材和饮片 25~50g,贵重药材 5~10g。由于样品的代表性主要取决于取样的个数,因此个体重量较大的药材,其取样量应比个体较小的为多。

3. 取样操作　应规范、迅速、注意安全,取样过程应不影响所抽样品和拆包药品的质量。直接接触药品的取样工具和容器,应不与药品发生化学作用,使用前应洗净并干燥。用于取放无菌样品或者须做微生物检查的样品的取样工具和容器,须经灭菌处理。直接接触药品的取样工具使用后,应及时洗净,不残留被取样物质,并贮于洁净场所备用。粉末状固体和半固体药材一般使用一侧开槽、前端尖锐的不锈钢抽样棒取样,也可使用瓷质或者不锈钢质药匙取样;低黏度液体药材使用吸管、烧杯、勺子、漏斗等取样。腐蚀性或毒性液体药材取样时需配用吸管辅助器;高黏度液体药材可用玻璃棒蘸取。原料药使用可密封的玻瓶等适宜器具盛样;制剂使用纸袋(盒、箱)等适宜器具盛样。

依据《药品抽样指导原则》确定取样件数及方法,将每一包件所取样品混匀,称为

"袋样"。将全部"袋样"混匀,称为总样品,又称"混合袋样"或"初样"。平均样品系指不少于全检用量 3 倍量的样品,其中 1/3 供检验用,1/3 供复核用,1/3 留样保存(至少一年)。若"混合袋样"超出平均样品数倍时,可采用"圆锥四分法"获得平均样品,方法是:用适当的方法将总样品堆积成正圆锥形,再将正圆锥的上部压平,然后从圆锥上部被压平的平面十字状垂直向下切开,分成 4 等份,取用对角 2 份,混匀,再如此反复操作,直至剩余的量达到平均样品量为止。

取样结束,取样人员应用"药品封签"将样品签封,据实填写"药品抽样记录及凭证"。"药品封签"和"药品抽样记录及凭证"应由抽样人员和被抽样单位有关人员签字,并加盖抽样单位和被抽样单位公章;被抽样对象为个人的,由该个人签字、盖章。

(二)供试品溶液的制备

1. 样品的预处理　是指采用一定的方法将样品中的辅料和非被检成分等干扰性物质除去,获得被检物质供检验用的过程。理化鉴定的预处理亦称为"供试品溶液的制备",一般要经过粉碎、提取、分离和富集成分等操作,得到供试品溶液。粉碎样品时,应避免样品污染、防止粉尘飞散及挥发性成分的损失;过筛时,未通过筛孔的颗粒不得丢弃,应反复粉碎或碾磨,让其全部通过筛孔,以保证样品的代表性;提取中药成分时,应注意药材的粉碎度、提取时间、提取温度、设备条件等因素会影响提取效率。

2. 提取　由于中药的化学成分复杂,被检成分含量往往较低,因此首先需采用适宜的方法将待检成分从样品中提取出来,然后对其进一步分离富集,以供检测用。常用的提取方法有溶剂提取法、水蒸气蒸馏法和升华法等。

(1) 溶剂提取法:包括浸渍法、回流提取法、连续回流提取法和超声波提取法等。

1) 冷浸法:称取一定量的样品,置于具塞锥形瓶中,加入一定容积的提取溶剂,密塞,混匀,室温放置,浸泡提取,浸泡期间要经常振摇锥形瓶。溶剂的加入量一般为样品量的 5~10 倍,提取时间一般为 12~48 小时,提取次数一般为 2~3 次。当样品内外溶液的浓度差等于零时,滤过,得提取液。浸渍法操作简便,适合提取对热不稳定的被检成分,但耗时较长,提取效率较低。

2) 回流提取法:将样品置圆底烧瓶中,加入适宜的单一溶剂或混合溶剂浸过药面约 1~2cm,连接回流冷凝器,用水浴锅或电热套加热回流提取 0.5~2 小时或更长,实际工作中溶剂的加入量和提取时间要按药品标准的具体规定执行,放凉,滤过,滤液经处理后制成供试品溶液。本法提取效率高于冷浸法,且可缩短提取时间,但提取杂质较多,对热不稳定或具有挥发性的成分不宜采用。

3) 连续回流提取法:将样品置索氏提取器中,加入遇热可挥发的有机溶剂,进行连续回流提取至提取完全,取下虹吸回流管,无需滤过,就可回收溶剂,再用适宜溶剂溶解,定容。本法提取效率高,所需溶剂少,提取杂质少,操作简便。但受热时间较长,对热不稳定的成分不宜采用(图 1-7)。

注意:在加热回流提取时,必须使用水浴锅或电热套等非明火热源,绝不可使用电炉、酒精灯或本生灯(煤气灯)等明火热源,以确保安全。

4) 超声波提取法:将样品置具塞锥形瓶中,加入提取溶剂后,置超声波振荡器槽

图 1-7 连续回流提取装置

中(槽中应加有适量水),开启超声振荡器,进行超声振荡提取,由于在提取过程中溶剂会有一定量的损失,所以用作含量测定时,应于超声振荡前,先称定重量,提取完毕后,放冷再称重,并补足减失的重量,滤过后,取滤液备用。超声提取法具有提取速度快、时间短、收率高、无需加热等优点,一般样品 30 分钟即可完成提取过程,避免了高温加热对有效成分的破坏。《中国药典》对具体品种均规定有提取功率、频率和时间,应严格执行。

(2) 水蒸气蒸馏法:适用于具有挥发性、能随水蒸气蒸馏而不被破坏、在水中稳定且难溶或不溶于水的药材成分的提取。含有挥发油(如玫瑰油)、某些小分子生物碱(如麻黄碱、槟榔碱等)、某些小分子的酚性物质(如牡丹酚)的药材都可应用本法提取。为提高馏出液的浓度,一般需将馏出液进行重蒸馏或加盐重蒸馏。

(3) 升华法:冰片、樟脑、某些游离羟基蒽醌类成分、某些香豆素类、有机酸类成分具有升华的性质,可采用升华法将其从样品中提取出来。该法操作简便,所得升华物往往纯度较高,便于检测。

3. 分离 样品提取液一般体积较大,被测成分含量较低,尚存较多杂质,还需进一步分离净化,才能用于成分测定。常用的分离净化方法有以下几种:

(1) 液 - 液萃取法:本法是利用混合物中各成分在两相互不相溶的溶剂中分配系数的不同进行分离的,故又称两相溶剂萃取法。决定萃取成败的关键是选择合适的溶剂系统(溶剂对),首先溶剂系统中的两相溶剂不能相溶,其中一相为水、酸水或碱水;另一相为亲脂性有机溶剂,常用的有正丁醇、乙酸乙酯、乙醚、三氯甲烷等。常用的溶剂系统及其应用情况见表 1-3。

表 1-3 常用萃取溶剂系统及其应用情况

溶剂系统	应用情况	说明
水 - 正丁醇	多用正丁醇从水溶液中萃取分离皂苷等极性大的成分	皂苷等极性大的成分在含水的正丁醇中溶解度较大,故可转溶到正丁醇层,其他水溶性杂质则滞留在水层
水 - 乙酸乙酯	多用乙酸乙酯从水溶液中萃取分离黄酮等中等极性成分	黄酮等中等极性的成分在乙酸乙酯中溶解度较大,故可转溶到乙酸乙酯层,其他水溶性杂质则滞留在水层
水 - 三氯甲烷(乙醚)	多用三氯甲烷或乙醚从水溶液中萃取分离苷元等极性小的成分	苷元等极性小的成分在三氯甲烷或乙醚中溶解度较大,故可转溶到三氯甲烷或乙醚层,其他水溶性杂质则滞留在水层
酸水 - 三氯甲烷(乙醚)	多用稀酸水从亲脂性有机溶液中萃取分离生物碱等碱性成分	萃取过程中,生物碱等碱性成分与酸结合成盐转溶至酸水层,其他亲脂性杂质仍滞留在三氯甲烷(乙醚)层中
碱水 - 三氯甲烷(乙醚)	多用稀碱水从亲脂性有机溶液中萃取分离有机酸、酚类等酸性成分	萃取过程中,有机酸、酚类等酸性成分与碱结合成盐转溶至碱水层,其他亲脂性杂质仍滞留在三氯甲烷(乙醚)层中

液 - 液萃取法通常在分液漏斗中进行操作,且需经多次萃取才能将目标成分全部分离出来。实践证明,在萃取溶剂总量一定时,少量多次萃取的分离效果要比总量一次萃取高得多。本法设备简单,但操作过程较繁,易发生乳化现象,影响分离效果。以生物碱为例,其常用的萃取流程见图 1-8。

图 1-8 分离样品中的生物碱常用的萃取流程

(2) 固 - 液萃取法:为一种小型柱色谱法,是利用吸附剂(固定相)对被检成分和杂质吸附能力的不同进行分离净化的。先将吸附剂填充到色谱柱中形成柱床,再将混合物置于柱床顶部,用洗脱剂(流动相)冲洗柱床,则将被检成分洗脱出柱,收集洗脱液制备供试品溶液,而杂质被吸附滞留在柱床上除去,从而达到分离净化目的。本法操作简便,分离效果好。

(3) 盐析法:该法是在中药水提液中,加入无机盐至一定浓度,或达饱和状态,可使某些成分在水中溶解度降低,从而与水溶性大的杂质分离。常作盐析的无机盐有氯化钠、硫酸钠、硫酸镁、硫酸铵等。

(三) 性状检查

性状检查包括对药材或饮片的形状、大小、表面、色泽、质地、断面、气味等的观测以及溶解度、物理常数的测定。物理常数包括相对密度、馏程、熔点、凝点、比旋度、折光率、黏度、吸收系数、碘值、皂化值和酸值等,其测定结果不仅对药品具有鉴别意义,也可反映药品的纯度,是评价药品质量的主要指标之一。应与国家药品标准中描述的特征及符合药典规定的相应中药标本相对照,判断其是否符合规定。药材和饮片外观不得有虫蛀、发霉、其他物质污染等异常现象。

(四) 鉴别

中药的鉴别主要是利用药材的组织特征,所含成分的化学、光谱和色谱特性,对中药的真伪进行检定,包括经验鉴别、显微鉴别和理化鉴别。经验鉴别系指用简便易行的传统方法观察药材的颜色变化、浮沉情况以及爆鸣、火焰等特征;显微鉴别系指用显微镜观察药材切片、粉末或表面等的组织、细胞或内含物等特征;理化鉴别系指用物理或化学方法,对药材中所含某些化学成分进行的鉴别试验。常用的理化鉴别方法有化学反应法、微量升华法、荧光分析法、色谱鉴别法(TLC、GC、HPLC)、光谱鉴别法(UV-VIS)等。TLC 法鉴别中药,专属性强,操作简便,具有分离和鉴别双重功能,采用对照品、对照药材或对照提取物作对照,使鉴别的准确性大大提高。因此,新版药典突出了中药的 TLC 鉴别法。实际工作中,应根据药品质量标准中鉴别项下规定的试验方法逐项检验,并结合性状检查结果,才能作出判断。

(五) 检查

中药的检查主要包括杂质检查及卫生学检查两类。

1. 杂质检查　分为一般杂质和特殊杂质两类。前者系指在中药生产、收购、炮制或贮藏过程中引入的杂质,如总灰分、酸不溶性灰分、重金属、农药残留等,采用药典附录规定的方法进行检查。后者系指仅存在于某些中药中的特定杂质,如大黄中土大黄苷的检查,川乌中乌头碱的限量检查,采用药典有关品种项下规定的方法进行检查。

2. 卫生学检查　包括热原、无菌、微生物限度及细菌内毒素检查四种类型。其中,微生物限度检查用于检查中药受到微生物污染的程度,包括染菌量(需氧菌数、霉菌及酵母菌数)及控制菌(包括大肠埃希菌、大肠菌群、沙门菌、铜绿假单胞菌等)的检查。

(六) 浸出物及含量测定

浸出物系指用水、乙醇或其他适宜的溶剂对药材和饮片中可溶性物质进行的定量分析。含量测定是对中药进行内在质量控制的重要方法,其目的是以有效成分含量为指标,客观准确地评价中药质量的优劣。应选择专属性成分、活性成分作为含量测定的指标;避免选择无专属性的指标成分、低活性的微量成分或水解产物作为测定指标。含量低于万分之一的测定指标不收入标准。当单一成分不能反映该药材的整体活性时,应采用多成分或多组分的检测方法。含量限度应根据中药实测结果与药材的含量情况综合确定。有毒成分的含量应规定上下限。

（七）药品检验记录

药品检验记录是出具药品检验报告书的依据,是进行科学研究和技术总结的原始资料。为保证药品检验工作的科学性和规范化,检验记录必须做到:记录原始、真实,内容完整、齐全,书写清晰、整洁。药品检验原始记录及药品含量测定原始记录见图 1-9；药品薄层色谱检验原始记录见图 1-10。

药品检验原始记录

检品编号_____ 检验依据_____
检品名称_____ 检品数量_____
生产单位或产地_____ 剩余数量_____
供样单位_____ 有（失）效期_____
批号_____ 收验日期_____
规格_____ 报告日期_____
包装_____ 仪器及型号_____

检验记录 ___年___月___日

检验者: 校对者:
共 页 第 页

药品含量测定原始记录

检品名称:_____ 检验编号:_____ 检验日期:_____
批号:_____ 规格:_____

【含量测定】

供试品溶液的制备:

对照品溶液的制备:

测定:

仪器:

结果:

结论: □ 符合规定 □ 不符合规定

[标准规定:本品含_____,不得少于_____%]

检验人: 复核人: 第 页

图 1-9 药品检验原始记录及药品含量测定原始记录

药品薄层色谱鉴别原始记录

检品名称:_____ 检验编号:_____ 检验日期:_____
批 号:_____ 规 格:_____

【鉴别】

供试品溶液的制备:

对照品溶液的制备:

对照品来源:

薄层色谱条件与结果:详见附图（ ）

结论: □符合规定 □不符合规定

（标准规定: _____ ）

检验人: 复核人: 第 页

药品薄层色谱条件与结果附图

图号:_____
检品名称:_____ 检验编号:_____ 检验日期:_____
天气:_____ 室温:_____ 湿度:_____
薄层板:_____ 展开温度:_____
展开剂:_____
显色剂及检视方法:_____
点样量（μl）:_____
点样顺序:1 2 3

结论:_____

检验人: 复核人: 第 页

图 1-10 药品薄层色谱检验原始记录

（八）药品检验报告书

药品检验报告书是药品检验人员出具的对某一药品检验结果的正式凭证，是对药品质量做出的技术鉴定。药检人员应本着严肃负责的态度，做到：依据准确，数据无误，结论明确，文字简洁，书写清晰，格式规范。每一张药品检验报告书只针对一个批号。药品检验报告书的一般格式和内容见图 1-11。

药品检验报告书

报告书编号：

检品名称			
批　号		规　格	
生产单位/产地		包　装	
供样单位		效　期	
检验目的		检品数量	
检验项目		收检日期	年　月　日
检验依据			

检验项目	标准规定	检验结果
[性状]		
[鉴别]		
[检查]		
[含量测定]		

结论：

授权签字人　　　　　　　签发日期

图 1-11　药品检验报告书的一般格式和内容

1. **检验依据**　进口药品必须按照国家药品监督管理部门颁发的《进口药品注册证》载明的质量标准检验，并按照《进口药品注册证》注明标准编号。国产药品按国家药品标准检验。已成册的质量标准应写明标准名称、版本和部、册等，如《中国药典》2015 年版一部。单页的质量标准应写出标准名和标准编号，如"国家药品监督管理局标准(试行)WS-135(X-119)-2010"等。

2. **检验结论**　内容包括检验依据和检验结论。国内检品，全检合格者，结论写"本品按 ××× 检验，结果符合规定"；全检中只要有一项不符合规定，即判为不符合规定；结论写"本品按 ×××× 检验，结果不符合规定"。如非全项检验，合格的写"本品按 ××× 检验上述项目，结果符合规定"；如有一项不合格时，则写"本品按 ×××× 检验上述项目，结果不符合规定"。进口检验，除应包括检验依据和检验结论外，还应写明是否准予进口。其他项目的填写，按照国家药品监督管理部门有关规定执行。

第五节　中药鉴定的方法

一、来源鉴定

来源鉴定又称"基原鉴定"，是综合运用植物、动物或矿物形态学和分类学知识，对中药的来源进行鉴定，确定正确的种名及拉丁学名，以保证品种准确无误。主要用于完整的植物、动物、矿物类药材的鉴定。以原植物的鉴定为例，其基本步骤为：

1. **观察植物形态**　对具有较完整植物体的检品，应注意对植物体各器官的观察，特别应仔细观察花、果实、孢子囊、子实体等繁殖器官。对于干缩破碎的药材，可用热水浸泡软化，展平后再观察；必要时借助放大镜或解剖镜，以观察毛茸、腺点等微小特征；或借助显微镜观察与分类鉴定有关的内部构造特征；或对样品成分进行系统预试，寻找与来源鉴定有关的化学成分线索。

2. **核对文献**　通过对原植物形态的观察，能初步确定科、属的，可直接查阅有关科属的资料；不能确定科、属的，可查阅植物分类检索表。核对文献时，首先应查阅植物分类方面的著作,如《中国植物志》《中国高等植物》《Flora of China》《新华本草纲要》《中国中药资源丛书》及有关的地区性植物志等;其次应查阅有关中药品种方面的著作,如《中药志》《全国中草药汇编》《中药大辞典》等。必要时,须查对原始文献,以便正确鉴定。原始文献是指第一次发现该种(新种)植物的植物工作者,描述其特征,予以初次定名的文献。《中国药典》对药材原植物的科名、拉丁学名进行了修订,主要参考依据为《Flora of China》和《中国高等植物》等。

3. **核对标本**　即与已定学名的相关标本(如蜡叶标本、液浸标本等)进行核对。要使鉴定结果准确,标本的鉴定必须正确可靠。同时,应注意同种植物不同产地或不同生长期的形态差异。必要时可参考较多的标本,或核对模式标本(发表新种时所被描述的植物标本),或请有关专家协助鉴定。

二、性状鉴定

性状鉴定就是通过眼观、手摸、鼻闻、口尝、水试、火试等方法,考察药材或饮片的形状、大小、色泽、表面、质地、断面及气味等特征,来鉴定中药真伪优劣的方法。药材的性状往往是有效成分的标志,如黄连主要有效成分是味苦、色黄的小檗碱,黄连的苦味浓、黄色深,说明小檗碱含量高,证实了传统认为黄连"以色黄、味苦者为佳"的认识是正确的;薄荷的主要有效成分是挥发油,香气越浓,挥发油含量越高,证实了传统认为薄荷"以香气浓者为佳"具有科学性。熟练掌握性状鉴定技术是药学工作者必备的基本功之一。

1. **形状**　系指干燥药材和饮片的外形。药材的形状与药用部位有关,一般较固定。如根类药材常呈圆柱形、圆锥形或纺锤形,皮类药材常呈卷筒状、板片状等。观察时一般不用预处理,对皱缩的全草、叶和花类药材,可先浸湿使软化后,展平观察;对某些果实种子类药材,可浸软后,取下果皮或种皮,以观察内部特征。描写对形状较典型的用"形",类似的用"状",必要时可用"×形×状",形容词一般用长、短、宽、狭,如长圆形、短圆柱形、宽卵形、狭披针形等。经验鉴别术语形象易记,如海马的外形为"马头、蛇尾、瓦楞身"、款冬花形如"火炬头"、三七呈"猴头状"、味连呈"鸡爪形"、白术呈"拳形"、乌梢蛇呈"剑脊状"等。

2. **大小**　系指药材和饮片的长短、粗细、厚薄等。要得出正确的大小数值,应观察并测量较多的样品。可允许有少量高于或低于规定的数值。测量时应用毫米刻度尺,单位多用"cm",特殊的用"m"或"mm"。表示药材的大小,一般有一定的幅度,当所测药材的大小很不一致时,要注意多测量几个最大的和最小的,取其平均值作为最大值和最小值。对细小的果实或种子类中药,可将每10粒紧密排成1行,用毫米刻度尺测量其总长度,然后计算其平均值。

3. **色泽**　系指在日光下观察的药材的颜色及光泽度。药材的色泽因品种而异,一般较为固定,为药材质量的重要标志。药材常因贮藏日久,加工、保管或杀虫剂使用不当使色泽改变。如黄芩变绿、雷丸断面变为褐色角质样、绵马贯众变为棕黑色等,均预示其已变质而不可再供药用。药材的颜色若为复合色调,描述时应以后一种色调为主,如小茴香呈黄绿色,即以绿色为主,黄色为辅。所描述的药材具有两种不同的颜色时,一般将常见的或质量好的颜色写在前面,少见的或质量差的颜色写在后面,用"或"连接,如王不留行呈黑色(成熟果实)或棕红色(未成熟果实);若药材颜色在一定范围内,可将两种颜色用"至"连接,如天冬的表面呈黄白色至黄棕色。色泽描述应避免用各地理解不同的术语,如"青色""土黄色""粉白色"等。

4. 表面特征　系指药材表面光滑或粗糙,有无皱纹、皮孔、环节、毛茸、鳞叶或其他附属物等。如白芥子表面光滑;紫苏子表面有网状纹理;海桐皮表面有钉刺;川木香具"油头";党参具"狮子盘头";蕲蛇吻端"翘鼻头",背部有"方胜纹",腹部有"念珠斑",尾端具"佛指甲";知母有"金包头";金银花被毛茸;防风的根头部具明显的密集环纹(习称"蚯蚓头")。

5. 质地　系指用手折试药材所感知到的特征。一般用坚韧、疏松(或松泡)、黏性、粉性、致密、油润、绵性、角质等术语加以描述。如黄芪质坚韧,南沙参质疏松,知母有黏性,甘草显粉性等。在经验鉴别中,用于形容药材质地的术语很多,如"松泡"指质轻而松,断面多裂隙,如南沙参;"粉性"指含有一定量的淀粉,折断时常有粉尘散落,如山药;"黏性"指含有黏液质,嚼之显黏性,如石斛;"油润"指其质地柔软,含油而润泽,如当归;"角质"指质地坚实,断面略呈半透明状或有光泽(常因含多量淀粉,蒸煮时致使其糊化而致),如郁金;"韧性"指纤维性强,不易折断,如北豆根;"柴性"则是纤维性强,易折断,如桑枝。

6. 断面　包括折断面和横切面两种。

(1) 折断面:主要观察折断的难易程度、有无响声、有无粉尘飞扬、折断面是否平坦,是否显纤维性、颗粒性或裂片状,是否可层层剥离,断面有无胶丝等。如茅苍术折断面暴露稍久,可析出白色细针状结晶,习称"起霜";甘草折断时有粉尘散落(含淀粉);杜仲折断时有胶丝相连;黄柏折断面显纤维性;苦楝皮折断面呈裂片状分层;厚朴折断面可见亮星等。如折断面不易观察到纹理,可削平后再观察。

(2) 横切面:是指用刀切出平滑的断面,主要观察皮部与木部的比例,维管束的排列方式,射线的分布,油点的有无等。经验鉴别术语很多,举例如下:①菊花心:指双子叶植物根横断面的次生构造形成的放射状结构,如甘草。②车轮纹:指维管束与较宽且平直的射线所形成的稀疏整齐的放射状纹理,状如木制车轮,如防己。③油点或朱砂点:指黄棕色或红棕色的油细胞或油室,如苍术。④星点:指大黄根茎横切面髓部的异型维管束,其内侧为韧皮部,外侧为木质部,射线呈星芒状射出。⑤云锦花纹(又称"云纹"):指何首乌断面木栓层内方至韧皮部外侧组织中,多个类圆形的异型维管束组成的云朵状花纹。⑥金井玉栏(又称"金心玉栏"):指某些药材横切面皮部白色或黄白色,木部淡黄色或黄色,状如金玉相映,如黄芪。

7. 气　指通过嗅闻药材的气识别药材。有些药材的气十分特殊,可作为主要鉴定依据,如阿魏的蒜臭气、海藻的腥气、鱼腥草的鱼腥气、薄荷的清香气、芦荟的特异臭气、白鲜皮的羊膻气等;无特殊气存在,可用"气微"描述;药材的气不强烈时,可将其破碎、折断或揉搓后再闻;或置于有盖的杯子里,用热水湿润或浸泡后再闻。

8. 味　是指口尝药材后的味感。可取少量直接口尝,亦可加开水浸泡后尝浸出液。药材的味感与其所含成分密切相关,如含挥发油的药材常有辛辣味,含鞣质的药材常有涩味,含有机酸的药材常有酸味,含糖类成分的药材常有甜味,含无机盐的药材多有咸味,含生物碱及苷类成分的药材多有苦味,有毒成分常有麻舌感等。味感的强弱是衡量药材质量的重要指标,如乌梅以味酸、黄连以味苦、党参以味甜为佳等。尝药时要注意取样的代表性,药材的部位不同,味道可能不同,如皮部与木部、果皮与种子等各部位的气味常有区别。要掌握舌各部位对味觉的敏感程度,一般地说,舌尖部只对甜味较敏感,舌两侧对酸味较敏感,舌根部对苦味较敏感,所以口尝时,要取少量有代表性的样品,咀嚼至少 1 分钟,使舌的各部位都充分与药液接触,这样才能准确地尝到药味。对有强烈刺激性和剧毒的药材,口尝时要特别小心,取样要少,尝后应立即吐出漱口,洗手,以免中毒,如生草乌、生半夏等。药材性状中的"味"与性味中的"味"不同。前者是口尝药材的实际味感;后者是指药物的性能,与口尝的味感不一定相符。例如葛根性味甘,辛,是因其能发散风热,而口尝的味感是微甜。

近年来伴随着市场经济的发展,中药的质量问题突出,有意作假,掺伪手法五花八门,防不胜防,给人民群众的健康造成极大的危害。掺假手法常见的有:①掺入非药用的部位:如板蓝根、川牛膝、柴胡、川断的根为药用部位,而市场上经常掺入该植物的茎。②掺入泥沙、石块及盐等:如天竺黄掺入碎花岗岩等,全蝎掺盐等。③将价格低的饮片掺入价格高的药材中:如天花粉掺入木薯片,西洋参中掺入人参等。④人工伪造:如采用栽培的园参来伪造野山参,用面粉、石膏等加工压模制成虫草等。

9. 水试 是利用某些药材在水中的溶解度不同及产生各种特殊的变化来鉴定药材的方法。主要有:①水试后水液颜色改变:如苏木投入热水中,水液显鲜艳的桃红色;番红花加水浸泡后,水液染成金黄色;红花入水,水液渐呈金黄色,红花本身颜色不变;玄参入水,水液渐变为黑色。②水试后药材处于水液的不同位置:如沉香质地较密,比重较大,置入水中会出现下沉;炉甘石因其质地较疏,比重较小,置入水中漂浮;公丁香置入水中,萼管呈垂直下沉,整体直立于水中。③置入水中振摇后产生泡沫:如威灵仙、甘草、知母、皂角刺等。④遇水后药材体积出现明显改变。如葶苈子、车前子等加水浸泡,则种子变黏滑,且体积膨胀;胖大海用热水浸泡,体积膨胀 4~5 倍、燕窝用热水浸泡,体积膨胀 50 倍以上;哈蟆油热水浸泡,短时间内体积膨胀 10~15 倍。⑤其他:如阿胶浸入热水中,一段时间后呈淡棕色半透明状胶状液体;芒硝遇水溶解;熊胆仁投入水中,可逐渐溶解而盘旋,并有黄线下垂至杯底而不扩散;秦皮的水浸出液日光下可见碧蓝色荧光等。

10. 火试 是指以火烧或煅药材,根据所产生的气味、颜色、烟雾、响声、闪光、膨胀、熔融聚散等现象以鉴定药材的方法。如降香微有香气,点燃则香气浓烈,有油流出,烧后留有白灰;琥珀燃之易熔,稍冒黑烟,刚熄灭时冒白烟,微有松香气;血竭粉末置白纸上,用火隔纸烘烤即熔化,但无扩散的油迹,对光照视色泽鲜红如血;海金沙撒于火焰上可发出爆鸣声及闪光。

11. 其他 可利用药材的某一突出特征进行鉴定。例如,"磁石召铁",指磁石可吸引自然铜、赭石等含铁类药材;"琥珀拾芥",指琥珀经摩擦可产生静电,并吸引芥子;龙骨、龙齿、天竺黄以舌舐之有吸力;取牛黄少许,加清水调和,涂于指甲上,能将指甲染黄,不易擦退,俗称"挂甲"。

三、显微鉴定

本法是利用显微镜对药材切片、粉末、解离组织、表面制片及含药材粉末的中成药的组织、细胞或内含物等特征进行鉴别,以确定其真实性的方法。尤其适用于性状特征相似、粉末状或易破碎的药材,以及含有药材粉末的中成药的鉴定。

图 1-12 生物光学显微镜

（一）仪器与用具

1. 仪器 生物光学显微镜（图 1-12）、显微摄影装置或显微描绘器、电脑联机装置及其图像处理软件、切片机、小型粉碎机、离心机等。

2. 用具 放大镜、刀片、解剖刀、镊子、剪刀、解剖针、载玻片、盖玻片、吸湿器、培养皿或小烧杯、酒精灯、铁三角架、石棉网、滴瓶、试管、试管架、滴管、玻璃棒、乳钵、量筒等；毛笔、铅笔（HB、3H 或 6H 铅笔绘图用）、带盖搪瓷盘、纱布、绸布、滤纸、火柴等。

3. 试液

（1）水合氯醛试液：为最常用的化学性透明剂，可以迅速溶解细胞内含物，使细胞膨胀复原、透明，便于观察。其制片方法有加热透化制片和冷装片 2 种，前者主要用于观察组织构造、细胞及各种结晶的形态特征；后者主要用于观察菊糖、橙皮苷结晶的形态等。水合氯醛试液透化装片时，易析出水合氯醛结晶，影响观察，可在加热透化后，加稀甘油或甘油乙醇试液 1~2 滴，以防止结晶析出。配制方法：取水合氯醛 50g，加水 15ml 与甘油 10ml 使溶解，即得。

（2）稀甘油：为物理性透明剂，可增强透光率，但不溶解细胞和细胞内含物。常用于观察细胞壁颜色，细胞内含有的淀粉粒、菊糖、糊粉粒、油滴、树脂等的形态。

（3）甘油醋酸试液（斯氏液）：为常用封藏液，专用于观察淀粉粒形态，可使淀粉粒保持原形，便于测量其大小。配制方法：取甘油、醋酸及水各等份，混匀，即得。

（4）甘油乙醇试液：为封藏液，也是软化剂，常用于保存植物性材料及临时切片，有软化组织的作用。配制方法：取甘油、稀乙醇各 1 份，混合，即得。

（5）乙醇：不同浓度的乙醇适用于观察不同的物质，如 70% 的乙醇用于固定和观察菊糖；95% 乙醇用于观察黏液细胞。

（6）5%KOH 试液：可使菌类药材的菌丝团溶化露出菌丝，便于观察菌丝的形态。

此外，尚有苏丹Ⅲ试液、钌红试液、间苯三酚试液、碘试液、硝铬酸试液、α- 萘酚试液等。以上试液，均应符合《中国药典》通则的规定。

（二）操作方法

进行显微鉴别时，一般先以甘油醋酸封片观察淀粉粒、菊糖等，再以水合氯醛封片观察其他显微特征，最后再加热透化或滴加其他理化试剂进行显微观察。其基本程序为：显微制片→显微观察→显微测量→显微化学鉴别→结果判断。

1. 显微制片

（1）横切片或纵切片制片：将药材软化处理后，用徒手或滑走切片法，切成 10~20μm 厚的薄片，必要时可用石蜡等包埋后切片。选取平整的薄片置载玻片上，滴加甘油醋酸试液、水合氯醛试液或其他透明剂 1~2 滴，盖上盖玻片，镜检。必要时滴加水合氯醛试液后，在酒精灯上加热透化，并滴加稀甘油或甘油乙醇试液，盖片镜检。常用于根及根茎、茎木、皮、叶、果实、种子类中药的鉴定。茎木类中药可观察横切片、径向纵切片及切向纵切片。

（2）粉末制片：药材粉末需过四号筛，采用下列三种方式制片：①冷装片：用解剖针挑取样品粉末少许，置载玻片的中央，加水、稀甘油、水合氯醛试液等适宜的试液1滴，用针搅匀（如为酸或碱时应用细玻棒代替针），待液体渗入粉末后，用左手食指与拇指夹持盖玻片的边缘，使其左侧与药液层左侧接触，再用右手持小镊子或解剖针托住盖玻片的右侧，缓缓放下，使液体逐渐漫延充满盖玻片下方。如液体未充满盖玻片，应从空隙相对边缘滴加液体，以防产生气泡；若液体过多，用滤纸片吸去溢出的液体，最后在载玻片的左端贴上标签或写上标记。②透化装片：挑取粉末少许，置载玻片中央偏右处，滴加水合氯醛试液1~2滴，搅匀，用试管夹夹持载玻片一端，保持水平置酒精灯火焰上方约1~2cm处加热，微沸后，离开火焰，再滴加水合氯醛试液，小火继续加热，如此反复操作至透化清晰。为避免析出水合氯醛结晶，放冷后滴加稀甘油1~2滴，封片镜检。③混悬液装片：药材中含淀粉粒较多或制剂中需检查的药味较多时，可取粉末适量，置试管或小烧杯中，加入水合氯醛试液，加热透化后，用吸管吸取适量混悬液，再装片观察。

（3）解离组织制片法：将供试品切成长约5mm、直径约2mm或厚约1mm的片，利用化学试剂使组织中各细胞间的胞间质溶解，细胞分离，以观察细胞的完整形态。常用的解离方法有氢氧化钾法、硝铬酸法和氯酸钾法（表1-4）。

表1-4　常用的解离组织制片法

名称	适用范围	解离方法	装片
氢氧化钾法	木化组织较少或分散存在的供试品	将样品置试管中，加5%氢氧化钾溶液适量，加热至用玻璃棒挤压能离散为止，倾去碱液，加水洗涤。	取少量置载玻片上，用解剖针撕开，以稀甘油装片观察
硝铬酸法	木化组织较多或集成较大群束的供试品	将样品置试管中，加硝铬酸试液适量，使之浸没样品，放置约30~60min。坚硬的样品时间需要长些，也可在水浴上微温，至用玻璃棒挤压能离散为止，倾去酸液，加水洗涤。	
氯酸钾法		将样品置试管中，加硝酸溶液（1→2）及氯酸钾少量，缓缓加热，待产生的气泡渐少时，再及时加入氯酸钾少量，以维持气泡稳定发生，至用玻璃棒挤压能离散为止，倾去酸液，加水洗涤。	

（4）表面制片：将供试品湿润软化后，剪取欲观察部位约4mm²，一正一反置载玻片上，或撕取叶片、萼片、花冠、果皮、种皮制成表面片，加适宜试液，或加热透化后以稀甘油装片观察。

（5）花粉粒与孢子制片：取花粉、花药（或小的花）、孢子或孢子囊群（干燥供试品可浸于冰醋酸中软化），用玻璃棒研碎，经纱布过滤至离心管中，离心，取沉淀加新配制的醋酐与硫酸（9∶1）混合液1~3ml，置水浴上加热2~3分钟，离心，取沉淀，用水洗涤2次，取沉淀少量置载玻片上，滴加水合氯醛试液1~2滴，盖上盖玻片，观察；或加50%甘油与1%苯酚各1~2滴，用品红甘油胶封片观察。

品红甘油胶制法：取明胶1g，加水6ml，浸泡至溶化，再加甘油7ml，加热并轻轻搅拌至完全混匀，用纱布过滤至培养皿中，加碱性品红溶液（碱性品红0.1g，加无水乙醇

600ml及樟油80ml,溶解)适量,混匀,凝固后即得。

(6) 磨片制片:适用于坚硬的动物及矿物药。选取厚度约1~2mm的供试材料,置粗磨石(或磨砂玻璃板)上,加适量水,用食指和中指夹住或压住材料,在磨石上往返磨砺,待两面磨平,且厚度约数百μm时,将材料移至细磨石上,加水,用软木塞压在材料上,往返磨砺至透明,用水冲洗,再用乙醇处理和甘油乙醇试液装片观察。

(7) 中成药制片 制片前,可按剂型不同进行预处理(表1-5),再按粉末制片法装片观察。

表1-5 不同剂型供试品的预处理方法

剂型	预处理方法
散剂、胶囊剂	直接取适量粉末(内容物为颗粒状,应研细)装片,或透化后装片。
片剂、水丸、糊丸、水蜜丸、锭剂等	片剂,取2~3片;水丸、糊丸、水蜜丸、锭剂等(包衣者除去包衣)取数丸或1~2锭,分别置乳钵中研细,取适量粉末装片,或透化后装片。
蜜丸	采用两种方法处理:①用解剖刀沿蜜丸正中切开,从切面由外至中央挑取适量样品,置载玻片中央,滴加适宜的试液,用玻璃棒搅匀,按粉末制片法装片,或透化后装片。②将蜜丸切碎,置容器内,加水适量,搅拌;亦可用超声仪处理,使其分散,然后移至离心管中离心沉淀,如此反复操作以除尽蜂蜜,取沉淀物适量装片,或透化后装片。
含升华性成分的中药	取粉末进行微量升华,收集升华物进行显微观察。

2. 显微观察 一般需观察2~5个显微标本片,根据能否观察到药材的显微特征,判断药材的真实性。为提高显微鉴别的正确性,可与对照药材或已准确进行品种鉴定的药材对照观察。观察时应采用"先低倍后高倍"的原则,先在低倍镜下采用"之"字移动法,使标本片沿着一定的线路移动,以便能检查到标本片的各个部位。

3. 显微测量 常用量尺为目微尺与台微尺。目微尺为放在目镜筒内的一种标尺,是一个直径18~20mm圆形玻璃片,中央刻有精确等距离的平行线刻度,常为50格或100格(图1-13)。目微尺是用以直接测量物体用的,但其刻度所代表的长度依显微镜放大倍数的不同而改变,故使用前必须用台微尺来标化,以确定在使用该显微镜

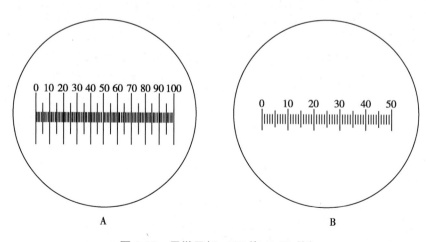

A

B

图1-13 目微尺(A:100格;B:50格)

及其特定的物镜、目镜和镜筒长度时,目微尺每小格所代表的实际长度。台微尺是一种特制的载玻片,中央粘贴有一小圆形玻片,其下封藏有一微型标尺,全长 1mm(或 2mm),上刻有精确等分为100(或 200)小格的细线,每一小格长为 10μm。在标尺的外围有一黑环,以便能较容易找到标尺的位置(图1-14)。台微尺并不直接测量物体的长度,而是用以标化目微尺。

显微量尺

2mm分为200格
1格等于1/100mm

图 1-14　台微尺

将台微尺置显微镜载物台上,对光调焦,并将台微尺刻度移至视野中央;从镜筒中取下目镜,旋下目镜盖,将目微尺放入目镜筒中部的光栏上(正面向上,有刻度的一面向下),旋上目镜盖后返置镜筒上。视野中可同时观察到台微尺和目微尺的刻度小格,旋转目镜,使两种量尺的刻度平行;移动台微尺,使两种量尺左边的"0"刻度线重合,然后再寻找第二条重合刻度线。分别记录两重合线间两种测微尺的小格数,再根据两重合线间小格数的比值,计算目微尺每小格在该物镜条件下所代表的长度(μm)(图1-15)。

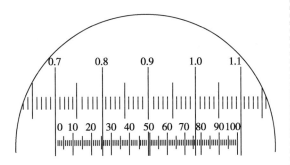

图 1-15　视野中目微尺与台微尺的重合线

例如:接目镜头为 10×,接物镜头为 40× 时,目微尺 77 小格(0~77)相当于台微尺 30 小格(0.7~1.0),则所用显微镜在该放大倍数下,目微尺每小格的长度为 10μm × 30 ÷ 77 ≈ 3.8μm。如改用接目镜头与接物镜头均为 10× 时,测得目微尺 74 小格相当于台微尺 100 小格,则目微尺每小格的长度为 10μm × 100 ÷ 74 ≈ 13.5μm。由此可得计算公式:

$$目微尺每小格所相当的长度（μm）=\frac{10μm × 两重合线间台微尺格数}{两重合线间目微尺格数}$$

为减少误差,可寻找多个重合刻度,记录多组数据,求其平均值。更换显微镜或目镜、物镜时,均须重新标化目微尺每小格所相当的长度。将需测量的目的物置显微镜载物台上,用目微尺测量其小格数,乘以目微尺在该条件下每小格代表的长度,即得。

目的物长度（μm）= 目微尺每小格所相当的长度（μm）× 目的物占目微尺的格数

例如:接目镜头为 10×,接物镜头为 40× 时,测得淀粉粒直径占目微尺 20 小格,则该淀粉粒的直径为 3.8μm×20=76μm。

4. 显微化学鉴别　常需采用专属性的化学试剂和方法,以鉴别不同性质的细胞壁及其内含物(表1-6)。

表 1-6　细胞壁及细胞内含物的定性检查

细胞壁及内含物		主要成分	定性检查方法及结果
细胞壁	木质化细胞壁	丙酸苯酯类聚合物	加间苯三酚 - 盐酸试液,显红色或紫红色
			加氯化锌碘试液,显黄棕色
	木栓化或角质化细胞壁	脂肪类	加苏丹Ⅲ试液,稍放置或微热,呈橘红色至红色
	纤维素化细胞壁	直链葡萄糖	加氯化锌碘试液,或先加碘试液湿润后,稍放置,再加硫酸溶液(33→50),显蓝色或紫色
	硅质化细胞壁	二氧化硅	加硫酸无变化,加氢氟酸溶解
细胞内含物	硅质块	二氧化硅	加硫酸无变化,加氢氟酸溶解
	淀粉粒	葡聚糖	用甘油醋酸试液装片,置偏振光显微镜下观察,未糊化淀粉粒显偏光现象,已糊化淀粉粒无偏光现象
			加碘或氯化锌碘试液,膨胀并变成蓝色或蓝紫色
	糊粉粒	蛋白质	加碘试液,显棕色或黄棕色
			加硝酸汞试液显砖红色(含有脂肪油的中药,应先用乙醚或石油醚脱脂后再试验)
	菊糖	果聚糖	加 10% α - 萘酚乙醇溶液 1 滴,再加浓硫酸 2~3 滴,显紫红色,并溶解
	草酸钙结晶	CaC_2O_4	加稀醋酸不溶解;加稀盐酸溶解而无气泡产生;加硫酸溶液(1→2)溶解,并生成硫酸钙针晶
	碳酸钙结晶(钟乳体)	$CaCO_3$	加稀醋酸或稀盐酸溶解,并产生气泡;加硫酸溶液(1→2)溶解,产生气泡,并生成硫酸钙针晶
	黏液质	杂多糖	加钌红试液,显红色
	脂肪油	脂肪酸	加苏丹Ⅲ试液,显红色或紫红色;加 90% 乙醇,不溶解(蓖麻油及巴豆油例外)
	树脂	2~3 萜	
	挥发油	单萜或倍半萜	加苏丹Ⅲ试液,显红色或紫红色;加 90% 乙醇,溶解

5. 记录与结果判断　检验记录要求详细、清晰、明确、真实。先记录粉末的色泽、气味,然后全面观察目的物,详细描述其特征,测量其长度,并注意统计最小量值、多见量值、最大量值,逐一记录。必要时,应利用显微描绘器或显微摄影装置绘图或制作显微照片,并注明放大倍数,或加比例尺。通常以先多数后少数的顺序描述特征,并标明"多见""少见""偶见"。注意着重描述有鉴别意义的组织、细胞和内含物。应注意标准规定以外的异常显微特征的记录,并根据药材和饮片的基原、成方制剂的处方和制法综合分析,必要时可采用对照药材或已经鉴定品种的药材为对照进行判断。如未能检出某应有药味的特征组织,应注明"未检出××";如检出不应有的某药味,则应画出其显微特征图,并注明"检出不应有的××"。根据观察、记录的样品显微特征与标准规定内容或与对照药材比较是否相符,断定其真伪或是否有掺伪,以及成方制剂投料的真实性。

6. 注意事项

（1）粉碎用具用毕后，必须处理干净并干燥后才能用于另一种药品的粉碎。

（2）所用盖玻片和载玻片应保持洁净。新片要用洗液浸泡或用肥皂水煮半小时取出，先用流水冲洗，再用蒸馏水冲洗 1~2 次后，置 70%~90% 乙醇中，备用。

（3）进行显微制片时，每片粉末取用量宜少不宜多，为使观察全面，可多做些制片。如取量多，显微特征重叠轮廓不清，反而费时，不易得出准确结论。

（4）进行显微观察时，应先观察淀粉粒、菊糖等，再观察其他显微特征。所以，一般先以甘油醋酸试液装片观察，然后以水合氯醛试液装片观察，最后加热透化或滴加其他试液进行观察。每步观察结果均应作记录。可借助偏光装置寻找和观察，尤其是淀粉粒、结晶、纤维、石细胞、导管等特征。

（5）通常在高倍镜下进行显微测量，因目镜测微尺的每一小格的长度值较小，结果较为准确。但要测量较长的目的物如纤维、导管、非腺毛等，在低倍镜下测量较为适宜；应记录每次测量数据，并分析数据的最小量值、最大量值和多见量值（μm）。如浙贝母淀粉粒直径为 6~56μm，表示最小量值和最大量值；如为 6~40~56μm，中间的数值表示多见量值。测量直径时，应以物体中部为准。

四、理化鉴定

本法是利用物理、化学或仪器分析的方法，对中药含有的有效成分、指标成分或类别成分进行定性、定量分析，或对中药含有的可溶性物质进行测定，或对中药的纯净程度、有害或有毒物质进行限量检查，以鉴定中药的真伪、纯度和质量的方法。本法涵盖《中国药典》中的"鉴别"（理化鉴别部分）、"检查""浸出物"和"含量测定"等内容。根据使用目的的不同，可分为定性和定量两大类。前者是对中药的真伪进行的鉴定；后者是对中药质量和纯度进行的鉴定。近年来现代仪器分析技术快速发展，新技术、新方法不断涌现，推动了中药鉴定技术的发展。

（一）膨胀度测定法

膨胀度是药品膨胀性能的指标，系指按干燥品计算，每 1g 药材在水或其他规定的溶剂中，在一定的时间与温度条件下膨胀后所占有的体积（ml）。主要用于含黏液质、胶质或半纤维素类中药的鉴定。如哈蟆油膨胀度不得低于 55；北葶苈子膨胀度不得低于 12；南葶苈子膨胀度不得低于 3。

测定时，按各该品种项下的规定量取样，必要时按规定粉碎。称定重量，置膨胀度测定管中（全长 160mm，内径 16mm，刻度部分长 125mm，分度 0.2ml），在 20~25℃条件下，加水或规定的溶剂 25ml，密塞，振摇，静置。除另有规定外，开始 1 小时内每 10 分钟振摇一次，然后静置 4 小时，读取药物膨胀后的体积（ml），再静置 1 小时，如上读数，至连续两次读数的差异不超过 0.1ml 为止。每一样品同时测定 3 份，各取最后一次读取的数值按下式计算，求其平均数，即得供试品的膨胀度（准确至 0.1）。

$$S=V/W$$

式中，S 为膨胀度；V 为药物膨胀后的体积（ml）；W 为供试品按干燥品计算的重量（g）。

（二）化学定性鉴别法

利用药材中所含的化学成分能与某些特定试剂作用，可以产生不同颜色或沉淀的反应。一般于试管中或滤纸片上进行，或直接在药材表面、切片或粉末上进行。如生物碱与碘化铋钾反应生成棕红色或橙红色沉淀；蒽醌类与碱液反应变红色；黄酮类与盐酸 - 镁粉的反应显红色；鞣质与三氯化铁反应，显蓝绿色或蓝黑色。有些化学反应有较好的专属性，如天麻乙醇提取液加硝酸汞试液，加热，溶液显玫瑰红色，并发生黄色沉淀；苍术乙醚提取物加对二甲氨基苯甲醛的 10% 硫酸溶液，显玫瑰红色，100℃烘烤，显绿色；苦参、山豆根栓皮加碱试液，显橙红色，逐渐变为血红色；马钱子的胚乳切片滴加 1% 钒酸铵硫酸溶液，显紫色，滴加发烟硝酸，显橙红色。由于本法多数专属性差，故药典对本法的使用有减少的趋势。

（三）微量升华鉴别法

本法是利用中药中所含的某些化学成分，在一定温度下能升华的性质，获得升华物，根据升华物的理化性质进行鉴别的方法。升华物的鉴别可采用显微镜观察晶型，或在可见光下观察颜色，或在紫外灯下观察荧光，或加入合适的试液与其发生显色反应或荧光反应等。本法简便、实用，因只有少数中药具有升华性成分，故本法专属性较强。如大黄微量升华得黄色针状（低温时）或羽状（高温时）结晶，在结晶上加碱液则呈红色（蒽醌类成分）；斑蝥微量升华得白色柱状或小片状结晶（斑蝥素），熔点130~140℃，加碱溶解，加酸又析出结晶。

微量升华装置见图 1-16。取金属片或载玻片，置石棉网上，金属片或载玻片上放一金属圈（内径约 1.5cm，高约 0.8cm），圈内放置适量药材粉末，圈上覆盖载玻片，在石棉网下用酒精灯缓缓加热，至粉末开始变焦，去火待凉，载玻片上有升华物凝集。将载玻片反转后，置显微镜下观察结晶形状、色泽，或取升华物加试液观察反应。

升华时应缓缓加热，温度过高易使药粉焦化，产生焦油状物，影响对升华物的观察或检视。温度可通过调整酒精灯火焰与石棉板的间距来控制，距离一般约 4cm；样品粉末用量一般约 0.5g，过少不易产生足够量的升华物；可在载玻片上滴加少量水降温，促使升华物凝集析出；若无金属片，可用载玻片代替。

图 1-16 微量升华装置
1. 载玻片 2. 金属圈 3. 石棉网
4. 酒精灯 5. 三角架

微量升华法视频

（四）荧光鉴别法

是利用中药中所含的某些化学成分在可见光或紫外光下可产生一定颜色的荧光的特性进行中药鉴定的方法。有的成分本身不具荧光，但经酸、碱或经其他化学方法处理后也可产生荧光供鉴别用。本法操作简便、灵敏，具有一定的专属性。如大黄与土大黄的显微特征和化学反应都很相似，但两者的醇提取液点在滤纸上，置紫外光灯下观察，前者显棕色至棕红色荧光，而后者显亮紫色荧光；秦皮水浸液日光下显碧蓝色荧光；芦荟水提液与硼砂共热，显绿色荧光，置紫外光灯（365nm）下观察，显亮黄色荧光。

所用仪器为紫外光灯或紫外分析仪（图 1-17）。将药材样品、粉末或浸出液置紫外

图 1-17 紫外光灯或紫外分析仪

光灯下观察荧光。必要时可在供试品中加酸、碱或其他试剂,再观察荧光及其变化。

由于荧光强度较弱,故需在暗室中观察;供试液一般用毛细管吸取,少量多次点在滤纸上,使斑点集中且具有一定浓度;紫外光对人的眼睛和皮肤有损伤,操作者应避免与紫外光较长时间接触;试验时,一般将供试品置于紫外光灯下约 10cm 处观察所产生的荧光。紫外光波长一般为 365nm,如用 254~265nm 波长观察荧光,应加以说明。

(五) 薄层色谱鉴别法

本法是将适宜的吸附剂或载体涂布于玻璃板、塑料或铝基片上,成一均匀薄层,在同一块薄层板上点加供试品和对照品,在相同条件下展开并显色,检出色谱斑点,对比供试品与对照品的色谱图进行定性鉴别的方法。本法以其操作简便、结果直观等优势被广泛应用于中药鉴别和分析中,《中国药典》2015 年版有 4088 项采用 TLC 法进行中药鉴别。

1. 特点 本法具有设备简单、操作简便、专属性强、展开剂灵活多变、色谱图直观和容易辨认等特点,是目前中药真伪鉴定的主要方法。

(1) 离线操作的灵活性:各单元操作既有关联,又相互独立,点样器材和方法、展开方式、显色试剂选择、直观比较或扫描比较可根据需要灵活变通(图 1-18)。

图 1-18 简单的 TLC 操作组合

（2）正相色谱流动相（展开剂）的广泛适用性：TLC鉴别最常用的是以硅胶板为基础固定相的正相色谱，有多种组合的有机溶剂展开系统可供选择，如甲苯系统、氯仿系统、己烷系统、正丁醇系统等。可为酸性、碱性或中性，高极性、中等极性或低极性。

（3）同板多个样品平行比较：同板可以同时产生多达16~18个样品色谱，供平行直观地比较，色彩丰富的图像给人的视觉冲击远远大于柱色谱的轮廓色谱图，可以迅速而有效地评价样品色谱图像之间的相似程度（图1-19）。

图 1-19　季铵碱类生物碱薄层色谱图

（4）色谱后衍生的灵活性和专属性：同一色谱薄层板可生成可见光色谱、紫外光色谱、荧光淬灭色谱或荧光色谱，给出丰富的检测成分的化学类别信息。如三氯化铝、碘化铋钾、三氯化铁、醋酐-硫酸分别作为黄酮类、生物碱类、三萜类和甾醇类成分的专属试剂。硫酸则是许多成分激发产生荧光的通用试剂，非常方便（图1-20、图1-21）。

（5）分析结果的直观性：分析结果以直观的彩色图像表达，而图像给出的多层面的信息是文字难以表达的，而且丰富多彩的图像可以给分析者更多的思考判断的空间。

图 1-20　黄连薄层色谱图

图 1-21　黄芪薄层色谱图（硫酸加热显色）

2. 影响 TLC 鉴别的因素　TLC 是一种"敞开"的分析系统,外界环境条件对其影响很大,如供试液的净化程度、吸附剂的性能和薄层板的质量、点样的质量、展开剂的组成和饱和情况、对照品的纯度、展开的距离、相对湿度和温度等。

3. 仪器与试剂

(1) 薄层板:有市售薄层板和自制薄层板,市售薄层板分普通薄层板和高效薄层板。为得到有良好分离度和重现性的色谱,一般均用市售薄层板(商品预制板),也可用实验室自制的薄层板,或对薄层板进行处理和化学改性。除另有规定外,玻璃板用 10cm×10cm、10cm×15cm、20cm×10cm、20cm×20cm 规格,要求光滑、平整、洁净。最常用的薄层材料有硅胶 G、硅胶 GF$_{254}$、硅胶 H、硅胶 HF$_{254}$、微晶纤维素等。为提高样品的分离度和减少斑点的拖尾,铺板时可在硅胶中加入某些酸(如硼酸、草酸)、碱(如氢氧化钠)、盐(如磷酸二氢钠、磷酸氢二钠)或络合剂(硝酸银)等将硅胶板改性。商品预制板除化学键合相板外,硅胶预制板也可用浸板的方法改性。

(2) 涂布器:涂布器应能使固定相或载体在玻璃板上涂成一层均匀薄层,有手工、半自动、全自动薄层涂布器,涂布厚度有可调和固定厚度两种。

(3) 点样器材:最常用的是定量点样微升毛细管,规格有 0.5μl、1.0μl、2.0μl、5.0μl 和 10μl 等,要求标示容量准确,管端平整光滑,管壁洁净,液体流畅。为提高点样效率,还可选用点样辅助设备,如点样支架、半自动或自动点样器等。常用的有手工点样器(如 Nanomat Ⅲ)、半自动点样器(如 Linomat Ⅳ)、全自动点样器(如 SAMPLER-4)等。为增强定性鉴别的可比性,《中国药典》规定应定量点样。推荐使用标准的 TLC 用的微升毛细管或自动点样器,或使用喷雾技术点样的设备,喷雾点样可将供试液点成很窄的(1mm)条带,以提高分辨率。常用点样设备见图 1-22。

(4) 展开箱:应使用 TLC 专用展开箱,有水平式及直立式两种。常用的为直立展开箱,又分为平底展开箱和双槽展开箱,此外尚有自动展开设备(如 ADC)、程序多次展开设备(AMD)等(图 1-23)。双槽展开箱具有节省溶剂、减少污染、便于预平衡及可控制展开箱内相对湿度等优点,故推荐使用此种展开箱。展开箱盖子应密闭,保持密封状态。大多数中药样品适宜用直立式不饱合或部分饱和(展开前使溶剂蒸气在展开箱内扩散平衡一定时间,然后放入薄层板展开)。如需饱和展开,则展开箱内壁放同样大小的滤纸,促使箱内尽快达到饱和状态。

图 1-22 点样设备

1. 手工点样器　2. 半自动点样器　3. 全自动点样器　4. 平头 50μl 微量点样器

图 1-23 展开箱

1. 双槽展开箱　2. 自动展开箱　3. 程序多次展开仪

　　(5) 显色与检测仪器:展开后的薄层板,大多需要用某些试剂(显色剂)使展开后的斑点显色。涂布显色剂的方法有喷雾法及浸渍法。喷雾用的喷雾瓶应能在一定压力下使试剂喷成均匀细雾状。浸渍用的浸渍槽为特制的扁平玻璃槽,将展开后的薄层板平稳垂直放入浸渍槽中一至数秒钟后取出,揩净薄层板背面残存的试剂。显色后的图像供分析用(需要时可加热)。常用的薄层色谱显色设备见图 1-24。

　　4. 操作方法　为得到有良好分离度与重现性的薄层色谱,器材和操作的规范化非常重要。一般操作步骤为:薄层板的制备(制板)→供试品溶液的制备→对照品溶液的制备→点样→展开→显色与检视→结果判断与记录。

　　(1) 薄层板制备

　　1) 预制薄层板:市售薄层板临用前一般应在 110℃活化 30 分钟;聚酰胺薄膜不

玻璃喷雾器　　　　双喷头超细电动薄层喷雾器　　　　浸入式显色器

定量自动喷雾器（自动加热）　　　　　　　电动喷雾器

图 1-24　薄层色谱显色设备

需活化；铝基片薄层可根据需要剪裁，但底边的硅胶层不得有破损。预制薄层板如在贮放期间被空气中杂质污染，使用前可用三氯甲烷、甲醇或两者的混合溶剂在展开缸内上行展开预洗，110℃活化，放干燥器中备用。

　　2）自制薄层板：除另有规定外，将 1 份固定相和 3 份水（或含有黏合剂的水溶液）在研钵中向同一方向研磨混合，去除表面的气泡后，倒入涂布器中，在玻璃板上平稳地移动涂布器进行涂布，取下涂好薄层的薄层板，置于水平台上室温下晾干后，在110℃活化 30 分钟，置于干燥箱器中备用。

　　(2) 点样：点样是最开始的也是最关键的一步。不正确的点样也会造成色谱的歪扭，斑点变形，直接影响图谱的质量。除另有规定外，用定量点样毛细管按规定吸取溶液后，以垂直方向小心接触板面使成圆点状或窄细的条带状，点样基线与底边距离，视所用板的大小，相距 10~20mm，若采用 10cm 的板，点样距底边 1cm 为宜，点间距离视情况为 1cm、1.5cm 或 2cm，圆点状直径一般不大于 3mm，条带状宽度一般为 5~10mm；高效板一般基线离底边 8~10mm，条带宽度为 4~8mm，样品间隔不少于5mm。点样要求在干燥洁净的环境中进行，点样时注意不要损伤薄层表面；避免劣质的点样毛细管或者样品溶液的过载造成原点（条带）的扩散；避免毛细管对板面原点部位的机械损伤；避免由于黏稠的生物样品供试液或者含有太多的杂质造成原点部位局部样品浓度过高而形成黏结；避免使用黏度或沸点太高或太低或比重大的溶剂溶解样品，如乙醚、氯仿、丁醇等溶剂。条带点样，应注意条带的均匀，用专门的条带点样器械（如喷雾状条带点样器），可保证点样的质量。

　　(3) 展开：点样后的薄层板置于加有展开剂的展开箱（层析缸）中，密闭，上行展开，薄层板浸入展开剂的深度以液面距离原点 5mm 为宜，展开至规定展距后，立即将薄层板取出,晾干,以备检测。多数品种展距为 7~9cm,少数用长度为 15cm 或 20cm 的板,展距可适当延长。

(4) 显色与检测:色谱斑点本身有颜色者可直接在日光下观察可见光谱,斑点在紫外光激发下可发射荧光者,可直接在紫外光灯下观察荧光色谱;需加试剂方能显色或发射荧光者,则需将试剂均匀喷洒于薄层板面,直接观察或加热显色后观察;对于可见光下无色但有紫外吸收的成分,可用含荧光剂的硅胶板展开,在 254nm 或 365nm 紫外光下观察荧光淬灭物质形成的暗斑。用浸渍法,板面显色均匀是其优点,但有的样品经试剂浸渍后,斑点容易被浸润而扩散或拖尾。加热显色须注意加热时间和温度,如用含羧甲基纤维素钠的手工自制薄层板代替预制板,注意加热温度过高或加热时间过长,容易引起板面焦化,如用硫酸等显色剂,更易造成板面的炭化而影响显色效果,需要特别留意。有的成分加试剂后 .如挥发油成分或甾醇类成分经香草醛 - 硫酸、硫酸 - 醋酐等试剂显色,加热温度和时间长短不同或放置时间不同,斑点的显色会有所改变。

5. 注意事项

(1) 制备薄层板最好使用厚度 1~2mm 无色耐热的优质平板玻璃,不宜使用普通玻璃板。玻璃板用洗液或碱液洗净至不挂水珠,晾干,贮存于干燥洁净处备用。玻璃板反复使用时应注意再用洗液和碱液清洗,保持玻璃板面的光洁。

(2) 选用市售预制薄层板应注意生产厂家提供的有关参数,检查选用符合要求的产品。有些样品需使用加有改性剂如酸(硼酸等)、碱(氢氧化钠等)或缓冲液的薄层板,例如《中国药典》鉴别国公酒、蛇胆陈皮散、保和丸等中的陈皮,即使用 0.5% 氢氧化钠溶液制备的硅胶 G 板。制备此类薄层板时,注意控制加水量和研磨时间。

(3) 展开剂所用溶剂质量的优劣,可直接影响薄层色谱的分离能力。如展开剂中的甲酸乙酯,遇水易引起水解反应,使用多次开瓶的残存溶剂,会逐渐吸收大气中的水分而不同程度地分解,常使色谱的分离度下降,最好使用新鲜溶剂配制展开剂。

(4) 配制多元展开剂时,各种溶剂应分别量取后再混合,不得在同一量具中累积量取,小体积溶剂宜使用移液管等精确度较高的量具量取。

6. 记录与结果判断　记录室温及湿度,薄层板所用的吸附剂,供试品的预处理,供试液与对照液的配制及其点样量,展开剂、展开距离、显色剂,绘制色谱图或采用摄像设备(图 1-25)拍摄记录色谱图,以光学照片或电子图像的形式保存,也可以用扫描仪记录相应的色谱图。供试品色谱中,在与对照品或对照药材色谱的相应的位置上,显相同颜色或荧光斑点,则判断为符合规定。

(六) 杂质检查法

本法是用手工分离并检测药材中混存的肉眼可见的杂质的检查方法。药材中混存的杂质系指下列各类物质:来源与规定相同,但其性状或部位与规定不符;来源与规定不同的有机质;无机杂质,如砂石、泥块、尘土等。例如,制穿山甲中掺入明矾,酸枣仁或炒酸枣仁掺入核壳,金银花、细辛中掺入叶子,大青叶掺入叶柄,女贞子掺入枝叶,皂角刺掺入树枝,青葙子掺入果穗,山茱萸掺入果梗、果核,吴茱萸掺入果梗等。国家药品标准对部分药材规定了可见杂质的限度,如薄荷的含叶量不能少于 30%,桃仁(中的核壳等)不得过 1%,酸枣仁(中的核壳等)不得过 5%,草乌(中的残茎等)不得过 5%,金钱草(中的杂草和泥沙等)不得过 8%,乳香、没药(中的树皮、石块等)不得过 10%。

图 1-25 图像处理 - 数码摄像设备

检查方法:取规定量的供试品,摊开,用肉眼或放大镜(5~10倍)观察,将杂质拣出;如其中有可以筛分的杂质,则可通过适当的筛,将杂质分出;检查蒲黄、海金沙时,可将其放入水中振摇,灰沙等杂质会沉在水底,将其分离。将各类杂质分别称重,计算其在供试品中的含量。

注意:①药材中混存的杂质如与正品相似,难以从外观鉴别时,可称取适量,进行显微或理化鉴别试验,证明其为杂质后,计入杂质重量中。②个体大的药材,必要时可破开,检查有无虫蛀,霉烂或变质情况。③杂质检查所用的供试品量,除另有规定外,按药材取样法称取。

(七) 有害物质检查法

近年来,世界各国日益重视中药的安全性(有害物质)问题。中药的有害物质涉及四个方面:①药物本身含有的毒性或潜在毒性因素:如有肾毒性的马兜铃酸;②化学污染:如农药残留、重金属和有害元素、兽药残留(动物源性药物);③生物污染:如黄曲霉毒素污染;④人为添加:如非法添加化学药品。

《中国药典》逐版增加安全性控制指标和检测方法,制定了农药残留量测定法、黄曲霉毒素测定法、二氧化硫残留量测定法、铅镉砷汞铜测定法、重金属测定法、砷盐检查法等。药典规定,采用气相色谱法测定中药中部分有机氯、有机磷和拟除虫菊酯类农药;采用高效液相色谱法测定中药中黄曲霉毒素 B_1、B_2、G_1、G_2 的总量;采用原子吸收分光光度法或电感耦合等离子体质谱法测定中药中铅、镉、汞、砷、铜的含量;采用硫代乙酰胺法、炽灼法、硫化钠法或微孔滤膜法测定中药中重金属的限量;采用古蔡氏法和二乙基二硫代氨基甲酸银法测定中药中砷盐的限量或含量。

(八) 水分测定法

本法有烘干法、甲苯法、减压干燥法及气相色谱法 4 种。测定用的供试品,一般先破碎成直径不超过 3mm 的颗粒或碎片。用减压干燥法测定水分时,供试品应过二号筛。

1. 烘干法 本法适用于不含或少含挥发性成分的中药。供试品在 100~105℃下连续干燥,挥尽其中的水分,根据减失的重量,即可计算出供试品中的含水量(%)。

（1）仪器与试剂：电热恒温干燥箱、扁形称量瓶、分析天平（感量 0.1mg）、干燥器、研钵、变色硅胶等。

（2）操作方法：①扁形称量瓶恒重（m_0）：取洁净的称量瓶，置 100~105℃ 干燥箱内干燥数小时（一般 2 小时以上），取出，置干燥器中冷却 30 分钟，精密称定重量，再在相同条件下干燥 1 小时，取出，同法冷却，精密称定重量，至连续两次干燥后称重的差异在 0.3mg 以下为止。②供试品称重（m_1）：取 2~5g（或该品种项下规定的重量）供试品（直径 3mm 以下），厚度不超过 5mm，疏松供试品不超过 10mm，平铺于恒重的称量瓶中，精密称定重量。③干燥、冷却、称重：将盛有供试品的称量瓶置干燥箱内，取下瓶盖，置称量瓶旁，或将瓶盖半开，在 100~105℃ 干燥 5 小时，盖好瓶盖，取出，移至干燥器中，冷却 30 分钟，精密称定重量。④再干燥、冷却、称重（m_2）：再在 100~105℃ 干燥 1 小时，同法冷却，精密称定重量，至连续两次称重的差异不超过 5mg 为止。根据减失的重量，计算供试品中含水量（%）。

（3）记录与计算：记录干燥时的温度、时间，冷却的时间，干燥剂的种类，称量及恒重数据，天平型号，干燥箱型号，计算和结果等。水分计算：

$$水分含量（\%）= \frac{m_1 - m_2}{m_1 - m_0} \times 100\%$$

式中，m_0 为恒重的扁形称量瓶的重量（g）；m_1 为干燥前（称量瓶 + 供试品）的重量（g）；m_2 为干燥后（称量瓶 + 供试品）的重量（g）。

（4）结果判断：计算结果在药品标准规定的限度之内，则符合规定；若计算结果不在药品标准的限度之内，则不符合规定。

（5）注意事项：测定前，称量瓶应清洗干净，干燥至恒重；移动称量瓶时，不可裸手操作，可戴称量手套或使用厚纸条；干燥时，若同时使用多个称量瓶，称量瓶宜先用适宜的方法编码标记，瓶与瓶盖的编码一致；称量瓶放入干燥箱的位置、取出冷却、称重的顺序，应先后一致，以便于恒重；供试品干燥时，应将称量瓶置于干燥箱温度计水银球附近；观察干燥箱内情况时，只能打开外层箱门，不得打开内层玻璃门；干燥箱工作时，应随时监控温度的变化情况，以免温度过高，烧毁供试品或引起其他事故；干燥器内的干燥剂应保持在有效状态。

2. 甲苯法　本法是通过测定供试品在甲苯加热回流条件下被蒸馏出的水量，根据水量和取样量计算供试品的含水量（%）的方法。适用于含挥发性成分的药品。将供试品与甲苯（相对密度 0.866）混合蒸馏，水分、挥发性成分可随甲苯一同馏出。水与甲苯不相混溶，收集于水分测定管下层，而挥发性成分溶于甲苯，并与其一同收集于水分测定管上层，水与挥发性成分完全分离。因为水的相对密度为 1.000，故可直接读取供试品水的重量（g），并计算出药品中的含水量（%）。本法消除了挥发性成分的干扰，准确度较高，但样品的消耗量大，且样品不能回收利用，不适合贵重药品的水分测定。

（1）仪器与试剂：水分测定装置（图 1-26）、分析天平（感量

图 1-26　水分测定装置
A. 圆底烧瓶　B. 水分测定管　C. 直形冷凝管

0.1mg)、电热套、甲苯、亚甲蓝等。水分测定装置中,A 为 500ml 的短颈圆底烧瓶;B 为水分测定管;C 为直形冷凝管,外管长 40cm。使用前,全部仪器应清洁,并置烘箱中烘干。

(2) 操作方法:取供试品适量(约相当于含水量 1~4ml),精密称定,置 A 瓶中,加甲苯约 200ml,将仪器各部分连接,自冷凝管顶端加入甲苯,至充满 B 管的狭细部分。将 A 瓶置电热套中或用其他适宜的方法缓缓加热,待甲苯开始沸腾时,调节温度,使每秒钟馏出 2 滴。待水分完全馏出,即测定管刻度部分的水量不在增加时,将冷凝管内部先用甲苯冲洗,再用饱蘸甲苯的长刷或其他适宜的方法,将管壁上附着的甲苯推下,继续蒸馏 5 分钟,放凉至室温,拆卸装置,如有水黏附在 B 管的管壁上,可用蘸甲苯的铜丝推下,放置,使水分和甲苯完全分离(可加亚甲蓝少许,使水染成蓝色,以便分离观察)。检读水量,并计算供试品中的含水量。

 课堂活动

本法能否使用水浴锅或者电炉作为热源? 为什么?

(3) 含量计算

$$水分含量(W/W\%) = \frac{m_w}{m_s} \times 100\%$$

式中,m_w 为 B 管中水的重量(g);m_s 为供试品重量(g)。

(4) 结果判断:将计算结果与药品标准规定的含水量限度比较,若小于或等于限度则符合规定,若高于限度则不符合规定。

(5) 注意事项:使用前,全部仪器应清洁至内壁不挂水,并置烘箱中烘干;用化学纯甲苯直接测定,必要时甲苯可先加水少量,充分振摇后放置,将水层分离弃去,经蒸馏后使用,以减少因甲苯与微量水混溶引起测定结果偏低;必要时加入 1~2 粒干燥、洁净的止爆剂(如玻璃珠、沸石等);蒸馏时宜先小火,控制馏出的速度,不宜太快,防止温度过高造成水分逸失;蒸馏完成后,应充分放置至室温后,再检读水量,否则使检测结果偏高;操作应在通风橱内进行。

3. 减压干燥法　本法是在室温减压条件下,供试品所含水分被新鲜五氧化二磷(P_2O_5)干燥剂吸收,根据减失的重量,计算药材含水量的方法,样品消耗量少,并可回收利用,故适用于含有挥发性成分的贵重药品的水分测定。

(1) 仪器与试剂:减压干燥器、扁平称量瓶、分析天平(感量 0.1mg)、五氧化二磷(新鲜)等。

(2) 操作方法:取直径 12cm 左右的培养皿,加入新鲜五氧化二磷干燥剂适量,使铺成 0.5~1cm 的厚度,放入直径 30cm 的减压干燥器中。取供试品 2~4g,混合均匀,分取约 0.5~1g,置已在供试品同样条件下干燥并称重的称量瓶中,精密称定(m_1),求出供试品重量(m_s),打开瓶盖,放入上述减压干燥器中,减压至 2.67kPa(20mmHg)以下持续半小时,室温放置 24 小时。在减压干燥器出口连接新鲜无水氯化钙干燥管,打开活塞,待内外压一致,关闭活塞,打开干燥器,盖上瓶盖,取出称量瓶迅速精密称定重量(m_2),计算供试品中的含水量(%)。

(3) 含量计算

$$水分含量（W/W\%）= \frac{m_1 - m_2}{m_s} \times 100\%$$

式中，m_1 为测试前供试品和称量瓶重量（g）；m_2 为干燥后供试品和称量瓶重量（g）；m_s 为供试品重量（g）。

(4) 结果判断：将计算结果与药品标准的含水量限度比较，若低于或等于限度则符合规定，若高于限度则不符合规定。

(5) 注意事项：实验中要使用规定直径的减压干燥器，直径过大不易达到真空度要求；干燥器磨口处及活塞处应涂布凡士林，保证仪器良好的密闭性；干燥器连接无水氯化钙干燥管，目的是打开活塞时，吸收进入干燥器中的水分；五氧化二磷和无水氯化钙等干燥剂应保持在有效状态，及时更换；干燥器内的供试品应离开活塞进气口，活塞应缓慢旋开，避免空气突然冲入干燥器，吹散供试品。

4. 气相色谱法　本法是利用 GC 的高分辨性能，将样品中的水分与其他组分分离，再以纯化水作为对照品，采用外标法分别测定纯化水和供试品中水的峰面积，计算样品中的含水量（%）的方法。该法具有简便、快速、灵敏、准确的特点，且不受样品组分和环境湿度的影响，适用于各类型中药中微量水分的精密测定。

(九) 灰分检查法

1. 总灰分测定法　将干净而无任何杂质的中药粉碎，加热，高温（500~600℃）炽灼至灰化，则细胞及其内含物成为灰烬而残留，由此所得的灰分称为"生理灰分"，其组成为不挥发性无机盐类。同一种药材，在无外来掺杂物时，一般都有一定的生理灰分含量范围，在此范围内的灰分不属于杂质，但如果总灰分超过正常限度范围，则说明掺有泥土、沙石等无机杂质，因此测定总灰分对于控制中药中无机杂质的有无及其含量，具有重要意义。

(1) 仪器与试剂：标准筛、架盘天平（感量 0.1g）、分析天平（感量 0.0001g）、马福炉、恒温干燥箱（精确至 ±1℃）、坩埚、10% 硝酸铵溶液、变色硅胶（干燥剂）等。

(2) 操作方法：取供试品适量，粉碎使能通过二号筛，混合均匀后，取供试品 2~3g（如需测定酸不溶性灰分，可取供试品 3~5g），置炽灼至恒重的坩埚中，称定重量（准确至 0.01g），缓缓炽热，注意避免燃烧，至完全炭化时，逐渐升高温度至 500~600℃，使完全灰化并至恒重。根据残渣重量，计算供试品中总灰分的含量（%）。

(3) 计算与结果判断

$$总灰分含量 \% = \frac{m_1}{m_2} \times 100\%$$

式中，m_1 为炽灼后残渣的重量（g），m_2 为炽灼前供试品的重量（g）。

将计算结果与该品种项下的规定值进行比较，低于规定限度的，总灰分符合规定；高于限度的，则不符合规定。

(4) 注意事项：测定前，坩埚应洗净，干燥至恒重（连续两次干燥或炽灼后的重量差异在 0.3mg 以下）。供试品炽灼后也要至恒重；取供试品 2~3g（3~5g）可用托盘天平（感量 0.1g）；称定重量（准确至 0.01g），应使用分析天平（感量 0.0001g）。称量操作应准确无误，否则影响测定结果；移动坩埚应使用坩埚钳或厚纸条，不得徒手操作；对马福炉的使用要严格按操作规程操作；如供试品不易灰化，可将坩埚放冷，加热水或 10% 硝酸铵溶液 2ml,使残渣湿润,然后置水浴上蒸干,残渣按前法炽灼,至坩埚内容物完全灰化;炽灼操作时,实验人员不得离去,并注意防止供试品燃烧或引起其他事故。

2. 酸不溶性灰分的测定 有些中药的生理灰分差异较大,特别是组织中含草酸钙较多的中药,如大黄的生理灰分,由于生长条件不同可从 8% 到 20% 以上。在这种情况下,总灰分的测定则不能说明是否有外来无机杂质的存在,就应测定其酸不溶性灰分,即不溶于稀盐酸的灰分。药材本身含有的无机盐类(包括钙盐)溶于稀盐酸,而泥土、沙石主成分为硅酸盐类,不溶于稀盐酸而残留,得到酸不溶性灰分,从而精确表明中药中是否有泥土、沙石的掺杂。

(1) 仪器与试剂:标准筛、架盘天平、分析天平(感量 0.0001g)、变色硅胶(干燥剂)、表面皿、坩埚、马弗炉、恒温水浴锅、恒温干燥箱(精确至 ±1℃)、10% 硝酸铵、稀盐酸、硝酸、硝酸银试液、无灰滤纸等。

(2) 操作方法:取上项所得的总灰分,在坩埚中小心加入稀盐酸约 10ml,用表面皿覆盖坩埚,置水浴上加热 10 分钟,表面皿用热水 5ml 冲洗,洗液并入坩埚中,用无灰滤纸滤过,坩埚内的残渣用水洗于滤纸上,并洗涤至洗液不显氯化物反应为止。滤渣连同滤纸移置同一坩埚中,干燥,炽灼至恒重。根据残渣重量,计算供试品中含酸不溶性灰分的含量(%)。

(3) 计算与结果判断

$$酸不溶性灰分含量(\%) = \frac{m_1}{m_2} \times 100\%$$

式中,m_1 为酸不溶性残渣的重量(g);m_2 为炽灼前供试品的重量(g)。

将计算结果与该品种项下的规定值进行比较,判断供试品中酸不溶性灰分是否超过规定限量。

(十)浸出物测定法

对有效成分不甚明确、待测成分含量太低(低于万分之一)或尚无确切定量方法的中药,可依据已知成分的溶解性质,选择适当的溶剂,测定中药中可溶性物质(浸出物)的含量,作为判断中药质量的参考。药典收载有水溶性浸出物、醇溶性浸出物和挥发性醚浸出物 3 种测定方法。除另有规定外,供试品需粉碎,通过二号筛,并混合均匀。

1. 水溶性浸出物测定法 适用于水溶性成分较多的药材。

(1) 测定方法

1) 冷浸法:取供试品约 4g,精密称定,置 250~300ml 锥形瓶中,精密加水 100ml,密塞,冷浸,前 6 小时内时时振摇,再静置 18 小时,用干燥滤器迅速滤过,精密量取续滤液 20ml,置已干燥至恒重的蒸发皿中,在水浴上蒸干后,于 105℃干燥 3 小时,置干燥器中冷却 30 分钟,迅速精密称定重量,除另有规定外,以干燥品计算供试品中水溶性浸出物的含量(W/W%)。

2) 热浸法:取供试品约 2~4g,精密称定,置 100~250ml 锥形瓶中,精密加水 50~100ml,密塞,称定重量,静置 1 小时后,连接回流冷凝管,加热至沸腾,并保持微沸 1 小时。放冷后,取下锥形瓶,密塞,再称定重量,用水补足减失的重量,摇匀,用干燥滤器滤过。精密量取滤液 25ml,置已干燥至恒重的蒸发皿中,在水浴上蒸干后,于 105℃干燥 3 小时,置干燥器中冷却 30 分钟,迅速精密称定重量,除另有规定外,以干燥品计算供试品中水溶性浸出物的含量(W/W%)。

（2）含量计算

$$冷浸物含量(W/W\%) = \frac{浸出物含量(g) \times 100ml}{取样量(g) \times (1-含水量\%) \times 20ml} \times 100\%$$

$$热浸物含量(W/W\%) = \frac{浸出物含量(g) \times 精密加水量(ml)}{取样量(g) \times (1-含水量\%) \times 25ml} \times 100\%$$

（3）结果判断：将测定结果与药品标准比较，应符合规定。

（4）注意事项：仪器应洁净、干燥。

2. **醇溶性浸出物测定法**　以甲醇、乙醇或正丁醇为溶剂对药材中醇溶性成分进行提取，并计算其含量。

（1）测定方法：①甲醇、乙醇浸出物的测定：照水溶性浸出物测定法测定，除另有规定外，以各品种项下规定浓度的乙醇代替水为溶剂。②正丁醇浸出物的测定：按各品种项下规定的方法测定。可直接用水饱和的正丁醇提取数次，合并提取液，置已干燥至恒重的蒸发皿中，蒸干，置105℃干燥3小时，移至干燥皿中，冷却30分钟，迅速精密称定重量，计算供试品中正丁醇浸出物的含量（W/V%）。亦可先加水溶解，移至分液漏斗中，用水饱和的正丁醇提取数次，合并提取液，照上述方法蒸干、干燥，称定浸出物重量，计算出中药中正丁醇浸出物的含量（W/W%）。

（2）含量计算：参照水溶性浸出物测定法的计算方法。

（3）结果判断：将测定结果与药品标准比较，应符合规定。

（4）注意事项：①称定浸出物要迅速。②回流提取须在水浴上加热。③蒸发皿中蒸干醇提液，应在水浴上并在通风橱中进行。④仪器应干净、干燥。

3. **挥发性醚浸出物测定法**　本法系以乙醚为溶剂对中药中挥发性醚溶性成分进行提取，并计算其含量，适用于含挥发性成分较多的中药。

（1）操作方法：取供试品（过四号筛）2~5g，置五氧化二磷干燥器中，干燥12小时，精密称定重量（m_s），置索氏提取器中，加乙醚适量，除另有规定外，加热回流提取8小时，取乙醚液，置干燥至恒重的蒸发皿中，放置，挥去乙醚，残渣置五氧化二磷干燥器中，干燥18小时，精密称定（m_1），缓缓加热至105℃，并于105℃干燥至恒重（m_2）。其减失重量（m_1-m_2）即为挥发性醚浸出物的重量。计算，即得。

（2）含量计算

$$含量(W/W\%) = \frac{m_1-m_2}{m_s} \times 100\%$$

（3）结果判断：将测定结果与药品标准比较，若高于或等于限度则符合规定；否则不符合规定。

（4）注意事项：回流加热乙醚须在水浴上进行；蒸发皿中挥去乙醚须在室温下、通风橱中进行；加热挥去浸出物中挥发性成分时，应缓缓加热至105℃。

（十一）挥发油测定法

本法利用挥发油的挥发性，用水蒸气蒸馏法将其提取完全；再利用其较强的亲脂性与水不相溶而分层，读取挥发油的体积，并计算其含量。

1. **测定装置**　如图1-27所示，A为1000ml（或500ml或2000ml）硬质圆底烧瓶，上接挥发油测定器B，B的上端连接回流冷凝管C。以上各部分均用玻璃磨口连接。

测定器 B 应具有 0.1ml 的刻度。全部仪器应充分洗净，并检查结合部是否严密，以防挥发油逸出。装置中挥发油测定器的支管分岔处应与基准线平行。

2. 测定方法　挥发油测定有甲、乙二法。甲法适用于测定相对密度在 1.0 以下的挥发油，乙法适用于测定相对密度在 1.0 以上的挥发油。测定用的供试品，除另有规定外，须粉碎使能通过二至三号筛，并混合均匀。应初步了解供试品中挥发油的含量，以确保所用样品量能蒸出不少于 0.5ml 挥发油。

(1) 甲法：取供试品适量(约相当于含挥发油 0.5~1.0ml)，称重(准确至 0.01g)，置烧瓶中，加水 300~500ml(或适量)与玻璃珠数粒，振摇混合后，连接挥发油测定器与回流冷凝管。自冷凝管上端加水使充满挥发油测定器的刻度部分，并溢流入烧瓶时为止。置电热套中或用其他适宜方法缓缓加热至沸，并保持微沸约 5 小时，至测定器中油量不再增加，停止加热，放置片刻，开启测定器下端的活塞，将水缓缓放出，至油层上端到达刻度 0 线上面 5mm 处为止。放置 1 小时以上，再开启活塞使油层下降至其上端恰与刻度 0 线平齐，读取挥发油量，并计算供试品中含挥发油的百分数。

(2) 乙法：取水约 300ml 与玻璃珠数粒，置烧瓶中，连接挥发油测定器。自测定器上端加水使充满刻度部分，并溢流入烧瓶时为止，再用移液管加入二甲苯 1ml，连接回流冷凝管。将烧瓶内容物加热至沸腾，并继续蒸馏，其速度以保持冷凝管中部呈冷却状态为度。30 分钟后，停止加热，放置 15 分钟以上，读取二甲苯的容积。然后照甲法自"取供试品适量"起，依法测定，自油层中减去二甲苯量，即为挥发油量，再计算供试品中含挥发油的百分数。

图 1-27　挥发油测定器
(单元：cm)

A.硬质圆底烧瓶　B.挥发油测定器　C.回流冷凝管

课堂活动

丁香油和薄荷油是常见药用挥发油，在进行含量测定时，方法选择有何不同？主要原因是什么？作为定量方法，挥发油测定法与气相色谱法测定挥发性物质在应用上有何差异？

3. 含量计算

$$含量(V/W\%) = \frac{V_{油}}{V_{样}} \times 100\%$$

$$含量(W/W\%) = \frac{V_{油} \times D}{W_{样}} \times 100\%$$

$$含量(V/V\%) = \frac{V_{油}}{V_{样}} \times 100\%$$

式中,$V_油$为测得的挥发油体积;$W_样$为样品重量;$V_样$为样品体积;D为挥发油的相对密度。

(十二) 定量分析法

本法是采用适当的方法对中药中某种(些)有效成分或特征性指标成分进行含量测定的方法,包括化学分析法和仪器分析法两种,以仪器分析法常用。

1. 化学定量分析法 本法是以物质的化学反应为基础的经典分析方法,优点是准确度高,精密度高,缺点是灵敏度较低,多用于常量组分的测定。根据操作方法的不同,本法可分为重量分析法和滴定分析法两类。

重量分析法是采用某种方法使待测组分从样品中分离出来并转化为一种称量形式,根据称量的重量,计算待测组分含量的方法。按分离方法的不同,本法又可分为挥发法、萃取法、沉淀法和电解法。常用于中药水分、灰分、浸出物和挥发油等的检查,以及某些生物碱和鞣质类成分的测定;电解法多用于矿物类中药的含量测定。

滴定分析法是将已知准确浓度的试剂溶液(标准溶液、滴定液),滴加到待测组分溶液中,直到所加的试剂溶液与待测组分定量反应完全,根据试剂溶液的浓度和消耗的体积,计算待测组分含量的方法。具有操作简便、快速、易于掌握的特点,既可用于常量分析,又可用于微量组分的测定。常用的方法有氧化还原法、中和法(水溶液或非水溶液)、沉淀法、重氮化法、非水溶液滴定法、电位滴定法与永停滴定法等。

2. 薄层色谱扫描法(TLCS) 是在薄层色谱法的基础上,用薄层扫描仪对色谱斑点进行扫描,将扫描得到的图谱及积分数据用于中药含量测定的方法。在紫外、可见光区有吸收或经显色后有吸收的化合物采用吸收测定方式,具有荧光的化合物采用荧光测定方式。由于斑点不经洗脱,在薄层板上经扫描即可得到一种或几种成分的含量,因而具有快速、简便、灵敏度高、选择性好等优点,在中药分析中得到广泛应用。

常用仪器为薄层色谱扫描仪(图 1-28)。其检测方法有吸收法(可见或紫外)和荧

图 1-28 薄层色谱扫描仪示意图

光法,测量方法有反射法和透射法,扫描方式有双波长和单波长、锯齿和线性扫描。各种供试品应选择适当的色谱条件展开后才能得到最佳的效果。一般对有吸收的样品,采用双波长、锯齿扫描、反射法;对能产生荧光的样品,采用荧光法;并可根据各种薄层扫描仪的结构特点及使用说明,结合样品特点,选择适宜的方法。采用薄层扫描仪对薄层上中药各组分斑点直接进行测定,具有方便、快速、测量灵敏度高的特点,它可测定出中药中某组分几微克的含量。

3. 气相色谱法(GC) 系采用气体为流动相(载气)流经装有填充剂(固定相)的色谱柱,进行分离测定的色谱方法。待测成分气化后被载气带入色谱柱进行分离,各组分先后进入检测器,用数据处理系统记录色谱信号。本法主要用于含挥发性成分中药的分析,以及中药中含水量、含醇量的测定,具有分离效能高、选择性好、灵敏度高、分析速度快等特点。只要化合物有适当的挥发性,且在操作温度下有良好稳定性,都可用气相色谱分析。但不能用于挥发性或热稳定性差的成分分析。

气相色谱仪
的使用视频

气相色谱仪主要由载气系统、进样系统、分离系统、检测系统和记录系统 5 部分组成(图 1-29)。载气(有氮气、氦气、氩气、氢气等)保存在高压气体钢瓶中,经减压阀减压后,通过一系列净化干燥装置去除载气中的杂质及水分。进样系统接受样品和载气,供试品用微量注射器或进样阀由进样器进入,如果样品为液体,进样后即刻在高温汽化室瞬间气化为气体,随后被载气携带进入色谱柱。分离发生在色谱柱中,各组分在柱内经分离后依次流出色谱柱进入检测器。检测器可连续检测流出组分,输出一电信号,用记录仪或其他示值装置显示。样品经检测器检测后放空。气相色谱的分离检测过程通常是在高温下进行的,进样、分离和检测系统都须控制在确定的恒温条件下,所以它们被安装在电热恒温箱中。

本法根据组分含量与检测响应值(峰面积)或峰高成正比关系,以进行定性和定量分析。定性分析常采用保留时间、加入已知纯物质增加峰高法、相对保留值(或相

图 1-29　气相色谱仪示意图
1. 氮气　2. 氢气发生器　3. 纯净空气泵　4. 主机

对保留时间)、保留指数等。定量分析常采用峰面积测量法和计算法。峰面积测量法主要包括峰高乘半峰宽法、峰高乘峰宽法、峰高乘平均峰宽法、自动积分仪法等;计算法主要包括外标法、面积归一化法、内标法加校正因子法和标准溶液加入法等。

4. 高效液相色谱法(HPLC) 系采用高压输液泵将规定的流动相泵入装有填充剂的色谱柱,对供试品进行分离测定的色谱方法。注入的供试品,由流动相带入柱内,各组分在柱内被分离,并依次进入检测器,由积分仪或数据处理系统记录和处理色谱信号。与普通色谱法相比,具有分离效能高、分析速度快、检测灵敏度高等特点;与气相色谱法相比,有适用范围广、流动相选择性大、色谱柱可反复应用以及流出组分容易收集等优点。因流动相为液体,固体样品只要求制成溶液而不需要气化,因而不受样品挥发性的限制,对于挥发性低,热稳定性差,分子量大的高分子化合物以及离子型化合物尤为适宜,如氨基酸、蛋白质、生物碱、核酸、甾体、类脂、维生素以及无机盐类等。近年来,高效液相色谱仪器,包括各种高性能的检测器进一步得到普及,样品纯化处理方法进一步自动化、多样化,为 HPLC 法用于中药的质量控制提供了应用基础和广阔的前景,现已广泛应用于中药中的有效成分及指标成分的检测、杂质或有关物质检查、有害物质或添加物的检测及中药指纹图谱的分析。

HPLC 法所用的仪器为高效液相色谱仪,由输液泵、进样器、色谱柱、检测器及色谱数据处理系统组成(图 1-30)。输液泵将贮液器中的流动相以高压连续不断地泵入装有固定相的色谱柱;进样器一般采用带有定量管的六通进样阀;色谱柱管一般为直

图 1-30 高效液相色谱仪示意图

高效液相色谱法

形不锈钢管,常量柱内径 2~6mm,长度 5~30cm,样品注入量一般为数微升,柱温为室温;最常用的检测器为紫外吸收检测器,尚有二极管阵列检测器、荧光检测器、示差折光检测器等。液相色谱和质谱连接,可以增加额外的分析能力,能够准确鉴定和定量复杂样品基质中的微量化合物。仪器应定期检定并符合有关规定。

5. 紫外 - 可见分光光度法(UV 或 UV-VIS) 系指通过测定被测物质在紫外 - 可见光区(200~760nm)对光的吸光度或发光强度,进行定性定量分析的方法。具有设备简单、操作简便、灵敏度和准确度较高等优点,是中药定性鉴别、杂质检查及含量测定的常用方法。所用仪器为紫外 - 可见分光光度计,类型很多,但其基本结构均由光源、单色器、吸收池、检测器和信号指示系统(数据处理系统)5 部分组成(图 1-31)。根据光路不同可分为单光束分光光度计和双光束分光光度计;根据波长数目不同可分为单波长分光光度计和双波长分光光度计。

图 1-31 紫外 - 可见分光光度计示意图

本法主要根据光谱图所提供的最大吸收波长、最小吸收波长、肩峰及吸收系数等参数,通过比较吸收光谱的一致性,最大吸收波长、最大吸收波长时的百分吸收系数或摩尔吸收系数的一致性,吸收度比值的一致性等,进行中药的定性鉴别。依据朗伯 - 比尔定律,即物质在一定波长处的吸收度与该物质的浓度呈线性关系,选择一确定的波长测定溶液的吸收度,根据公式计算被测物质的浓度。本法既可对中药中单一组分的定量分析,又可测定其混合物中某组分的含量。

(张钦德 魏国栋 姜慧祯)

 复习思考题

1. 解释以下名词术语:中药、药材、生药、饮片、假药、劣药、走油、酸不溶性灰分、膨胀度。

2. 试分析影响中药质量的因素有哪些?

3. 简述道地药材的概念,并列举 10 种以上常用的道地药材。

4. 简述植物类中药的传统采收原则。

5. 简述中药鉴定的依据与基本程序。

6. 简述中药性状及显微鉴定的程序与方法。

扫一扫
测一测

课件
02章PPT

第二章

根及根茎类中药的鉴定

扫一扫
知重点

学习要点

1. 双子叶植物根与单子叶植物根性状及显微特征异同点。
2. 双子叶植物根茎与单子叶植物根茎性状及显微特征异同点。
3. 双子叶植物根及双子叶植物根茎常见的异常构造。
4. 常用根及根茎类中药的来源、性状特征、显微特征、成分、理化鉴别及真伪鉴别:狗脊、绵马贯众、大黄、何首乌、牛膝、太子参、威灵仙、川乌、附子、白芍、黄连、防己、延胡索、板蓝根、甘草、黄芪、人参、西洋参、三七、白芷、当归、前胡、川芎、防风、柴胡、龙胆、紫草、丹参、黄芩、玄参、地黄、巴戟天、桔梗、党参、木香、白术、苍术、泽泻、半夏、石菖蒲、百部、川贝母、郁金、天麻。
5. 牛膝与川牛膝、山药与天花粉、人参与西洋参、木香与川木香、莪术与三棱、黄精与玉竹、苦参与山豆根、拳参与重楼、天冬与麦冬等易混中药的比较鉴别。

第一节　根及根茎类中药概述

　　根及根茎类药材是以植物的根和地下茎为药用部位的药材,商品上习称"根类药材"。根和根茎属于植物的不同器官,但两者均为植物体的地下部分,根类药材常带有部分根茎,如桔梗、人参等;根茎类药材也常带少量的根,如藁本;有的根及根茎同时入药,如大黄、甘草等,为便于学习和鉴别,本教材根据植物的亲缘关系,将该类药材分为蕨类植物、双子叶植物和单子叶植物根及根茎类中药三部分。但为便于比较,概述部分仍在一起讨论。

一、根类中药

(一) 性状鉴别

　　根(radix)类中药是指以根或以根为主带有少部分根茎的药材。根的表面无节和节间之分,无叶和芽痕,极少数生有不定芽。完整药材主要观察形状、大小、色泽、表面、质地、断面、气味等,重点是形状、表面和断面特征。双子叶植物与单子叶植物根类药材的主要性状区别见表2-1。

表 2-1　双子叶植物与单子叶植物根类药材的性状区别

区别点	双子叶植物根		单子叶植物根
	次生构造发达型	次生构造不发达型	
形状	多直根系,主根明显,常有分枝	多须根系或块根,主根不明显	多为须根系,或须根的中部膨大成纺锤形的块根
表面	有栓皮,较粗糙,常具皱理、支根痕和皮孔,有的顶端带有根茎或茎基	栓皮较薄或无,顶端常带有根茎	表面常较光滑,无栓皮及皮孔
断面	中柱发达,占根的大部分;形成层环纹明显,中央多无髓部,自中心向外有放射状纹理。有的可见不同类型的花纹(异型维管束),如何首乌有云锦花纹、商陆有罗盘纹	皮层多发达,内皮层多明显;形成层多可见,中央有髓部或无髓部	皮部发达,占根的大部分;内皮层的纹明显,中央有髓部,无放射状纹理
举例	黄芪、白芷、人参、桔梗等	龙胆、细辛、威灵仙等	天冬、麦冬、百部、郁金等

双子叶植物
根类药材的
显微构造

　　进行根类中药性状鉴别时,还应注意药材质地,有无分泌组织等,如白芍质重坚实,防风体轻松泡,黑顺片、郁金呈角质样,白芷、山药显粉性,葛根显纤维性;苍术、白术有黄棕色油点,人参有淡黄色树脂道小点,西洋参有棕红色树脂道小点。根类中药饮片常为横切片、斜片或段,少数为碎块。多数饮片经炮制后,其形状、色泽、质地、气味等特征均会发生一定的变化,应重点观察切面、边缘(周边)、色泽、气味等。

　　(二)显微鉴别

　　1. 双子叶植物根　　多数根类中药具有发达的次生构造,少数根类中药(通常为须状根或块根)的次生构造不发达,如龙胆、川乌等。其主要组织构造特征见表 2-2。

表 2-2　双子叶植物根的组织构造特征

区别点	次生构造发达的类型	次生构造不发达的类型
外表	通常有周皮,包括木栓层、木栓形成层及栓内层 3 部分。木栓形成层常产生于中柱外侧,形成周皮后原有的表皮及皮层细胞即死亡而脱落	无周皮,而有表皮(如龙胆);或有后生表皮(原表皮死亡脱落,由外皮层细胞木栓化而成,如细辛);或有后生皮层(由皮层的外部细胞木栓化而成,如川乌)
皮层	通常栓内层发达,形成次生皮层	初生皮层发达,内皮层较明显
维管束	无限外韧型维管束发达,形成层连续成环,或束间形成层不明显;初生木质部位于中央,呈星角状	无限外韧型维管束不发达,初生木质部未分化到中心
髓部	多无髓部	多有髓部

　　异常构造:双子叶植物根常见的异常构造类型见表 2-3。

表 2-3　双子叶植物根的异常构造类型

类型	特征	举例
多轮性同心环维管束	当根部中央的次生维管束形成后,由次生维管束外方的细胞分裂产生新的形成层环,形成第一轮同心环维管束,以后其外方薄壁细胞继续分裂产生新的形成层环,并相继形成第二轮、第三轮同心环维管束,构成多轮性同心环维管束	牛膝、川牛膝、商陆
附加维管束(韧皮部异常维管束)	当根的次生维管束形成后,由木栓层内方、韧皮部外侧的薄壁组织分裂产生多个新的非同心性形成层环,向内产生木质部,向外产生韧皮部,形成多个周韧型维管束	何首乌
内涵韧皮部	由于形成层的不规则活动,不仅向外也向内产生韧皮部,使次生木质部中包埋有次生韧皮部。被包埋在木质部中的韧皮部,称为内涵韧皮部,又称木间韧皮部	华山参、紫茉莉
木间木栓	在次生木质部内形成木栓带,称木间木栓或内涵周皮。木间木栓通常由次生木质部的薄壁细胞栓化而成。有的木间木栓环包围一部分韧皮部和木质部,把维管柱分隔成几个束	黄芩、秦艽、甘松

单子叶植物根类药材的显微构造

2. 单子叶植物根　一般均具初生构造。最外层通常为一列表皮细胞,无木栓层,有的细胞分化为根毛,细胞外壁一般无角质层;少数根的表皮细胞进行切线分裂为多层细胞,形成根被,如百部、麦冬等;皮层宽厚,占根的大部分,通常内皮层及凯氏点较明显,有的呈马蹄形增厚或全面增厚;中柱较小,与皮层界限分明,维管束为辐射型,韧皮部与木质部相间排列,呈辐射状,无形成层;中央常有明显的髓部。双子叶植物与单子叶植物根的主要显微特征区别点见表 2-4。

表 2-4　双子叶植物与单子叶植物根的显微区别

区别点	双子叶植物根	单子叶植物根
次生构造	有,少数不发达	无,一般均具初生构造
外表	通常为木栓层、木栓形成层及栓内层组成的周皮	常为一列表皮细胞,少数具薄的栓化组织(根被)
皮层	栓内层发达,形成次生皮层	初生皮层发达
内皮层	不明显	内皮层成环,常呈带状(凯氏带)、马蹄形或全面增厚
中柱	较大,占根的大部分	较小
维管束	为无限外韧型,形成层连续成环或束间形成层不明显;初生木质部位于中央,常分为 2~6 束,称为 2~6 原型;放射状射线较明显	为辐射型,无形成层;原生木质部数目一般较多,通常 8~30 个,称为多原型
髓部	中央多无髓部	多有明显髓部
异常构造	有的形成异常构造:多轮性同心环维管束、附加维管束、内涵韧皮部或木间木栓等	无异常构造
粉末特征	常有木栓细胞、石细胞、纤维、分泌组织、导管、结晶、淀粉粒或菊糖等。草酸钙结晶多为簇晶、方晶、砂晶等	有表皮细胞、内皮层细胞或根被细胞等。草酸钙结晶多为针晶束,少数为柱晶

根类中药的组织鉴别,首先应根据维管束的类型、形成层的有无等,区分双子叶或单子叶植物根。其次应注意分泌组织及细胞内含物的有无及其分布,如桔梗、党参有乳管,人参、三七有树脂道,当归、木香有油室;人参、大黄有草酸钙簇晶,甘草有方晶,牛膝有砂晶,麦冬有针晶,葛根有淀粉粒,桔梗有菊糖等。双子叶植物的分泌组织主要分布于韧皮部和皮层,而单子叶植物主要分布于皮层和髓部。再次应注意有无韧皮纤维、木纤维、石细胞等厚壁组织,保护组织的类型,有无异常构造,有无髓部等。

单、双子叶植物根类药材的显微构造的区别

根类中药的粉末鉴别,应重点观察:韧皮纤维、木纤维、晶纤维、分隔纤维;石细胞等厚壁组织;草酸钙簇晶、草酸钙方晶、草酸钙针晶、硅质块、淀粉粒、菊糖等细胞内含物;树脂道、乳汁管、分泌细胞等分泌组织;以及导管、木栓细胞等。

二、根茎类中药

(一)性状鉴定

根茎类中药是指以地下茎为主要药用部位的药材,包括根状茎(rhizoma)、鳞茎(bulbus)、块茎(tubera)及球茎(cormus)、假鳞茎(pseudobulbus)等。根茎类中药的性状鉴别内容包括形状、大小、颜色、表面、质地、断面、气味等,重点是形状、表面和断面特征。形状和表面特征可以区别根状茎、鳞茎、块茎、球茎、假鳞茎等(表2-5)。

表2-5　不同类型根茎类中药的性状和表面特征

类别	形状	表面特征	举例
根状茎	圆柱形或纺锤形。	表面有节和节间,单子叶植物尤为明显;上面或顶端常有茎基或茎痕,侧面或下部常有须根或须根痕。蕨类植物的根茎常有鳞片或密生棕黄色鳞毛;节上常有退化的鳞片状或膜质状小叶、叶柄基部残余物或叶痕;有时可见芽或芽痕	黄连、玉竹、黄精
鳞茎	球形或扁球形	其地下茎缩短呈扁平皿状,节间极短,称鳞茎盘;上有肉质鳞叶和顶芽,基部有不定根或不定根痕	川贝母、百合
块茎	多不规则块状,肉质肥大	表面有短的节间,节上具芽、芽痕、退化的鳞叶或叶痕	半夏、天麻
球茎	球形或扁球形,肉质肥大	表面具明显的节和缩短的节间,节上有膜质鳞叶;顶芽发达,叶芽常生于球茎的上半部,基部具不定根	荸荠
假鳞茎	球形、卵形或椭圆形等	为兰科植物的变态茎,由茎的基部膨大而形成,其上有一个或几个节,节上有芽	山慈菇

断面特征可以区别双子叶植物与单子叶植物根茎。前者常有木栓层,维管束环状排列,中央有明显的髓部,如黄连、苍术等。后者外表常有表皮或具较薄的栓化组织,内皮层环纹明显,皮层及中柱均有维管束小点散布,髓部不明显,如玉竹、黄精等。

(二)显微鉴别

与地上茎相比,根茎的机械组织和保护组织较不发达,而基本薄壁组织较发达。应注意区别双子叶植物、单子叶植物及蕨类植物的根茎(表2-6)。

表 2-6　双子叶植物、单子叶植物及蕨类植物的根茎的组织鉴别

区别点	双子叶植物根茎	单子叶植物根茎	蕨类植物根茎
组织构造类型	次生构造	初生构造	初生构造
外表	有木栓层,少数有表皮。	有表皮或后生皮层	有表皮,外壁常增厚
皮层部位	通常次生皮层(栓内层)发达,少数有初生皮层,如黄连;皮层中有根迹或叶迹维管束斜向通过,内皮层多不明显	皮层发达,常有叶迹维管束散在;内皮层通常明显,较粗大的根茎则不明显	通常为数列厚壁细胞组成的下皮层,常有叶迹维管束散在,如绵马贯众。基本组织细胞中含淀粉粒,有时可见细胞间隙腺毛,如绵马贯众
中柱	通常有发达的无限外韧型维管束。有的在中柱鞘部位具厚壁组织。少数草本植物的根茎具双韧型维管束。木质部有导管,韧皮部有筛管	中柱部位散有多数有限外韧型或周木型维管束。木质部有导管,韧皮部有筛管	具原生中柱、双韧管状中柱(木质部呈圆筒状,其内、外侧各有1圈韧皮部、中柱鞘和内皮层)或网状中柱(有数个周韧型维管束环列)。木质部无导管而有管胞,韧皮部为筛胞
中央髓部	中央有髓部	髓部不明显	有髓部或髓部不明显
异常构造	有的具髓部异常维管束,如大黄;有的具木间木栓,如甘松	无	无

　　根茎类中药的组织观察,首先应根据维管束的类型和排列形式,判断其为蕨类、双子叶或单子叶植物的根茎。其次应注意分泌组织、草酸钙结晶、厚壁组织等的有无及分布,如苍术有油室,石菖蒲、干姜有油细胞;天南星、白及有含草酸钙针晶束的黏液细胞;苍术的木栓层中有石细胞带,味连的皮层和中柱鞘部位有石细胞;菊科、桔梗科植物根茎常含有菊糖;天麻含多糖类物质等。此外还应注意木栓组织、根被等保护组织的类型及形态。

第二节　蕨类植物根茎类中药的鉴定

狗脊(Cibotii Rhizoma)

　　为蚌壳蕨科植物金毛狗脊 *Cibotium barometz* (L.) J. Sm. 的干燥根茎。主产福建、四川等地。秋冬二季采挖,除去泥沙,干燥;或去硬根、叶柄及金黄色绒毛,切厚片,干燥,为"生狗脊片";蒸后晒至六七成干,切厚片,干燥,为"熟狗脊片"。

　　【性状鉴别】①个子:呈不规则的长块状,长 10~30cm,直径 2~10cm;表面深棕色,残留金黄色绒毛,上面有数个红棕色木质叶柄,下面残存黑色细根;质坚硬,不易折断;气微,味淡、微涩;以肥大、质坚实、无空心、表面有金黄色茸毛者为佳。②生狗脊片:呈不规则长条形或圆形,厚 1.5~5mm。切面浅棕色,近边缘 1~4mm 处有一条棕黄色隆起的木质部环纹或条纹;质坚脆,易折断,粉性;以厚薄均匀、坚实无毛、无空心者为佳。③熟狗脊片:呈黑棕色,质坚硬。④烫狗脊片:表面略鼓起;棕褐色(图 2-1)。

图 2-1　狗脊原植物及药材图

1.个子药材　2.生狗脊片　3.原植物　4.完整根茎

【显微鉴别】　根茎横切面:①表皮细胞 1 列,残存金黄色非腺毛。②厚壁细胞 10
余列,棕黄色,壁孔明显。③双韧管状中柱,木质部排列成环,由管胞组成,其内外均
有韧皮部及内皮层。④皮层及髓部薄壁细胞充满淀粉粒,有的含黄棕色物(图 2-2)。

图 2-2　狗脊根茎横切面图

A.简图　B.详图

1.非腺毛　2.表皮　3.厚壁组织　4.皮层　5.外韧皮部
6.木质部　7.内韧皮部　8.髓　9.淀粉粒

【成分】　根茎含原儿茶醛、原儿茶酸、绵马酚等;毛茸含鞣质及色素。按 HPLC 法测定,烫狗脊片含原儿茶酸($C_7H_6O_4$)不得少于 0.020%(以干燥品计算)。

原儿茶醛　　　　　　　　原儿茶酸

【理化鉴别】　①检查:水分不得过 13.0%(烘干法);总灰分不得过 3.0%。②浸出物:按醇溶性浸出物测定法(热浸法)测定,用稀乙醇作溶剂,不得少于 20.0%。

【功能主治】　除风湿,补肝肾,强腰膝。主治风湿痹痛、腰膝酸软等。用量 6~12g。

知识链接

狗脊伪品及其鉴别

主要有:乌毛蕨科植物狗脊蕨 *Woodwardia japonica*(L. f.)Sm.、鳞毛蕨科植物半岛鳞毛蕨 *Dryopteris peninsulae* Kitag. 等的根茎。药材较金毛狗脊瘦小,断面无隆起的木质部环纹。

绵马贯众(Dryopteridis Crassirhizomatis Rhizoma)

为鳞毛蕨科植物粗茎鳞毛蕨 *Dryopteris crassirhizoma* Nakai 的干燥根茎和叶柄残基。主产东北,又称"东北贯众"。秋季采挖,削去叶柄、须根,除去泥沙,晒干。

【性状鉴别】

1. 药材　①呈长倒卵形,稍弯曲,上端钝圆或截形,下端较尖,有的纵剖为两半;长 7~20cm,直径 4~8cm。②外表黄棕色至黑褐色,密被排列整齐的扁圆柱形叶柄残基和条状披针形的鳞片,每个叶柄残基的外侧常有 3 条须根。③根茎及叶柄残基质地坚硬,断面深绿色至棕色,有黄白色维管束小点 5~13 个,环列;根茎断面外侧散有较多的叶迹维管束。④气特异,味初淡而微涩,后渐苦、辛。以个大、质坚实、叶柄断面深绿色者为佳(图 2-3)。

2. 饮片　①绵马贯众片:为不规则厚片或碎块;余同药材。②绵马贯众炭:为不规则厚片或碎块;表面焦黑色,内部焦褐色;味涩。

【显微鉴别】

1. 叶柄基部横切面　①表皮为 1 列外壁增厚的小形细胞。②下皮为 10 余列多角形厚壁细胞,棕色至褐色。③基本组织由排列疏松的薄壁细胞组成,内含棕色物及淀粉粒;细胞间隙中常有间隙腺毛,腺头单细胞,球形或梨形,内含棕色分泌物,具短柄;滴加 1% 香草醛溶液及盐酸,镜检,间隙腺毛呈红色。④周韧维管束(分体中柱)5~13 个,环列,木质部由管胞组成,每一维管束周围有 1 列扁小的内皮层细胞,凯氏点明显,其外有 1~2 列中柱鞘薄壁细胞(图 2-4)。

2. 根茎横切面　基本组织外侧有多数较小的叶迹维管束,余同叶柄基部横切面。

图 2-3　绵马贯众原植物及药材图
1.原植物　2.个子药材　3.药材纵切面　4.药材横切面　5.叶柄残基

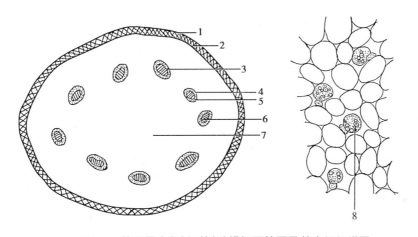

图 2-4　绵马贯众(叶柄基部)横切面简图及基本组织详图
1.表皮　2.厚壁组织　3.分体中柱　4.内皮层　5.韧皮部　6.木质部　7.薄壁组织　8.间隙腺毛

【成分】　含间苯三酚类、羊齿三萜、绵马三萜、鞣质、挥发油、树脂等。间苯三酚类成分主要为绵马精,此类成分不稳定,易分解为绵马酸、黄绵马酸、白绵马素、去甲绵马素、绵马酚等,分解后驱虫力下降或消失,故本品鲜用效果较好,储存一年便失去有效成分而失效。此类成分主要存在于细胞间隙腺毛内。

【功能主治】　清热解毒,驱虫。主治时疫感冒、风热头痛、温毒发斑、疮疡肿毒、虫积腹痛等。用量 5~10g。

 知识链接

绵马贯众混用品及其鉴别

混用品较多,分属6科30余种。主要有:①乌毛蕨科植物单芽狗脊蕨 *Woodwardia unigemmata*(Makino)Nakai 及狗脊蕨 *Woodwardia japonica*(L.f.)Sm.:呈长圆柱形,表面红棕色至黑褐色;叶柄基部横断面半圆形,无细胞间隙腺毛,单芽狗脊蕨有分体中柱 5~8 个,狗脊蕨有分体中柱 2~4 个。②球子蕨科植物荚果蕨 *Matteuccia struthiopteris*(L.)Todaro 或蹄盖蕨科植物蛾眉蕨 *Lunathyrium acrostichoides*(Sw.)ching:叶柄基部横断面分体中柱 2 个,"八"字形排列。③乌毛蕨科植物乌毛蕨 *Blecknum orientale* L.:叶柄基部横断面有分体中柱 17~21 个,环列。

【附药】 紫萁贯众:为紫萁科植物紫萁 *Osmunda japonica* Thunb. 的干燥根茎和叶柄残基。与绵马贯众的主要区别为:根茎无鳞片,折断面多中空,可见 1 个 "U" 字形中柱;无细胞间隙腺毛。《中国药典》2010 年版已将本品以 "紫萁贯众" 之名单列。

骨碎补(Drynariae Rhizoma)

为水龙骨科植物槲蕨 *Drynaria fortunei*(Kunze)J. Sm. 的干燥根茎。主产湖北、浙江等地。全年均可采挖,除去泥沙,干燥;或再燎去茸毛(鳞片)。

【性状鉴别】

1. 药材 ①呈扁平长条状,多弯曲,有分枝;长 5~15cm,宽 1~1.5cm,厚 0.2~0.5cm。②表面密被暗棕色的小鳞片,柔软如毛;两侧及上表面具突起或凹下的圆形叶痕;经火燎者,呈棕褐色或暗褐色。③体轻质脆,易折断,断面红棕色,有黄色点状维管束 17~25 个,环列。④气微,味淡、微涩(图 2-5)。

图 2-5 骨碎补原植物及药材图
1.个子药材 2.饮片 3.原植物

2. 饮片 ①骨碎补片:为不规则厚片;表面深棕色至黑褐色,常残留细小棕色的鳞片,有的可见圆形的叶痕;切面淡棕色至红棕色,淡黄色的维管束点状排列成环;体较轻,质坚脆;余同药材。②烫骨碎补:形如骨碎补片,体膨大鼓起;质轻(图 2-6)。

图 2-6　烫骨碎补饮片图

【成分】　含橙皮苷、柚皮苷等。按 HPLC 法测定,本品药材、饮片及烫骨碎补含柚皮苷($C_{27}H_{32}O_{14}$)均不得少于 0.50%。

柚皮苷

橙皮苷

【功能主治】　疗伤止痛,补肾强骨;外用消风祛斑。主治跌仆闪挫、筋骨折伤、肾虚腰痛、筋骨痿软等;外治斑秃、白癜风。用量 3~9g;鲜品 6~15g,外用适量。

知识链接

骨碎补伪品及其鉴别

主要有:①水龙骨科植物中华槲蕨 *Drynaria baronii*(Christ) Diels:主产青海、陕西等地。根茎直而细长,分枝少,表面黄色至淡棕色。②水龙骨科植物崖姜 *Pseudodrynaria coronans*(Wall.) Ching:主产广东、福建等地,习称"大骨碎补"。根茎呈扁平扭曲的长条状,不分枝,长 7~15cm,直径 1~2cm;表面黑棕色,凹凸不平;断面呈类圆形。③骨碎补科植物大叶骨碎补 *Davallia orientalis* C. Chr.:主产广东、广西等地,习称"硬骨碎补"、"广骨碎补"。根茎表面棕红色至棕褐色,有明显的纵沟纹。④骨碎补科植物海州骨碎补 *Davallia mariesii* Moore ex Baker:在山东等地作骨碎补药用。

第三节　双子叶植物根及根茎类中药的鉴定

细辛（Asari Radix et Rhizoma）

为马兜铃科植物北细辛 *Asarum heterotropoides* Fr. Schmidt var. *mandshuricum* (Maxim.) Kitag.、汉城细辛 *Asarum sieboldii* Miq. var. *seoulense* Nakai 或华细辛 *Asarum sieboldii* Miq. 的干燥根及根茎。前两者主产东北，习称"辽细辛"；后者主产陕西、河南等地。夏季果熟期或初秋采挖，除净地上部分及泥沙，阴干。

【性状鉴别】　①北细辛：常卷缩成团；根茎横生呈不规则圆柱形，具短分枝，长 1~10cm，直径 0.2~0.4cm；表面灰棕色，粗糙，有环节，节间长 0.2~0.3cm，分枝顶端有碗状的茎痕；根细长，密生节上，表面灰黄色，平滑或具纵皱纹，有须根及须根痕；质脆，易折断，断面平坦，黄白色或白色；气辛香，味辛辣、麻舌。②汉城细辛：根茎直径 0.1~0.5cm，节间长 0.1~1cm。③华细辛：根茎直径 0.1~0.2cm，节间长 0.2~1cm；气味较弱。以杂质少、气味浓者为佳（图 2-7）。

图 2-7　细辛原植物及药材图
1. 药材　2. 完整植株　3. 花

【成分】　主要含挥发油及木脂素类成分。油中主成分为甲基丁香酚、细辛醚等；木脂素类主要为细辛脂素和芝麻脂素。本品含挥发油不得少于 2.0%（ml/g）；按 HPLC 法测定，细辛药材和饮片含细辛脂素（$C_{20}H_{18}O_6$）不得少于 0.050%（以干燥品计算）。

细辛脂素

【理化鉴别】　①水分不得过10.0%。②总灰分不得过12.0%。③酸不溶性灰分不得过5.0%。④按高效液相色谱法测定,本品含马兜铃酸I($C_{17}H_{11}ON_7$)不得过0.001%。⑤按醇溶性浸出物测定法(热浸法)测定,用乙醇作溶剂,不得少于9.0%。

【功能主治】　解表散寒,祛风止痛,通窍,温肺化饮。主治风寒感冒、头痛、牙痛、鼻塞流涕、鼻衄、鼻渊等。用量1~3g;散剂每次服0.5~1g。不宜与藜芦同用。

知识链接

细辛的药用部位

据考证,《雷公炮炙论》有"凡使细辛,拣去双叶,服之害人"的记载。现代研究证明,细辛地上部含有具肾毒性的马兜铃酸,而根及根茎则不含此类成分。因此,《中国药典》将其药用部分修订为根及根茎,并规定了马兜铃酸Ⅰ($C_{17}H_{11}ON_7$)的限量。

大黄(Rhei Radix et Rhizoma)

为蓼科植物掌叶大黄 *Rheum palmatum* L.、唐古特大黄 *Rheum tanguticum* Maxim. ex Balf. 或药用大黄 *Rheum officinale* Baill. 的干燥根及根茎。前两者主产甘肃、青海等地,产量占大黄的大部分,习称"北大黄";后者主产四川、贵州等地,习称"南大黄"。秋末茎叶枯萎或次春发芽前采挖,除去细根,刮去外皮(忌用铁器),切瓣或段,用绳穿成串干燥,或直接干燥。

【性状鉴别】　①呈类圆柱形、圆锥形、卵圆形或不规则块状;长3~17cm,直径3~10cm。②除尽外皮者表面黄棕色至红棕色,有类白色网状纹理,习称"锦纹"(系类白色薄壁组织与红棕色射线所形成),偶有棕褐色栓皮残留。③质坚实,断面淡红棕色或黄棕色,显颗粒性;根茎髓部宽广,有"星点"(异常维管束)环列或散在;根形成层环明显,木部发达,具放射状纹理,无髓部及星点。④气清香,味苦而微涩,嚼之粘牙,有沙粒感,唾液被染成黄色。以个大、质坚实、气味浓者为佳(图2-8)。

【显微鉴别】

1. 横切面　①根茎(图2-9):木栓层及皮层偶有残留;韧皮部筛管群明显,薄壁组织发达,有黏液腔;形成层成环;木质部射线宽2~4列细胞,内含棕色物;导管非木化,常一至数个相聚,稀疏排列;髓部宽广,有异常维管束(星点)环列或散在;异常维管束的形成层成环,外侧为木质部,内侧为韧皮部,射线呈星状射出;韧皮部中有黏液腔,内含红棕色物质;薄壁细胞含草酸钙簇晶及淀粉粒。②根:木质部发达,中央无髓;余同根茎。

2. 粉末　黄棕色。①草酸钙簇晶:大而多,直径20~160μm(~190μm)。②导管:多为网纹,另有具缘纹孔、螺纹及环纹,非木化。③淀粉粒:单粒呈类球形或多角形,直径3~45μm,脐点星状;复粒由2~8分粒组成(图2-10)。

【成分】　含蒽醌衍生物及鞣质等。游离蒽醌衍生物有芦荟大黄素、大黄酸、大黄酚、大黄素甲醚及大黄素等,为抗菌有效成分;结合性蒽醌衍生物包括游离蒽醌的葡萄糖苷及其双蒽酮苷(如番泻苷A、B、C、D等),为大黄的主要泻下成分;鞣质有止泻、收敛作用。按HPLC法测定,本品含总蒽醌以芦荟大黄素($C_{15}H_{10}O_5$)、大黄酸($C_{15}H_8O_6$)、

大黄的异常构造

图 2-8　大黄原植物及药材图

1. 个子药材　2. 根茎横切片　3. 根横切片　4. 掌叶大黄原植物

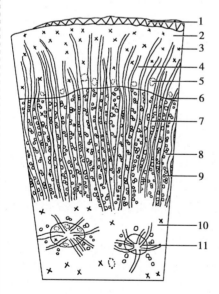

图 2-9　大黄（根茎）横切面简图

1. 木栓层　2. 皮层　3. 簇晶　4. 韧皮部

5. 黏液腔　6. 形成层　7. 射线　8. 木质部

9. 导管　10. 髓　11. 异常维管束

图 2-10　大黄（掌叶大黄）粉末图

1. 草酸钙簇晶　2. 导管　3. 淀粉粒

大黄素($C_{15}H_{10}O_5$)、大黄酚($C_{15}H_{10}O_4$)和大黄素甲醚($C_{16}H_{12}O_5$)的总量计,不得少于 1.5%。按 HPLC 法测定,本品含游离蒽醌以芦荟大黄素、大黄酸、大黄素、大黄酚和大黄素甲醚的总量计,不得少于 0.20%。

芦荟大黄素

大黄酸

土大黄苷

大黄酚

大黄素甲醚

土大黄苷（不得检出）

大黄素

【理化鉴别】 ①微量升华:取本品粉末少量,进行微量升华,可见菱状针晶或羽状结晶。②总灰分与酸不溶性灰分:前者不得过 10.0%,后者不得过 0.8%;③干燥失重:取本品,在 105℃干燥 6 小时,减失重量不得过 15.0%。④土大黄苷:取本品粉末 0.1g,加甲醇 10ml,超声处理 20 分钟,滤过,取滤液 1ml,加甲醇至 10ml,作为供试品溶液。另取土大黄苷对照品,加甲醇制成每 1ml 含 10μg 的溶液,作为对照品溶液(临用新制)。照薄层色谱法(通则 0502)试验,吸取上述两种溶液各 5ml,分别点于同一聚酰胺薄膜上,以甲苯 - 甲酸乙酯 - 丙酮 - 甲醇 - 甲酸(30:5:5:20:0.1)为展开剂,展开,取出,晾干,置紫外光灯(365nm)下检视。供试品色谱中,在与对照品色谱相应的位置上,不得显相同的亮蓝色荧光斑点。⑤浸出物:按水溶性浸出物测定法(热浸法)测定,不得少于 25.0%。⑥薄层色谱:以大黄对照药材、大黄酸对照品为对照,进行 TLC 鉴别(表 2-7,图 2-11)。

表 2-7　大黄的 TLC 鉴别

项目	操作方法
供试品溶液的制备	取粉末 0.1g,加甲醇 20ml,浸泡 1 小时,滤过,取滤液 5ml,蒸干,残渣加水 10ml 使溶解,再加盐酸 1ml,回流加热 30 分钟,立即冷却,用乙醚分 2 次提取,每次 20ml,合并乙醚液,蒸干,残渣加三氯甲烷 1ml 使溶解,即得
对照药材溶液的制备	取大黄对照药材 0.1g,同法制成对照药材溶液
对照品溶液的制备	取大黄酸对照品,加甲醇制成每 1ml 含 1mg 的溶液,即得

续表

项目	操作方法
薄层色谱试验	吸取上述三种溶液各4μl,分别点于同一以羧甲基纤维素钠为黏合剂的硅胶H薄层板上,以石油醚(30~60℃)-甲酸乙酯-甲酸(15:5:1)的上层溶液为展开剂,展开,取出,晾干,置紫外光灯(365nm)下检视
结果判断	供试品色谱中,在与对照药材色谱相应的位置上,应显相同的5个橙黄色荧光主斑点;在与对照品色谱相应的位置上,应显相同的橙黄色荧光斑点;置氨蒸气中熏后,日光下检视,斑点变为红色

图 2-11 大黄的 TLC 鉴别
1. 大黄酸对照品 2. 对照药材 3~5. 不同产地药材

【功能主治】 泻下攻积,清热泻火,凉血解毒,逐瘀通经,利湿退黄。主治实热积滞便秘、血热吐衄、目赤咽肿、痈肿疔疮、肠痈腹痛等;外治烧烫伤。酒大黄善清上焦血分热毒,用于目赤咽肿、齿龈肿痛。熟大黄泻下力缓,泻火解毒,用于火毒疮疡。大黄炭凉血化瘀止血,用于血热有瘀之出血症。用量3~15g,用于泻下不宜久煎。孕妇及月经期、哺乳期慎用。

【附药】 土大黄:为同属植物皱叶酸模 *Rumex crispus* L.、藏边大黄 *Rheum emodi* Wall.、河套大黄 *Rheum hotaoense* C.Y. Cheng et C.T.Kao、天山大黄 *Rheum wittrochii* Lundstr. 等植物的根和根茎,在部分地区以"土大黄"入药,有时混入大黄商品中。本品含有土大黄苷,不含或仅含痕量结合型蒽醌类成分,几无泻下作用。在紫外灯下显亮紫色荧光;除藏边大黄根茎横切面有少数星点外,其他均无星点(图 2-12)。

2

图 2-12　土大黄药材及原植物图
1. 药材　2. 原植物(皱叶酸模)

课堂互动

近日,某药监部门在例行抽查时,发现某中药饮片公司用土大黄代替大黄。如何区别大黄与土大黄。

拳参(Bistortae Rhizoma)

为蓼科植物拳参 *Polygonum bistorta* L. 的干燥根茎。主产华北、西北等地。春初发芽时或秋季茎叶将枯萎时采挖,除去泥沙,晒干,去掉须根。

【性状鉴别】　①呈扁条形或扁圆柱形,弯曲,有的对卷弯曲,两端略尖,或一端渐细。②表面紫褐色或紫黑色,粗糙,一面隆起,一面稍平坦,或略具凹槽,全体密具粗环纹,有残留须根或根痕。③质硬,断面浅棕红色或棕红色,维管束呈黄白色点状,排列成环。④气微,味苦、涩。以个大、质硬、断面浅棕红色者为佳(图 2-13)。

【成分】　含鞣质、绿原酸、羟基游离蒽醌、β-谷甾醇等。

【功能主治】　清热解毒,消肿,止血。主治赤痢热泻、肺热咳嗽、痈肿瘰疬、口舌生疮等。用量 5~10g。

图 2-13　拳参原植物及药材图
1. 个子药材　2. 饮片　3. 原植物

虎杖（Polygoni Cuspidati Rhizoma et Radix）

为蓼科植物虎杖 *Polygonum cuspidatum* Sieb. et Zucc. 的干燥根茎及根。主产江苏、浙江等地。春秋二季采挖，除去须根，洗净，趁鲜切段或片，晒干。

【性状鉴别】　①为圆柱形短段或不规则厚片。②外皮棕褐色，有纵皱纹及须根痕。③质坚硬，断面或切面皮部薄，棕褐色，易与木部分离；木部宽广，棕黄色，射线呈放射状；根茎髓中有隔或呈空洞状。④气微，味微苦、涩。以粗壮、坚实、断面色棕黄者为佳（图 2-14）。

【成分】　含白藜芦醇（即虎杖苷元）、虎杖苷、大黄素、大黄素甲醚等。虎杖苷为镇咳及降血脂有效成分；白藜芦醇、大黄素等为抗菌有效成分。按 HPLC 法测定，本品含大黄素（$C_{15}H_{10}O_5$）不得少于 0.60%；含虎杖苷（$C_{20}H_{22}O_8$）不得少于 0.15%。

白藜芦醇

虎杖苷

大黄素

图 2-14 虎杖原植物及药材图
1. 药材饮片 2. 原植物

【功能主治】 利湿退黄,清热解毒,散瘀止痛,止咳化痰。主治湿热黄疸、淋浊、风湿痹痛等。用量 9~15g。

何首乌 (Polygoni Multiflori Radix)

为蓼科植物何首乌 *Polygonum multiflorum* Thunb. 的干燥块根。主产河南、湖北等地。秋冬二季茎叶枯萎时采挖,削去两端,洗净,个大的切成块,干燥。

【性状鉴别】

1. 药材 ①呈团块状或不规则纺锤形,长 6~15cm,直径 4~12cm。②表面红棕色或红褐色,皱缩不平,有浅沟、横长皮孔样突起及细根痕。③体重,质坚实,不易折断,断面浅黄棕色或浅红棕色,显粉性,皮部有 4~11 个类圆形异型维管束环列,形成云锦状花纹,中央木部较大,有的呈木心。④气微,味微苦而甘涩。以个大、质坚实、断面显云锦花纹、粉性足者为佳(图 2-15)。

图 2-15　何首乌原植物及药材图
1. 个子药材　2. 饮片　3. 原植物　4. 新鲜块根

2. 饮片　①何首乌片:为不规则厚片或块。②制何首乌:呈不规则皱缩状的块片;表面黑褐色或棕褐色,凹凸不平;质坚硬,断面角质样,棕褐色或黑色;余同药材。

【显微鉴别】

1. 横切面　①木栓层为数列细胞。②木栓层内方、韧皮部外侧组织中有外韧型异型维管束 4~11 个,导管稀少。③次生维管束位于根的中央,形成层成环,木质部导管较少,周围有管胞及少数木纤维。④薄壁细胞含草酸钙簇晶及淀粉粒(图 2-16)。

2. 粉末　黄棕色。①草酸钙簇晶:直径 10~80(~160)μm,偶见簇晶与方晶合生。②导管:主为具缘纹孔导管。③淀粉粒:单粒类圆形,脐点人字形、星状或三叉状,大粒者隐约可见层纹;复粒由 2~9 分粒组成。④棕色细胞:类圆形或椭圆形,壁稍厚,胞腔内充满淡黄棕

何首乌的异常构造

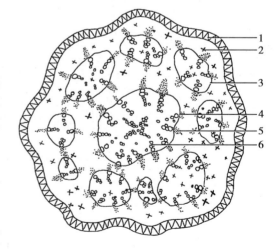

图 2-16　何首乌横切面简图
1. 木栓层　2. 草酸钙簇晶　3. 异型维管束
4. 形成层　5. 韧皮部　6. 木质部

色、棕色或红棕色物质,并含淀粉粒。⑤木纤维:少见,壁薄,纹孔明显。⑥有棕色块状物散在(图2-17)。

图2-17　何首乌粉末图

1.草酸钙簇晶　2.导管　3.淀粉粒　4.棕色细胞及棕色块
5.木纤维　6.木栓细胞

【成分】　含蒽醌类、卵磷脂、芪类、微量元素等。蒽醌类成分主要为大黄酚、大黄素、大黄酸、大黄素甲醚、大黄酚蒽酮等;微量元素主要为锰、钙、锌、铁等。按 HPLC 法测定,含二苯乙烯苷(即 2,3,5,4'- 四羟基二苯乙烯 -2-O-β-D- 葡萄糖苷;$C_{20}H_{22}O_9$),药材不得少于 1.0%;制何首乌不得少于 0.70%。含结合蒽醌以大黄素($C_{15}H_{10}O_5$)和大黄素甲醚($C_{16}H_{12}O_5$)的总量计,药材不得少于 0.10%;何首乌片不得少于 0.05%;制何首乌含游离蒽醌以大黄素和大黄素甲醚的总量计,不得少于 0.10%。

二苯乙烯苷

大黄素

大黄素甲醚

【功能主治】　生用解毒,消痈,截疟,润肠通便;主治疮痈、瘰疬、肠燥便秘等。制用补肝肾,益精血,乌须发,强筋骨,化浊降脂;主治血虚萎黄、眩晕耳鸣、须发早白、腰膝酸软、肢体麻木、崩漏带下、高脂血症。用量6~12g。

【附药】

1. 红药子　为蓼科植物翼蓼 *Pteroxygonum giraldii* Dammer et Diels 的块根。功能清热、解毒、止血、止痛,有时混入何首乌商品,应注意鉴别。本品外皮棕褐色,有多数小疙瘩和须根,断面红色,粉性,无云锦花纹,味涩微苦(图2-18)。

2. 黄药子(又称"朱砂七")　为蓼科植物毛脉蓼 *Polygonum cillinerve*(Nakai)Ohwi 的块根。功能凉血、降火、消瘿、解毒,有时混入何首乌商品,应注意鉴别。外皮棕褐色,断面棕黄色或土黄色,无"云锦花纹"(图2-19)。

图2-18　何首乌伪品 - 红药子

图2-19　何首乌伪品 - 黄药子

3. 首乌藤(夜交藤)　为何首乌的干燥藤茎。呈长圆柱形,稍扭曲,具分枝;表面紫红色至紫褐色,粗糙,具扭曲的纵皱纹,节部略膨大,有侧枝痕,外皮菲薄,可剥离;质脆,易折断,断面皮部紫红色,木部黄白色或淡棕色,导管孔明显,髓部疏松,类白色;切段者为圆柱形的段,外表面紫红色至紫褐色,断面皮部紫红色,木部黄白色或淡棕色,导管孔明显,髓部疏松,类白色;气微,味微苦涩。功能养血安神,祛风通络(图2-20)。

4. 白首乌　为萝摩科植物牛皮消 *Cynanchum auriculatum* Royle ex Wight 的块根。呈长圆柱形或纺锤形,表面土黄色,断面白色,粉性,无云锦花纹,味先甜后苦。

图2-20　首乌藤药材图

牛膝 (Achyranthis Bidentatae Radix)

为苋科植物牛膝 Achyranthes bidentata Bl. 的干燥根。主产河南、河北、山东等地。冬季茎叶枯萎时采挖,除去须根及泥沙,捆成小把,晒至干皱后,将顶端切齐,晒干。

牛膝与川牛膝的来源及性状鉴定

【性状鉴别】

1. 药材 ①呈细长圆柱形,上端较粗,长 15~70cm,直径 0.4~1cm。②表面灰黄色或淡棕色,有细纵纹、横长皮孔样突起及细根痕。③质硬脆,易折断;断面平坦,淡棕色,微呈角质样而油润,中心有黄白色小木心,周围有黄白色点状维管束断续排列成 2~4 轮。④气微,味微甜而稍苦涩。以根粗长、肉厚、皮细、杂质少者为佳(图 2-21)。

图 2-21 牛膝药材及原植物图
1. 个子药材 2. 饮片 3. 原植物

2. 饮片 ①牛膝段:呈圆柱形的段,余同药材。②酒牛膝:形如牛膝段,表面色略深,偶见焦斑;略有酒香气。

【显微鉴别】

1. 横切面 ①木栓层为数列扁平细胞,切向延伸。②栓内层较窄。③异常维管束断续排列成 2~4 轮,外韧型,最外轮维管束较小,束间形成层几连接成环;向内维管束较大,束间形成层不明显,木质部由导管、木纤维和木薄壁细胞组成。④次生维管束位于中央,初生木质部 2~3 原型。⑤薄壁细胞含草酸钙砂晶(图 2-22)。

2. 粉末 土黄色。①木纤维:壁微木

牛膝的异常构造

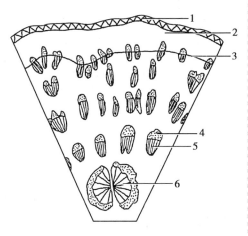

图 2-22 牛膝横切面简图
1. 木栓层 2. 皮层 3. 形成层 4. 韧皮部
5. 木质部 6. 次生维管束

化,胞腔大,具斜形单纹孔。②导管:为网纹或孔纹导管。③草酸钙砂晶:分布于薄壁细胞中。④木薄壁细胞:长方形,有的具单纹孔或网状增厚。⑤木栓细胞:类长方形,淡黄色(图2-23)。

【成分】 含β-蜕皮甾酮、牛膝甾酮、β-谷甾醇、豆甾烯醇等。按HPLC法测定,本品含β-蜕皮甾酮($C_{27}H_{44}O_7$)不得少于0.030%。

【理化鉴别】 ①检查:水分不得过15.0%(烘干法);总灰分不得过9.0%。②浸出物:按醇溶性浸出物测定法(热浸法)测定,用水饱和的正丁醇作溶剂,药材不得少于6.5%;牛膝段不得少于5.0%;酒牛膝不得少于4.0%。

【功能主治】 逐瘀通经,补肝肾,强筋骨,利尿通淋,引血下行。主治经闭、痛经、腰膝酸痛、筋骨无力、淋证、水肿、头痛、牙痛、口疮等。用量5~12g。孕妇慎用。

图2-23 牛膝粉末图
1. 木纤维 2. 草酸钙砂晶 3. 导管
4. 木栓细胞

知识链接

牛膝伪品及其鉴别

主要为同属植物柳叶牛膝 *Achyranthes longifolia*(Markino) Markino 和粗毛牛膝 *Achyranthes aspera* L. 的根。柳叶牛膝根粗短,新鲜时断面带紫红色,又名"红牛膝"。粗毛牛膝主根较短,分枝较多;广东以全草入药,名"倒扣草"。

川牛膝 (Cyathulae Radix)

为苋科植物川牛膝 *Cyathula officinalis* Kuan 的干燥根。主产四川、云南等地。秋冬二季采挖,除去芦头、须根及泥沙,烘或晒至半干,堆放回润,再烘干或晒干。

【性状鉴别】

1. 药材 ①呈类圆柱形,微扭曲,偶有分枝;长30~60cm,直径0.5~3cm。②表面黄棕色或灰褐色,有纵皱纹、支根痕及多数横长的皮孔样突起。③质坚韧,不易折断,断面淡黄色或棕黄色,维管束点状,排成4~11轮同心环。④气微,味甜(图2-24)。

2. 饮片 ①川牛膝片:呈类圆形薄片。②酒川牛膝:表面棕黑色,微有酒香气。

【显微鉴别】 横切面:①木栓细胞数列。②栓内层窄。③中柱大,异常维管束外韧型,断续排列成4~11轮,内侧维管束的束内形成层明显;木质部导管多单个,常径向排列,木化;木纤维较发达,有的切向延伸或断续连接成环。④中央次生维管束常分成2~9股;初生木质部二原型。薄壁细胞含草酸钙砂晶和方晶(图2-25)。

【成分】 含杯苋甾酮、异杯苋甾酮、甜菜碱等。按HPLC法测定,本品含杯苋甾酮($C_{29}H_{44}O_8$)不得少于0.030%。

图 2-24　川牛膝药材及原植物图
1. 个子药材　2. 饮片　3. 原植物

图 2-25　川牛膝横切面简图及维管束详图
A. 简图　B. 维管束详图
1. 木栓层　2. 皮层　3. 草酸钙晶体　4. 韧皮部　5. 木质部　6. 形成层

杯苋甾酮

【理化鉴别】　①水分：以烘干法测定，药材不得过 16.0%；川牛膝片及酒川牛膝不得过 12.0%。②总灰分：不得过 8.0%。③浸出物：按水溶性浸出物测定法(冷浸法)测定，药材不得少于 65.0%；饮片不得少于 60.0%。

【功能主治】　逐瘀通经，通利关节，利尿通淋。主治经闭癥瘕、跌仆损伤、风湿痹痛、尿血、血淋等。用量 5~10g。孕妇慎用。

知识链接

川牛膝伪品及其鉴别

为同属植物麻牛膝 *Cyathula capitata*（Wall.）Moq. 的根，较粗短，外皮灰褐色或棕红色，断面纤维性较强；味甘、苦、涩而麻舌。不宜作川牛膝药用，应注意鉴别。

商陆 (Phytolaccae Radix)

为商陆科植物商陆 *Phytolacca acinosa* Roxb. 或垂序商陆 *Phytolacca americana* L. 的干燥根。秋季至次春采挖，除去须根及泥沙，切块或片，晒干或阴干。

【性状鉴别】

1. 药材　①为横切或纵切的不规则块片。②外皮灰黄色或灰棕色。③横切片弯曲不平，边缘皱缩；切面浅黄棕色或黄白色，木部隆起，形成数个突起的同心性轮环(异常维管束)，俗称"罗盘纹"。④纵切片弯曲或卷曲，木部呈平行条状突起。⑤气微，味微甘，久嚼麻舌。商品以片大、体质松、色黄白、"罗盘纹"明显但少、有粉性者为佳；反之，质硬结、粉性差、环纹多者较次(图 2-26)。

2. 醋商陆　表面黄棕色，微有醋香气；余同药材。

图 2-26　商陆药材及原植物图
1. 药材　2. 商陆原植物　3. 垂序商陆原植物

【显微鉴别】　①商陆根横切面：木栓层为数列木栓细胞；栓内层较窄；异常维管束断续排列成数环，形成层连续成环，每环几十个维管束，维管束外韧型，木质部的木纤维较多，常数个相连或围于导管周围；薄壁细胞含草酸钙针晶束，针晶束长 40~72μm；并有少数草酸钙方晶、簇晶及淀粉粒。②垂序商陆根横切面：草酸钙针晶束稍长，约至96μm；无方晶和簇晶（图 2-27）。

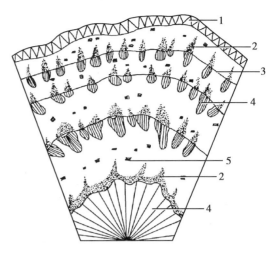

图 2-27　商陆根横切面简图
1. 木栓层　2. 韧皮部　3. 形成层
4. 木质部　5. 针晶束

【成分】　含商陆皂苷、加利果酸等。按 HPLC 法测定，药材含商陆皂苷甲（$C_{42}H_{66}O_{16}$）不得少于 0.15%；醋商陆不得少于 0.20%。

【功能主治】　逐水消肿，通利二便，外用解毒散结。用于水肿胀满，二便不通，外治痈肿疮毒。用量 3~9g，外用适量，煎汤熏洗。

银柴胡（Stellariae Radix）

为石竹科植物银柴胡 *Stellaria dichotoma* L. var. *lanceolata* Bge. 的干燥根。主产宁夏、甘肃等地。春、夏间植株萌发或秋后茎叶枯萎时采挖；栽培品于种植后第三年 9 月中旬或第四年 4 月中旬采挖，除去残茎、须根及泥沙，晒干。

【性状鉴别】

1. 野生品　①类圆柱形，根头部略膨大，有多数密集呈疣状突起的芽苞、茎或根茎的残基，习称"珍珠盘"。②表面浅棕黄色至浅棕色，有扭曲的纵皱纹、支根痕及孔穴状或盘状小凹坑，习称"砂眼"。③质硬而脆，易折断；断面不平坦，较疏松，有裂隙，皮部甚薄，木部有黄白相间的放射状纹理。④气微，味甘（图 2-28）。

图 2-28　银柴胡药材图
1. 个子药材　2. 饮片

2. 栽培品　①有分枝,下部多扭曲,根头部有多数疣状突起。②表面浅棕黄色或浅黄棕色,纵皱纹细腻明显,细支根痕多呈点状凹陷,几无砂眼。③折断面质地较紧密,几无裂隙,略显粉性,木部放射状纹理不甚明显。④味微甘。

　　【显微鉴别】　横切面:①木栓细胞数列至 10 余列。②栓内层较窄,细胞切向延长。③韧皮部筛管群明显。④形成层成环。⑤木质部发达。⑥射线宽至 10 余列细胞。⑦薄壁细胞含草酸钙砂晶,以射线细胞中为多见(图 2-29)。

图 2-29　银柴胡横切面简图

1. 木栓层　2. 栓内层　3. 韧皮部　4. 形成层　5. 木质部　6. 草酸钙砂晶

　　【成分】　含呋喃酸、6,8- 双 -C- 半乳糖基芹黄素、汉黄芩素、银柴胡环肽等。

　　【功能主治】　清虚热,除疳热。主治阴虚发热,骨蒸劳热,小儿疳热。用量 3~9g。

　　【附药】　山银柴胡:个别地区用同科多种植物的根伪充银柴胡药用,名"山银柴胡",功能凉血、清虚热,有时混入银柴胡商品中,应注意鉴别。主要有:①灯心蚤缀 *Arenaria juncea* Bieb.:根头部有茎残基,主根上部有多数密集的细环纹,薄壁细胞含草酸钙簇晶及少量砂晶。②旱麦瓶草 *Silene jenisseensis* Willd.:根头顶端有少数细小疣状突起,薄壁细胞含大量草酸钙簇晶。③霞草(又名丝石竹)*Gypsophila oldhamiana* Miq.:根横切面有异常构造,具同心性异型维管束环层,薄壁细胞含草酸钙簇晶及砂晶。

太子参(Pseudostellariae Radix)

　　为石竹科植物孩儿参 *Pseudostellaria heterophylla*(Miq.) Pax ex Pax et Hoffm. 的干燥块根。主产江苏、山东等地。夏季茎叶大部分枯萎时采挖,洗净,除去须根,置沸水中略烫后晒干或直接晒干。

　　【性状鉴别】　①呈细长纺锤形或细长条形,稍弯曲;长 3~10cm,直径 0.2~0.6cm。②表面黄白色,较光滑,微有纵皱纹,凹陷处有须根痕,顶端有茎痕。③质硬脆,易折断,断面平坦;烫后干燥者淡黄白色,角质样;直接晒干者类白色,显粉性。④气微,味微甘。以条粗、色黄白、无须根者为佳(图 2-30)。

　　【成分】　含皂苷、太子参环肽、多种氨基酸等。

　　【功能主治】　益气健脾,生津润肺。主治脾虚体倦、食欲不振、病后虚弱、气阴不

图 2-30　太子参原植物及药材图
1. 原植物　2. 药材

足、肺燥干咳等。用量 9~30g。

威灵仙（Clematidis Radix et Rhizoma）

　　为毛茛科植物威灵仙 *Clematis chinensis* Osbeck、棉团铁线莲 *Clematis hexapetala* Pall. 或东北铁线莲 *Clematis manshurica* Rupr. 的干燥根和根茎。威灵仙主产江苏、浙江等地；棉团铁线莲、东北铁线莲主产东北。秋季采挖，除去泥沙，晒干。

　　【性状鉴别】

　　1. 威灵仙　①根茎呈柱状，长 1.5~10cm，直径 0.3~1.5cm；表面淡棕黄色；质较坚韧，断面纤维性，上端残留茎基，下侧着生多数细根。②根呈细长圆柱形，稍弯曲，直径 0.1~0.3cm；表面黑褐色，有细纵纹；质硬脆，易折断；断面皮部较广，木部淡黄色，略呈方形，皮部与木部间常有裂隙。③气微，味淡。

　　2. 棉团铁线莲　①根茎呈短柱状，长 1~4cm，直径 0.5~1cm。②根直径 0.1~0.2cm；表面棕褐色至棕黑色；断面木部圆形。③味咸（图 2-31）。

　　3. 东北铁线莲　①根茎呈柱状，长 1~11cm，直径 0.5~2.5cm。②根较密集，直径 0.1~0.4cm；表面棕黑色，断面木部近圆形。③味辛辣（图 2-31）。

图 2-31 威灵仙药材图
1. 棉团铁线莲 2. 东北铁线莲

以根粗长、色黑或棕黑色、无残茎者为佳。

【显微鉴别】 根横切面:①威灵仙:表皮细胞外壁增厚,棕黑色;皮层宽,均为薄壁细胞,外皮层细胞切向延长;内皮层明显;维管束外韧型,韧皮部外侧常有纤维束及石细胞;形成层明显;木质部细胞均木化;薄壁细胞含淀粉粒。②棉团铁线莲:外皮层细胞多径向延长;无韧皮纤维束及石细胞。③东北铁线莲:外皮层细胞径向延长,老根略切向延长;韧皮部外侧偶有纤维及石细胞(图 2-32)。

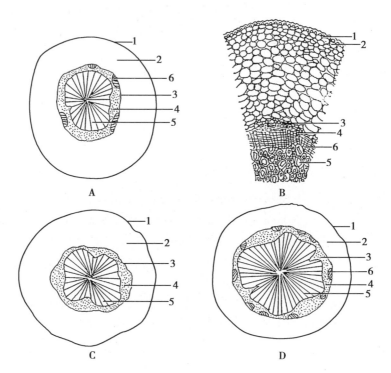

图 2-32 威灵仙横切面图
A. 威灵仙(简图) B. 威灵仙(详图) C. 棉团铁线莲 D. 东北铁线莲
1. 表皮 2. 皮层 3. 内皮层 4. 韧皮部 5. 木质部 6. 韧皮纤维及石细胞

【成分】　含多种三萜类皂苷,为齐墩果酸或常春藤皂苷元的衍生物;尚含原白头翁素(约0.25%),遇热或放置易聚合为白头翁素。按HPLC法测定,本品含齐墩果酸($C_{30}H_{48}O_3$)不得低于0.30%。

齐墩果酸

【功能主治】　祛风湿,通经络。用于风湿痹痛、肢体麻木等。用量6~10g。

知识链接

威灵仙伪品及其鉴别

威灵仙伪品主要有:①同属植物柱果铁线莲 *Clematis uncinata* Champ.、铁皮威灵仙(山木通) *Clematis finetiana* Levl. et Vant. 等的根和根茎。前者根表面淡棕色,断面角质样,韧皮部有纤维束;后者根较粗,外皮黑褐色,断面木心较大,木质部多为四原或六原型,韧皮纤维束8~12个。②百合科植物短梗菝葜 *Smilax scobinicaulis* C.H.Wright 或华东菝葜 *Smilax sieboldii* Miq. 的根和根茎,别名"铁丝威灵仙"。前者根茎呈不规则块状,表面具小针状刺,下侧着生多数细长的根,根表面灰褐色或灰棕色,具小钩状刺,质韧,不易折断,有弹性,断面无木心,有微细的导管小孔,气微,味淡;后者性状与上种相似,但表面黑褐色,刺较少。

川乌(Aconiti Radix)

为毛茛科植物乌头 *Aconitum carmichaelii* Debx. 的干燥母根。主产四川、陕西等地。6月下旬至8月上旬采挖,除去子根、须根及泥沙,晒干。

【性状鉴别】

1. 药材　①呈不规则圆锥形,稍弯曲,顶端常有残茎,中部多向一侧膨大,长2~7.5cm,直径1.2~2.5cm。②外表棕褐色或灰棕色,皱缩,有小瘤状侧根及除去子根后的痕迹。③质坚实,断面类白色或浅灰黄色,粉性,形成层环纹呈多角形。④气微,味辛辣而麻舌。以饱满、质坚实,断面色白、粉性足者为佳(图2-33)。

2. 制川乌　为川乌的炮制加工品。为不规则或长三角形的片。表面黑褐色或黄褐色,有灰棕色形成层环纹。体轻,质脆,断面有光泽。气微,微有麻舌感。

【显微鉴别】　横切面:①后生皮层为棕色木栓化细胞。②皮层薄壁组织偶见石细胞,单个散在或数个成群,类长方形、方形或长椭圆形,胞腔较大;内皮层不甚明显。③韧皮部散有筛管群,内侧偶见纤维束。④形成层类多角形,其内外侧偶有1至数个异型维管束。⑤木质部导管多列,呈径向或略呈"V"形排列。⑥髓部明显。薄壁细胞充满淀粉粒(图2-34)。

【成分】　生川乌含剧毒的双酯型生物碱乌头碱、中乌头碱和次乌头碱等。其中乌头碱中毒剂量为0.2mg,致死量为3~4mg。在炮制过程中双酯型生物碱易水解,生

图 2-33　川乌药材及原植物图
1. 药材　2.原植物（地上部分）　3.原植物（地下部分）

成毒性较小的单酯型生物碱苯甲酰乌头原碱、苯甲酰新乌头原碱和苯甲酰次乌头原碱；如继续水解，则生成毒性更小的不带酯键的胺醇类生物碱乌头胺、中乌头胺和次乌头胺。

为确保临床疗效和用药安全，药典规定，按 HPLC 法测定，药材含乌头碱（$C_{34}H_{47}NO_{11}$）、次乌头碱（$C_{33}H_{45}NO_{10}$）、新乌头碱（$C_{33}H_{45}NO_{11}$）的总量应为 0.050%~0.17%。制川乌含双酯型生物碱以乌头碱、次乌头碱和新乌头碱的总量计，不得过 0.040%；含单酯型生物碱苯甲酰乌头原碱（$C_{32}H_{45}NO_{10}$）、苯甲酰次乌头原碱（$C_{31}H_{43}NO_{9}$）、苯甲酰新乌头原碱（$C_{31}H_{43}NO_{10}$）的总量应为 0.070%~0.15%。

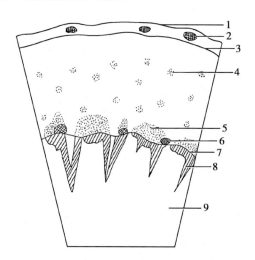

图 2-34　川乌横切面简图
1. 后生表皮　2. 石细胞　3. 内皮层
4. 筛管群　5. 韧皮部　6. 纤维束
7. 形成层　8. 木质部　9. 髓部

乌头碱　　　　　　　苯甲酰乌头原碱

【功能主治】　祛风除湿,温经止痛。主治风寒湿痹、心腹冷痛、寒疝作痛等。生品内服宜慎,一般炮制后用,用量 1.5~3g,先煎、久煎。不宜与半夏、瓜蒌、瓜蒌子、瓜蒌皮、天花粉、川贝母、浙贝母、平贝母、伊贝母、湖北贝母、白蔹、白及同用。生品孕妇禁用;制川乌孕妇慎用。

知识链接

28 种毒性中药品种

　　《医疗用毒性药品管理办法》(国务院第 23 号令)发布了 28 种毒性中药品种,分别是:砒石(红砒、白砒)、砒霜、水银、生马线、生川乌、生草乌、生白附子、生附子、生半夏、生南星、生巴豆、斑蝥、红娘虫、青娘虫、生甘遂、生狼毒、生藤黄、生千金子、闹阳花、生天仙子、雪上一支蒿、红升丹、白降丹、蟾酥、洋金花、红粉、轻粉、雄黄。上述中药品种因毒性剧烈、治疗剂量与中毒剂量相近,使用不当会致人中毒或死亡。为确保其临床使用安全、合理,防患于未然,国家食品药品监督管理总局发布的《关于修订含毒性中药饮片中成药品种说明书的通知》规定,凡处方中含有 28 种毒性药材制成的中药饮片(含有毒性的炮制品)的中成药品种,相关药品生产企业应在其说明书【成分】项下标明该毒性中药饮片名称,并在相应位置增加警示语:"本品含×××。"

草乌 (Aconiti Kusnezoffii Radix)

　　为毛茛科植物北乌头 *Aconitum kusnezoffii* Reichb. 的干燥块根。主产东北、华北各省。秋季茎叶枯萎时采挖,除去须根及泥沙,干燥。

【性状鉴别】

　　1. 药材　①呈不规则长圆锥形,略弯曲,形如乌鸦头;长 2~7cm,直径 0.6~1.8cm;顶端常有残茎和少数不定根残基,有的顶端一侧有一枯萎的芽,一侧有一圆形或扁圆形不定根残基。②表面灰褐色或黑棕褐色,极皱缩,有纵皱纹、点状须根痕和数个瘤状侧根(习称"钉角")。③质硬,断面灰白色或暗灰色,有裂隙,形成层环纹多角形或类圆形,髓部较大或中空。④气微,味辛辣、麻舌。以个大质坚、断面色白、有粉性、残茎及须根少(杂质不得过 5%)者为佳(图 2-35)。

图 2-35　草乌药材及原植物图

1.原植物　2.药材

2. 制草乌 为不规则圆形或近三角形的片;表面黑褐色,有灰白色多角形形成层环及点状维管束,并有空隙,周边皱缩或弯曲;质脆;气微,味微辛辣,稍有麻舌感。

【成分】 含剧毒的双酯类生物碱:乌头碱、中乌头碱、次乌头碱、杰斯乌头碱、异乌头碱及北草乌碱等。按 HPLC 法测定,药材含乌头碱、次乌头原碱、新乌头碱的总量应为 0.10~0.50%;制草乌含双酯型生物碱,以乌头碱、次乌头碱和新乌头碱的总量计,不得大于 0.040%,含单酯型生物碱苯甲酰乌头原碱、苯甲酰次乌头原碱、苯甲酰新乌头原碱的总量应为 0.020%~0.070%。

【功能主治】 祛风除湿,温经止痛。主治风寒湿痹、关节疼痛、心腹冷痛等。生品内服宜慎,一般炮制后用,用量 1.5~3g。宜先煎、久煎。不宜与半夏、瓜蒌、瓜蒌子、瓜蒌皮、天花粉、川贝母、浙贝母、平贝母、伊贝母、湖北贝母、白蔹、白及同用。孕妇禁用。

【附药】 草乌叶:系蒙古族习用药材,为北乌头的干燥叶。多皱缩卷曲、破碎。完整叶片展平后呈卵圆形,3 全裂,长 5~12cm,宽 10~17cm;灰绿色或黄绿色;中间裂片菱形,渐尖,近羽状深裂,侧裂片 2 深裂,小裂片披针形或卵状披针形;上表面微被柔毛,下表面无毛;叶柄长 2~6cm;质脆;气微,味微咸辛。功能清热,解毒,止痛。用于热病发热,泄泻腹痛,头痛,牙痛。

 知识链接

草乌混用品及其鉴别

全国各地有同属多种植物的块根作草乌用,主要有:①乌头 *Aconitum carmichaelii* Debx:主产中南、西南各地,野生。根呈纺锤形至倒卵形,表面灰褐色,有皱纹及突起的侧根痕。②黄草乌 *Aconitum vilmorinianum* Kom,主产云南、贵州等地。表面黑褐色,有多数纵皱纹,末端尖细而稍弯曲。含总生物碱约 0.43%。③多根乌头 *Aconitum karakolitum* Rap,主产新疆。块根 3~4 个或更多,呈链状合生,表面棕褐色。含总生物碱可达 0.6%。④瓜叶乌头 *Aconitum hemsleyanum* Pritz,主产四川、湖北等地,块根呈圆锥形,直径约 1cm,表面深棕色。以上均非正品。

附子(Aconiti Lateralis Radix Preparata)

为毛茛科植物乌头 *Aconitum carmichaelii* Debx. 的子根加工品。主产四川、陕西等地。6 月下旬至 8 月上旬采挖,除去母根、须根及泥沙,习称"泥附子",加工成盐附子、黑顺片、白附片等规格。其商品规格、加工炮制方法见表 2-8。

表 2-8 附子的商品规格与加工炮制方法

商品规格	加工方法
盐附子	选择个大、均匀的泥附子,洗净,浸入食用胆巴的水溶液中过夜,再加食盐,继续浸泡,每日取出晒晾,并逐渐延长晒晾时间,直至附子表面出现大量结晶盐粒(盐霜)、体质变硬为止
淡附片	取盐附子,用清水浸漂,每日换水 2~3 次,至盐分漂尽,与甘草、黑豆加水共煮透心,至切开后口尝无麻舌感时,取出,除去甘草、黑豆,切薄片,晒干。每 100kg 盐附子,用甘草 5kg、黑豆 10kg
黑顺片	取泥附子,按大小分别洗净,浸入食用胆巴的水溶液中数日,连同浸液煮至透心,捞出,水漂,纵切成厚约 5mm 的片,再用水浸漂,用调色液使附片染成浓茶色,取出,蒸至出现油面光泽后,烘至半干,再晒干或继续烘干

续表

商品规格	加工方法
白附片	选择大小均匀的泥附子,洗净,浸入食用胆巴的水溶液中数日,连同浸液煮至透心,捞出,剥去外皮,纵切成厚约 3mm 的片,用水浸漂,取出,蒸透,晒干
炮附片	取黑顺片或白附片,照烫法用沙烫至鼓起,并微变色

【性状鉴别】 附子的商品规格、性状特征及外观质量评价方法见表 2-9。

表 2-9　附子的商品规格、性状特征及外观质量评价方法

商品规格	性状特征	外观质量评价
盐附子	呈圆锥形,顶端宽大,中央有凹陷的芽痕,周围有瘤状突起的支根或支根痕;长 4~7cm,直径 3~5cm。表面灰黑色,被盐霜。体重质坚实,横切面灰褐色,可见充满盐霜的小空隙及多角形的形成层环纹,环纹内侧导管束小点排列不整齐。气微,味咸而麻,刺舌	以个大、坚实、灰黑色、表面起盐霜者为佳。仅做性状检测
淡附片	本品呈纵切片,上宽下窄,长 1.7~5cm,宽 0.9~3cm,厚 0.2~0.5cm。外皮褐色,半透明,有纵向导管束。质硬,断面角质样。气微,味淡,口尝无麻舌感	以片大、半透明者为佳
黑顺片(图2-36)	为纵切片,上宽下窄;长 1.7~5cm,宽 0.9~3cm,厚 2~5mm。外皮黑褐色;切面暗黄色,油润,具光泽,半透明状,并有纵向导管束脉纹。质硬而脆,断面角质样。气微,味淡(图 2-33)	以片大、厚薄均匀、表面油润、有光泽者为佳。
白附片(图2-36)	无外皮,黄白色,半透明,厚约 3mm(图 2-33)	以片大、色白、半透明者为佳
炮附片	形似黑顺片或白附片,表面鼓起,黄棕色,质松脆。气微,味淡	

图 2-36　附子药材图
1. 生附子　2. 黑顺片　3. 白附片

【成分】　炮制降低毒性原理同川乌。盐附子的毒性则较蒸煮过的黑顺片、白附片大,需加工成"淡附片",方可内服。按 HPLC 法测定,黑顺片、白附片、炮附片含双酯型生物碱以新乌头碱、次乌头碱和乌头碱的总量计,不得过 0.020%;含单酯型生物碱以苯甲酰新乌头原碱、苯甲酰乌头原碱和苯甲酰次乌头原碱的总量计,不得低于0.010%。盐附子仅做〔性状〕检测;淡附片含双酯型生物碱以新乌头碱、次乌头碱和乌头碱的总量计,不得大于 0.010%。

【功能主治】　回阳救逆,补火助阳,散寒止痛。主治亡阳虚脱、肢冷脉微、胸痹心痛、脘腹冷痛、肾阳虚衰等。用量 3~15g,先煎,久煎。不宜与半夏、瓜蒌、瓜蒌子、瓜蒌皮、天花粉、川贝母、浙贝母、平贝母、伊贝母、湖北贝母、白蔹、白及同用。

【附药】　关白附:为毛茛科植物黄花乌头 *Aconitum coreanum* (Levl) Raip. 的块根。母根呈圆锥形,子根呈卵形或椭圆形;表面棕褐色有明显的纵皱纹及横向突起;断面类白色,母根有蜂窝状空隙,子根充实显粉性,可见成环的筋脉点(维管束)。本品有毒,功能祛寒湿,止痛。

白头翁 (Pulsatillae Radix)

为毛茛科植物白头翁 *Pulsatilla chinensis* (Bge.) Regel 的干燥根。主产东北、河北等地。春秋二季采挖,除去泥沙,干燥。

【性状鉴别】　①呈类圆柱形或圆锥形,稍扭曲;根头部稍膨大,有白色绒毛;长6~20cm,直径 0.5~2cm。②表面黄棕色或棕褐色,具不规则的纵皱纹或纵沟,皮部易脱落,露出黄色木部,常有网状裂纹或裂隙,近根头处常有朽状凹洞。③质硬而脆,断面皮部黄白色或淡黄棕色,木部淡黄色。④气微,味微苦涩(图 2-37)。

图 2-37　白头翁原植物及药材图
1. 原植物　2. 个子药材　3. 饮片

【成分】　含白头翁皂苷 B_4、原白头翁素、胡萝卜苷等。按 HPLC 法测定,含白头翁皂苷 B_4($C_{59}H_{96}O_{26}$)不得少于 4.6%。

白头翁皂苷B₄

【功能主治】　清热解毒,凉血止痢。主治热毒血痢,阴痒带下。有抗阿米巴原虫、阴道滴虫等作用,可用于治疗阿米巴原虫性痢疾、细菌性痢疾以及瘰疬、疥痈等。用量 9~15g。

知识链接

白头翁的混用品及其鉴别

由于古本草对白头翁形态描述不明,多以"近根处有白茸"作为其特征,以至于不同地区出现多种与白头翁同名不同物,作用也不尽完全相同的混乱品种,主要有:①委陵菜:为蔷薇科植物委陵菜 *Potentilla chinensis* Ser. 的根,根呈圆锥形或圆柱形,表面红棕色至暗棕色,粗糙,栓皮易呈片状剥落,根头部有叶柄残基及茎基,有白色毛茸;折断面红棕色;气微,味苦而涩。②翻白草:为蔷薇科植物翻白草 *Potentilla discolor* Bunge 的块根。呈纺锤形或圆锥状,表面黄棕色或暗棕色,根头部有叶柄残基及幼叶,密被白色毛茸;质坚实,断面黄白色;味微涩。③野棉花:为毛莨科植物野棉花 *Clematis hexapetala* Pall. 的根。呈圆柱形,多扭曲;外皮棕褐色,粗糙,有纵沟纹,常有黑色空洞;根头部常有叶基残留,且密生白色绵毛;质脆易断,断面呈裂片状;气微,味苦。④祁州漏芦:为菊科植物祁州漏芦 *Rhaponticum uniflorum* (L.) DC. 的根。呈圆锥形,多扭曲;表面灰褐色或棕黑色,粗糙,具纵沟及菱形的网状裂隙;根头部膨大,有朽状凹洞、残茎及鳞片状叶茎,顶端有灰白色绒毛;质脆易折断,断面不整齐,灰黄色,有裂隙,中心灰黑或棕黑色;气特异,味微苦。此外,同属植物兴安白头翁 *Pulsatilla dahurica* (Fisch.) Spreng.、朝鲜白头翁 *Pulsatilla cernua* (Thunb.) Spreng. 等多种植物的根,在部分地区作白头翁用,应注意鉴别。

白芍(Paeoniae Radix Alba)

为毛莨科植物芍药 *Paeonia lactiflora* Pall. 的干燥根。主产浙江(杭白芍)、安徽(亳白芍)、四川(川白芍)等地。夏秋二季采挖种植 3~4 年植株的根,洗净,除去头尾及细根,置沸水中煮后除去外皮或去皮后再煮,晒干。

【性状鉴别】

1. 药材 ①呈圆柱形,两端平截,长 5~18cm,直径 1~2.5cm。②表面类白色或淡棕红色,光滑,隐约可见横长皮孔、纵皱纹、细根痕或残存的棕褐色外皮。③质坚实,不易折断,断面较平坦,类白色或微带棕红色,角质样,形成层环明显,有放射状纹理。④气微,味微苦、酸。以根粗、坚实、无白心或裂隙者为佳(图 2-38)。

图 2-38 白芍原植物及药材图
1. 原植物 2. 新鲜根部 3. 个子药材 4. 饮片

2. 饮片 有白芍片、炒白芍、酒白芍三种。与药材比较鉴别如表 2-10。

表 2-10 白芍与其炮制品的鉴别

	药材	白芍片	炒白芍	酒白芍
加工	煮后去皮或去皮再煮,晒干	洗净,润透,切薄片,干燥	取净白芍片,照清炒法炒至微黄色	取净白芍片,照酒炙法炒至微黄色
性状	表面淡棕红色或类白色,无焦斑;气微	表面淡棕红色或类白色,无焦斑;气微	表面微黄色或淡棕黄色,有的可见焦斑;气微香	表面微黄色或淡棕黄色,有的可见焦斑;微有酒香气
水分	不得过 14.0%	不得过 14.0%	不得过 10.0%	不得过 14.0%
浸出物	不得少于 22.0%	不得少于 22.0%	不得少于 22.0%	不得少于 20.5%
芍药苷含量	不得少于 1.6%	不得少于 1.2%	不得少于 1.2%	不得少于 1.2%

【显微鉴别】

1. 横切面 ①木栓层细胞偶有残存。②残存的皮层细胞切向延长。③韧皮部主要由薄壁细胞组成。④形成层环呈微波状。⑤木质部束窄,导管群放射状排列,导管旁有少数木纤维。⑥薄壁细胞含草酸钙簇晶及糊化淀粉粒团块(图 2-39)。

2. 粉末　黄白色。①糊化淀粉粒团块:甚多。②草酸钙簇晶:直径 11~35μm,存在于薄壁细胞中,常排列成行,或一个细胞中含数个簇晶。③纤维:长梭形,壁厚,微木化,具大的圆形纹孔。④导管:为具缘纹孔或网纹导管(图 2-40)。

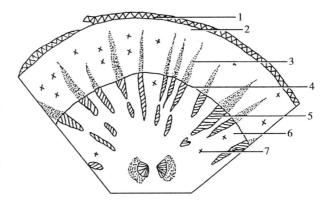

图 2-39　白芍横切面简图
1. 木栓层　2. 皮层　3. 韧皮部　4. 形成层
5. 木质部　6. 射线　7. 草酸钙簇晶

图 2-40　白芍粉末图
1. 含糊化淀粉粒细胞　2. 草酸钙簇晶　3. 木纤维　4. 导管　5. 薄壁细胞

课堂互动

对于同样含有簇晶的 3 味药材大黄、人参、白芍,如何进行区分?

【成分】　含芍药苷、羟基芍药苷、芍药内酯苷、苯甲酰芍药苷、苯甲酸、鞣质、挥发油等。芍药苷为解痉有效成分,经加工为白芍饮片后,含量显著降低。按 HPLC 法测定,本品含芍药苷($C_{23}H_{28}O_{11}$)不得少于 1.6%。

芍药苷

【理化鉴别】 ①本品横切片,加 1% 三氯化铁试液显蓝色。②水分不得过 14.0%(烘干法);总灰分不得过 4.0%。③照铅、镉、砷、汞、铜测定法测定,铅不得过百万分之五;镉不得过千万分之三;砷不得过百万分之二;汞不得过千万分之二;铜不得过百万分之二十。④按水溶性浸出物测定法(热浸法)测定,浸出物不得少于 22.0%。⑤薄层色谱:以芍药苷对照品为对照,进行 TLC 鉴别(表 2-11)。

表 2-11 白芍的 TLC 鉴别

项目	操作方法
供试品溶液的制备	取粉末 0.5g,加乙醇 10ml,振摇 5 分钟,滤过,滤液蒸干,残渣加乙醇 1ml 使溶解
对照品溶液的制备	取芍药苷对照品,加乙醇制成每 1ml 含 1mg 溶液
薄层色谱试验	吸取上述两种溶液各 10μl 分别点于同一硅胶 G 薄层板上,以三氯甲烷 - 乙酸乙酯 - 甲醇 - 甲酸(40:5:10:0.2)为展开剂,展开,取出,晾干,喷以 5% 香草醛硫酸溶液,加热至斑点显色清晰
结果判断	供试品色谱中,在与对照品色谱相应的位置上,应显相同的蓝紫色斑点

【功能主治】 养血调经,敛阴止汗,柔肝止痛,平抑肝阳。主治血虚萎黄,月经不调,自汗,盗汗,胁痛,腹痛,四肢挛痛,头痛眩晕。用量 6~15g。不宜与藜芦同用。

知识链接

白芍伪品及其鉴别

为同属植物毛果芍药 *Paeonia lactiflora* Pall. var. *trichocarpa*(Bunge.)Stern. 的根。呈长条形,上粗下细,外皮棕色;质坚硬,不易折断,断面粉性足,无菊花心;气微,味微苦而甘。

赤芍(Paeoniae Radix Rubra)

为毛茛科植物芍药 *Paeonia lactiflora* Pall. 或川赤芍 *Paeonia veitchii* Lynch 的干燥根。多系野生。芍药主产内蒙古、东北等地;川赤芍主产四川、甘肃等地。春秋二季采挖,除去根茎、须根及泥沙,晒干。

【性状鉴别】 ①呈圆柱形,稍弯曲,长 5~40cm,直径 0.5~3cm。②表面棕褐色,粗糙,有纵沟纹、须根痕及横长皮孔样突起。③质硬而脆,易折断,断面粉白色或粉红色,皮部窄,木部有放射状纹理,有的具裂隙。④气微香,味微苦、酸涩。以根粗壮、断面粉白色、粉性大者、气味浓者为佳(图 2-41)。

图 2-41　赤芍原植物及药材图
1. 原植物(川赤芍)　2. 个子药材　3. 饮片

【成分】　含芍药苷、羟基芍药苷、芍药内酯苷、苯甲酸、鞣质等。按 HPLC 法测定,含芍药苷($C_{23}H_{28}O_{11}$)药材不得少于 1.8%;饮片不得少于 1.5%。

【功能主治】　清热凉血,散瘀止痛。主治热入营血、温毒发斑、吐血衄血、目赤肿痛、肝郁胁痛等。用量 6~12g。不宜与藜芦同用。

知识链接

赤芍混用品及其鉴别

　　为同属多种植物的根,主要有:①美丽芍药 *Paeonia mairei* Levl.:呈不规则形,有瘤状突起和茎痕,略似狗头,亦称"狗头芍药"。②窄叶芍药 *Paeonia anomala* L.:呈纺锤形或近球形,直径 1.2~3cm。③块根芍药 *Paeonia anomala* L. var. *intermedia*(C.A.Mey)O. et B.Fedtsh.:主根不发达,侧根呈纺锤形或块状;表面棕褐色,粗糙,外皮易脱落;质硬而脆,切面浅黄色、浅棕黄色或浅紫色,菊花纹明显,有时具裂隙;味苦,微酸。④紫牡丹 *Paeonia delavayi* Franch.:呈圆柱形,稍弯曲;外表棕褐色至暗红色,常有纵皱纹及须根痕;质坚实,不易折断,断面不平坦,皮部红色,木部红黄色,有菊花心;气香,味酸、涩、微苦。⑤草芍药 *Paeonia obovata* Maxim 或其变种毛叶芍药 *Paeonia obovata* Maxim. var. *willmottiae*(Stapf)Stern:其根着生在横走的根茎上,根不直,较短。

黄连(Coptidis Rhizoma)

　　为毛茛科植物黄连 *Coptis chinensis* Franch.、三角叶黄连 *Coptis deltoidea* C.Y.Cheng et Hsiao 或云连 *Coptis teeta* Wall. 的干燥根茎。黄连主产重庆、四川等地,习称"味连"

或"鸡爪连",为商品主流;三角叶黄连主产四川洪雅,商品习称"雅连"或"贡连";云连主产云南、西藏等地。秋季采挖,除去须根及泥沙,干燥,撞去残留须根。

【性状鉴别】

1. 药材

(1) 味连:①多分枝,集聚成簇,常弯曲,形如鸡爪,单枝长 3~6cm,直径 0.3~0.8cm。②表面灰黄色或黄褐色,粗糙,有不规则结节状隆起、须根或须根残基,有的节间表面平滑如茎杆,习称"过桥";上部多残留褐色鳞叶,顶端常有叶柄残基。③质硬,断面不整齐,皮部橙红色或暗棕色,木部鲜黄色或橙黄色,呈放射状排列,髓部有的中空。④气微,味极苦(图 2-42)。

图 2-42　黄连原植物及药材图

1. 原植物(黄连)　2. 新鲜地下根茎(黄连)　3. 味连　4. 雅连　5. 云连　6. 峨眉野连　7. 黄连片

(2) 雅连:①多为单枝,略呈圆柱形,微弯曲,长 4~8cm,直径 0.5~1cm。②"过桥"较长;顶端有少许残茎(图 2-42)。

(3) 云连:①多为单枝,弯曲呈钩状,较细小;长 2~5cm,直径 0.2~0.4cm。②表面棕黄色或暗黄色,折断面黄棕色。③"过桥"较短(图 2-42)。

以粗壮,坚实,断面木部色黄,苦味浓,无碎节、毛须、焦枯、杂质者为佳。

2. 饮片　①黄连片:呈薄片状,余同药材。②酒黄连:形如黄连片,色泽加深,微带酒香气。③姜黄连:形如黄连片,表面棕黄色,有姜辣味。④萸黄连:形如黄连片,表面棕黄色,有吴茱萸的辛辣香气。

课堂互动

　　仔细观察黄连标本,注意黄连的味道和不同商品的外形特征,并从来源、性状、显微鉴定三方面归纳三种商品黄连鉴别要点。

【显微鉴别】

1. 横切面　①味连：木栓层为数列细胞；皮层较宽，石细胞单个或成群散在，有根迹维管束；中柱鞘纤维成束或伴有少数石细胞，均显黄色；维管束外韧型，环列，束间形成层不明显，木质部黄色，均木化，木纤维较发达；髓部有时可见石细胞。②雅连：髓部有较多石细胞，余同味连。③云连：皮层、中柱鞘及髓部均无石细胞（图 2-43）。

图 2-43　黄连横切面简图
A. 味连　B. 雅连　C. 云连
1. 鳞叶组织　2. 木栓层　3. 根迹维管束　4. 石细胞　5. 韧皮部
6. 形成层　7. 木质部　8. 髓部

2. 粉末　味连粉末黄棕色或黄色。①石细胞：类方形、类圆形、类长方形或近多角形，黄色，壁厚，壁孔明显。②中柱鞘纤维：黄色，纺锤形或梭形，壁厚。③木纤维：较细长，壁较薄，有稀疏点状纹孔。④木薄壁细胞：类长方形或不规则形，壁稍厚，有纹孔。⑤鳞叶表皮细胞：长方形或长多角形，壁微波状弯曲，或作连珠状增厚。⑥导管：网纹或孔纹导管，呈短节状。⑦淀粉粒：多单粒，类圆形（图 2-44）。

【成分】　含小檗碱、表小檗碱、黄连碱、巴马汀、阿魏酸等。按 HPLC 法测定，药材含小檗碱（$C_{20}H_{17}NO_4$）不得少于 5.5%，表小檗碱（$C_{20}H_{17}NO_4$）不得少于 0.80%、黄连碱（$C_{19}H_{13}NO_4$）不得少于 1.6%，巴马汀（$C_{21}H_{21}NO_4$）不得少于 1.5%；饮片含小檗碱不得少于 5.0%；含表小檗碱、黄连碱和巴马汀的总量以盐酸小檗碱计不得少于 3.3%。

图 2-44　黄连(味连)粉末图

1. 中柱鞘纤维　2. 石细胞　3. 木纤维　4. 木薄壁细胞　5. 导管
6. 鳞叶表皮细胞

小檗碱

黄连碱

表小檗碱

【理化鉴别】　①检查:药材水分不得过 14.0%;饮片水分不得过 12.0%;药材总灰分不得过 5.0%;饮片不得过 3.5%。②浸出物:照醇溶性浸出物测定法(热浸法)测定,用稀乙醇作溶剂,药材及饮片均不得少于 15.0%。③薄层色谱:以黄连对照药材、盐酸小檗碱对照品为对照,进行 TLC 鉴别(表 2-12,图 2-45)。

表 2-12 黄连的 TLC 鉴别

项目	操作方法
供试品溶液的制备	取本品粉末 0.25g,加甲醇 25ml,超声处理 30 分钟,滤过,取滤液,即得
对照药材溶液的制备	取黄连对照药材 0.25g,同法制成对照药材溶液
对照品溶液的制备	取盐酸小檗碱对照品,加甲醇制成每 1ml 含 0.5mg 的溶液,即得
薄层色谱试验	吸取上述三种溶液各 1μl,分别点于同一硅胶 G 薄层板上,以环己烷 - 乙酸乙酯 - 异丙醇 - 甲醇 - 水 - 三乙胺(3∶3.5∶1∶1.5∶0.5∶1)为展开剂,置用浓氨试液预饱和 20 分钟后的展开缸内,展开,取出,晾干,置紫外灯(365nm)下检视
结果判断	供试品色谱中,在与对照药材相应位置上,应显 4 个以上相同颜色的荧光斑点;在与对照品色谱相应的位置上,应显相同颜色的荧光斑点

← 溶剂前沿

← 原点位置

1 2 3 4 5 6 7

图 2-45 黄连的 TLC 鉴别
1. 盐酸小檗碱对照品 2. 云连对照药材 3. 雅连对照药材
4. 味连对照药材 5~7. 不同产地的味连药材

【功能主治】 清热燥湿,泻火解毒。主治湿热痞满、呕吐吞酸、泻痢、黄疸、高热神昏、心火亢盛、心烦不寐、目赤、牙痛等;外治湿疹、湿疮、耳道流脓。酒黄连善清上焦火热,主治目赤、口疮。姜黄连清胃和胃止呕,主治寒热互结、湿热中阻、痞满呕吐。萸黄连舒肝和胃止呕,主治肝胃不和、呕吐吞酸。用量 2~5g。

 知识链接

黄连习用品及小檗碱的资源植物

1. 黄连习用品 除正品外,尚有同属植物峨眉黄连 *Coptis omeiensis* (Chen) C. Y. Cheng 和短萼黄连 *Coptis chinensis* Franch. var. *brevisepala* W. T. Wang et Hsiao 的根茎作黄连用。前者根茎结节密集,无"过桥",鳞叶较多,常带有部分叶柄;后者称"土黄连",根茎略呈连珠状圆柱形,多弯曲,无"过桥"。

2. 含小檗碱的资源植物 小檗碱,又名黄连素,有抑制痢疾杆菌、大肠杆菌、金黄色葡萄球菌等多种致病菌的作用,除用于菌痢、肠炎、百日咳、肺炎、各种化脓性感染、急性扁桃体炎等外,还可治疗高血脂症、冠心病、高血压、慢性胆囊炎、肠易激综合征、胃及十二指肠球部溃疡、Ⅱ型糖尿病等。提取小檗碱的资源植物主要有:①黄连须根及茎叶。②毛茛科唐松草属(*Thalictrum*)多种植物带根茎的根(习称"马尾黄连")。③小檗科小檗属(*Berberis*)多种植物的根或根皮(习称"刺黄连"或"三颗针")。④小檗科十大功劳属(*Mahonia*)多种植物的根或茎。⑤黄柏的叶、皮及根。

升麻(Cimicifugae Rhizoma)

为毛茛科植物大三叶升麻 *Cimicifuga heracleifolia* Kom.、兴安升麻 *Cimicifuga dahurica* (Turcz.) Maxim. 或升麻 *Cimicifuga foetida* L. 的干燥根茎。药材依次称"关升麻""北升麻"和"西升麻"。前两者主产东北、河北等地;后者主产四川、陕西等地。秋季采挖,除去泥沙,晒至须根干时,燎去或除去须根,晒干。

【性状鉴别】 ①为不规则的长块状或结节状,多分枝,长 10~20cm,直径 2~4cm。②表面黑褐色或棕褐色,上面有数个圆形、空洞状的茎基痕,洞内壁显网状沟纹,下面凹凸不平,具须根痕。③体轻,质坚硬,不易折断,断面不平坦,有裂隙,纤维性,黄绿色或淡黄白色。④气微,味微苦而涩。以个大、质坚、外皮黑褐色、断面黄绿色、无须根者为佳(图 2-46)。

图 2-46 升麻原植物及药材图
1.原植物(大三叶升麻) 2.个子药材 3.饮片

【成分】 含异阿魏酸、阿魏酸、升麻醇等。按 HPLC 法测定,本品含异阿魏酸($C_{10}H_{10}O_4$)不得少于 0.10%。

$$阿魏酸$$

【功能主治】 发表透疹,清热解毒,升举阳气。主治风热头痛、口疮、咽喉肿痛等。用量 3~9g。

知识链接

升麻伪品及其鉴别

主要有：①同属植物单穗升麻 *Cimicifuga simplex* Wormsk. 的根茎。根茎较小，表面棕黑色或棕黄色，下面有多数须根及根痕。②菊科植物华麻花头 *Serratula chinensis* S. Moore 的根。呈圆柱形，稍扭曲，表面灰黄色或浅灰色；质脆，易折断，断面浅棕色或灰白色。③虎耳草科植物落新妇 *Astilbe chinensis*（Maxim.）Franch. et Sav. 的根茎，称"红升麻"。呈不规则长块状，有数个圆形茎痕，表面棕色或黑棕色，有多数须根痕及棕黄色绒毛；断面白色，微带红色；含矮茶素。

天葵子（Semiaquilegiae Radix）

为毛茛科植物天葵 *Semiaquilegia adoxoides*（DC.）Makino 的干燥块根。主产江苏等地。夏初采挖，洗净，干燥，除去须根。

【性状鉴别】　①呈不规则短柱状、纺锤状或块状，略弯曲，长 1~3cm，直径 0.5~1cm。②表面暗褐色至灰黑色，具不规则的皱纹及须根或须根痕；顶端常有茎叶残基，外被数层黄褐色鞘状鳞片。③质较软，易折断，断面皮部类白色，木部黄白色或黄棕色，略呈放射状。④气微，味甘、微苦辛（图 2-47）。

图 2-47　天葵子原植物及药材图
1. 原植物　2. 药材

【成分】　含生物碱、内酯、香豆素、酚性成分及氨基酸等。
【功能主治】　清热解毒，消肿散结。主治痈肿疔疮、乳痈等。用量 9~15g。

防己（Stephaniae Tetrandrae Radix）

为防己科植物粉防己 *Stephania tetrandra* S. Moore 的干燥根。主产浙江、安徽等地。秋季采挖，洗净，除去粗皮，晒至半干，切段，个大者再纵切，干燥。

【性状鉴别】　①呈不规则圆柱形、半圆柱形或块状，多弯曲；长 5~10cm，直径

1~5cm。②表面淡灰黄色,在弯曲处常有深陷横沟而成结节状的瘤块样。③体重,质坚实,断面平坦,灰白色,富粉性,有排列较稀疏的放射状纹理,习称"车轮纹"。④气微,味苦。以质坚实、粉性足、去净外皮、苦味浓者为佳(图 2-48)。

图 2-48　防己药材图
1. 个子药材　2. 饮片

【成分】　含生物碱、黄酮苷、酚类、有机酸、挥发油等。生物碱主要为粉防己碱、防己诺林碱、去甲基粉防己碱、轮环藤酚碱等。按 HPLC 法测定,本品含粉防己碱($C_{38}H_{42}N_2O_6$)和防己诺林碱($C_{37}H_{40}N_2O_6$)的总量不得少于 1.6%。

粉防己碱　　　　　　　　　　防己诺林碱

【功能主治】　祛风止痛,利水消肿。主治风湿痹痛、水肿脚气等。用量 5~10g。

【附药】　广防己:马兜铃科植物广防己 *Aristolochia fangchi* Y. C. Wu ex L. D. Chou et S. M. Hwang 的根,因含肾毒性成分马兜铃酸,《中国药典》已不再收载使用,应注意鉴别。呈圆柱形或半圆柱形,略弯曲;表面灰棕色,粗糙,有纵沟纹,除去粗皮的呈淡黄色;体重,质坚实,不易折断,断面类白色,粉性,有灰棕色与类白色相间连续排列的放射状纹理,习称"车轮纹";气微,味苦。

知识链接

防己混用品及其鉴别

主要有:①防己科植物木防己 *Cocculus trilobus* (Thunb.) DC. 的根。呈圆柱形,屈曲不直,表面黑褐色;质较坚硬,不易折断;断面黄白色,无粉质。含木防己碱、异木防己碱、木兰碱等。②防己科植物秤钩风 *Diploclisia affinis* (Oliv.) Diels 的根及老茎,称"湘防己"。根横切面镜检,有 2~7 轮同心性异型维管束。

北豆根(Menispermi Rhizoma)

为防己科植物蝙蝠葛 *Menispermum dauricum* DC. 的干燥根茎。主产东北、河北、山东等地。春秋二季采挖,除去茎叶、须根及泥沙,干燥。

【**性状鉴别**】　①呈细长圆柱形,弯曲,有分枝,长可达 50cm,直径 0.3~0.8cm。②表面黄棕色至暗棕色,多有弯曲的细根、并可见突起的根痕及纵皱纹,外皮易剥落。③质韧,不易折断,断面不整齐,纤维性,木部淡黄色,呈放射状排列,中心有髓。④气微,味苦。以粗壮、杂质少(不得超过 5%)、味苦者为佳(图 2-49)。

图 2-49　北豆根药材图
1. 个子药材　2.饮片

【**显微鉴别**】　横切面:①表皮细胞一列,外被棕黄色角质层。②木栓层为数列细胞。③皮层较宽,老的根茎有石细胞散在。④中柱鞘纤维排成新月形。⑤维管束外韧型,环列,束间形成层不明显;木质部由导管、管胞、木纤维及木薄壁细胞组成,均木化。⑥中央有髓。⑦薄壁细胞含淀粉粒及细小草酸钙结晶(图 2-50)。

【**成分**】　含北豆根碱、去甲北豆根碱、异去甲北豆根碱、北豆根酚碱等。

【**功能主治**】　清热解毒,祛风止痛。主治咽喉肿痛、风湿痹痛等。用量 3~9g。

图 2-50　北豆根横切面简图

1. 表皮　2. 木栓层　3. 皮层　4. 中柱鞘纤维　5. 射线　6. 韧皮部
7. 形成层　8. 木质部　9. 髓　10. 石细胞

金果榄（Tinosporae Radix）

为防己科植物青牛胆 *Tinospora sagittata*（Oliv.）Gagnep. 或金果榄 *Tinospora capillipes* Gagnep. 的干燥块根。秋冬二季采挖，除去须根，洗净，晒干。

【性状鉴别】 ①呈不规则圆块状，长 5~10cm，直径 3~6cm。②表面棕黄色或淡褐色，粗糙不平，有深皱纹。③质坚硬，不易击碎、破开，横断面淡黄白色，导管束略呈放射状排列，色较深。④气微，味苦。以个大、断面淡黄白色、坚实者佳（图 2-51）。

图 2-51　金果榄原植物及药材图
1. 原植物（金果榄）　2. 药材

【成分】 含掌叶防己碱、咖伦宾等。

【功能主治】 清热解毒，利咽，止痛。用于咽喉肿痛，痈疽疔毒等。用量 3~9g。

乌药（Linderae Radix）

为樟科植物乌药 *Lindera aggregata*（Sims）Kosterm. 的干燥块根。主产于浙江、安徽、江苏、陕西等地。全年均可采挖,除去细根,洗净,趁鲜切片,晒干;或直接晒干。

【性状鉴别】　①多呈纺锤状,略弯曲,有的中部收缩成连珠状,称"乌药珠",长6~15cm,直径1~3cm。②表面黄棕色或黄褐色,有纵皱纹及稀疏的细根痕。③质坚硬,切片厚0.2~2mm,切面黄白色或淡黄棕色,射线放射状,可见年轮环纹,中心颜色较深。④气香,味微苦、辛,有清凉感。以个大、质嫩、香气浓者为佳;质老、不呈纺锤状的直根,不可供药用(图2-52)。

图 2-52　乌药药材图
1. 个子药材　2. 饮片

【成分】　含乌药醚内酯、去甲异波尔定、乌药醇、乌药醚、乌药烯等。含乌药醚内酯($C_{15}H_{16}O_4$)不得少于0.030%;含去甲异波尔定($C_{18}H_{19}NO_4$)不得少于0.40%。

乌药醚内酯　　　　去甲异波尔定

【功能主治】　行气止痛,温肾散寒。主治寒凝气滞、胸腹胀痛、遗尿尿频、疝气疼痛、经寒腹痛等。用量6~10g。

延胡索(Corydalis Rhizoma)

为罂粟科植物延胡索 *Corydalis yanhusuo* W. T. Wang 的干燥块茎。主产浙江、湖北等地。夏初茎叶枯萎时采挖,除去须根,洗净,置沸水中煮至恰无白心时,取出,晒干。

【性状鉴别】

1. 药材　①呈不规则扁球形,直径0.5~1.5cm。②表面黄色或黄褐色,有不规则网状皱纹,顶端有略凹陷的茎痕,底部常有疙瘩状凸起,或稍凹陷呈脐状。③质硬而脆,断面黄色,角质样,有蜡样光泽。④气微,味苦。以个大、饱满、质坚实、断面色黄、

图 2-53　延胡索原植物及药材图
1. 原植物　2. 药材

苦味浓者为佳(图 2-53)。

2. 饮片　①延胡索或片:呈不规则的圆形厚片;余同药材。②醋延胡索:形如延胡索或片,全体黄褐色;质较硬;味苦,微具醋香气。

 课堂互动

1. 注意观察标本的外形、断面和气味,除了延胡索,还记得其他"浙八味"是指哪些?
2. 延胡索又名元胡,玄胡索,你知道历史上关于延胡索名称变更传说吗?

【显微鉴别】　粉末绿黄色。①石细胞:淡黄色,类圆形或长圆形,壁较厚,纹孔细密。②下皮厚壁细胞:绿黄色,多角形、类方形或长条形,壁稍弯曲,木化,有的成连珠状增厚,纹孔细密。③导管:多为螺纹导管,少数为网纹导管。④糊化淀粉团块:充满薄壁细胞中,淡黄色或近无色(图 2-54)。

【成分】　含多种生物碱。延胡索乙素为主要镇痛、镇静成分;去氢延胡索甲素对胃及十二指肠溃疡有效。按 HPLC 法测定,本品含延胡索乙素($C_{21}H_{25}NO_4$),药材不得少于 0.050%,饮片不得少于 0.040%。

图 2-54　延胡索粉末图
1. 石细胞　2. 下皮厚壁细胞　3. 导管
4. 含糊化淀粉粒的薄壁细胞

112

【理化鉴别】　①检查:水分不得过 15.0%(烘干法);总灰分不得过 4.0%。②浸出物:按醇溶性浸出物测定法(热浸法)测定,用稀乙醇作溶剂,不得少于 13.0%。③薄层色谱:以延胡索对照药材、延胡索乙素对照品为对照,进行 TLC 鉴别(表 2-13,图 2-55)。

延胡索乙素

图 2-55　延胡索的 TLC 鉴别
1. 延胡索乙素对照品　2. 对照药材　3~6. 不同产地药材

表 2-13　延胡索的 TLC 鉴别

项目	操作方法
供试品溶液的制备	取本品粉末 1g,加甲醇 50ml,超声处理 30 分钟,滤过,滤液蒸干,残渣加水 10ml 使溶解,加浓氨试液调至碱性,用乙醚振摇提取 3 次,每次 10ml,合并醚液,蒸干,残渣加甲醇 1ml 使溶解,即得
对照药材溶液的制备	取延胡索对照药材 1g,同法制成对照药材溶液
对照品溶液的制备	取延胡索乙素对照品,加甲醇制成每 1ml 含 0.5mg 的溶液,即得
薄层色谱试验	吸取上述三种溶液各 2~3μl,分别点于同一用 1% 氢氧化钠溶液制备的硅胶 G 薄层板上,以甲苯 - 丙酮(9∶2)为展开剂,展开,取出,晾干,置碘缸中熏约 3 分钟后取出,挥尽板上吸附的碘后,置紫外光灯(365nm)下检视
结果判断	供试品色谱中,在与对照药材和对照品色谱相应的位置上,应显相同颜色的荧光斑点

【功能主治】　活血,行气,止痛。用于胸胁、脘腹疼痛,胸痹心痛,跌仆肿痛等。用量 3~10g;研末吞服,一次 1.5~3g。

知识链接

延胡索混伪品及其鉴别

1. 混用品　除上种外,尚有同属多种植物的块茎作元胡或土元胡药用,主要有:①齿瓣延胡索 Corydalis turtschaninovii Bess.:块茎呈不规则球形,表面黄棕色,皱缩。②东北延胡索 Corydalis ambigua Cham. et Schltd. var. amurensis Maxim.:块茎呈球形,内部白色。含多种生物碱,但不含延胡索乙素。以上均非正品。

2. 伪品　①罂粟科植物伏生紫堇(夏天无) Corydalis decumbens (Thunb.) Pers. 的干燥块茎。外表有瘤状突起,切面在紫外光灯下中间显金黄色,外围显蓝紫色(延胡索外表具网状皱纹,切面在紫外光灯下显金黄色)。②薯蓣科植物薯蓣 Dioscorea opposita Thunb. 的珠芽(俗称"余零子"),经蒸或煮、染色而成。呈不规则球形,表面皱缩;放入水中搅拌后水被染成棕黄色,稍静置,可见棕黄色沉淀;断面灰白色至灰褐色,角质,无光泽;味淡,嚼之有粘牙感。粉末中的淀粉粒多为单粒,可见黏液细胞及草酸钙针晶。

夏天无（Corydalis Decumbentis Rhizoma）

为罂粟科植物伏生紫堇 Corydalis decumbens (Thunb.) Pers. 的干燥块茎。主产湖南、江西等地。春季或初夏出苗后采挖,除去茎、叶及须根,洗净,干燥。

【性状鉴别】　①呈类球形、长圆形或不规则块状,长 0.5~3cm,直径 0.5~2.5cm。②表面灰黄色、暗绿色或黑褐色,有瘤状突起和不明显的细皱纹,顶端钝圆,可见茎痕,四周有淡黄色点状叶痕及须根痕。③质硬,断面黄白色或黄色,颗粒状或角质样,有的略带粉性。④气微,味苦。以个大、质硬、断面黄白色者为佳(图 2-56)。

图 2-56　夏天无原植物及药材图
1. 原植物　2. 药材

【成分】　含原阿片碱、盐酸巴马汀、延胡索乙素及夏天无碱等。含原阿片碱（$C_{20}H_{19}NO_5$）不得少于 0.30%,含盐酸巴马汀（$C_{21}H_{22}NO_4 \cdot HCl$）不得少于 0.080%。

【功能主治】　活血止痛,舒筋活络,祛风除湿。用于中风偏瘫,头痛,跌仆损伤,风湿痹痛,腰腿疼痛。用量 6~12g。

原阿片碱　　　　　　　　　　　　盐酸巴马汀

板蓝根 (Isatidis Radix)

为十字花科植物菘蓝 *Isatis indigotica* Fort. 的干燥根。主产河北、江苏等地。秋季采挖,除去泥沙,晒干。

【性状鉴别】　①呈圆柱形,稍扭曲;长 10~20cm,直径 0.5~1cm;根头部略膨大,可见轮状排列的叶柄残基和密集的疣状突起。②表面淡灰黄色或淡棕黄色,有纵皱纹、横长皮孔样突起及支根痕。③体实,质略软,断面皮部黄白色,木部黄色,习称"金心玉栏"。④气微,味微甜后苦涩。以条长、粗大、体实、味浓者为佳(图 2-57)。

图 2-57　板蓝根原植物及药材图
1. 原植物　2. 个子药材　3. 饮片

【成分】　含 (R,S)- 告依春(为抗病毒有效成分)、芥子苷、靛蓝、靛玉红、腺苷及多种氨基酸。药材含 (R,S)- 告依春 (C_5H_7NOS) 不得少于 0.020%。

【功能主治】　清热解毒,凉血利咽。主治温疫时毒、发热咽痛、温毒发斑、痄腮、烂喉丹痧、瘟疫、痈肿等。用量 9~15g。

(R,S)- 告依春

【附药】　南板蓝根:为爵床科植物马蓝 *Baphicacanthus cusia* (Nees) Bremek. 的根茎及根。根茎呈类圆形,多弯曲,有分枝;表面灰棕色,节膨大,节上长有细根或茎残基,外皮易剥落,蓝灰色;质硬而脆,断面皮部蓝灰色,木部灰蓝色至淡黄褐色,中央有髓;根粗细不一,弯曲有分枝;气微,味淡。根茎横切面薄壁细胞中含有椭圆形的钟乳体。

115

板蓝根伪品及其鉴别

主要有以下几种：①大青：马鞭草科植物路边青 *Clerodendrum cyrtophyllum* Turcz. 的干燥根。根茎不明显；根呈圆柱形，弯曲结节状，长短不等；表面土黄色至棕黄色，具多数须根痕，有纵皱纹；质坚硬，不易折断，断面淡黄白色，皮部薄，木部宽，呈放射状纹理；气微，味淡。②球花马蓝：爵床科植物球花马蓝 *Strobilanthes pentstemonoides*（Nees）T. Anders. 的干燥根和根茎。根茎表面淡灰棕色，节膨大呈关节状；质硬，断面灰白色，中央有白色的髓；气微，味淡。③疏花马蓝：爵床科植物疏花马蓝 *Strobilanthes divaricatus*（Nees）T. Anders. 的干燥根和根茎。根茎表面灰棕或灰棕黄色，有膨大的节；质硬，断面灰白色，中央有淡棕色的髓；气微，味淡。④广西马蓝：爵床科植物广西马蓝 *Strobilanthes guangxiensis* S. Z. Huang. 的干燥根和根茎。根茎表面灰棕色，有膨大的节；质硬，断面淡黄色，中央有白色的髓；气微，味淡。

红景天（Rhodiolae Crenulatae Radix et Rhizoma）

为景天科植物大花红景天 *Rhodiola crenulata*（Hook. f. et Thoms.）H.Ohba 的干燥根及根茎。主产西藏、四川等地。秋季花茎凋萎后采挖，除去粗皮，洗净，晒干。

【性状鉴别】 ①根茎呈粗短圆柱形，略弯曲，少数有分枝；表面棕色或褐色，粗糙有褶皱，剥开外表皮有一层膜质黄色表皮且具粉红色花纹；宿存部分有老花茎，花茎基部被三角形或卵形膜质鳞片；节间不规则，断面粉红色至紫红色，有一环纹，质轻、疏松。②主根圆柱形，粗短，侧根细长，断面橙红色或紫红色，有时具裂隙。③气芳香，味微苦涩，后甜。以粗大、身干、气味浓厚、杂质少者为佳(图 2-58)。

0   2cm

图 2-58 红景天原植物及药材图
1. 原植物 2. 药材

【成分】 含红景天苷、酪醇、黄酮类、香豆素类、挥发油类、氨基酸类、维生素类及多种微量元素等。药材含红景天苷（$C_{14}H_{20}O_7$）不得少于 0.50%。

【功能主治】 益气活血，通脉平喘。主治气虚血瘀，胸痹心痛，中风偏瘫，倦怠气喘。用量 3~6g。

地榆（Sanguisorbae Radix）

为蔷薇科植物地榆 *Sanguisorba officinalis* L. 或长叶地榆 *Sanguisorba officinalis* L. var. *longifolia*（Bert.）Yü et Li 的干燥根。前者主产东北、内蒙古等地；后者主产安徽、浙江等地，习称"绵地榆"。春季将发芽时或秋季植株枯萎后采挖，除去须根，洗净，干燥；或趁鲜切片，干燥。

【性状鉴别】　①地榆：呈不规则纺锤形或圆柱形，稍弯曲；表面灰褐色至暗棕色，粗糙，有纵纹；质硬，断面较平坦，粉红色或淡黄色，木部略呈放射状排列；气微，味微苦涩。②绵地榆：呈长圆柱形，稍弯曲，着生于短粗的根茎上；表面红棕色或棕紫色，有细纵纹；质坚韧，断面黄棕色或红棕色，皮部有多数黄白色至黄棕色绵状纤维；气微，味微苦涩。均以条粗、质硬、断面色红者为佳（图 2-59）。

图 2-59　地榆原植物及药材图
1.地榆原植物　2.长叶地榆原植物　3.个子药材　4.饮片

【成分】　含鞣质及二萜苷类成分。鞣质主为地榆素、没食子酸、儿茶素等。本品含鞣质不得少于 8.0%；含没食子酸（$C_7H_6O_5$）不得少于 1.0%。

【功能主治】　凉血止血，解毒敛疮。主治便血、痔血、痈肿疮毒等。用量 9~15g。

苦参（Sophorae Flavescentis Radix）

为豆科植物苦参 *Sophora flavescens* Ait. 的干燥根。主产山西、河南等地。春秋二季采挖，除去根头及小支根，洗净，干燥；或趁鲜切片，干燥。

【性状鉴别】　①呈长圆柱形，下部常有分枝，长 10~30cm，直径 1~6.5cm。②表面灰棕色或棕黄色，有纵皱纹及横长皮孔样突起，外皮薄，多破裂反卷，易剥落，剥落处显黄色，光滑。③质硬，不易折断，断面纤维性，黄白色，具放射状纹理及裂隙，有的具异型维管束呈同心性环列或不规则散在。④气微，味极苦。以条匀、断面色黄白、无须根、苦味浓者为佳（图 2-60）。

图 2-60　苦参原植物及药材图
1. 原植物　2. 药材

【显微鉴别】　粉末淡黄色。①纤维：壁甚厚，胞腔线形，纤维束周围的细胞中含草酸钙方晶，形成晶纤维。②草酸钙方晶：呈类双锥形、菱形或多面形。③导管：多为具缘纹孔导管。④木栓细胞：横断面观呈扁长方形，细胞壁微弯曲；表面观呈类多角形，平周壁表面有不规则细裂纹，垂周壁有纹孔呈断续状。⑤薄壁细胞：呈类圆形或类长方形，壁稍厚，有的呈不均匀连珠状，纹孔大小不一，有的集成纹孔域，有的胞腔内含细小针晶。⑥石细胞：类长方形。⑦淀粉粒：单粒类圆形或长圆形，脐点裂缝状，大粒层纹隐约可见；复粒由 2~12 分粒组成（图 2-61）。

图 2-61　苦参粉末图
1. 纤维及晶纤维　2. 草酸钙方晶　3. 导管　4. 木栓细胞
5. 薄壁细胞　6. 石细胞　7. 淀粉粒

【成分】　含苦参碱、氧化苦参碱、槐定碱、黄酮类等。含苦参碱（$C_{15}H_{24}N_2O$）和氧化苦参碱（$C_{15}H_{24}N_2O_2$）的总量，药材不得少于 1.2%；饮片不得少于 1.0%。

苦参碱　　　　　　　　氧化苦参碱

【理化鉴别】　取本品横切片,加氢氧化钠试液数滴,栓皮即呈橙红色,渐变为血红色,久置不消失,木质部不呈颜色反应（检查色素）。

【功能主治】　清热燥湿,杀虫,利尿。主治热痢、便血、黄疸尿闭、赤白带下、阴肿阴痒、湿疹等;外治滴虫性阴道炎。用量 4.5~9g。不宜与藜芦同用。

山豆根（Sophorae Tonkinensis Radix et Rhizoma）

为豆科植物越南槐 *Sophora tonkinensis* Gagnep. 的干燥根及根茎。主产广西、广东,习称"广豆根"。秋季采挖,除去茎叶,洗净泥土,干燥。

【性状鉴别】　①根茎呈不规则结节状,顶端常残存茎基,其下着生根数条,根呈长圆柱形,常有分枝,长短不等,直径 0.7~1.5cm。②表面棕色至棕褐色,有不规则的纵皱纹及横长皮孔样突起。③质坚硬,难折断,断面皮部浅棕色,木部淡黄色。④有豆腥气,味极苦。以条粗壮、外色棕褐、质坚、气味浓者为佳（图 2-62）。

1　　　　　　　2　　　0　　2cm　　　3

图 2-62　山豆根药材图
1.新鲜药材　2.个子药材　3.饮片

【显微鉴别】　横切面:①木栓层为数列细胞。②栓内层有纤维束散在,其外侧的 1~2 列细胞常含草酸钙方晶,断续排列成含晶细胞环,含晶细胞的壁常木化增厚。③韧皮部散有纤维束。④形成层成环,束间形成层不明显。⑤木质部发达,导管单个或2至数个成群,木纤维成束散在。⑥薄壁细胞含淀粉粒,少数含草酸钙方晶(图2-63)。

【成分】　含苦参碱、氧化苦参碱、安那吉碱、槐果碱及黄酮类成分。按HPLC法测定,本品含苦参碱和氧化苦参碱的总量,药材不得少于0.70%;饮片不得少于0.60%。

【功能主治】　清热解毒,消肿利咽。主治火毒蕴结,乳蛾喉痹,咽喉肿痛,牙龈肿痛,口舌生疮。用量3~6g。

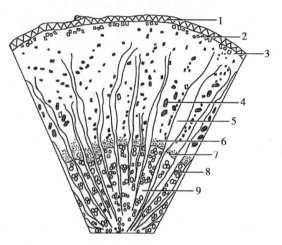

图2-63　山豆根(根)横切面简图
1. 木栓层　2. 草酸钙方晶　3. 皮层　4. 纤维　5. 射线
6. 韧皮部　7. 形成层　8. 导管　9. 木质部

知识链接

山豆根混用品及其鉴别

山豆根与北豆根均有"豆根"之名和治疗咽喉肿痛的功效而易混淆应用,也曾有将滇豆根、土豆根作山豆根使用的情况,应注意鉴别。①滇豆根:为毛茛科植物单叶升麻(铁破锣)*Beesia calthaefolia*(Maxim.)Ulbr. 的干燥根茎。切面黄棕色,呈蜡样光泽;气微,味苦辛。功能祛风,清热,解毒。②土豆根:为豆科植物华东木蓝*Indigofera fortunei*Craib、花木蓝*Indigofera kirilowii* Maxim. ex Palibin. 等同属多种植物根及根茎。切面皮部黄白色或浅黄棕色,黄色木部与浅黄色射线相间排列呈辐射状;气微,味微苦。功能清热利咽,解毒,通便。

葛根(Puerariae Lobatae Radix)

为豆科植物野葛 *Pueraria lobata*(Willd.)Ohwi 的干燥根,习称"野葛"。主产湖南、河南等地。秋冬二季采挖,趁鲜切厚片或小块,干燥。

【性状鉴别】　①多为纵切的长方形厚片或小方块,完整者呈长圆柱形或长纺锤形,长5~35cm,厚0.5~1cm。②外皮淡棕色至棕色,有纵皱纹,粗糙,切面黄白色至淡黄棕色,有的纹理明显。③质韧,纤维性强;纵切面有由纤维形成的纵条纹;横切面可见棕色同心性环纹。④气微,味微甜。以块大、质坚实、色白、粉性足、纤维少者为佳(图2-64)。

【显微鉴别】　粉末淡棕色。①纤维:多成束,壁厚,木化,周围细胞大多含草酸钙方晶,形成晶纤维,含晶细胞的壁木化增厚。②石细胞:类圆形或多角形。③具缘纹孔导管:纹孔呈六角形或椭圆形,排列紧密。④淀粉粒:单粒球形,脐点点状、裂缝状或星状,复粒由2~10分粒组成。此外,尚有木栓细胞、木薄壁细胞和色素块等(图2-65)。

【成分】　含葛根素、黄豆苷、黄豆苷元、β-谷甾醇、6,7-二甲氧基香豆素、氨基酸等。本品含葛根素($C_{21}H_{20}O_9$)不得少于2.4%。

图 2-64　葛根原植物及药材图

1. 原植物　2. 个子药材　3. 葛根片　4. 葛根块

图 2-65　葛根（野葛）粉末图

1. 纤维及晶纤维　2. 石细胞　3. 草酸钙方晶
4. 导管　5. 淀粉粒　6. 木栓细胞　7. 色素块

葛根素

【功能主治】　解肌退热,生津止渴,透疹,升阳止泻,通经活络,解酒毒。主治外感发热头痛、项背强痛、消渴、麻疹不透等。用量 10~15g。

【附药】

1. 葛花　为野葛未全开放的花,含多种黄酮类成分。功能解酒毒,止渴。

2. 粉葛　为豆科植物甘葛藤 *Pueraria thomsonii* Benth. 的干燥根。主产广西、广东等地。秋冬二季采挖,除去外皮,稍干,截段或再纵切两半或斜切成厚片,干燥。呈圆柱形、类纺锤形或半圆柱形;有的为纵切或斜切的厚片;表面黄白色或淡棕色;体重,质硬,富粉性;横切面可见由纤维形成的浅棕色同心性环纹,纵切面可见纤维形成的数条纵纹;气微,味微甜。本品含葛根素不得少于0.30%。因粉葛与野葛成分含量差异较大,故《中国药典》将粉葛单列(图2-66)。

图2-66　粉葛药材图

甘草(Glycyrrhizae Radix et Rhizoma)

为豆科植物甘草 *Glycyrrhiza uralensis* Fisch.、胀果甘草 *Glycyrrhiza inflata* Bat. 或光果甘草 *Glycyrrhiza glabra* L. 的干燥根及根茎(图2-67)。主产内蒙古、新疆、甘肃等地。春秋二季采挖,除去须根,晒干。

图2-67　甘草原植物及药材图
1. 原植物　2. 药材(A. 个子药材　B. 饮片)

【性状鉴别】

1. 药材　①甘草(图 2-67):根呈圆柱形,长 25~100cm,直径 0.6~3.5cm;外皮松紧不一,表面红棕色或灰棕色,有显著的纵皱纹、沟纹、皮孔及稀疏的细根痕;根茎呈圆柱形,表面有芽痕。质坚实,断面略显纤维性,黄白色,粉性,具明显的形成层环纹及放射状纹理,有的有裂隙;根茎断面中央有髓;气微,味甜而特殊。②胀果甘草:根及根茎木质粗壮,有的分枝,表面灰棕色或灰褐色,外皮粗糙;质坚硬,木纤维多,粉性小;根茎不定芽多而粗大。③光果甘草:根及根茎质地较坚实,有的分枝,表面灰棕色,外皮不粗糙;皮孔细小而不明显。均以外皮细紧、色红棕、质坚实、断面黄白色、粉性足、甜味浓者为佳。

2. 饮片　①甘草片:为类圆形或椭圆形切片,余同药材。②炙甘草:形同甘草片,表面红棕色或灰棕色,微有光泽,切面黄色至深黄色;质稍黏;具焦香气(图 2-68)。

图 2-68　甘草饮片图
1. 甘草片　2. 炙甘草

【显微鉴别】

1. 横切面　①木栓层为数列棕色细胞。栓内层较窄。②韧皮部射线宽广,多弯曲,常现裂隙;纤维多成束,非木化或微木化,周围薄壁细胞常含草酸钙方晶;筛管群常因压缩而变形。③束中形成层明显。木质部射线宽 3~5 列细胞;④导管较多,木纤维成束,周围薄壁细胞亦含草酸钙方晶。⑤根中心无髓;根茎中心有髓(图 2-69)。

图 2-69　甘草根横切面简图
1. 木栓层　2. 草酸钙方晶　3. 裂隙　4. 韧皮纤维束　5. 韧皮射线
6. 韧皮部　7. 形成层　8. 导管　9. 木射线　10. 木纤维束

2. 粉末　淡棕黄色。①纤维及晶纤维:纤维成束,壁厚,微木化,周围薄壁细胞含草酸钙方晶,形成晶纤维;草酸钙方晶多见。②导管:具缘纹孔导管较大,稀有网纹导管。③木栓细胞:多角形或长方形,红棕色,微木化。④淀粉粒:多为单粒,卵圆形或椭圆形,脐点点状。⑤棕色块状物:形状不一(图2-70)。

图 2-70　甘草粉末图
1.纤维及草酸钙晶体　2.导管　3.草酸钙方晶　4.淀粉粒　5.木栓细胞

【成分】　含甘草甜素(甘草酸的钾、钙盐,为甘草的甜味成分,甘草酸水解得二分子葡萄糖醛酸和一分子甘草次酸)、甘草苷、甘草苷元、异甘草苷、异甘草苷元等。本品含甘草酸($C_{42}H_{62}O_{16}$),药材不得少于2.0%,饮片不得少于1.8%,炙甘草不得少于1.0%;含甘草苷($C_{21}H_{22}O_9$)药材不得少于0.50%,饮片不得少于0.45%,炙甘草不得少于0.50%。

甘草酸　　　　　　　　　　　　　甘草苷

【功能主治】　补脾益气,清热解毒,祛痰止咳,缓急止痛,调和诸药。主治脾胃虚弱、心悸气短、咳嗽痰多、痈肿疮毒等。用量2~10g。不宜与海藻、京大戟、红大戟、甘遂、芫花同用。

黄芪（Astragali Radix）

为豆科植物蒙古黄芪 *Astragalus membranaceus*（Fisch.）Bge. var. *mongholicus*（Bge.）Hsiao 或膜荚黄芪 *Astragalus membranaceus*（Fisch.）Bge. 的干燥根（图 2-71）。主产山西、内蒙古等地。春秋二季采挖，除去须根及根头，晒干。

图 2-71　黄芪原植物图
1.蒙古黄芪　2.膜荚黄芪

【性状鉴别】

1. 药材　①呈圆柱形，偶有分枝，上粗下细，长 30~90cm，直径 1~3.5cm。②表面淡棕黄色或淡棕褐色，有不规则纵皱纹或纵沟。③质硬而韧，不易折断，断面纤维性强，并显粉性；皮部黄白色，木部淡黄色（习称"金井玉栏"）；有放射状纹理及裂隙；老根中心偶呈枯朽状，黑褐色或呈空洞。④气微，味微甜，嚼之有豆腥味。以条粗长、质韧、断面色黄白、无黑心及空洞、粉性足、味甜者为佳（图 2-72）。

黄芪 - 中药鉴定常用术语"金井玉栏"

0　　　　　5cm

图 2-72　黄芪（蒙古黄芪）药材图
1.个子药材　2.饮片

2. 饮片　①黄芪片：呈类圆形或椭圆形的厚片，外表皮黄白色至淡棕褐色，余同药材。②炙黄芪：形如黄芪片；外表浅棕黄色或棕褐色，略有光泽；具蜜香气；味甜，略带黏性，嚼之微有豆腥味（图 2-73）。

图 2-73　黄芪饮片图
A.黄芪片　B.炙黄芪

【显微鉴别】

1. 横切面　①木栓层细胞数列,栓内层为 3~5 列厚角细胞。②韧皮部射线外侧常弯曲,有裂隙;纤维成束,壁厚,木化或微木化,与筛管群交互排列;近栓内层处有时可见石细胞。③形成层成环。④木质部导管单个散在或 2~3 个成群,导管间有木纤维,射线中有时可见石细胞。⑤薄壁细胞含淀粉粒(图 2-74)。

2. 粉末　黄白色。①纤维:成束或散离,壁厚,表面有纵裂纹,初生壁常与次生壁分离,孔沟不明显,两端常断裂成须状或较平截。②具缘纹孔导管:无色或橙黄色,具缘纹孔排列紧密。③石细胞:少见,圆形、长圆形或不规则形,壁较厚。

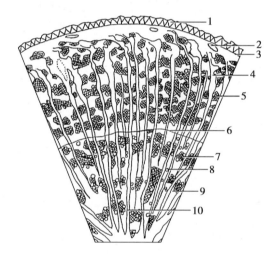

图 2-74　黄芪(蒙古黄芪)横切面简图
1. 木栓层　2. 管状木栓组织　3. 栓内层
4. 韧皮射线　5. 韧皮纤维束　6. 形成层
7. 木纤维束　8. 导管　9. 木质部　10. 木射线

④木栓细胞:表面观类多角形或类方形,垂周壁薄,有的细胞壁波状弯曲。⑤淀粉粒:单粒类圆形、椭圆形或类肾形;复粒由 2~4 分粒组成(图 2-75)。

【成分】　含黄芪甲苷、毛蕊异黄酮苷、黄芪多糖、槲皮素、微量元素等。按 HPLC 法测定,含黄芪甲苷($C_{41}H_{68}O_{14}$),药材不得少于 0.040%,炙黄芪不得少于 0.030%;含毛蕊异黄酮苷($C_{22}H_{22}O_{10}$)不得少于 0.020%。

【功能主治】　补气升阳,固表止汗,利水消肿,生津养血,行滞通痹,托毒排脓,敛疮生肌。主治气虚乏力,食少便溏,中气下陷,久泻脱肛,便血崩漏,表虚自汗,气虚水肿,内热消渴,血虚萎黄,半身不遂,痹痛麻木,痈疽难溃,久溃不敛。炙黄芪长于益气补中;用于气虚乏力,食少便溏。用量 9~30g。

图 2-75　黄芪(蒙古黄芪)粉末图

1.纤维　2.导管　3.木栓细胞　4.石细胞　5.淀粉粒

黄芪甲苷

毛蕊异黄酮苷

知识链接

黄芪习用品与伪品

1. **习用品** 下列同属多种植物的根,部分地区习作黄芪药用:①金翼黄芪 *Astragalus chrysopterus* Bge.,产河北、青海等地,称为"小黄芪"或"小白芪"。根细小,直径 0.5~1cm,上部有细密环纹。②多花黄芪 *Astragalus floridus* Benth. ex Bunge,产四川、西藏等地。表面灰棕色;断面皮部淡黄色,木部淡棕黄色,有棕色形成层环;味淡,微涩。③梭果黄芪 *Astragalus ernestii* Comb.,产四川。根表面淡棕色或灰棕色;断面皮部乳白色或淡黄白色,木部淡棕黄色;质硬而稍韧,味淡。④塘谷耳黄芪 *Astragalus tongolensis* Ulbr.,产甘肃、青海,称为"白大芪"或"马芪"。根圆柱形,表面灰棕色至灰褐色,有纵皱纹,栓皮剥落处有棕褐色疤痕;断面粗纤维状,淡棕色,有棕色形成层环;味甜。

2. **伪品** ①豆科植物锦鸡儿 *Caragana sinica* (Buchoz) Rehd 的根。根圆柱形,表面有棕色的残存皮孔;断面皮部淡黄色,木部淡黄棕色;质脆,断面纤维状;气微,味淡。②锦葵科植物圆叶锦葵 *Malva rotundifolia* L.、欧蜀葵 *Althaea officinalis* L.、蜀葵 *Althaea rosea* Cav. 等的根,嚼之味淡,有黏滑感,无豆腥味,可与正品区别。

【附药】 红芪:为豆科植物多序岩黄芪 *Hedysarum polybotrys* Hand.-Mazz. 的干燥根。主产甘肃。呈圆柱形,少有分枝,上端略粗;表面灰红棕色,具纵皱纹、横长皮孔样突起及少数支根痕,栓皮易剥落,剥落处淡黄色;质硬而韧,不易折断,断面纤维性,显粉性,皮部黄白色,木部淡黄棕色,射线放射状,形成层环呈浅棕色;气微,味微甜,嚼之有豆腥味。本品粉末黄棕色。纤维成束,壁厚,微木化,周围细胞含草酸钙方晶,形成晶纤维,含晶细胞壁不均匀增厚。性味功能同黄芪。

远志(Polygalae Radix)

为远志科植物远志 *Polygala tenuifolia* Willd. 或卵叶远志 *Polygala sibirica* L. 的干燥根。主产山西、陕西等地。春秋二季采挖,除去须根及泥土,晒干。

【性状鉴别】

1. **药材** ①呈圆柱形,略弯曲,长 3~15cm,直径 0.3~0.8cm。②表面灰黄色至灰棕色,有密而深陷的横皱纹、纵皱纹及裂纹;老根的横皱纹较密更深陷,略呈结节状。③质硬而脆,易折断,断面皮部棕黄色,木部黄白色,皮部易与木部剥离。④气微,味苦、微辛,嚼之有刺喉感。以条粗、肉厚、气味浓者为佳(图 2-76)。

2. **制远志** 为净远志与甘草煎液(每 100kg 远志,用甘草 6kg)共煮至汤吸尽、干燥而得。表面黄棕色,味微甜。

【显微鉴别】 根皮横切面:①木栓层为 10 余列细胞。②栓内层为 20 余列薄壁细胞,有切向裂隙。③韧皮部较宽广,有径向裂隙。④木质部发达,均木化,射线宽 1~3 列细胞。⑤薄壁细胞多含脂肪油滴、草酸钙簇晶及方晶(图 2-77)。

【成分】 含多种三萜类皂苷,主要为远志皂苷 A~G,以皮部含量最多。

【功能主治】 安神益智,交通心肾,祛痰,消肿。主治心肾不交引起的失眠多梦、健忘惊悸、神志恍惚、咳痰不爽、疮疡肿毒等。用量 3~10g。

0　　　　2cm

图 2-76　远志药材图
1.原植物　2.药材

图 2-77　远志(根皮)横切面简图
1.木栓层　2.皮层　3.裂隙　4.韧皮部　5.形成层　6.韧皮射线

甘遂 (Kansui Radix)

为大戟科植物甘遂 *Euphorbia kansui* T. N. Liou ex T. P. Wang 的干燥块根。主产陕西、河南等地。春季开花前或秋末茎叶枯萎后采挖,撞去外皮,晒干。

【性状鉴别】

1. 药材　①呈椭圆形、长圆柱形或连珠形。②表面类白色或黄白色,凹陷处常有未去净的棕色栓皮残留。③质脆,易折断,断面白色,粉性,木部微显放射状纹理;长圆柱状者纤维性较强。④气微,味微甘而辣。以肥大、色白、粉性足者为佳(图 2-78)。

2. 醋甘遂　呈椭圆形或长圆柱形小段;表面黄色至棕黄色,有的可见焦斑;微有醋香气,味微酸而辣;余同药材。

【成分】　含大戟二烯醇、γ-大戟甾醇、甘遂甾醇、α-大戟甾醇等。按 HPLC 法测定,药材及醋甘遂含大戟二烯醇($C_{30}H_{50}O$)均不得少于 0.12%。

【功能主治】　泻水逐饮,消肿散结。主治水肿胀满、胸腹积水、痰饮积聚、气逆咳喘、痈肿疮毒等。用量 0.5~1.5g,炮制后多入丸、散用;不宜与甘草同用。

图 2-78　甘遂原植物及药材图
1. 原植物　2. 药材

狼毒 (Euphorbiae Ebracteolatae Radix)

为大戟科植物月腺大戟 *Euphorbia ebracteolata* Hayata 或狼毒大戟 *Euphorbia fischeriana* Steud. 的干燥根。前者主产河南、甘肃等地;后者主产东北、河北等地。春秋二季采挖,洗净,切片,晒干。

【性状鉴别】　①月腺大戟:为类圆形或长圆形块片,外皮薄,黄棕色或灰棕色,易剥落而露出黄色皮部;切面黄白色,有黄色不规则大理石样纹理或环纹;质脆,易折断,断面粉性;气微,味微辛。②狼毒大戟:外皮棕黄色,切面有黑褐色纹理或环纹,水浸有黏性,撕开有黏丝(图 2-79)。

【成分】　含黄酮类、萜类、鞣质、香豆素类、木脂素类及甾醇类化合物。

图 2-79　狼毒药材图

【功能主治】　散结,杀虫。主治淋巴结结核、皮癣等。不宜与密陀僧同用。

【附药】　瑞香狼毒:为瑞香科植物瑞香狼毒 *Stellera chamaejasme* L. 的干燥根。呈纺锤形、圆锥形或长圆柱形,稍弯曲,单一或有分枝,长短不等;表面棕色至棕褐色,有扭曲的纵沟及横生隆起的皮孔和侧根痕,栓皮剥落处露出白色柔软纤维;体轻,质韧,不易折断,断面呈纤维状,皮部类白色,木部淡黄色;气微,味微辛。

知识链接

狼毒伪品及其鉴别

天南星科植物海芋 *Alocasia macrorrhiza* (L.) Schott 的干燥根茎。为长椭圆形或长圆形的切片,边缘多卷折,厚 3mm 以下;表面棕黄色或棕褐色;质脆,断面白色或黄白色,粉质。

白蔹(Ampelopsis Radix)

为葡萄科植物白蔹 *Ampelopsis japonica* (Thunb.) Makino 的干燥块根。主产河南、安徽等地。春秋二季采挖,除去泥沙和细根,切成纵瓣或斜片,晒干。

【性状鉴别】　①纵瓣呈长圆形或近纺锤形,长 4~10cm,直径 1~2cm。②切面周边常向内卷曲,中部有一突起的棱线。③外皮红棕色或红褐色,有纵、横皱纹及横长皮孔,易层层脱落,脱落处呈淡红棕色。④斜片呈卵圆形,切面类白色或浅红棕色,可见放射状纹理,周边较厚,微翘起或略弯曲。⑤体轻,质硬脆,易折断,折断时有粉尘飞出。⑥气微,味甘。以块大、断面色粉白、粉质足者为佳(图 2-80)。

图 2-80　白蔹原植物及药材图
1. 原植物　2. 药材饮片

【成分】　含黏液质、淀粉等。

【功能主治】　清热解毒,消痈散结,敛疮生肌。用于痈疽发背、疔疮、瘰疬、烧烫伤等。用量 5~10g。不宜与川乌、制川乌、草乌、制草乌、附子同用。

人参（Ginseng Radix et Rhizoma）

为五加科植物人参 *Panax ginseng* C. A. Mey. 的干燥根和根茎。主产吉林、辽宁、黑龙江等地；韩国、朝鲜和日本有分布。其中，自然生长于深山密林下的，称"野山参"，目前商品已少见；播种在山林野生状态下自然生长的，称"林下山参"或"籽海"；人工栽培的，称"园参"；经保鲜处理，能够较长时间贮藏的，称"保鲜参"；经真空低温冷冻（–25℃）干燥的，称"活性参（冻干参）"。秋季采挖，洗净，晒干或烘干。

知识链接

人参原植物

人参为五加科人参属多年生草本植物。主根圆柱形或纺锤形。茎直立，圆柱形；初生叶为三出复叶，称"三花"；第2年为由五小叶组成的掌状复叶，俗称"巴掌"；3年生为2枚掌状复叶对生，称"二甲子"；4年生为3枚掌状复叶轮生，称"灯台子"；5年生为4枚掌状复叶轮生，称"四匹叶"，5枚、6枚叶掌状复叶轮生者分别称"五匹叶"和"六匹叶"。再以后年限增加叶数却不再增多，成株多具3~6叶；叶柄长，小叶片掌状5出，偶为3出，基部一对小叶片最小，上部三片小叶片几乎相等，长圆状椭圆形、长圆状卵形或近于卵形，先端渐尖；基部楔形，表面绿色，沿叶脉具稀疏刚毛，背面光滑，边缘具细锐锯齿。人参生长3年后开始开花，顶生，小花淡黄绿色，伞形花序。果实为浆果状核果，扁球形，成熟时鲜红色，称"红榔头"；内含半圆形种子2枚（图2-81）。

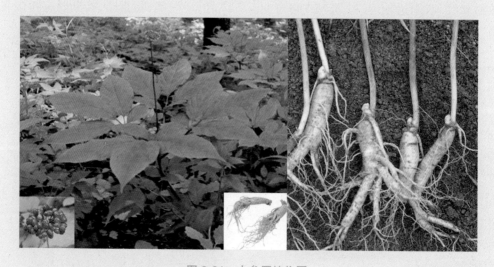

图 2-81　人参原植物图

【性状鉴别】

1. **野山参**　种子常通过鸟类传播繁殖，一直在自然环境下生长，整个生长过程始终无人为干预。传统的野山参鉴别，强调"看五形（芦、体、皮、纹、须），识六体（灵、笨、老、嫩、横、顺）"。曾流行不少口传心授的歌诀，如"芦碗紧密相互生，圆膀圆芦枣核艼。紧皮细纹疙瘩体，须似皮条长又清。珍珠点点缀须上，具此特点野山参。"；"马牙雁脖芦，下伸枣核艼，身短体横灵，环纹深密生，肩膀圆下垂，皮紧细光润，腿短二三个，分裆八字形,须疏根疣密,山参特殊形"。

（1）芦：又称"芦头"，即主根顶端细长部分。每年秋季地上部脱落,在根茎上留下一个茎痕,称"芦碗",其数量随参龄增加而增加。根据形态不同,可分为：①马牙芦：根茎上的茎痕稀疏而大,状如马牙,多在根茎的最上段。②堆花芦：根茎上的茎痕排列紧密,形如堆花,多在根茎中段或上段。③圆芦：根茎下段的茎痕,因生长年久而长平,表面较光滑,多在根茎下段。④雁脖芦：指根茎弯曲,形似雁脖。⑤二节芦：指根茎上端为马牙芦,下段为圆芦,无"堆花芦"。⑥三节芦：根茎上端为马牙芦,中段为"堆花芦",下段为圆芦。典型的野山参为三节芦;有的为二节芦。

（2）艼：即根茎上长出的支根。其中,呈纺锤形,中间粗,两端细,状如枣核者,称"枣核艼"。根茎基部生长的不定根,称"护脖艼";两个不定根对生于根茎两侧,称为"掐脖艼"。典型的野山参有枣核艼,且总是自然下垂。

（3）体：即人参的主根,可分为：①灵体：指主根粗短,呈菱角形（菱角体）或类圆球形（疙瘩体）,体态玲珑,体腿2条,分档自然,须根细长。②横体：指主根短粗,支根2条分档角度大,横向伸展。③顺体：指主根长圆柱形,支根顺直生长,单腿或双腿并拢。④笨体：指主根较长,根形挺直,体态笨拙,支根2条以上,即使有两腿,粗细或长短也不匀称。典型的野山参多为横灵体或疙瘩体,分腿灵活自然。

（4）纹：即主根外表上部的环状横纹。生长年限越久,横纹越多而紧密,可分为：①螺旋纹：横纹密生于主根上部,略呈黑色,纹理细密而深,呈螺旋状。②浮纹：横纹浮浅而稀疏;多见于生长年限短的人参。③断纹：山参经移植后,横纹断开,断续延散到主根下部。典型的野山参有铁线纹,主体与圆芦的连结处常有一圈比较明显的缢缩痕。

（5）皮：即主根的外层表皮。其色泽、老嫩程度与生长年限、地势、坡向、土壤、水分等有关：①老皮：表皮黄褐色,粗糙,无光泽。②嫩皮：表皮鲜嫩而细腻,黄白色而有光泽。③紧皮：表皮细腻,老嫩适中,外皮丰满,内在充实,黄色而无光泽。④锦皮：皮肉质地坚实,外皮紧凑,细腻光滑,黄白色或金黄色,形似锦缎。通常黑土地的皮白而细腻,谓"紧皮细纹";黄土地的皮黄而粗糙,谓"皮老纹深"。

（6）须：即支根上生长的细根。野山参的支根总是自然地过渡为几根细长的须,清疏不乱,长达30~60cm,质地柔韧不易折断,有弹性,习称皮条须,珍珠点明显。

2. 林下山参　又称"林下参"或"籽海"等。生长年限越长,性状特征越接近野山参。其特点为：多具二节芦,无三节芦,芦碗较稀疏;艼细长,多下垂;主根多与根茎近等长或稍短,呈圆柱形、菱角形或人字形,长1~6cm;表面灰黄色,具纵皱纹,上部或中下部有细而浮浅的横环纹,"缢缩痕"不明显;支根多为2~3条,须根少而细长,清晰不乱,有较明显的疣状突起;根茎细长,少数粗短,中上部具稀疏或密集而深陷的茎痕;不定根较细,多下垂。

3. 园参　主根呈纺锤形或圆柱形,长3~15cm,直径1~2cm,表面灰黄色,上部或全体有疏浅断续的粗横纹及明显的纵皱纹,下部有支根2~3条,并着生多数细长的须根,须根上常有不明显的细小疣状突出,根茎（芦头）长1~4cm,直径0.3~1.5cm,多拘挛而弯曲,具不定根（艼）和稀疏的凹窝状茎痕（芦碗）;质较硬,断面淡黄白色,显粉性,形成层环纹棕黄色,皮部有黄棕色的点状树脂道及放射状裂隙;香气特异,味微苦、甘（图2-82）。

图 2-82　人参药材图

1.生晒参　2.红参　3.鲜园参　4.生晒参饮片　5.林下参

4. 人参片　为圆形或类圆形薄片；外表皮灰黄色；切面淡黄白色或类白色，显粉性，形成层环纹棕黄色，皮部有黄棕色的点状树脂道及放射性裂隙；体轻，质脆；香气特异，味微苦、甘。

【显微鉴别】

1. 园参主根横切面　①木栓层为数列细胞，栓内层窄。②韧皮部外侧有裂隙，内侧薄壁细胞排列较紧密，有树脂道散在，内含黄色分泌物。③形成层成环。④木质部射线宽广，导管单个散在或数个相聚，断续排列成放射状，导管旁偶有非木化的纤维。⑤薄壁细胞含草酸钙簇晶(图 2-83)。

图 2-83　人参横切面图

A.简图　B.详图

1.木栓层　2.裂隙　3.树脂道　4.韧皮部　5.形成层
6.木质部　7.草酸钙簇晶　8.射线

2. 园参粉末　淡黄白色。①树脂道碎片:内含黄色块状分泌物。②草酸钙簇晶:直径 20~68μm,棱角锐尖。③木栓细胞(表面观):类方形或多角形,壁细波状弯曲。④导管:多网纹,梯纹,稀螺纹。⑤淀粉粒:甚多,单粒类球形、半圆形或多角形,脐点点状或裂缝状;复粒由 2~6 分粒组成(图 2-84)。

图 2-84　人参粉末图
1. 树脂道　2. 木栓细胞　3. 草酸钙簇晶　4. 淀粉粒　5. 导管

人参主根簇晶的多少与生长年限成正比;木质部导管的数量及辐射状排列的连续程度,随生长年限的增加呈显著增加趋势;均为野山参 > 林下山参 > 园参;淀粉粒的数量则随生长年限的增加呈显著减少的趋势。须根木质部占整体的比例与生长年限成正比,野山参须根的维管束呈明显二原型。野山参、林下山参与园参的显微特征比较见表 2-14。

表 2-14　野山参、林下山参、园参的显微特征比较

规格	显微特征共同点	显微特征区别
野山参	主根木质部导管较多,常数个相聚,连续排列呈辐射状;草酸钙簇晶多;淀粉粒少;须根木质部约占其直径的 1/3 以上	淀粉粒无或偶见;主根草酸钙簇晶极多;须根木质部约占直径的 1/2
林下山参		淀粉粒少;主根草酸钙簇晶多;须根木质部约占直径的 1/3
园参	主根木质部导管较少,单个散在或数个相聚,常断续排列成放射状;草酸钙簇晶少;淀粉粒多;须根木质部小于其直径的 1/3	须根木质部约占其直径的 1/5

【成分】　①三萜皂苷类:主要有人参皂苷 Ro、Ra$_1$、Ra$_2$、Rb$_1$、Rb$_2$、Rb$_3$、Rc、Rd、Re、Rf、Rg$_1$、Rg$_2$、Rg$_3$、Rh 等。②挥发油:β - 榄香烯、人参炔醇等。③人参多糖:水溶性多糖、碱溶性多糖、人参果胶等。④其他:氨基酸类、单糖、双糖、三聚糖、有机酸、

维生素(B_1、B_2、C)及多种无机元素(如铁、锌、铜、钼、铬、铅、镁)等。按 HPLC 法测定,本品药材含人参皂苷 Rg_1($C_{42}H_{72}O_{14}$)和人参皂苷 Re($C_{48}H_{82}O_{18}$)的总量不得少于0.30%;人参皂苷 Rb_1($C_{54}H_{92}O_{23}$)不得少于0.20%;饮片含人参皂苷 Rg_1($C_{42}H_{72}O_{14}$)和人参皂苷 Re($C_{48}H_{82}O_{18}$)的总量不得少于0.27%;人参皂苷 Rb_1($C_{54}H_{92}O_{23}$)不得少于0.18%。

人参皂苷Rg_1

人参皂苷Re

人参皂苷Rb_1

人参二醇

【功能主治】　大补元气,复脉固脱,补脾益肺,生津养血,安神益智。主治体虚欲脱、肢冷脉微、脾虚食少、肺虚喘咳、津伤口渴、气血亏虚、惊悸失眠、阳痿、宫冷等。用量 3~9g,另煎兑服或研粉吞服,一次 2g,一日 2 次。不宜与藜芦、五灵脂同用。

知识拓展

人参的综合利用

①人参花蕾:含七种人参皂苷,含量高于叶和根,主要用其制作饮料。②人参果实:为浆果状核果,果实成熟采收后,搓洗种子时所得的果肉、果汁,统称为"人参果浆",含十种人参皂苷,可用于制造药物、饮料及化妆品。③人参露:在蒸制红参过程中产生的具有芳香气味的蒸汽,经冷凝后回收而得。含人参挥发油及少量的人参皂苷。主要用于生产饮料、酒类及化妆品。④人参糖浆:为加工糖参过程中,经多次浸渍糖参而剩余的浅黄色糖液。含人参多种成分,可直接稀释分装出售,也可作为生产人参糖果的原料。

【附药】

1. 红参　为五加科植物人参 *Panax ginseng* C. A. Mey. 的栽培品经蒸制后的干燥根及根茎。主根呈纺锤形、圆柱形或扁方柱形;表面红棕色,半透明,偶有不透明的暗黄褐色斑块,具纵沟、皱纹及细根痕;上部有时具断续的不明显环纹,下部有 2~3 条扭曲交叉的支根,并带弯曲的须根或仅具须根残迹;根茎(芦头)上有数个凹窝状茎痕(芦碗),有的带有 1~2 条完整或折断的不定根(艼);质硬而脆,折断面平坦,角质样;气微香而特异,味甘、微苦。含人参皂苷 Rg$_1$(C$_{42}$H$_{72}$O$_{14}$)和人参皂苷 Re(C$_{48}$H$_{82}$O$_{18}$)的总量不得少于 0.25%;含人参皂苷 Rb$_1$(C$_{54}$H$_{92}$O$_{23}$)不得少于 0.20%。功能大补元气,复脉固脱,益气摄血。

2. 人参叶 为五加科植物人参 *Panax ginseng* C. A. Mey. 的干燥叶。商品常扎成小把,呈束状或扇状;掌状复叶带有长柄,暗绿色,3~6 枚轮生;小叶 5 枚,偶有 7 枚或 9 枚,呈卵形或倒卵形,基部楔形,先端渐尖,边缘具细锯齿及刚毛,上表面叶脉生刚毛,下表面叶脉隆起;叶纸质,易碎;气清香,味微苦而甘。含多种与人参相同的皂苷类成分。本品含人参皂苷 Rg$_1$ 和人参皂苷 Re 的总量不得少于 2.25%。功能补气、益肺、祛暑、生津;多作为提取人参皂苷的原料。

3. 高丽参 为朝鲜产的人参,其原植物与国产人参相同。因加工方法不同,分为"朝鲜红参"和"朝鲜白参"。呈长柱状,上半部均压制成不规则的方柱形;表面黄棕色至红棕色(指主根的上部常呈黄棕色,称"着黄袍";下部红棕色,称"红裤腿"),有光泽,略透明,皮细腻显油润;根茎(参芦)短而粗,有的具两个参芦(称蝴蝶芦),参芦的茎痕(芦碗)大,略似碗状;根的上部有横环纹,中下部有纵皱和少数浅纵沟,底端下部支根(参腿)1~3 支,稀有 4 支,较粗;质坚重,不易折断,断面较平坦,红棕色,有光泽,呈角质,形成层色淡;气香特异,味微苦后甘甜(图 2-85)。

图 2-85 高丽参药材图

4. 刺五加 为五加科植物刺五加 *Acanthopanax senticosus* (Rupr. et Maxim.) Harms 的干燥根和根茎或茎。根茎呈结节状不规则圆柱形,有分枝,下部与根相连;根呈圆柱形,多扭曲,表面灰褐色或黑褐色,粗糙,有细纵沟和皱纹,皮较薄,有的剥落,剥落处呈灰黄色;质硬,不易折断,断面黄白色,纤维性;气香特异,味微辛、稍苦、涩。茎呈长圆柱形,多分枝,长短不一;表面浅灰色,老枝灰褐色,具纵裂沟,无刺;幼枝黄褐色,密生细刺;质坚硬,断面皮部薄,黄白色,木部宽广,淡黄色,中心有髓;气微,味微辛。含刺五加苷、紫丁香苷等成分,含紫丁香苷(C$_{17}$H$_{24}$O$_9$)不得少于 0.050%。功能益气健脾,补肾安神,有类似人参的生理活性。

知识链接

人参伪劣品及其鉴别

目前市场上的林下山参单支的价格约为普通园参的十几倍,且生长年限长的林下山参市场价格更高,导致市场上出现了以其他类型人参冒充林下山参;低生长年限的林下山参冒充高生长年限的林下山参;林下山参冒充野山参;以及采取拼接作假等方法的工艺野山参和林下山参,使人参市场鱼龙混杂,扰乱了人参市场,不利于人参业的可持续发展。

目前市场尚有经加工处理过的劣质人参,其表面泛白,质地较软,断面类白色,皮质部黄棕色的点状树脂道较少或未见,形成层环纹不明显,气微酸臭,有酸味。

曾发现有人以紫茉莉科、菊科、豆科、商陆科、茄科、马齿苋科等多种植物的根冒充人参。主要有商陆科植物商陆 *Phytolacca acinosa* Roxb. 或垂序商陆 *Phytolacca americana* L.;马齿苋科植物栌兰(锥花土人参)*Talinum paniculatum* (Jacq.) Gaertn.;豆科植物野豇豆 *Vigna vexillata* (L.) Benth;茄科植物华山参(漏斗泡囊草)*Physochlaina infundibularis* Kuang;桔梗科植物桔梗 *Platycodon grandiflorum* (Jacq.) A. DC.(图 2-86)、轮叶沙参 *Adenophora tetraphylla* (Thunb.) Fisch.、沙参 *Adenophora stricta* Miq.;菊科植物山莴苣 *Lactuca indica* L.、华北鸦葱 *Scorzonera albicaulis* Bge.;紫茉莉科植物紫茉莉 *Mirabilis jalapa* L.;茄科植物莨菪 *Hyoscyamus niger* L. 等。这些伪品无论性状和显微等项目都不符合人参的规定。如野豇豆:形略似人参,表面有纵皱纹而无横纹,但头部无芦头及芦碗;内部构造无草酸钙簇晶;山莴苣类:其头部有残茎或茎痕,无芦头及芦碗,根表面无横纹,内部构造无树脂道及草酸钙簇晶,含大量菊糖;商陆:根形肥大,横切面可见同心性的多环维管束,无簇晶,有草酸钙针晶束;栌兰:根端有残茎,显微无树脂道;华山参:无树脂道及草酸钙簇晶,因含阿托品类生物碱,有毒性,曾发生中毒事故,应注意识别(图 2-86)。

图 2-86　部分人参伪劣品
1. 硫熏人参　2. 商陆　3. 野豇豆　4. 栌兰

西洋参（Panacis Quinquefolii Radix）

为五加科植物西洋参 *Panax quinquefolium* L. 的干燥根。有进口西洋参（花旗参）和国产西洋参之分。进口西洋参又分野生品（野洋参）和栽培品（种洋参），主产美国及加拿大。我国从 1975 年开始大规模引种，经过 30 多年的发展，现已成为世界上西洋参三大主产国之一，从西洋参进口消费大国成为生产、消费和出口大国，吉林靖宇、山东文登、北京怀柔、黑龙江海林等地已发展成为我国规模较大的西洋参种植、加工基地。秋季采挖，洗净，晒干或低温干燥（图 2-87）。

图 2-87　西洋参原植物图

【性状鉴别】

1. 药材　①主根呈纺锤形、圆柱形或圆锥形，长 3~12cm，直径 0.8~2cm。②表面浅黄褐色或黄白色，可见横向环纹和线形皮孔状突起，并有细密浅纵皱纹及须根痕。主根中下部有一至数条侧根，多已折断。③有的上端有根茎（芦头），环节明显，茎痕（芦碗）圆形或半圆形，具不定根（芋）或已折断。④体重，质坚实，不易折断，断面平坦，浅黄白色，略显粉性，皮部有黄棕色点状树脂道，形成层环纹棕黄色，木部略呈放射状纹理。⑤气微而特异，味微苦、甘。以条粗、完整、皮细、横纹多、质地坚实者为佳（图 2-88）。

2. 饮片　为长圆形或类圆形薄片；外表皮浅黄褐色；切面淡黄白至黄白色，形成层环棕黄色，皮部有黄棕色点状树脂道，近形成层环处较多而明显，木部略呈放射状纹理；气微而特异，味微苦、甘。

目前，野洋参商品已少见。主根呈短圆柱形或短圆锥形，具有芦头、支根及须根，或已除去；芦头上部具有多数凹窝状茎痕（芦碗）；主根横向环纹明显而密集，须根稀疏而细长；断面平坦，有细微菊花纹理；气特异，味苦兼甜，口感持久。进口种洋参饱满、结实，纹理细腻，环纹较多，质地较硬，气味浓，口感持久。国产西洋参的性状因产地

图2-88 西洋参药材图
1.种洋参 2.野洋参 3.种洋参饮片

不同而有较大差异,通常较瘦瘪,纹理较粗糙,环纹较少,质地较松,苦味重于甘味,有黏舌感。随着我国西洋参种植加工技术的逐步提高,部分国产西洋参在形状、纹理、颜色、气味等方面与进口品已基本一致,有效成分各项指标亦达到或高于进口品。

【成分】 含皂苷类、挥发油类、氨基酸类、酯类、微量元素、果胶、多糖、胡萝卜苷等成分。皂苷类主要有人参皂苷 Ro、Rb$_1$、Rb$_2$、Rb$_3$、Rc、Rd、Re、Rg$_1$、Rg$_2$、Rg$_3$、Rh$_1$、Rh$_2$、Ra。,西洋参皂苷 L$_1$、R$_1$,以及拟人参皂苷 F$_{11}$、F$_3$、X$_1$ 等。西洋参各部分总皂苷的含量有所差异,通常野洋参 > 栽培品,芦头 > 须根 > 侧根 > 主根,花蕾 > 叶 > 果实 > 茎。按 HPLC 法测定,本品含人参皂苷 Rg$_1$($C_{42}H_{72}O_{14}$)、人参皂苷 Re($C_{48}H_{82}O_{18}$)和人参皂苷 Rb$_1$($C_{54}H_{92}O_{23}$)的总量不得少于 2.0%。

【功能主治】 补气养阴,清热生津。主治气虚阴亏,虚热烦倦,咳喘痰血,内热消渴,口燥咽干。用量 3~6g,另煎兑服。不宜与藜芦同用。

知识链接

西洋参与人参的比较鉴别

西洋参为名贵滋补药材,其价格为生晒参的数倍。近年来,有人将西洋参提取成分后再干燥伪充正品西洋参,有人则以2~3年生人参加工伪充西洋参出售,应注意鉴别。提过有效成分的劣质品,折断面灰白色,形成层环扩散成暗棕红色,韧皮部仍可见红棕色小点,干枯不显油性;质地僵硬;气味清淡,嚼之初先苦后甘,数咽后即淡而无味。西洋参与人参的区别:①西洋参主根纺锤形、圆柱形或圆锥形;人参主根较长,纺锤形或圆柱形。②西洋参支根分叉角度较大,多已折断;人参分叉角度小。③西洋参的表面浅黄褐色或黄白色,可见横向环纹,并有细密浅纵皱纹,横长皮孔突起明显;而人参表面灰黄色,主根上部或全体有疏浅断续的粗横纹及明显的纵皱,皮孔不明显。④西洋参质地结实质重,不易折断;而人参质轻较疏松,较易折断。

⑤西洋参断面平坦,略显粉性,不显放射状裂隙,形成环纹状,内外散布红棕色树脂通道;而人参横切面显粉性,显放射状裂隙,形成环纹状,内外的树脂通道不明显。⑥西洋参味甘苦味浓,而人参甘苦味淡。⑦西洋参密度较大($1.18~1.20g/cm^3$);人参密度较小($1.08~1.10g/cm^3$)。⑧取西洋参和人参药材的新折断面,在遮光下用紫外灯(波长为254nm)观察样品断面,西洋参的断面皮部呈蓝白色荧光,木部呈蓝紫色荧光;而人参的断面皮部呈蓝白色荧光,木部呈天蓝色荧光。⑨西洋参含拟人参皂苷 F_{11},不含人参皂苷 Rf;人参不含拟人参皂苷 F_{11},含人参皂苷 Rf(图 2-89)。

图 2-89　西洋参伪品—人参加工品

三七(Notoginseng Radix et Rhizoma)

为五加科植物三七 *Panax notoginseng* (Burk.) F. H. Chen 的干燥根及根茎。主产云南、广西,多系栽培。秋季开花前采挖,洗净,分开主根、支根及根茎,干燥。支根习称"筋条",根茎习称"剪口"。

【性状鉴别】

1. 三七　①主根呈类圆锥形或圆柱形,顶端有茎痕,周围有瘤状突起,形似"猴头",习称"猴头三七";长 1~6cm,直径 1~4cm。②表面灰褐色或灰黄色,有断续的纵皱纹、支根痕。③体重,质坚实,击碎后皮部与木部常分离,断面灰绿色、黄绿色或灰白色,木部微呈放射状排列。④气微,味苦回甜。以个大、体重质坚、断面灰绿或黄绿色、无裂隙、气味浓厚者为佳(图 2-90)。

2. 剪口　呈不规则的皱缩块状或条状,表面有环纹及数个明显的茎痕,断面中心灰绿色或白色,边缘深绿色或灰色(图 2-90)。

3. 筋条　呈圆柱形或圆锥形,长 2~6cm,上端直径约 0.8cm,下端直径约 0.3cm。

图 2-90　三七原植物及药材图
1. 原植物　2. 药材个子　3. 剪口　4. 三七断面　5. 三七分等

知识链接

三七的药用部位及规格等级

三七的药用部位在 2000 年版及以前的《中国药典》中均只收载根入药,而实际根及根茎均入药,如血塞通注射液、颗粒剂、片剂、滴丸剂等使用的原料均为三七的根茎,因此,自 2005 年版《中国药典》开始增加根茎作为药用部位。三七在种后第 3~4 年秋季开花前采挖者,称"春七",根饱满,质佳;冬季结籽后采挖者,称"冬七",根较松泡,质次。《中国药典》2015 年版规定应在秋季开花前采挖。

三七的等级按每斤(500g)三七包含的个数,分为一等"20 头"、二等"30 头"、三等"40 头"、四等"60 头"、五等"80 头"、六等"120 头"、七等"160 头"、八等"200 头"、九等"250 头"、十等"300 头"、十一等"无数头"、十二等"筋条"、十三等"绒根"(指三七的须根)等。据报道,三七的"剪口"、"筋条"与"绒根"的醇浸出物含量较主根为高。

【显微鉴别】　粉末灰黄色。①树脂道碎片:内含黄色分泌物。②草酸钙簇晶:直径 50~80μm,其棱角较钝。③导管:网纹、梯纹或螺纹导管。④淀粉粒:单粒圆形、半圆形或圆多角形,脐点点状或裂缝状;复粒由 2~10 余分粒组成。⑤木栓细胞:呈长方形或多角形,棕色(图 2-91)。

【成分】　主要含多种皂苷,总含量约 9.75%~14.90%,与人参所含皂苷类似,但主要为达玛脂烷系皂苷,如人参皂苷 Rb_1、Rb_2、Rc、Rd、Re、Rg_1、Rg_2、Rh_1 及三七皂苷 R_1、R_2、R_3、R_4、R_6。另含止血活性成分田七氨酸、三七素。尚含挥发油、氨基酸、无机元素及少量黄酮类成分。按 HPLC 法测定,本品含人参皂苷 Rg_1($C_{42}H_{72}O_{14}$)、人参皂苷 Rb_1($C_{54}H_{92}O_{23}$)和三七皂苷 R_1($C_{47}H_{80}O_{18}$)的总量不得少于 5.0%。

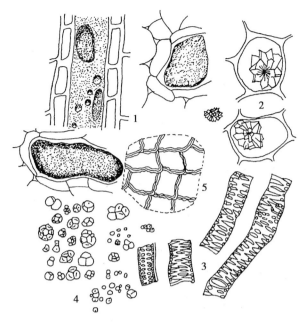

图 2-91 三七粉末图

1. 树脂道 2. 草酸钙簇晶 3. 导管 4. 淀粉粒 5. 木栓细胞

人参皂苷Rg₁

三七皂苷R₁

人参皂苷Rb₁

【功能主治】 散瘀止血,消肿定痛。主治咯血,吐血,衄血,便血,崩漏,外伤出血,胸腹刺痛,跌仆肿痛。用量 3~9g;研粉吞服,一次 1~3g;外用适量。孕妇慎用。

三七伪品及其鉴别

主要有：①土三七：菊科植物菊三七 *Gynura segetum*（Lour.）Merr. 的根茎。呈拳形块状，表面灰棕色或棕黄色，全体有瘤状突起；质坚实，断面淡黄色，环纹不明显，皮部与木部不易分离，中心有髓部；韧皮部有分泌道，薄壁细胞含菊糖。②藤三七：落葵科植物落葵薯 *Anredera cordifolia*（Tenore）Steenis 的块茎。呈类圆柱形，珠芽呈不规则的块状；断面粉性，经水煮者角质样；味微甜，嚼之有黏性。③莪术：姜科植物蓬莪术 *Curcuma phaeocaulis* Val.、广西莪术 *Curcuma kwangsiensis* S. G. Lee et C. F. Liang 或温郁金 *Curcuma wenyujin* Y. H. Chen et C. Ling 的根茎加工品。呈卵形或圆锥形，表面有环节；切面具蜡样光泽，有内皮层环纹，环内维管束散列；气香，味辛，微苦（图2-92）。

图 2-92　部分三七伪品

白芷（Angelicae Dahuricae Radix）

为伞形科植物白芷 *Angelica dahurica*（Fisch. ex Hoffm.）Benth.et Hook. f. 或杭白芷 *Angelica dahurica*（Fisch. ex Hoffm.）Benth. et Hook. f. var. *formosana*（Boiss.）Shan et Yuan 的干燥根。前者主产河南（禹白芷）、河北（祁白芷）；后者主产浙江（杭白芷）、四川（川白芷）。夏、秋间叶黄时采挖，除去须根和泥沙，晒干或低温干燥。

【性状鉴别】

1. 白芷　①呈圆锥形，头粗尾细，长10~25cm，直径1.5~2.5cm，顶端有凹陷的茎痕。②表面灰棕色或黄棕色，有横向突起的皮孔散生，习称"疙瘩丁"，有多数纵皱纹及支根痕。③质坚实,断面白色或灰白色,粉性,皮部散有多数棕色油点,形成层环棕色,近圆形,木质部约占断面的1/3。④气芳香,味辛、微苦(图2-93)。

图2-93　白芷原植物及药材图
1.白芷　2.杭白芷　3.个子药材　4.饮片

　　2. 杭白芷　与白芷的主要区别为:①略呈钝四棱形,横向皮孔样突起多排成四纵行,习称"四趟疙瘩"。②形成层环略呈方形,木质部约占断面的1/2。

　　均以条粗壮、体重、粉性足、香气浓郁者为佳。

　　【显微鉴别】　白芷粉末,呈黄白色。①油管:多已破碎,内含淡黄棕色分泌物。②草酸钙簇晶:圆簇状或类圆形。③导管:为网纹或螺纹导管。④木栓细胞:呈多角形或类长方形,淡黄棕色。⑤淀粉粒:单粒圆球形、椭圆形或多角形或盔帽形,脐点点状、裂缝状、十字状、三叉状、星状或人字状,复粒由2~12分粒组成(图2-94)。

图2-94　白芷粉末图
1.油管　2.草酸钙簇晶　3.导管　4.淀粉粒

【成分】　含欧前胡素、异欧前胡素、珊瑚菜素、花椒毒素等香豆精衍生物;另含挥发油。按 HPLC 法测定,本品含欧前胡素($C_{16}H_{14}O_4$)不得少于 0.080%。

欧前胡素

【功能主治】　解表散寒,祛风止痛,宣通鼻窍,燥湿止带,消肿排脓。主治感冒头痛,眉棱骨痛,鼻塞流涕,鼻衄鼻渊,牙痛,带下,疮疡肿痛。用量 3~10g。

当归(Angelicae Sinensis Radix)

为伞形科植物当归 *Angelica sinensis* (Oliv.) Diels 的干燥根。主产甘肃。秋末采挖,除去须根及泥沙,待水分稍蒸发后,捆成小把,上棚,以烟火慢慢熏干。

【性状鉴别】

1. 药材　①略呈圆柱形,下部有支根 3~5 条或更多,长 15~25cm。②表面浅棕色至棕褐色,具纵皱纹及横长皮孔样突起。③根头(归头)具环纹,上端圆钝,或具数个明显突出的根茎痕,有紫色或黄绿色的茎和叶鞘的残基;主根(归身)表面凹凸不平;支根(归尾)上粗下细,多扭曲,有少数须根痕。④质柔韧,断面黄白色或淡黄棕色,皮部厚,有裂隙及多数棕色点状分泌腔,木部色较淡,形成层环黄棕色。⑤气香浓郁,味甘、辛、微苦。以主根粗长、油润、断面色黄白、气味浓郁者为佳(图 2-95)。

图 2-95　当归原植物及药材图
1. 原植物　2. 个子药材　3. 饮片

2. 饮片　①当归片:呈类圆形、椭圆形或不规则薄片;余同药材。②酒当归:形如当归片;切面深黄色或浅棕黄色,略有焦斑;香气浓郁,并略有酒香气(图2-96)。

图 2-96　当归饮片图
A. 当归片　B. 酒当归

知识链接

如何鉴别中药材是否被硫熏过?

　　一是闻,凡是熏过的都有一股刺鼻的酸味;二是看,凡是过于鲜艳或发白的药材都要警惕;三是称重,硫黄熏制后的中药材要比未熏制的重;四是尝,大多数"硫熏药材"放进嘴里能尝到一种异常的酸味。当归、白芷、白芍、人参、党参、川贝母、浙贝母、金银花、天麻、山药、枸杞、莲子、百合、白木耳、银耳等容易生虫和变色,是最容易被不法药商用硫黄熏的药材,应特别注意。

【显微鉴别】

1. 主根横切面　①木栓层为数列细胞组成。②栓内层窄,有少数油室。③韧皮部宽广,多裂隙,散在多数类圆形油室,周围的分泌细胞6~9个。④形成层成环。⑤木质部射线宽3~5列细胞,导管单个散在或2~3个相聚,呈放射状排列。⑥薄壁细胞含淀粉粒。本品侧根横切面木质部较小;根头部横切面有髓(图2-97)。

2. 粉末　淡黄棕色。①韧皮薄壁细胞:呈纺锤形,壁略厚,表面有极微细的斜向交错纹理,有时可见菲薄的横隔。②油室碎片:内含棕色分泌物及油滴。③导管:主要为梯纹导管和网纹导管。此外,尚有木栓细胞、淀粉粒,偶见木纤维(图2-98)。

图 2-97　当归(主根)横切面简图
1. 木栓层　2. 栓内层　3. 裂隙　4. 油室
5. 韧皮部　6. 韧皮射线　7. 形成层环
8. 导管　9. 木射线

图 2-98　当归粉末图

1.纺锤形韧皮薄壁细胞　2.油室　3.导管　4.木栓细胞　5.淀粉粒

【成分】　含挥发油,油中主要为藁本内酯及正丁烯基酞内酯,为解痉活性成分。另含水溶性成分(如阿魏酸、烟酸、丁二酸、棕榈酸、尿嘧啶、腺嘧啶、胆碱等)、维生素类(如维生素 A、E、B_{12} 等)、氨基酸类(如天门冬氨酸、缬氨酸、蛋氨酸、组氨酸等)、糖类(如蔗糖、果糖、葡萄糖、阿拉伯糖等)及多种微量元素(如钾、钠、钙、镁、硅、铝、磷、铁、硒等)。归头中铜和锌的含量较归身、归尾高,而归尾中铁的含量较归头、归身高。按挥发油测定法(乙法)测定,本品含挥发油不得少于 0.4%(ml/g)。按 HPLC 法测定,本品含阿魏酸($C_{10}H_{10}O_4$)不得少于 0.050%。

阿魏酸

【功能主治】　补血活血,调经止痛,润肠通便。主治血虚萎黄,眩晕心悸,月经不调,经闭痛经,虚寒腹痛,风湿痹痛,跌仆损伤,痈疽疮疡,肠燥便秘。酒当归活血通经。用于经闭痛经,风湿痹痛,跌仆损伤。用量 6~12g。

知识链接

当归混用品及其鉴别

主要有:①东北地区习用同属植物东当归 *Angelica acutiloba* Kitag. 的根。主根粗短,有较细的环纹,顶端有茎残基和叶柄基痕,其下有多数支根,表面土黄色、棕黄色或棕褐色;全身有细纵皱纹、隆起的皮孔及根痕。成分、性味功能与当归类似。②华北地区习用同科植物欧当归 *Levisticum officinale* Koch. 的根。主根粗长,顶端常有数个根茎痕;表面灰褐色,有纵皱纹和皮孔疤痕;断面黄白色或浅棕黄色;气微,味稍甜,有麻舌感。

独活（Angelicae Pubescentis Radix）

为伞形科植物重齿毛当归 *Angelica pubescens* Maxim. f. *biserrata* Shan et Yuan 的干燥根，主产湖北、四川等地。春初苗刚发芽或秋末茎叶枯萎时采挖，除去残茎、须根及泥沙，烘至半干，堆置 2~3 天，发软后再烘至全干。

【性状鉴别】　①主根粗短，略呈圆柱形，根头部膨大，多横皱纹，顶端有茎叶残基或凹陷，下部有 2~3 分枝或更多，长 10~30cm，直径 1.5~3cm。②表面灰褐色或棕褐色，具纵皱纹、有横长皮孔样突起及稍突起的细根痕。③质较硬，受潮则变软，断面皮部灰白色，有多数散在的棕色油室，形成层环棕色，木部灰黄色至黄棕色，皮木比约为 2：3。④香气特异，味苦、辛、微麻舌。以条粗壮、油润、气味浓厚者为佳（图 2-99）。

图 2-99　独活原植物及药材图
1. 原植物　2. 个子药材　3. 饮片

【成分】　含蛇床子素、二氢欧山芹醇当归酸酯等。本品含蛇床子素（$C_{15}H_{16}O_3$）不得少于 0.50%；含二氢欧山芹醇当归酸酯（$C_{19}H_{20}O_5$）不得少于 0.080%。

蛇床子素　　　　　二氢欧山芹醇当归酸酯

【功能主治】　祛风除湿，通痹止痛。主治风寒湿痹，腰膝疼痛，少阴伏风头痛，风寒夹湿头痛。用量 3~10g。

知识链接

独活混用品及其鉴别

主要有：①山独活：为同科植物山独活 *Heracleum maellendorffii* Hance 的根。根头部短，顶端常残留茎基及棕黄色叶鞘；主根圆锥形或圆柱形，表面淡灰色至黑棕色，皮孔细小，横长排列，稀疏；质坚韧，断面不平坦，粉性；气香，味微苦。②牛尾独活：为同科植物牛尾独活 *Heracleum vicinum* Boiss. 的根。根头部略膨大，顶端常残留茎基和黄色叶鞘；根单一，少有分枝；质坚硬，易折断，断面不平坦，具粉性；气香，味微甜。③新疆羌活：为同科植物新疆羌活 *Angelia sylvestris* L. 的干燥根。呈类圆形，切面由黄棕色韧皮部与黄色木部组成两者相嵌的花纹状或星状，多裂隙及油点；周边棕褐色或黑褐色，具较密集的环纹、纵沟和疣状突起；体轻质脆，易折断，断面不平坦；气特异，味微甘而苦辛。④九眼独活：为五加科植物短序楤木 *Aralia henryi* Harms 或食用楤木 *Aralia cordata* Thunb. 的根茎。呈圆条形扭曲状，上有多数圆形凹窝状茎痕 6~9 个，故称"九眼独活"；质轻泡，易折断，断面纤维性；气微香，味微苦。

羌活（Notopterygii Rhizoma et Radix）

为伞形科植物羌活 *Notopterygium incisum* Ting ex H. T. Chang 或宽叶羌活 *Notopterygium franchetii* H. de Boiss. 的干燥根茎和根。主产四川、青海等地。春秋二季采挖，除去须根及泥沙，晒干。

【性状鉴别】

1. 羌活　为根茎。①根茎圆柱形，略弯曲，长 4~13cm，直径 0.6~2.5cm；顶端具茎痕。②表面棕褐色至黑褐色，外皮脱落处呈黄色；节间缩短，呈紧密隆起的环状，形似蚕，习称"蚕羌"；或节间延长，形如竹节状，习称"竹节羌"；节上有多数点状或瘤状突起的根痕及棕色破碎鳞片。③体轻，质脆，易折断，断面不平整，有多数裂隙，皮部黄棕色至暗棕色，油润，有棕色油点（为分泌腔，习称"朱砂点"），木部黄白色，射线明显，髓部黄色至黄棕色。④气香，味微苦而辛（图 2-100）。

图 2-100　羌活药材图
1. 个子药材　2. 饮片

2. 宽叶羌活　为根茎和根。①根茎类圆柱形,顶端具茎及叶鞘残基;根类圆锥形,有纵皱纹和皮孔。②表面棕褐色,近根茎处有较密的环纹,长 8~15cm,直径 1~3cm,习称"条羌";有的根茎粗大,不规则结节状,顶部具数个茎基,根较细,习称"大头羌"。③质松脆,易折断,断面略平坦,皮部浅棕色,木部黄白色。④气味较淡(图 2-100)。

均以条粗、外皮棕褐色、断面朱砂点多、香气浓郁者为佳。

【成分】　含挥发油、羌活醇、异欧前胡素、紫花前胡苷、糖类、氨基酸、有机酸等。含挥发油不得少于 1.4%(ml/g);按 HPLC 法测定,本品含羌活醇($C_{21}H_{22}O_5$)和异欧前胡素($C_{16}H_{14}O_4$)的总量不得少于 0.40%。

羌活醇　　　　　　　　　　　　　异欧前胡素

【功能主治】　解表散寒,祛风除湿,止痛。主治风寒感冒、风湿痹痛等。用量 3~10g。

前胡 (Peucedani Radix)

为伞形科植物白花前胡 *Peucedanum praeruptorum* Dunn 的干燥根。主产浙江、江西等地。冬季至次春茎叶枯萎或未抽花茎时采挖,除去须根,洗净,晒干或低温干燥。

【性状鉴别】

1. 药材　①呈不规则圆柱形、圆锥形或纺锤形,稍扭曲,下部常有分枝;长 3~15cm,直径 1~2cm。②外表黑褐色或灰黄色,根头部多有茎痕及纤维状叶鞘残基,根上部有密集的细环纹(习称"蚯蚓头"),下部有纵沟、纵纹及横向皮孔样突起。③质较柔软,干者质硬,可折断,断面不整齐,淡黄白色,可见棕色形成层环及放射状纹理,皮部约占根横切面的 3/5,淡黄色,散有多数棕黄色油点,木部黄棕色。④气芳香,味微苦、辛。以根粗壮、皮部厚、质柔软、断面油点多、香气浓者为佳(图 2-101)。

2. 饮片　①前胡片:为类圆形或不规则形的薄片,其余性状同药材。②蜜前胡:形如前胡片,表面黄褐色,略具光泽,滋润;味微甜。

【显微鉴别】　根横切面:①木栓层为 10~20 余列扁平细胞。②近栓内层处油管稀疏排列成一轮。③韧皮部宽广,外侧可见多数大小不等的裂隙;油管较多,类圆形,散在,韧皮射线近皮层处多弯曲。④形成层环状。⑤木质部大导管与小导管相间排列;木射线宽 2~10 列细胞,有油管零星散在;木纤维少见。⑥薄壁细胞含淀粉粒(图 2-102)。

【成分】　含挥发油及香豆素类成分。按 HPLC 法测定,本品含白花前胡甲素($C_{21}H_{22}O_7$)不得少于 0.90%,含白花前胡乙素($C_{24}H_{26}O_7$)不少于 0.24%。

图 2-101　前胡原植物及药材图

1.原植物地上部分　2.新鲜地下根　3.个子药材　4.饮片

白花前胡甲素　　　　　　白花前胡乙素

图 2-102　前胡根横切面简图

1.木栓层　2.皮层　3.油管　4.韧皮部
5.射线　6.形成层　7.裂隙　8.木质部

【功能主治】　降气化痰,散风清热。用于痰热喘满、风热咳嗽痰多等。用量 3~10g。

【附药】　紫花前胡:为伞形科植物紫花前胡 *Peucedanum decursivum*(Miq.)Maxim. 的干燥根。

主产浙江、江西等地。与白花前胡的主要区别为：①根头部偶有残留茎基，无纤维毛状物，茎基周围常残留有膜状叶鞘。②断面类白色，皮部较窄，油点少，木部占根面积的1/2或更多，放射状纹理不明显。③木质部占根半径的1/2，导管排列不规则，近中心处有纤维束散在，无油室；射线不明显。本品含紫花前胡苷（$C_{20}H_{24}O_9$）不得少于0.90%。性味功能同前胡。

川芎 (Chuanxiong Rhizoma)

为伞形科植物川芎 *Ligusticum chuanxiong* Hort. 的干燥根茎。主产四川、江西等地。夏季当茎上的节盘显著突出，并略带紫色时采挖，除去泥沙，晒后烘干，再去须根。

【性状鉴别】 ①呈不规则结节状拳形团块，直径2~7cm。②表面灰褐色或褐色，粗糙皱缩，有多数平行隆起的轮节，顶端有凹陷的类圆形茎痕，下侧及轮节上有多数小瘤状根痕。③质坚实，不易折断，断面黄白色或灰黄色，散有黄棕色油室小点，形成层环呈波状。④气浓香，味苦、辛、稍有麻舌感，微回甜。以个大、质坚实、断面色黄白、油性大、香气浓者为佳(图2-103)。

图 2-103 川芎原植物及药材图
1. 原植物 2. 个子药材 3. 饮片

【显微鉴别】

1. 横切面 ①木栓层为10余列细胞。②皮层狭窄，散有根迹维管束。③韧皮部较宽广。④形成层环呈波状或不规则多角形。⑤木质部导管多单列或排成"V"形，偶有木纤维束。⑥髓部较大。⑦薄壁组织中散有多数油室，大者直径可达200μm。薄壁细胞中富含淀粉粒，有的含草酸钙晶体(图2-104)。

2. 粉末 浅黄棕色或灰棕色。①木栓细胞：深黄棕色，表面观呈多角形，壁微波状弯曲。②草酸钙晶体：呈类圆形团块或类簇晶状。③木纤维：呈长梭形，纹孔及孔沟较细密，胞腔较宽。④导管：主为螺纹导管，亦有网纹导管或梯纹导管。⑤油室：大多破碎，含有众多油滴。⑥淀粉粒：单粒呈椭圆形、长圆形、类圆形、卵圆形或肾形，脐点呈点状、长缝状或人字形；复粒由2~4分粒组成(图2-105)。

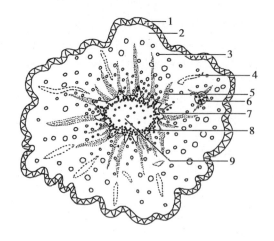

图 2-104　川芎横切面简图
1. 木栓层　2. 皮层　3. 油室
4. 裂隙　5. 韧皮部　6. 根迹维管束
7. 形成层　8. 木质部　9. 髓部

图 2-105　川芎粉末图
1. 木栓细胞　2. 草酸钙簇晶
3. 木纤维　4. 导管　5. 油室碎片
6. 淀粉粒

【成分】 含挥发油、生物碱类、内酯类、酚类及阿魏酸等。其中生物碱类成分川芎嗪（四甲基吡嗪）有抗血小板聚集、扩张小动脉、改善微循环等作用，并对已聚集的血小板有解聚作用，盐酸川芎嗪注射液用于脑供血不足、脑血栓、脑栓塞、冠心病、脉管炎等的治疗。按 HPLC 法测定，本品含阿魏酸（$C_{10}H_{10}O_4$）不得少于 0.10%。

阿魏酸　　　　　川芎嗪

【功能主治】 活血行气，祛风止痛。用于胸痹心痛、胸胁刺痛、跌仆肿痛、头痛、风湿痹痛等。用量 3~10g。

藁本 (Ligustici Rhizoma et Radix)

为伞形科植物藁本 *Ligusticum sinense* Oliv. 或辽藁本 *Ligusticum jeholense* Nakai et Kitag. 的干燥根茎及根。前者主产陕西、甘肃等地；后者主产辽宁、吉林等地。秋季茎叶枯萎或次春出苗时采挖,除去泥沙,晒干或烘干。

【性状鉴别】　①藁本:根茎呈不规则结节状圆柱形,稍扭曲,有分枝,长 3~10cm,直径 1~2cm;表面棕褐色或暗棕色,粗糙,有纵皱纹,上侧残留数个凹陷的圆形茎基,下侧有多数点状突起的根痕或残根;体轻,质较硬,易折断,断面黄色或黄白色,纤维状;气浓香,味辛、苦、微麻。②辽藁本:较小,根茎呈不规则的团块状或柱状,长 1~3cm,直径 0.6~2cm;有多数细长弯曲的根。均以身干、整齐、气味浓者为佳(图 2-106)。

图 2-106　藁本原植物及药材图
1. 原植物　2. 个子药材　3. 饮片

【成分】　主要含挥发油。油中主成分为新蛇床内酯、柠檬烯、蛇床内酯、4- 松油醇、阿魏酸等。按 HPLC 法测定,本品含阿魏酸($C_{10}H_{10}O_4$)不得少于 0.050%。

【功能主治】　祛风,散寒,除湿,止痛。主治风寒感冒,巅顶疼痛,风湿痹痛。用量 3~10g。

防风(Saposhnikoviae Radix)

为伞形科植物防风 *Saposhnikovia divaricata*(Turcz.)Schischk. 的干燥根。主产东北,习称"关防风"。春秋二季采挖未抽花茎植株的根,除去须根及泥沙,晒干。

【性状鉴别】　①呈长圆锥形或长圆柱形,下部渐细,有的略弯曲,长 15~30cm,直径 0.5~2cm。②表面灰棕色或棕褐色,粗糙;根头部有明显密集的环纹,习称"蚯蚓头",有的环纹上残存棕褐色毛状叶基;环纹下有纵皱纹、横长皮孔及点状突起的细根痕。③体轻,质松,易折断,断面不平坦,皮部棕黄色至棕色,有裂隙,木质部黄色。④气特异,味微甘。以条粗壮、断面皮部色浅棕、木部浅黄色者为佳(图 2-107)。

【显微鉴别】　横切面:①木栓层为 5~30 列细胞。②栓内层窄,有较大的椭圆形油管。③韧皮部较宽,有多数类圆形油管,周围分泌细胞 4~8 个,管内有金黄色分泌物;射线多弯曲,外侧常成裂隙。④形成层明显。⑤木质部导管甚多,呈放射状排列。⑥薄壁组织散有少数石细胞。根头部中心有髓(图 2-108)。

图 2-107 防风原植物及药材图
1.原植物 2.个子药材 3.饮片

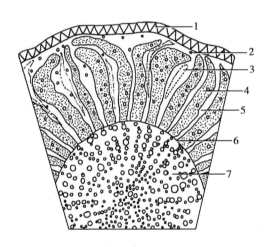

图 2-108 防风横切面简图
1.木栓层 2.油管 3.裂隙
4.韧皮部 5.射线 6.形成层
7.木质部

【成分】 含挥发油、升麻素苷、5-O-甲基维斯阿米醇苷、升麻素、亥茅酚苷及亥茅酚等。按 HPLC 法测定,本品含升麻素苷($C_{22}H_{28}O_{11}$)和 5-O-甲基维斯阿米醇苷($C_{22}H_{28}O_{10}$)的总量不得少于 0.24%。

升麻素苷   5-O-甲基维斯阿米醇苷

【功能主治】 祛风解表,胜湿止痛,止痉。主治感冒头痛,风湿痹痛,风疹瘙痒,破伤风。用量 5~10g。

知识链接

防风混伪品

除正品防风外,全国各地尚有同科多种植物的根混作防风使用,包括:①水防风类:宽萼岩防风 *Libanotis laticalycina* Shan et Sheh.、华山前胡 *Peucedanum ledebourielloides* K. T. Fu. 等。②云防风类:松叶西风芹 *Seseli yunnanense* Franch.、杏叶防风 *Pimpinella candolleana* Wight et Arn. 等。③川防风类:竹节前胡 *Peucedanum dielsianum* Fedde ex Wolff、华中前胡 *Peucedanum medicum* Dunn 等。④西北防风类:葛缕子 *Carum carvi* L.、绒果芹 *Eriocycla albescens*(Franch.)wolff 等,应注意鉴别。

柴胡(Bupleuri Radix)

为伞形科植物柴胡 *Bupleurum chinense* DC. 或狭叶柴胡 *Bupleurum scorzonerifolium* Willd.的干燥根。前者习称"北柴胡";后者习称"南柴胡"。北柴胡主产河北、辽宁等地;南柴胡主产江苏、安徽等地。春秋二季采挖,除去茎叶及泥沙,干燥。

【性状鉴别】

1. 药材

(1) 北柴胡:①呈圆柱形或长圆锥形,根头膨大,顶端残留 3~15 个茎基或短纤维状叶基,下部常分枝。②长 6~15cm,直径 0.3~0.8cm。③表面黑褐色或浅棕色,具纵皱纹、支根痕及皮孔。④质硬而韧,不易折断,断面显纤维性,皮部浅棕色,木部黄白色。⑤气微香,味微苦(图 2-109)。

图 2-109 北柴胡原植物及药材图
1.原植物 2.个子药材 3.饮片

(2) 南柴胡:①呈圆锥形,较细,顶端有多数细毛状枯叶纤维,下部多不分枝或稍分枝。②表面红棕色或黑棕色,靠近根头处多具细密环纹。③质稍软,易折断,断面略平坦,不显纤维性。④具败油气。

均以条粗长、须根少者为佳。

2. 饮片

（1）柴胡片：①北柴胡片为不规则厚片；外表皮黑褐色或浅棕色，具纵向皱纹及支根痕；切面淡黄白色，纤维性；质硬；气微香，味微苦。②南柴胡片为类圆形或不规则片；外表皮红棕色或黑褐色；有时可见根头处具细密环纹或有细毛状枯叶纤维；切面黄白色，平坦；具败油气。

（2）醋柴胡：①醋北柴胡形如北柴胡片，表面淡棕黄色，微有醋香气，味微苦。②醋南柴胡形如南柴胡片，微有醋香气。

【显微鉴别】

1. 横切面　①北柴胡：木栓层为 7~8 列木栓细胞；皮层散有油管及裂隙；韧皮部有油管分布，周围分泌细胞 6~8 个；射线宽，筛管不明显；形成层成环；木质部导管稀疏而分散，在其中间部位木纤维束排列成断续的环状，纤维多角形，壁厚，木化。②南柴胡：木栓层由 6~10 列木栓细胞；油管较多而大，周围分泌细胞 8~12 个；木质部导管多径向排列，木纤维少而散列，多位于木质部外侧（图 2-110）。

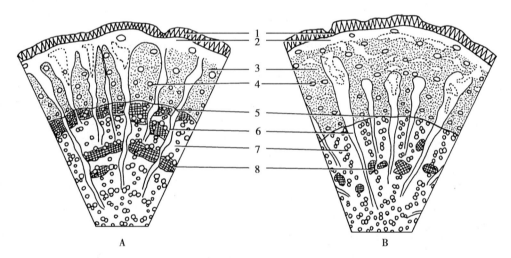

图 2-110　柴胡横切面简图

A. 北柴胡　B. 南柴胡

1. 木栓层　2. 皮层　3. 韧皮部　4. 油管　5. 形成层　6. 射线　7. 木质部　8. 木纤维群

2. 北柴胡粉末　灰棕色。①木纤维：成束或散在，无色或淡黄色，呈长梭形，末端渐尖，初生壁碎裂成短须状，纹孔稀疏，孔沟隐约可见。②油管：管道中含黄棕色或绿黄色条状分泌物，周围薄壁细胞大多皱缩，细胞界线不明显。③导管：网纹或双螺纹。④木栓细胞：黄棕色，常数层重叠，表面观呈类多角形，壁稍厚，有的微弯曲（图 2-111）。

【成分】　主要含挥发油、柴胡皂苷、香豆素、脂肪酸等成分。柴胡皂苷具有解热、抗炎、镇静、抗惊厥、抗病毒、抗肿瘤、调节免疫、保肝护肾等作用。按 HPLC 法测定，本品含柴胡皂苷 a（$C_{42}H_{68}O_{13}$）和柴胡皂苷 d（$C_{42}H_{68}O_{13}$）的总量不得少于 0.30%。

图 2-111 北柴胡粉末图

1. 木纤维 2. 油管碎片 3. 导管 4. 木栓细胞 5. 薄壁细胞（茎髓）
6. 茎表皮细胞

柴胡皂苷a

柴胡皂苷d

【理化鉴别】 ①化学定性：取粉末 0.5g，加水 10ml，用力振摇，产生持久性泡沫。②显微化学鉴别：柴胡横切片加无水乙醇 - 浓硫酸（1∶1）混合液 1 滴，在显微镜下观察可见木栓层以内至次生韧皮部之间初显黄绿色至绿色，5~10 分钟后渐变为蓝绿色、蓝色，持续 1 小时以上变为浊蓝色而消失（检查柴胡皂苷）。③检查：水分不得过10.0%；总灰分不得过 8.0%；酸不溶性灰分不得过 3.0%。④浸出物：照醇溶性浸出物测定法（热浸法）测定，用乙醇作溶剂，不得少于 11.0%。⑤薄层色谱：以柴胡对照药材、柴胡皂苷 a 对照品、柴胡皂苷 d 对照品为对照，进行 TLC 鉴别（表 2-15，图 2-112）。

表 2-15　柴胡的 TLC 鉴别

项目	操作方法
供试品溶液的制备	取本品粉末 0.5g,加甲醇 20ml,超声处理 10 分钟,滤过,滤液浓缩至约 5ml,即得
对照药材溶液的制备	取柴胡对照药材 0.5g,同法制成对照药材溶液
对照品溶液的制备	取柴胡皂苷 a 对照品、柴胡皂苷 d 对照品,加甲醇制成每 1ml 各含 0.5mg 的混合溶液,即得
薄层色谱试验	吸取上述三种溶液各 5μl,分别点于同一硅胶 G 薄层板上,以乙酸乙酯 - 乙醇 - 水(8∶2∶1)为展开剂,展开,取出,晾干,喷以 2% 对二甲氨基苯甲醛的 40% 硫酸溶液,在 60℃加热至斑点显色清晰,置日光及紫外光灯(365nm)下检视
结果判断	供试品色谱中,在与对照药材色谱及对照品色谱相应的位置上,应显相同颜色的斑点或荧光斑点

图 2-112　柴胡的 TLC 鉴别

1. 柴胡对照药材　2~4. 不同产地柴胡药材　5. 柴胡皂苷 d 对照品 + 柴胡皂苷 a 对照品
6. 柴胡皂苷 a 对照品　7. 柴胡皂苷 d 对照品

【功能主治】　疏散退热,疏肝解郁,升举阳气。主治感冒发热、寒热往来、胸胁胀痛、月经不调、子宫脱垂、脱肛等。用量 3~10g。

知识链接

柴胡混用品与伪品

我国分布有柴胡属植物 30 多种,在不同地区混作柴胡药用,如锥叶柴胡 *Bupleurum bicaule* Helm、兴安柴胡 *Bupleurum sibiricum* Vest.、竹叶柴胡(膜缘柴胡)*Bupleurum marginatum* Wall. ex DC.、银州柴胡 *Bupleurum yinchowense* Shan et Y. Li,等,这些品种均非正品,应注意鉴别。锥叶柴胡根较挺直,根头膨大,多分枝,根茎顶端残留棕色纤维叶基,长 6~9cm,直茎 0.4~0.8cm;表面黄褐色或红褐色,皮孔明显,并有凹凸皱纹;折断面黄色,质较松,皮部易与木部分离(图2-113)。

同属植物大叶柴胡 *Bupleurum longiradiatum* Turcz. 的干燥根茎,分布于东北、河南、陕西、甘肃、安徽等地,表面密生环节;切面黄白色,纤维性,常中空;质坚硬;具芹菜样香气,味微苦,有麻舌感。本品有毒,不可作柴胡使用。

图2-113　柴胡混用品锥叶柴胡及其伪品大叶柴胡
1. 锥叶柴胡药材　2. 大叶柴胡原植物　3. 大叶柴胡药材

北沙参(Glehniae Radix)

为伞形科植物珊瑚菜 *Glehnia littoralis* Fr. Schmidt ex Miq. 的干燥根。主产山东、河北、内蒙古等地。夏秋二季采挖,除去须根,洗净,稍晾,置沸水中烫后,除去外皮,干燥;或洗净直接干燥(图2-114)。

图2-114　北沙参原植物图

【性状鉴别】　①呈细长圆柱形,上下部细,中部略粗,顶端常留有黄棕色根茎残基,下部偶有分枝,长 15~45cm,直径 0.4~1.2cm。②表面淡黄白色,稍粗糙,偶有残存外皮,不去外皮的表面黄棕色;全体有细纵皱纹和纵沟,并有棕黄色点状细根痕。③质脆,易折断,断面皮部浅黄白色,木部黄色。④气特异,味微甘(图 2-115)。

图 2-115　北沙参药材图
1. 个子药材　2. 饮片

【显微鉴别】　横切面:①栓内层为数列薄壁细胞,有分泌道散在;不去外皮的可见木栓层。②韧皮部宽广,射线明显,外侧筛管群颓废成条状,分泌道散在,内含黄棕色分泌物,周围分泌细胞 5~8 个。③形成层成环。④木质部射线宽 2~5 列细胞,导管多呈"V"形排列。⑤薄壁细胞含糊化淀粉粒(图 2-116)。

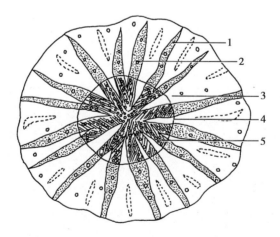

图 2-116　北沙参横切面简图
1. 韧皮部　2. 分泌道　3. 射线　4. 形成层　5. 木质部

【成分】　含香豆素类化合物、有机酸、生物碱、微量挥发油、磷脂、多糖等。

【功能主治】　养阴清肺,益胃生津。主治肺热燥咳、劳嗽痰血、胃阴不足、热病津伤等。用量 5~12g。不宜与藜芦同用。

知识链接

北沙参伪品及其鉴别

主要有:①同科植物田葛缕子 *Carum buriaticum* Turcz. 及硬阿魏 *Ferula bungeana* Kitagawa 的根:根呈圆柱形或纵剖成条形,根头部有明显凹陷的茎基痕,断面皮部土黄色,木部鲜黄色。②石竹科植物麦瓶草 *Silene conoides* L. 的根:根多为单支,外皮已除去,表面光洁而细腻,有灰棕色的须根痕。③桔梗科植物石沙参 *Adenophora polyantha* Nakai 的根:根常因加工而呈扭曲状,多单一;根头部有盘节状的茎痕。

龙胆(Gentianae Radix et Rhizoma)

为龙胆科植物条叶龙胆 *Gentiana manshurica* Kitag.、龙胆 *Gentiana scabra* Bge.、三花龙胆 *Gentiana triflora* Pall. 或坚龙胆 *Gentiana rigescens* Franch. 的干燥根和根茎。前三种主产东北、内蒙古等地,习称"龙胆"或"关龙胆";后一种主产云南,习称"坚龙胆"或"云龙胆"。春秋二季采挖,洗净,干燥。

【性状鉴别】

(1) 龙胆:①根茎呈不规则块状,表面暗灰棕色或深棕色,上端有茎痕或残留茎基,周围及下端着生多数细长的根。②根呈圆柱形,略扭曲,表面浅黄色或黄棕色,上部具明显的横皱纹,下部有纵皱纹及支根痕。③质脆,易折断,断面略平坦,皮部黄白色或淡黄棕色,木部色较浅,有 3~10 个木质部束呈点状环列。④气微,味极苦。

(2) 坚龙胆:表面无横皱纹,外皮膜质,易脱落;木部黄白色,易与皮部分离(图 2-117)。

图 2-117　龙胆原植物及药材图
1. 原植物(龙胆)　2. 龙胆药材　3. 坚龙胆药材

均以根粗长,味极苦,无茎叶、杂质、霉变者为佳。

【显微鉴别】

1. 根横切面

(1) 龙胆:①表皮细胞有时残存,外壁较厚。②皮层窄,外皮层细胞类方形,壁稍厚,木栓化;内皮层细胞切向延长,每一细胞被纵向壁分隔成数个类方形小细胞。③韧皮部宽广,有裂隙。④形成层不甚明显。⑤木质部导管3~10个群束,多呈"V"形排列。⑥髓部明显,薄壁细胞含细小草酸钙针晶。

(2) 坚龙胆:内皮层以外组织多已脱落;木质部导管发达,均匀密布;中央无髓(图2-118)。

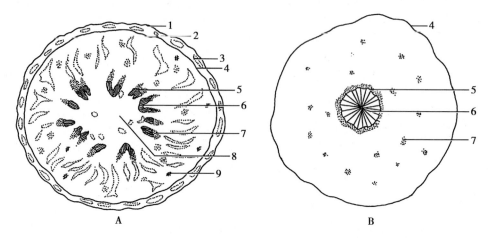

图 2-118　龙胆根横切面简图
A. 关龙胆　B. 坚龙胆
1. 外皮层　2. 皮层　3. 裂隙　4. 内皮层　5. 形成层　6. 木质部　7. 筛管群
8. 髓　9. 草酸钙针晶

2. 龙胆根粉末　淡黄棕色。①外皮层细胞:表面观类纺锤形,每一细胞由横壁分隔成数个扁方形的小细胞。②内皮层细胞:表面观类长方形,甚大,平周壁显纤细的横向纹理,每一细胞由纵隔壁分隔成数个栅状小细胞,纵隔壁大多连珠状增厚。③薄壁细胞:含细小草酸钙针晶。④石细胞:稀少,类圆形或类长方形。⑤导管:为网纹及梯纹导管,直径约至45μm(图2-119)。

【成分】　含环烯醚萜苷类成分,如龙胆苦苷、当药苦苷、当药苷等。按 HPLC 法测定,龙胆含龙胆苦苷($C_{16}H_{20}O_9$),药材不得少于3.0%,饮片不得少于2.0%。坚龙胆药材含龙胆苦苷,药材不得少于1.5%,饮片不得少于1.0%。

图 2-119　龙胆粉末图
1. 外皮层碎片　2. 内皮层碎片
3. 草酸钙针晶　4. 导管　5. 石细胞

龙胆苦苷

【功能主治】　清热燥湿,泻肝胆火。主治湿热黄疸、阴肿阴痒、湿疹瘙痒、肝火目赤、耳鸣耳聋、胁痛口苦等。用量3~6g。

知识链接

龙胆伪品及其鉴别

主要有:①六角莲:为小檗科植物桃儿七(鬼臼)*Podophyllum emodi* Wall. var. *chinense* Sprague. 的干燥根及根茎。根茎横走呈结节状;表面棕黄色或灰棕色,上端有茎痕或残留的茎基,周围和下端着生多数细长的根;根细长圆柱形,表面灰棕色或棕黄色,具细纵纹及细根痕;质硬脆,易折断,断面略平坦,显粉性,皮部类黄白色,木部细小,淡黄色;气微,味苦,微辛。本品有毒,应注意鉴别。②甜龙胆:为石竹科植物大花剪秋箩 *Lychnis fulgens* Fisch 的根和根茎。根茎呈不规则结节状,表面暗褐色,上端有残留茎基,被有淡黄棕色鳞叶的芽,并有凹入的茎痕;根簇生于根茎上,表面灰褐色或土棕色,具细纵皱纹;质硬,干时易折断,断面灰白色,有淡黄色木心;气微,味微甘、苦。③兔儿伞根:为菊科植物兔儿伞 *Syneilesis aconitifolia*(Bunge)Maxim. 的根及根茎。根茎短粗,表面棕褐色,上端有残留茎基,下面簇生多数细根,根呈圆柱形,不规则弯曲;表面呈灰黄色至灰棕色,密被毛茸;质脆,易折断,断面黄白色,中央有棕色油点;气特异,味辛微苦。④红花龙胆:为龙胆科植物红花龙胆 *Gentiana rhodantha* Franch. 的根及根茎。根圆柱形;表面黄棕色,质脆;气微,味苦。

秦艽(Gentianae Macrophyllae Radix)

为龙胆科植物秦艽 *Gentiana macrophylla* Pall.、麻花秦艽 *Gentiana straminea* Maxim.、粗茎秦艽 *Gentiana crassicaulis* Duthie ex Burk. 或小秦艽 *Gentiana dahurica* Fisch. 的干燥根。前三种按性状不同分别习称"秦艽"和"麻花艽",主产西北、西南地区;后一种习称"小秦艽",主产华北。春秋二季采挖,除去泥沙;秦艽及麻花艽晒软,堆积"发汗"至表面呈红黄色或灰黄色时,摊开晒干,或不经"发汗"直接晒干;小秦艽趁鲜搓去黑皮,晒干。

【性状鉴别】

1. 秦艽　①呈类圆柱形,上粗下细,扭曲不直,长 10~30cm,直径 1~3cm。②表面黄棕色或灰黄色,有扭曲的纵皱纹,顶端残存茎基及纤维状叶鞘。③质硬而脆,易折断,断面略显油性,皮部黄色或棕黄色,木部黄色。④气特异,味苦、微涩。

2. 麻花艽　①呈类圆锥形,多由数个小根纠聚成发辫状或麻花状,直径可达

7cm。②表面棕褐色,粗糙,有向左扭曲的纵皱纹及网孔状裂隙。③质松脆,易折断,断面多呈枯朽状(图2-120)。

3. 小秦艽　①呈类圆锥形或类圆柱形,主根通常单一,下部多分枝或数个根纠聚在一起,长8~15cm,直径0.2~1cm。②表面棕黄色,可见纵向扭曲沟纹;顶端常有残存茎基及纤维状叶鞘。③质轻脆,易折断,断面黄白色(图2-120)。

以粗壮、质实、色棕黄、气味浓者为佳。

图2-120　秦艽原植物及药材图
1. 秦艽原植物　2. 麻花艽药材　3. 小秦艽药材

【成分】　含生物碱、龙胆苦苷、马钱苷酸等。按HPLC法测定,本品含龙胆苦苷($C_{16}H_{20}O_9$)和马钱苷酸($C_{16}H_{24}O_{10}$)的总量不得少于2.5%。

【功能主治】　祛风湿,清湿热,止痹痛,退虚热。主治风湿痹痛,中风半身不遂,筋脉拘挛,骨节酸痛,湿热黄疸,骨蒸潮热,小儿疳积发热。用量3~10g。

　　　　　　　　　　　　　知识链接

秦艽伪品及其鉴别

主要有:①唇形科植物甘西鼠尾(红秦艽)*Salvia przewalskii* Maxim 的根及根茎。根呈圆锥形,主根上部明显,下部数根纠集成麻花状;表面红褐色,有纵向沟纹,栓皮脱落处可见木质纤维管束呈绞丝状;质松脆,易折断,断面不整齐,疏松,黄色;气微,味淡微涩。②龙胆科植物西藏黑秦艽 *Gentiana Waltonii* Burkill 的干燥根。呈类圆锥形或圆柱形,根头部分枝,中部绞合成麻花状,下部又分枝。表面棕黑色,有纵向扭曲的沟纹和裂隙;质松脆,易折断,断面棕黑色,可见淡棕色小点;气微,味苦涩。③毛茛科植物黑大艽(牛扁)*Aconitum barbatum* Pers. var. *puberulum* Ledeb 根。呈类圆锥形,根头部由数个小根纠集合生,略似麻花状;表面黑褐色,有纵沟和裂隙,表皮易脱落,脱落处黄白色;质松脆,体轻,易折断,断面不整齐,中心腐朽,有黑色残渣;分枝皮部黑色,木心有淡黄色菊花纹;气微,味苦而麻,有毒。④高乌头 *Aconitum sinomontanum* Nakai 的干燥根。呈类圆形,稍扁而扭曲,有分枝;表面棕色或棕褐色,有明显网状纹及裂隙;质松脆,易折断,断面不整齐,呈蜂窝状或中空;气微,味苦;有毒。⑤有以白矾水浸泡秦艽饮片以增加重量者,体重,表面可见小亮星,味涩;亦有以当归须根混入本品,味甘辛,苦味弱。

白前(Cynanchi Stauntonii Rhizoma et Radix)

为萝藦科植物柳叶白前 *Cynanchum stauntonii*(Decne.)Schltr. ex Lévl. 或芫花叶白前 *Cynanchum glaucescens*(Decne.)Hand.-Mazz. 的干燥根茎及根。主产浙江、江苏等地。秋季采挖,洗净,晒干。

【性状鉴别】

1. 柳叶白前　①根茎呈细长圆柱形,有分枝,稍弯曲;长 4~15cm,直径 1.5~4mm,顶端有残茎。②表面黄白色或黄棕色,节明显,节间长 1.5~4.5cm。③节处簇生纤细弯曲的根,且根多次分枝呈毛须状,盘曲成团。④质脆,断面中空;气微,味微甜(图 2-121)。

2. 芫花叶白前　①根茎较短小或略呈块状。②表面灰绿色或灰黄色,节间长 1~2cm。③根稍弯曲,分枝少。④质较硬(图 2-121)。

均以根茎粗、须根长、无泥土及杂质者为佳。

图 2-121　白前原植物及药材图
1. 柳叶白前原植物　2. 芫花叶白前　3. 芫花叶药材　4. 柳叶白前药材

【成分】　含三萜皂苷等。

【理化鉴别】　取本品粗粉 1g,加 70% 乙醇 10ml,加热回流 1 小时,滤过。取滤液 1ml,蒸干,残渣加醋酐 1ml 使溶解,再加硫酸 1 滴,柳叶白前显红紫色,放置后变为污绿色;芫花叶白前显棕红色,放置后不变色。

【功能主治】　降气,消痰,止咳。主治肺气壅实、咳嗽痰多、胸满喘急等。用量 3~10g。

白前混伪品及其鉴别

主要有：①有将白前与白薇混用者,两者功用迥异,应注意区别。白前折断面中空、须根柔软、生于水边,又俗称"鹅管白前""空白前""软白前""水白前";而白薇根簇生状如龙胆、质硬、断面实心,生于山地,又俗称"实白薇""龙胆白薇""硬白薇""山白薇"。②百合科植物龙须菜 *Asparagus schoberioides* Kunth 的根及根茎。其根茎较粗大,须根也较粗长;灰褐色,质柔韧,不易折断,切面中央有小木心,木心与外皮间有放射状空隙;味微苦。③鸢尾科植物白射干 *Iris dichotoma* Pall. 的根及根茎。其根茎横生,呈不规则结节状,灰褐色,有圆形茎痕或残留茎基,茎基具叶鞘;须根细长,有纵皱及纤细的绒毛;质软韧或硬脆,断面中央有小木心,味淡微苦。

白薇（Cynanchi Atrati Radix et Rhizoma）

为萝藦科植物白薇 *Cynanchum atratum* Bge. 或蔓生白薇 *Cynanchum versicolor* Bge. 的干燥根和根茎。主产安徽、辽宁等地。春秋二季采挖,洗净,干燥。

【性状鉴别】　①根茎粗短,有结节,多弯曲,上面有圆形凹陷的茎痕,下面及两侧簇生多数细长的根,状如马尾,根长 10~25cm,直径 0.1~0.2cm。②表面棕黄色,平滑或有细皱纹。③质脆,易折断,断面皮部黄白色,中央有一黄色小木心。④气微,味微苦。

以根粗长、色棕黄者为佳（图 2-122）。

图 2-122　白薇原植物及药材图
1. 白薇原植物　2. 蔓生白薇　3. 个子药材　4. 饮片

【成分】　含挥发油、强心苷及白薇醇等。

【功能主治】　清热凉血,利尿通淋,解毒疗疮。主治温邪伤营发热,阴虚发热,骨蒸劳热,产后血虚发热,热淋,血淋,痈疽肿毒。用量 5~10g。

知识链接

白薇伪品及其鉴别

主要有:①龙须菜:为百合科植物龙须菜 Asparagus schoberioides Kunth. 的干燥根及根茎。根茎粗长;表面粗糙,上端具多数圆形茎痕或卵形的芽,纵向伏生灰褐色膜质鳞片;根茎一端常残留一段草质的茎基;须根细长弯曲,密集丛生,呈圆柱形或扁缩;灰褐色,可见密生灰白色的绒毛;质软韧,不易折断,断面中心有小木心,横切面有放射状空隙;气微弱,味淡微苦。②徐长卿:为萝藦科植物徐长卿 Cynanchum paniculatum(Bunge.)Kitag. 的干燥根和根茎。根茎斜生或横生,节间短或细长,节处膨大,上端可见圆形茎痕。须根丛生,纤细较平直;表面灰黄色至灰褐色,具细纵纹;质轻脆,易折断,断面平坦,皮部黄白色,中心有黄棕色小木心,有粉性;具浓厚的丹皮香气,味辛,微有麻舌感。③白射干:为鸢尾科植物白花射干(扁蒲扇)Iris dichotoma Pall. 的干燥根及根茎。根茎呈不规则结节状;表面灰褐色,粗糙,可见圆形的茎痕或残留的茎基;须根细长弯曲;表面黄棕色,有明显的纵皱纹及疏生的细根,有时可见纤细的绒毛;质空虚软韧或硬而脆;横切面中心有小木心,木心与外皮间为空隙或黄白色的皮层;气微,味淡微苦。④竹灵消:为萝藦科植物竹灵消 Cynanchum inamoenum(Maxim.)Loes. 的干燥根及根茎。根茎短粗,多分枝,略呈块状;上端可见密集的茎痕或残留茎;须根丛生,细长圆柱形,多弯曲;表面黄棕色,稍有皱缩;质脆,易折断,断面略平坦,黄白色,中心有细小的黄色小木心;气微,味淡。

徐长卿(Cynanchi Paniculati Radix et Rhizoma)

为萝藦科植物徐长卿 Cynanchum paniculatum(Bge.)Kitag. 的干燥根及根茎。全国大部地区均产。秋季采挖,除去杂质,阴干。

【性状鉴别】①根茎呈不规则柱状,有盘节,节处周围着生多数根。②根呈细长圆柱形,弯曲;表面淡黄白色至淡棕黄色,具微细纵皱纹,并有纤细的须根。③质脆,易折断,断面粉性,皮部黄白色,形成层环淡棕色,木部细小,黄棕色。④具特异香气,味微辛凉。

以香气浓、残茎及杂质少者为佳(图 2-123)。

图 2-123 徐长卿原植物及药材图
1.原植物 2.药材

【成分】 含丹皮酚(牡丹酚)、黄酮苷、氨基酸、糖类、微量生物碱等。按 HPLC 法测定,本品含丹皮酚($C_9H_{10}O_3$)不得少于 1.3%。

丹皮酚

【功能主治】 祛风,化湿,止痛,止痒。主治风湿痹痛,胃痛胀满,牙痛,腰痛,跌仆伤痛,风疹、湿疹。用量 3~12g。入煎剂宜后下。

紫草(Arnebiae Radix)

为紫草科植物新疆紫草 *Arnebia euchroma*(Royle)Johnst. 或内蒙紫草 *Arnebia guttata* Bunge. 的干燥根。主产新疆、内蒙古。春秋二季采挖,除去泥沙,干燥。

【性状鉴别】

1. 新疆紫草(软紫草) ①呈不规则长圆柱形,多扭曲。②表面紫红色或紫褐色,皮部疏松,呈条形片状,常 10 余层重叠,易呈薄片状剥落。③体轻,质松软,易折断,断面不整齐,皮部薄片呈同心环状排列,中心有一黄白色细小木心。④气特异,味微苦、涩(图 2-124)。

图 2-124 紫草原植物及药材图
1. 新疆紫草原植物 2. 软紫草 3. 硬紫草

2. 内蒙紫草 ①呈圆锥形或圆柱形,扭曲。②表面紫红色或暗紫色,皮部略薄,常数层相叠,易剥离;根头部略粗大,顶端有残茎 1 个或多个,被短硬毛。③质硬而脆,易折断,断面较整齐,皮部紫红色,木部较小,黄白色。④气特异,味涩。

均以条长、粗大、色紫、皮厚者为佳。

【成分】 含左旋紫草素、乙酰紫草素、β，β′-二甲基丙烯酰阿卡宁、β-羟基异戊酰紫草素等。按 UV-VIS 法测定，含羟基萘醌总色素以左旋紫草素（$C_{16}H_{16}O_5$）计，不得少于 0.80%；按 HPLC 法测定，含 β，β′-二甲基丙烯酰阿卡宁（$C_{21}H_{22}O_6$）不得少于 0.30%。

左旋紫草素　　　　　　　　　　β,β′-二甲基丙烯酰阿卡宁

【功能主治】 清热凉血，活血解毒，透疹消斑。主治血热毒盛，斑疹紫黑，麻疹不透，疮疡，湿疹，水火烫伤。用量 5~10g；外用适量，熬膏或用植物油浸泡涂擦。

【附药】 硬紫草：为紫草科植物紫草 *Lithospermum erythrorhizon* Sieb.et Zucc. 的干燥根。主产东北、华北等地。药材呈圆锥形或纺锤形，扭曲，有分枝；表面紫红色或紫黑色，粗糙，有纵纹，皮部薄，易呈鳞片状剥落；质硬而脆，易折断，断面皮部薄，深紫色，木部较大，灰黄色，具放射状纹理；气微，味微甜、酸。

丹参（Salviae Miltiorrhizae Radix et Rhizoma）

为唇形科植物丹参 *Salvia miltiorrhiza* Bge. 的干燥根及根茎。主产安徽、山东等地。春秋二季采挖，除去须根、泥沙，晒干（图 2-125）。

图 2-125 丹参原植物图
1. 原植物　2. 花　3. 新鲜根部

【性状鉴别】

1. 野生品 ①根茎粗短，顶端有时残留茎基，根数条，长圆柱形，略弯曲，有的分枝并具须状细根，长 10~20cm，直径 0.3~1cm。②表面棕红色或暗棕红色，粗糙，具纵

皱纹,老根外皮疏松,多显紫棕色,常呈鳞片状剥落。③质硬而脆,易折断,断面疏松,有裂隙或略平整而致密,皮部棕红色,木部灰黄色或紫褐色,导管束黄白色,呈放射状排列。④气微,味微苦涩(图2-126)。

图 2-126　丹参药材图

1. 个子药材　2. 饮片

2. 栽培品　①较粗壮,直径 0.5~1.5cm;②表面红棕色,有纵皱纹,外皮紧贴不易剥落;③质坚实,断面较平整,略呈角质样。

以条粗壮、色紫红者为佳。

【显微鉴别】　横切面:①木栓层为数列细胞,大多含橙色或淡紫棕色物,有的可见落皮层组织。②皮层宽广,内有石细胞散在。③韧皮部束状,呈半月形,散有石细胞。④形成层呈环状。⑤木质部 8~10 束,呈放射状排列,导管在形成层处较多,呈切向排列,渐至中央成单列,射线宽,纤维常成束存在于中央的初生木质部(图2-127)。

图 2-127　丹参横切面简图

1. 落皮层　2. 木栓层　3. 皮层
4. 韧皮部　5. 形成层　6. 木质部　7. 射线

【成分】　含丹参酮 I、丹参酮 II_A、丹参酮 II_B、隐丹参酮等菲醌类化合物;尚含丹酚酸 B 等水溶性活性成分。按 HPLC 法测定,含丹参酮 II_A($C_{19}H_{18}O_3$)、隐丹参酮

丹参酮ⅡA

丹酚酸B

$(C_{19}H_{20}O_3)$和丹参酮Ⅰ$(C_{18}H_{12}O_3)$的总量不得少于0.25%；含丹酚酸B$(C_{36}H_{30}O_{16})$不得少于3.0%。

【功能主治】　活血祛瘀，通经止痛，清心除烦，凉血消痈。主治胸痹心痛、脘腹胁痛、癥瘕积聚、心烦不眠、月经不调等。用量10~15g。不宜与藜芦同用。

知识链接

丹参混用品及其鉴别

　　同属多种植物的根在一些地区作丹参用,主要有:①南丹参 *Salvia bowleyana* Dunn。呈圆柱形;表面灰红色,质硬,易折断,断面不平坦;气微,味微苦;根横切面,木质部束约7~9个。②甘西鼠尾(甘肃丹参)*Salvia przewalskii* Maxim.。呈圆锥形,上粗下细;表面暗棕红色,根头部常由1至数个根茎合生,中下部呈辫子状或扭曲状;外皮常有部分脱落而显红褐色,具扭曲的纵沟纹;质疏松而脆,易折断,断面不整齐,可见浅黄色维管束。

黄芩（Scutellariae Radix）

　　为唇形科植物黄芩 *Scutellaria baicalensis* Georgi 的干燥根。主产河北、山西等地。春秋二季采挖,除去须根及泥沙,晒至半干后撞去粗皮,再晒干(图2-128)。

【性状鉴别】

1. 药材

（1）野生品:①呈圆锥形,扭曲,长8~25cm,直径1~3cm。②表面棕黄色或深黄色,有扭曲的纵皱纹或不规则网纹,并有稀疏的疣状细根痕。③质硬而脆,易折断,断面黄色,中心红棕色,称"子芩"或"条芩"。④老根中心呈暗棕色或棕黑色,呈枯朽状或中空,称"枯芩"。⑤气微,味苦。

（2）栽培品:①较细长,多有分枝。②表面淡黄棕色,外皮紧贴,纵皱纹较细腻。③断面黄色或浅黄色,略呈角质样。④味微苦。

图 2-128　黄芩原植物图

以条长,质坚实,色黄,味苦,无粗皮、杂质、茎芦、碎渣、虫蛀、霉变者为佳(图 2-129)。

2. 饮片　①黄芩片:为类圆形或不规则形薄片;外表皮黄棕色或棕褐色;切面黄棕色或黄绿色,具放射状纹理。②酒黄芩:形如黄芩片,略带焦斑,微有酒香气。

图 2-129　黄芩药材图
1.个子药材　2.条芩　3.枯芩

黄芩的异常构造

【显微鉴别】

1. 横切面　①木栓层为8~20列扁平细胞。②韧皮部宽广,有多数石细胞和纤维,单个或成群散在,石细胞多分布于外侧,纤维多分布于内侧。③形成层成环。④木质部导管成束,排列成扁平层状,老根中央可见栓化细胞环。薄壁细胞中含淀粉粒(图2-130)。

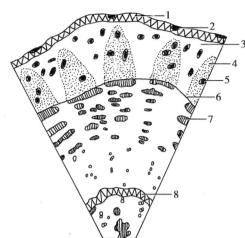

图 2-130　黄芩横切面简图
1.木栓层　2.石细胞　3.栓内层　4.韧皮部
5.石细胞与韧皮纤维　6.形成层
7.木质部　8.木栓化细胞环

2. 粉末　黄色。①韧皮纤维:单个散在或数个成束,梭形,壁厚,孔沟细。②木纤维:多碎断,具稀疏斜纹孔。③石细胞:类圆形、类方形或长方形,壁厚。④木薄壁细胞:纺锤形,伴于导管旁,壁稍厚,中部有横隔。⑤韧皮薄壁细胞:纺锤形或长圆形,壁连珠状增厚。⑥导管:为网纹及具缘纹孔导管。⑦木栓细胞:多角形,棕黄色。⑧淀粉粒:单粒类球形,脐点明显,复粒由 2~3 分粒组成(图 2-131)。

图 2-131　黄芩粉末图
1.石细胞　2.韧皮纤维　3.木纤维　4.导管　5.木栓细胞　6.淀粉粒

【成分】　含黄芩苷、汉黄芩苷、黄芩素等。子芩中黄芩苷的含量远高于枯芩。黄芩加工或贮藏不当,会使有效成分黄芩苷在黄芩酶作用下发生水解,经水解后生成的黄芩素分子中具有邻三酚羟基,易被氧化成醌类衍生物而显绿色,从而使有效成分受到破坏,质量随之降低。按 HPLC 法测定,本品药材含黄芩苷($C_{21}H_{18}O_{11}$)不得少于 9.0%;黄芩片和酒黄芩不得少于 8.0%。

175

黄芩苷

黄芩素

黄芩苷(黄色) —酶→ 黄芩素(黄色)

↓氧化

醌类衍生物(绿色)

【理化鉴别】

1. 薄层色谱 以黄芩对照药材、黄芩苷对照品、黄芩素对照品、汉黄芩素对照品为对照,进行 TLC 鉴别(表 2-16)。

表 2-16 黄芩的 TLC 鉴别

项目	操作方法
供试品溶液的制备	取本品粉末 1g,加乙酸乙酯 - 甲醇(3:1)的混合溶液 30ml,加热回流 30 分钟,放冷,滤过,滤液蒸干,残渣加甲醇 5ml 使溶解,取上清液,即得
对照药材溶液的制备	取黄芩对照药材 1g,同法制成对照药材溶液
对照品溶液的制备	取黄芩苷对照品、黄芩素对照品、汉黄芩素对照品,加甲醇分别制成每 1ml 含 1mg、0.5mg、0.5mg 的溶液,即得
薄层色谱试验	吸取上述供试品溶液、对照药材溶液各 2μl 及上述三种对照品溶液各 1μl,分别点于同一聚酰胺薄膜上,以甲苯 - 乙酸乙酯 - 甲醇 - 甲酸(10:3:1:2)为展开剂,预饱和 30 分钟,展开,取出,晾干,置紫外光灯(365nm)下检视
结果判断	供试品色谱中,在与对照药材色谱相应的位置上,应显相同颜色的斑点;在与对照品色谱相应的位置上,显三个相同的暗色斑点

2. 检查 水分不得过 12.0%(烘干法);总灰分不得过 6.0%。

3. 浸出物 按醇溶性浸出物测定法(热浸法)测定,用稀乙醇作溶剂,不得少于 40.0%。

4. 含量测定　按 HPLC 法测定(表 2-17)。

表 2-17　黄芩的含量测定

项目	操作方法
色谱条件与系统适用性试验	用十八烷基硅烷键合硅胶为填充剂;甲醇 - 水 - 磷酸(47：53：0.2)为流动相;检测波长为 280nm。理论板数按黄芩苷峰计算应不低于 2500
对照品溶液的制备	取在 60℃减压干燥 4 小时的黄芩苷对照品适量,精密称定,加甲醇制成每 1ml 含 60μg 的溶液,即得
供试品溶液的制备	取本品中粉约 0.3g,精密称定,加 70% 乙醇 40ml,加热回流 3 小时,放冷,滤过,滤液置 100ml 量瓶中,用少量 70% 乙醇分次洗涤容器和残渣,洗液滤入同一量瓶中,加 70% 乙醇至刻度,摇匀。精密量取 1ml,置 10ml 量瓶中,加甲醇至刻度,摇匀,即得
HPLC 测定	分别精密吸取对照品溶液与供试品溶液各 10μl,注入液相色谱仪,测定,即得
结果判断	本品按干燥品计算,含黄芩苷 $(C_{21}H_{18}O_{11})$ 不得少于 9.0%

【功能主治】　清热燥湿,泻火解毒,止血,安胎。主治湿温、暑湿、胸闷呕恶、湿热痞满、泻痢、黄疸、肺热咳嗽、高热烦渴、胎动不安等。用量 3~10g。

知识链接

黄芩混用品及其鉴别

有的地区亦将下列同属植物的根作黄芩用:①滇黄芩 *Scutellaria amoena* C. H. Wright 的根。产云南、四川等地。根略呈圆锥形或不规则条状,常有分枝;表面黄褐色或棕黄色,常有粗糙的栓皮,断面显纤维性,鲜黄色或微带绿色。②粘毛黄芩 *Scutellaria viscidula* Bge. 的根。产河北、山西、内蒙古等地。根呈细长圆锥形或圆柱形,表面与黄芩相似,断面很少中空或枯朽;组织中无石细胞或偶见。③甘肃黄芩 *Scutellaria rehderiana* Diels 的根茎及根。产山西、甘肃、陕西等地。其根茎细瘦,多分枝,断面中央大多有髓。

玄参(Scrophulariae Radix)

为玄参科植物玄参 *Scrophularia ningpoensis* Hemsl. 的干燥根。主产浙江。冬季茎叶枯萎时采挖,除去根茎、幼芽、须根及泥沙,晒或烘至半干,堆放"发汗"至内部变黑色(约 3~6 天),反复数次至干燥(图 2-132)。

【性状鉴别】　①呈类圆柱形,中部略粗或上粗下细,有的微弯曲似羊角状,长 6~20cm,直径 1~3cm。②表面灰黄色或灰褐色,有不规则的纵沟、横长皮孔样突起、稀疏的横裂纹和须根痕。③质坚实,不易折断,断面黑色,微有光泽。④气特异似焦糖,味甘、微苦。⑤用水浸泡后,水呈墨黑色。

以条粗壮、质坚实、断面黑色、无裂隙者为佳(图 2-133)。

图 2-132　玄参原植物图

图 2-133　玄参药材图
1. 个子药材　2. 饮片

【显微鉴别】　横切面:①后生皮层
细胞呈不规则长方形,微木栓化。②皮
层较宽,石细胞单个散在或 2~5 个成
群,多角形、类圆形或类方形,壁较厚,
层纹明显,韧皮射线多裂隙。③形成层
成环。④木质部射线宽广,亦多裂隙,
导管少数,类多角形,直径约至 113μm,
伴有木纤维。薄壁细胞中含核状物(图
2-134)。

【成分】　主要含环烯醚萜苷类成
分哈巴苷、哈巴俄苷等。按 HPLC 法测
定,本品含哈巴苷($C_{15}H_{24}O_{10}$)和哈巴俄
苷($C_{24}H_{30}O_{11}$)的总量不得少于 0.45%。

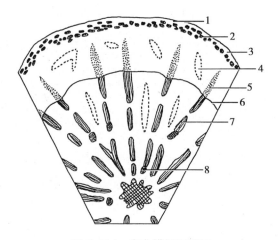

图 2-134　玄参横切面简图
1. 后生表皮　2. 石细胞　3. 皮层　4. 裂隙
5. 韧皮部　6. 形成层　7. 木质部　8. 木纤维

哈巴俄苷

知识链接

环烯醚萜苷类成分

　　环烯醚萜苷类是由单萜化合物环烯醚萜类及裂环烯醚萜类与糖结合而成的苷类,主要分布于鹿蹄草科、龙胆科、玄参科、茜草科、唇形科等植物中,具多种生物活性,如地黄中的梓醇具降血糖、利尿、缓泻等作用,栀子中的栀子苷能促进胆汁分泌而用于治疗黄疸型肝炎,龙胆中的龙胆苦苷具利胆、抗炎、促进胃液分泌及抗真菌等活性,可用于治疗黄疸等。环烯醚萜苷的苷键极易被酸或酶水解,生成的苷元很不稳定,易发生聚合反应,产生不同颜色的变化或沉淀。玄参、地黄等炮制加工变黑,均与此有关。

　　【功能主治】　清热凉血,滋阴降火,解毒散结。主治热入营血、温毒发斑、热病伤阴、骨蒸劳嗽、目赤咽痛、瘰疬、痈肿疮毒等。用量 9~15g。不宜与藜芦同用。

知识链接

玄参混用品及其鉴别

　　同属植物北玄参 *Scrophularia buergeriana* Miq. 的根,在华北及东北作玄参用。根呈圆锥形,较小,有纵皱纹,表面灰褐色,有细根及细根痕,质稍硬。

地黄 (Rehmanniae Radix)

　　为玄参科植物地黄 *Rehmannia glutinosa* Libosch. 的新鲜或干燥块根。主产河南、山西等地。秋季采挖,除去芦头、须根及泥沙,洗净,鲜用者习称"鲜地黄";将鲜地黄缓缓烘焙至内部变黑,约八成干,搓成团块,习称"生地黄"。

　　【性状鉴别】

　　1. 鲜地黄　①呈纺锤形或条状,长 8~24cm,直径 2~9cm。②外皮薄,表面浅红黄色,具弯曲的纵皱纹、芽痕、横长皮孔及不规则疤痕。③肉质,易折断,断面皮部淡黄白色,可见橘红色油点,木部黄白色,导管呈放射状排列。④气微,味微甜、微苦。以粗壮、色红黄者为佳(图 2-135)。

　　2. 生地黄　①呈不规则团块状或长圆形,中间膨大,两端稍细;有的细小,长条状,稍扁而扭曲;长 6~12cm,直径 2~6cm。②表面棕黑色或灰棕色,极皱缩,具不规则

图 2-135　地黄原植物及鲜地黄药材图

1. 原植物　2. 花　3. 块根切面　4. 鲜地黄

横曲纹。③体重，质较软而韧，不易折断，断面棕黑色或乌黑色，有光泽，具黏性。④气微，味微甜。以块大、体重、断面乌黑色者为佳（图 2-136）。

图 2-136　生地黄药材图

【显微鉴别】

1. 横切面　①木栓细胞数列。②栓内层薄壁细胞排列疏松，散有多数分泌细胞，含橘黄色油滴；偶有石细胞。③韧皮部较宽，分泌细胞较少。④形成层成环。⑤木质部射线宽广，导管稀疏，排列成放射状（图 2-137）。

2. 生地黄粉末　棕黄色。①木栓细胞：淡棕色。②薄壁细胞：类圆形，内含类圆形核状物。③分泌细胞：形状与一般薄壁细胞相似，内含橙黄色或橙红色油滴状物。④导管：主为具缘纹孔及网纹导管，直径约至 $92\mu m$（图 2-138）。

图 2-137　地黄横切面图

A. 简图　B. 详图

1. 木栓层　2. 皮层　3. 分泌细胞　4. 韧皮部　5. 形成层　6. 木质部　7. 射线

图 2-138　地黄粉末图

1. 导管　2. 木栓细胞　3. 分泌细胞　4. 薄壁细胞碎片　5. 草酸钙方晶

【成分】　含梓醇、二氢梓醇、毛蕊花糖苷、多种糖类、氨基酸等。按 HPLC 法测定,生地黄含梓醇($C_{15}H_{22}O_{10}$)不得少于 0.20%;含毛蕊花糖苷($C_{29}H_{36}O_{15}$)不得少于 0.020%。

梓醇 毛蕊花糖苷

【功能主治】 鲜地黄:清热生津,凉血,止血;主治热病伤阴、舌绛烦渴、咽喉肿痛等;用量 12~30g。生地黄:清热凉血,养阴生津;主治热入营血、温毒发斑、吐血衄血、热病伤阴、阴虚发热、骨蒸劳热、内热消渴等;用量 10~15g。

【附药】 熟地黄:为生地黄经酒炖或蒸制而得的炮制加工品。呈不规则的块片状;表面乌黑色,有光泽,黏性大;质柔软而带韧性,不易折断,断面乌黑色,有光泽;气微,味甜。老药工对熟地黄的质量讲究,"色黑如漆,味甘如饴"。按 HPLC 法测定,本品含毛蕊花糖苷($C_{29}H_{36}O_{15}$)不得少于 0.020%。性微温,味甘;功能补血滋阴,益精填髓(图 2-139)。

图 2-139 熟地黄药材图

胡黄连(Picrorhizae Rhizoma)

　　为玄参科植物胡黄连 *Picrorhiza scrophulariiflora* Pennell 的干燥根茎。主产西藏、云南及四川。秋季采挖,除去须根及泥沙,晒干。

【性状鉴别】　①呈圆柱形,略弯曲,偶有分枝,长 3~12cm,直径 0.3~1cm。②表面灰棕色至暗棕色,粗糙,有较密的环节、稍隆起的芽痕或根痕,上端密被暗棕色鳞片状叶柄残基。③体轻,质硬而脆,易折断,断面略平坦,淡棕色至暗棕色,木部有 4~10 个类白色点状维管束排列成环,中央灰黑色(髓部)。④气微,味极苦(图 2-140)。

以条粗、体轻、质脆、味苦者为佳。

图 2-140　胡黄连药材图

【成分】　含环烯醚萜苷类(胡黄连苷Ⅰ、胡黄连苷Ⅱ、胡黄连苷Ⅲ)、香草醛及肉桂酸等。按 HPLC 法测定,本品含胡黄连苷Ⅰ($C_{24}H_{28}O_{11}$)及胡黄连苷Ⅱ($C_{23}H_{28}O_{13}$)的总量不得少于 9.0%。

胡黄连苷Ⅰ　　　　　　　　　　　　　　胡黄连苷Ⅱ

【理化鉴别】　①微量升华:取本品粉末 0.5g,置适宜器皿中,60~80℃升华 4 小时,置显微镜下观察,可见针状、针簇状、棒状、板状结晶及黄色球状物。②检查:水分不得过 13.0%(烘干法);总灰分不得过 7.0%;酸不溶性灰分不得过 3.0%。③浸出物:按醇溶性浸出物测定法(热浸法)测定,用乙醇作溶剂,不得少于 30.0%。

【功能主治】　退虚热,除疳热,清湿热。主治骨蒸潮热,小儿疳热,湿热泻痢,黄疸尿赤,痔疮肿痛。用量 3~10g。

巴戟天（Morindae Officinalis Radix）

为茜草科植物巴戟天 *Morinda officinalis* How 的干燥根。主产广东、广西等地。全年可采挖,洗净,除去须根,晒至六七成干,轻轻捶扁,晒干(图 2-141)。

图 2-141　巴戟天原植物图

【性状鉴别】

1. 药材　①呈扁圆柱形,略弯曲,长短不一,直径 0.5~2cm。②表面灰黄色或暗灰色,具纵纹及横裂纹,有的皮部横向断离露出木部,形似连珠或鸡肠状,习称"鸡肠风"。③质韧,断面皮部厚,紫色或淡紫色,易与木部剥离;木心如绳索状甚坚韧;黄棕色或黄白色,表面有纵沟,横断面略呈齿轮状,直径 1~5mm。④气微,味甘而微涩。⑤用开水浸泡,其水浸液呈淡蓝紫色。

以条粗、显连珠状、肉厚、紫黑色、木心小者为佳(图 2-142)。

图 2-142　巴戟天药材图
1. 巴戟天　2. 巴戟肉

2. 饮片　①巴戟肉:呈扁圆柱形短段或不规则块;皮部厚,紫色或淡紫色,中空,无木心;余同药材。②盐巴戟天:呈扁圆柱形短段或不规则块;气微,味甘、咸而微涩。

【显微鉴别】

1. 横切面　①木栓层为数列细胞。②栓内层外侧石细胞单个或数个成群,断续排列成环,薄壁细胞含有草酸钙针晶束,切向排列。③韧皮部宽广,内侧薄壁细胞含草酸钙针晶束,轴向排列。④形成层明显。⑤木质部导管单个散在或 2~3 个相聚,呈放射状排列;木纤维较发达,木射线宽 1~3 列细胞,偶见非木化的木薄壁细胞群(图 2-143)。

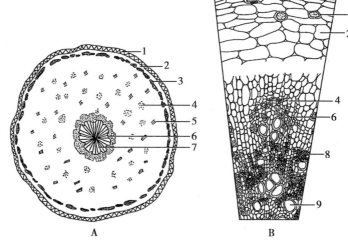

图 2-143　巴戟天横切面图
　　A. 简图　B. 详图
1.木栓层　2.皮层　3.石细胞带　4.韧皮部(筛管群)　5.草酸钙针晶束　6.形成层　7.木质部　8.木纤维　9.导管

2. 粉末　淡紫色或紫褐色。①石细胞:淡黄色,类圆形、类方形、类长方形、长条形或不规则形,壁厚,有的层纹明显,纹孔及孔沟明显。②草酸钙针晶:多成束存在于薄壁细胞中。③具缘纹孔导管:淡黄色,具缘纹孔细密。④木纤维:主为纤维管胞,长梭形,具缘纹孔较大,纹孔口斜缝状或相交成人字形、十字形(图 2-144)。

图 2-144　巴戟天粉末图
1.石细胞　2.草酸钙针晶束　3.导管　4.木纤维　5.木栓细胞

【成分】　含环烯醚萜苷类(如去乙酰基车叶草苷酸、水晶兰苷)、糖类(如耐斯糖)、蒽醌类、有机酸类、氨基酸类等成分。按 HPLC 法测定,本品含耐斯糖($C_{24}H_{42}O_{21}$)不得少于 2.0%。

水晶兰苷　　　　　　　　去乙酰基车叶草苷酸

【理化鉴别】　①检查:水分不得过 15.0%(烘干法);总灰分不得过 6.0%。②浸出物:按水溶性浸出物测定法(冷浸法)测定,不得少于 50.0%。

【功能主治】　补肾阳,强筋骨,祛风湿。主治阳痿遗精、宫冷不孕、月经不调、风湿痹痛、筋骨痿软等。用量 3~10g。

知识链接

巴戟天伪品及其鉴别

巴戟天的伪品较多,常见的有以下几种:①同属植物羊角藤 *Morinda umbellata* L. 的根:与正品"肉厚心细"之特征恰恰相反,为"肉薄而木心粗",木部约占根断面的 2/3;整体圆柱状,无"连珠状"之特征;味淡,嚼之有砂砾感。②同属植物假巴戟 *Morinda shuanghuaensis* C. Y. Chen et M. S. Huang 的根:细长圆柱形,略扁,直径 1.2~2cm;表面灰褐色,横裂纹较明显,皮部菲薄,易剥离;质硬,断面木部粗大,约占 80%。③木兰科植物铁箍散 *Schisandra propinqua* (Wall.) Baill. var. *sinensis* Oliv. 的根或茎藤:长圆柱形,细长而多弯曲,有分枝,直径 2~10mm;表面棕红或棕褐色,具纵皱纹和疣状突起及分枝断痕,常有环状裂纹,环裂深处露出木心,形似连珠状;质坚韧,不易折断;断面黄棕色至棕褐色,皮部粉性,木部类白至浅灰棕色,占直径的 50%~80%;气香,味微苦辛,嚼之发黏。④茜草科植物四川虎刺 *Damnacanthus officinarum* Huang 的根:又名"恩施巴戟",与正品巴戟极相似。根呈圆柱形,皮部肉厚;皮部呈间断膨大而后收缩,自然生长成"连珠状",与正品断裂而形成的"连珠状"明显有别;其余特征略同。⑤兰科植物线兰 *Cymbidium faberi* Rolfe 的须根:呈不规则扁圆柱形或类圆柱形,扭曲,直径 0.2~0.6cm,质脆,皮部质软,海绵状,淡灰棕色;木部直径约至 1mm;气微,味淡。

茜草(Rubiae Radix et Rhizoma)

为茜草科植物茜草 *Rubia cordifolia* L. 的干燥根和根茎。主产陕西、江苏等地。春秋二季采挖,除去泥沙,干燥。

【性状鉴别】　①根茎呈结节状,丛生粗细不等的根,根呈圆柱形,略弯曲,长 10~25cm,直径 0.2~1cm。②表面红棕色或暗棕色,具细纵皱纹及少数细根痕。③质脆,易折断,断面平坦;皮部窄,紫红色;木部宽广,浅黄红色,有多数导管小孔。④气微,味微苦,久嚼刺舌。

以条粗、表面红棕色、断面红黄色,无茎基者为佳(图 2-145)。

图 2-145　茜草原植物及药材图
1. 原植物　2. 个子药材　3. 饮片

【成分】　主要含大叶茜草素、羟基茜草素等蒽醌类成分。按 HPLC 法测定,本品含大叶茜草素($C_{17}H_{15}O_4$),药材不得少于 0.40%,饮片不得少于 0.20%;含羟基茜草素($C_{14}H_8O_5$),药材不得少于 0.10%,饮片不得少于 0.080%。

大叶茜草素

羟基茜草素

【功能主治】　凉血,祛瘀,止血,通经。主治吐血、衄血、崩漏、外伤出血,瘀阻经闭,关节痹痛,跌仆肿痛。用量 6~10g。

知识链接

茜草伪品及其鉴别

主要有:①茜草科植物蓬子菜 *Galium verum* L. 的根:其外表颜色较淡;横切面呈黄白色或淡黄褐色,可见淡褐色同心环纹;以热水浸泡,可使水变成淡黄色,茜草根浸水则成淡红色。②茜草科植物黑果茜草 *Rubia cordifolia* L. var. *pratensis* Maxim. 的干燥根茎:较粗,圆柱形,栓皮常槽朽易脱落;根茎节丛生多数细根,常弯曲或扭曲。③茜草科植物大叶茜草 *Rubia schumanniana* Pietz. 的干燥根茎:圆柱形,木栓层常糟朽,细根少;木部颜色较浅,浅黄红色,较顺直。④茜草科植物云南茜草 *Rubia yunnanensis* (Franch.) Diels 的根:呈长圆柱形,数条丛生,微弯曲;表面深棕色至红棕色,有细纵皱纹;质脆,易折断,断面黄红色或深红色;气微,味苦、涩、微甜。⑤唇形科植物丹参 *Salvia miltiorrhiza* Bge. 的干燥根尾部:表面棕褐色,粗糙,具纵皱纹;质硬而脆,断面疏松,有裂隙或略平整而致密,皮部棕红色,木部灰黄色,可见黄白色点状维管束;气微,味微苦涩。

红大戟 (Knoxiae Radix)

为茜草科植物红大戟 *Knoxia valerianoides* Thorel et Pitard 的干燥块根。主产福建、广东等地。秋冬二季采挖,除去须根,洗净,置沸水中略烫,干燥。

【性状鉴别】　①略呈纺锤形,偶有分枝,稍弯曲,长 3~10cm,直径 0.6~1.2cm。②表面红褐色或红棕色,粗糙,有扭曲的纵皱纹,顶端常有细小的茎痕。③质坚实,断面皮部红褐色,木部棕黄色。④气微,味甘、微辛。⑤以水湿润显黏性。

以个大、红褐色、质坚实、无须根者为佳(图 2-146)。

【成分】　主要含蒽醌化合物。游离蒽醌有虎刺醛、甲基异茜草素、红大戟素等。

【功能主治】　有小毒;泻水逐饮,消肿散结。用于水肿胀满、胸腹积水、痰饮积聚、痈肿疮毒、瘰疬痰核等。用量 1.5~3g,入丸、散服,每次 1g;内服醋制用;外用适量,生用。

图 2-146　红大戟药材图

【附药】　京大戟:为大戟科植物大戟 *Euphorbia pekinensis* Rupr. 的根。呈不规则长圆锥形,略弯曲,常有分枝;表面灰棕色或棕褐色,粗糙,有纵皱纹、横向皮孔及支根痕;顶端略膨大,有多数茎基及芽痕;质坚硬,不易折断,断面类白色或淡黄色,纤维性;气微,味微苦、涩。本品有毒,功能泻水逐饮,消肿散结;用量 1.5~3g;入丸、散服,每次 1g;内服醋制用。不宜与甘草同用。

续断 (Dipsaci Radix)

为川续断科植物川续断 *Dipsacus asper* Wall. ex Henry 的干燥根。主产湖北、四川。秋季采挖,除去根头及须根,微火烘至半干,堆置"发汗"至内部变绿色,再烘干。

【性状鉴别】

1. 药材　①呈圆柱形,略扁,有的微弯曲,长 5~15cm,直径 0.5~2cm。②表面灰褐色或黄褐色,有扭曲的纵皱、横裂的皮孔样痕及少数须根痕。③质软,久置后变硬,易折断,断面不平坦,皮部墨绿色或棕色,外缘褐色或淡褐色,木部黄褐色,具放射状纹理。④气微香,味苦、微甜而后涩。

以条粗、质软、内呈墨绿色者为佳(图 2-147)。

2. 饮片　①续断片:呈类圆形或椭圆形的厚片;余同药材。②酒续断:形如续断片,表面浅黑色或灰褐色,略有酒香气。③盐续断:形如续断片,表面黑褐色,味微咸。

【成分】　含龙胆碱、川续断皂苷等。含川续断皂苷Ⅵ($C_{47}H_{76}O_{18}$),药材不得少于 2.0%;续断片、酒续断、盐续断不得少于 1.5%。

【功能主治】　补肝肾,强筋骨,续折伤,止崩漏。主治肝肾不足,腰膝酸软,风湿痹痛,跌仆损伤,筋伤骨折,崩漏,胎漏。酒续断多用于风湿痹痛,跌仆损伤,筋伤骨折。盐续断多用于腰膝酸软。用量 9~15g。

图 2-147　续断药材图

川续断皂苷Ⅵ

甘松(Nardostachyos Radix et Rhizoma)

为败酱科植物甘松 *Nardostachys jatamansi* DC. 的干燥根及根茎。主产四川、甘肃等地。春秋二季采挖,除去泥沙及杂质,晒干或阴干。

【性状鉴别】　①略呈圆锥形,多弯曲。②根茎短小,上端有茎、叶残基,呈狭长的膜质片状或纤维状;外层黑棕色,内层棕色或黄色。③根单一或数条交结、分枝或并列;表面棕褐色,皱缩,有细根及须根。④质松脆,易折断,断面粗糙,皮部深棕色,常呈裂片状,木部黄白色。⑤气特异,味苦而辛,有清凉感(图 2-148)。

【成分】　本品含挥发油,药材不得少于 2.0%(ml/g);饮片不得少于 1.8%(ml/g)。按 HPLC 法测定,本品含甘松新酮($C_{15}H_{22}O_3$)不得少于 0.10%。

图 2-148　甘松原植物及药材图
1. 原植物　2. 药材

【功能主治】　理气止痛，开郁醒脾，外用祛湿消肿。内服用于脘腹胀满、食欲不振、呕吐等；外治用于牙痛，脚气肿毒。用量 3~6g。

天花粉（Trichosanthis Radix）

为葫芦科植物栝楼 *Trichosanthes kirilowii* Maxim. 或双边栝楼 *Trichosanthes rosthornii* Herms 的干燥根。前者主产河南、山东等地；后者主产四川、湖南等地。秋冬二季采挖，洗净，除去外皮，切段或纵剖成瓣，干燥（图 2-149）。

图 2-149　天花粉原植物图
A. 栝楼　B. 双边栝楼

【性状鉴别】　①呈不规则圆柱形、纺锤形或瓣块状，长 8~16cm，直径 1.5~5.5cm。②表面黄白色或淡棕黄色，有纵皱纹、细根痕及略凹陷的横长皮孔，有的有黄棕色外皮残留。③质坚实，断面白色或淡黄色，富粉性，横切面可见黄色木部，点状小孔明显，略呈放射状排列，纵切面可见黄色条状筋脉纹。④气微，味微苦。

以色白、质坚实，粉性足者为佳（图 2-150）。

图 2-150　天花粉药材图
1. 个子药材　2. 饮片

【显微鉴别】　粉末类白色。①淀粉粒:单粒类球形、半圆形或盔帽状,脐点点状、短缝状或人字形;复粒由2~14分粒组成。②具缘纹孔导管:具缘纹孔呈六角形或方形,排列紧密。③石细胞:椭圆形、类方形、多角形或纺锤形,壁较厚,纹孔细密(图 2-151)。

图 2-151　天花粉粉末图
1. 淀粉粒　2. 导管　3. 石细胞　4. 木薄壁细胞　5. 木纤维

【成分】　含皂苷、天花粉蛋白及多种氨基酸。天花粉蛋白制成针剂,用于终止12~26周妊娠,亦可用于治疗恶性葡萄胎和绒癌。

【功能主治】　清热泻火,生津止渴,消肿排脓。主治热病烦渴,肺热燥咳,内热消渴,疮疡肿毒。用量 10~15g。不宜与川乌、制川乌、草乌、制草乌、附子同用。

如何区分山药、白芍和天花粉

党参（Codonopsis Radix）

为桔梗科植物党参 *Codonopsis pilosula*（Franch.）Nannf.、素花党参 *Codonopsis pilosula* Nannf. var. *modesta*（Nannf.）L. T. Shen 或川党参 *Codonopsis tangshen* Oliv. 的干燥根。前种习称"潞党参"，后两种分别习称"西党参"和"条党参"。主产山西、甘肃、四川等地。秋季采挖，洗净，晒干（图 2-152）。

图 2-152　党参原植物图

【性状鉴别】

1. 药材

（1）党参（潞党）：①呈长圆柱形，稍弯曲。②表面黄棕色至灰棕色，根头部膨大，有多数疣状突起的茎痕及芽，习称"狮子盘头"，每个茎痕的顶端呈凹下的圆点状；根头下有致密的环状横纹，向下渐稀疏，有的达全长的一半，栽培品环状横纹少或无，根头也较小；全体有纵皱纹及散在的横长皮孔样突起，支根断落处常有黑褐色胶状物。③质稍硬而略带韧性，断面稍平坦，有裂隙或放射状纹理，皮部淡棕黄色至黄棕色，木部淡黄色。④有特殊香气，味微甜（图 2-153）。

（2）素花党参（西党参）：表面黄白色至灰黄色，根头下致密的环状横纹常达全长的1/2 以上。断面裂隙较多，皮部灰白色至淡棕色。

（3）川党参（条党参）：表面灰黄色至黄棕色，有明显不规则纵沟，顶端有稀疏横纹，大者亦有"狮子盘头"，但其茎痕较少，小者根头部小于正身，称"泥鳅头"。质较软而结实，断面裂隙较少，皮部黄白色。

均以条粗壮、狮子盘头大、横纹多、质柔润、气味浓、嚼之无渣者为佳。

2. 饮片　①党参片：为类圆形厚片；余同药材。②米炒党参：形如党参片，表面深黄色，偶有焦斑。

图 2-153　党参药材图
1. 个子药材　2. 饮片

【显微鉴别】

1. 横切面　①木栓细胞数列至 10 数列,外侧有石细胞,单个或成群。②栓内层窄。③韧皮部宽广,外侧常有裂隙,散有淡黄色乳管群,并常与筛管群交互排列。④形成层成环。⑤木质部导管单个散在或数个相聚,成放射状排列。薄壁细胞含菊糖(图 2-154)。

2. 粉末　①淀粉粒:呈类球形,脐点呈星状或裂缝状。②石细胞:方形、长方形或多角形,壁不甚厚。③节状乳管碎片:含淡黄色颗粒状物。④导管:为网纹或具缘纹孔导管。⑤菊糖团块:呈扇形,表面显放射状纹理(图 2-155)。

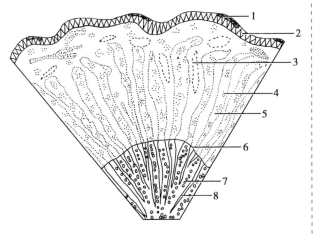

图 2-154　党参横切面简图
1. 石细胞　2. 木栓层　3. 裂隙　4. 乳汁管群
5. 韧皮部　6. 形成层　7. 木质部　8. 射线

【成分】　含皂苷、菊糖、果糖、微量生物碱、多种氨基酸及微量元素等。

【理化鉴别】　①检查:药材及党参片水分不得过 16.0%(烘干法);米炒党参水分不得过 10.0%。总灰分不得过 5.0%。②浸出物:按醇溶性浸出物测定法(热浸法)测定,用 45% 乙醇作溶剂,不得少于 55.0%。③薄层色谱:以党参炔苷对照品为对照,进行 TLC 鉴别(表 2-18,图 2-156)。

图 2-155　党参粉末图

1. 石细胞　2. 木栓细胞　3. 菊糖　4. 淀粉粒　5. 节状乳管碎片　6. 导管

表 2-18　党参的 TLC 鉴别

项目	操作方法
供试品溶液的制备	取本品粉末 1g,加甲醇 25 ml,超声处理 30 分钟,滤过,滤液蒸干,残渣加水 15ml 使溶解,通过 D101 大孔吸附树脂柱(内径为 1.5cm,柱高为 10cm),用水 50ml 洗脱,弃去水液,再用 50% 乙醇 50ml 洗脱,收集洗脱液,蒸干,残渣加甲醇 1ml 使溶解,即得
对照品溶液的制备	取党参炔苷对照品,加甲醇制成每 1ml 含 1mg 的溶液,即得
薄层色谱试验	吸取供试品溶液 2~4μl、对照品溶液 2μl,分别点于同一高效硅胶 G 薄层板上,以正丁醇 - 冰醋酸 - 水(7 : 1 : 0.5)为展开剂,展开,取出,晾干,喷以 10% 硫酸乙醇溶液,在 100℃加热至斑点显色清晰,分别置日光和紫外光灯(365nm)下检视
结果判断	供试品色谱中,在与对照品色谱相应的位置上,应显相同颜色的斑点或荧光斑点

【功能主治】　健脾益肺,养血生津。主治脾肺气虚,食少倦怠,咳嗽虚喘,气血不足,面色萎黄,心悸气短,津伤口渴,内热消渴。量 9~30g。不宜与藜芦同用。

知识链接

党参习用品及伪品

1. 习用品　党参属植物中国有 39 种,药用 21 种、4 变种。除上述 3 种外,尚有同属多种植物的根在部分地区作党参药用,如管花党参 *Codonopsis tubulosa* Komar、新疆党参 *Codonopsis clematida*(Schrenk)Clarke.、球花党参 *Codonopsis subglobosa* W. w. Smith、灰毛党参 *Codonopsis canescens* Nannf 等,有时会流入市场,应注意鉴别。

2. 伪品 主要有:①桔梗科植物羊乳 *Codonopsis lanceolatu* Benthet Hook. f. 的根。呈纺锤形,短而粗;表面淡黄褐色,散在少量瘤状突起,环状横纹几达全体;体轻,质松泡,易折断,断面白色,有裂隙。②石竹科植物山女娄菜 *Melandrium tatarinowii*(regel)tsui 的根。呈类圆形或纺锤形;断面淡黄白色,角质状;气微,味淡。③苋科植物土牛膝 *Achyranthes aspera* L. 的根。根头部无狮子盘头,而具地上茎叶残基;味微甜后而苦。④伞形科植物迷果芹 *Sphailerocarpus gracilis*(Bess)K.pol. 的根。长纺锤形或类圆锥形;顶端圆钝,有茎残基,其下有致密的环状横纹;断面乳白色;具胡萝卜香气,味淡,微甜。⑤桔梗科金钱豹属植物大花金钱豹 *Campanumoea javanica* Blume 或金钱豹 *Campanumoea javanica* Blume var. japonica Makino 的根。呈圆柱形,具棱;质硬,易折断,断面不平坦,黄白色;气微,味微甜,嚼之渣多。

图 2-156 党参的 TLC 鉴别
1. 党参炔苷对照品 2~4. 党参 5~7. 川党参 8~10. 素花党参

【附药】 明党参:为伞形科植物明党参 *Changium smyrnioides* Wolff 的干燥根。4~5 月采挖,除去须根,洗净,置沸水中煮至无白心,取出,刮去外皮,漂洗,干燥。呈细长圆柱形、长纺锤形或不规则条块状;表面黄白色或淡棕色,光滑或有纵沟纹及须根痕;质硬而脆,断面角质样,皮部黄白色,易与木部剥离,木部类白色;气微、味淡。含有机酸、糖、磷脂、多种氨基酸及微量挥发油。功能润肺化痰、养阴和胃、平肝、解毒。与党参名称相近,应注意区别。

桔梗(Platycodonis Radix)

为桔梗科植物桔梗 *Platycodon grandiflorum*(Jacq.)A. DC. 的干燥根。春秋二季采挖,洗净,除去须根,趁鲜刮去外皮或不去外皮,干燥(图 2-157)。

【性状鉴别】

1. 药材 ①呈圆柱形或纺锤形,有的有分枝,略扭曲,长 7~20cm,直径 0.7~2cm。②表面淡黄白色至黄色,未去外皮的表面黄棕色至灰棕色;有纵皱沟、横长皮孔样斑痕及支根痕,上部有横纹,有的顶端有较短的根茎,其上有数个半月形茎痕。③质脆,

图 2-157 桔梗原植物图

图 2-158 桔梗药材图
1. 个子药材 2. 饮片

易折断,断面不平坦,有裂隙,皮部黄白色,形成层环棕色,木部淡黄色,有放射状纹理。④气微,味微甜后苦。

以根粗大、色白、质坚实、苦味浓者为佳(图 2-158)。

2. 饮片 ①呈椭圆形或不规则厚片,外皮多已除去或偶有残留。②切面皮部黄白色,较窄,形成层环纹明显,棕色,木部宽,有较多裂隙。③气微,味微甜后苦。

【显微鉴别】

1. 横切面 ①未去外皮者可见木栓细胞多列,细胞中含草酸钙小棱晶。②栓内层窄。③韧皮部宽广,乳管群散在,乳管内含细小颗粒状黄棕色物。④形成层成环。⑤木质部导管单个散在或数个相聚,呈放射状排列。⑥薄壁细胞含菊糖(图 2-159)。

2. 粉末 黄白色。①菊糖:呈扇形或类圆形。②乳管:常互相连接成网状,内含黄色油滴状颗粒。③导管:多为梯纹、网纹导管,少见具缘纹孔导管(图 2-160)。

图 2-159 桔梗横切面详图
1. 木栓层 2. 皮层 3. 乳汁管 4. 韧皮部 5. 形成层 6. 导管 7. 木射线

图 2-160 桔梗粉末图
1. 乳汁管 2. 导管 3. 菊糖

【成分】 含皂苷类、甾醇类、菊糖及多种氨基酸等。按 HPLC 法测定,本品含桔梗皂苷 D（$C_{57}H_{92}O_{28}$）不得少于 0.10%。

【功能主治】 宣肺,利咽,祛痰,排脓。主治咳嗽痰多,胸闷不畅,咽痛音哑,肺痈吐脓。用量 3~10g。

知识链接

桔梗伪品及其鉴别

某些地区以石竹科植物霞草(丝石竹)*Gypsophila oldhamiana* Miq. 的根伪充桔梗药用,应注意鉴别。呈圆锥形,表面黄棕色或淡黄色,有残存的棕色外皮及扭曲的纵沟纹;质坚硬,断面可见 3~4 轮同心性环纹(异型维管束);气微,味苦而辣涩,有麻舌感;有草酸钙簇晶及砂晶(图2-161)。

图 2-161 桔梗伪品 - 霞草(丝石竹)

南沙参（Adenophorae Radix）

为桔梗科植物轮叶沙参 *Adenophora tetraphylla*（Thunb.）Fisch. 或沙参 *Adenophora stricta* Miq. 的干燥根。主产安徽、浙江等地。春秋二季采挖,除去须根,趁鲜刮去粗皮,洗净,干燥。

【性状鉴别】 ①呈圆锥形或圆柱形,略弯曲,长 7~27cm,直径 0.8~3cm。②表面黄白色或淡棕黄色,凹陷处常有残留的黄棕色栓皮,上部多有断续环状深陷横纹,下部有纵纹及纵沟,顶端具 1 或 2 个根茎(芦头)。③体轻,质松泡,易折断,断面不平坦,黄白色,多裂隙。④气微,味微甘(图 2-162)。

【成分】 主要含三萜类皂苷、花椒毒素等。

【功能主治】 养阴清肺,益胃生津,化痰,益气。主治肺热燥咳、阴虚劳嗽、干咳痰黏、胃阴不足、食少呕吐、烦热口干等。用量 9~15g。不宜与藜芦同用。

图 2-162 南沙参药材图
1. 个子药材 2. 饮片

木香(Aucklandiae Radix)

为菊科植物木香 *Aucklandia lappa* Decne. 的干燥根。主产云南,又称"云木香"。秋冬二季采挖,除去泥沙及须根,切段,个大者再纵剖成瓣,干燥后撞去粗皮(图 2-163)。

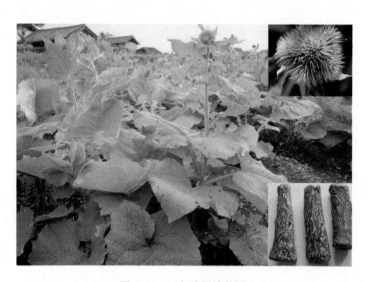

图 2-163 木香原植物图

【性状鉴别】

1. 药材 ①呈圆柱形、半圆柱形或为纵剖片,长 5~10cm,直径 0.5~5cm。②表面黄棕色或灰褐色,有明显的皱纹、纵沟及侧根痕,有时可见不规则菱形网纹。③质坚,不易折断,断面灰褐色至暗褐色,周边灰黄色至浅棕黄色,形成层环棕色,有放射状纹理及散在的褐色点状油室,老根中心常呈朽木状。④气香特异,味微苦。

以质坚实、香气浓、油性大者为佳(图2-164)。

图 2-164　木香药材图
1.个子药材　2.饮片

2. 饮片　①木香片:为类圆形或不规则的厚片;外表皮黄棕色至灰褐色,有纵皱纹;切面棕黄色至灰褐色,中部有明显菊花心状的放射纹理,形成层环棕色,褐色油点(油室)散在;气香特异,味微苦。②煨木香:形如木香片。气微香,味苦。

【显微鉴别】

1. 横切面　①木栓层由多列木栓细胞组成。②皮层稍窄。③韧皮部宽广,射线明显,纤维束散在。④形成层成环。⑤木质部导管单行径向排列,木纤维存在于近形成层处及中心的导管旁,初生木质部多为四原型。⑥薄壁组织中有大型油室散在,内含黄色分泌物;薄壁细胞中含有菊糖(图2-165)。

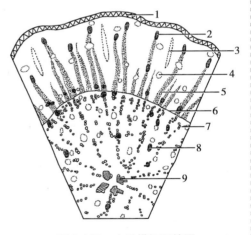

图 2-165　木香横切面简图
1. 木栓层　2. 韧皮纤维　3. 裂隙　4. 油室
5. 韧皮部　6. 形成层　7. 导管　8. 木纤维
9. 初生木质部

2. 粉末　黄绿色。①木栓细胞:多角形,黄棕色。②木纤维:多成束,长梭形,纹孔口横裂缝状、十字状或人字形。③导管:网纹或具缘纹孔导管。④油室碎片:内含黄色或棕色分泌物。⑤菊糖:表面有放射状纹理。⑥尚可见小型草酸钙方晶(图2-166)。

【成分】　含挥发油、木香碱、菊糖、氨基酸等。挥发油的主成分为木香烃内酯、去氢木香内酯、α-木香醇、α-木香酸等。按HPLC法测定,本品含木香烃内酯($C_{15}H_{20}O_2$)和去氢木香内酯($C_{15}H_{18}O_2$)的总量,药材不得少于1.8%,木香片不得少于1.5%。

图 2-166　木香粉末图

1. 木栓细胞　2. 木纤维　3. 导管　4. 油室碎片　5. 菊糖　6. 草酸钙方晶

木香烃内酯　　　　　　　　去氢木香内酯

【功能主治】　行气止痛,健脾消食;主治胸胁、脘腹胀痛,泻痢后重,食积不消,不思饮食。煨木香实肠止泻;用于泄泻腹痛。用量 3~6g。

【附药】　土木香:为菊科植物土木香 *Inula helenium* L. 的干燥根。呈圆锥形,略弯曲,表面黄棕色至暗棕色,有纵皱纹及须根痕;根头粗大,顶端有凹陷的茎痕及叶鞘残基,周围有圆柱形支根;质坚硬,不易折断,断面黄白色至浅灰黄色,有凹点状油室;气微香,味苦、辛。本品含土木香内酯和异土木香内酯的总量不得少于 2.2%。本品功能健脾和胃,行气止痛,安胎。

川木香(Vladimiriae Radix)

为菊科植物川木香 *Vladimiria souliei* (Franch.) Ling 或灰毛川木香 *Vladimiria souliei* (Franch.) Ling var. *cinerea* Ling 的干燥根。主产四川、西藏。秋季采挖,除去须根、泥沙及根头上的胶状物,干燥。

【性状鉴别】　①呈圆柱形(习称铁杆木香)或有纵槽的半圆柱形(习称槽子木香),稍弯曲,长 10~30cm,直径 1~3cm。②表面黄褐色或棕褐色,具纵皱纹,外皮脱落处可见丝瓜络状细筋脉,根头偶有黑色发黏的胶状物,习称"油头"或"糊头"。③体较轻,质硬脆,易折断,断面黄白色或黄色,有深黄色稀疏油点及裂隙,木部宽广,有放射状纹理;有的中心呈枯朽状。④气微香,味苦,嚼之粘牙(图2-167)。

以条粗、质硬、香气浓者为佳。

图 2-167　川木香药材图
1. 个子药材　2. 饮片

【成分】　含挥发油、木香碱及菊糖等。油中主成分为木香烃内酯和去氢木香内酯等。按 HPLC 法测定,本品含木香烃内酯和去氢木香内酯的总量,不得少于 3.2%。

【功能主治】　行气止痛。主治胸胁、脘腹胀痛,肠鸣腹泻,里急后重。用量 3~9g。

白术 (Atractylodis Macrocephalae Rhizoma)

为菊科植物白术 *Atractylodes macrocephala* Koidz. 的干燥根茎。主产浙江、安徽等地。冬季下部叶片枯黄、上部叶片变脆时采挖,除去泥沙,烘干(习称"烘术")或晒干(习称"生晒术"),再除去须根(图2-168)。

图 2-168　白术原植物图

【性状鉴别】

1. 药材　①呈不规则的肥厚团块,长 3~13cm,直径 1.5~7cm。②表面灰黄色或灰棕色,有瘤状突起、须根痕、断续的纵皱和沟纹,顶端有残留茎基和芽痕。③质坚硬,不易折断,断面不平坦,生晒术黄白色至淡棕色,有棕黄色点状油室散在;烘术断面色较深,角质样,常有裂隙。④气清香,味甘、微辛,嚼之略带黏性。

以个大、质坚实、气味浓者为佳(图2-169)。

图 2-169 白术药材图
1. 个子药材 2. 饮片

2. 饮片 ①白术片:为不规则厚片,外表皮灰黄色或灰棕色,切面黄白色至淡棕色,散生棕黄色的点状油室,木部具放射状纹理,烘干者断面角质样,色较深或有裂隙;余同药材。②麸炒白术:形如白术片,表面黄棕色,偶见焦斑;略有焦香气。

【显微鉴别】

1. 横切面 ①木栓细胞数列,其内侧常夹有断续的石细胞环。②皮层、韧皮部、木射线及髓中散有多数油室,油室内含棕色油滴。③形成层环明显。④木质部呈放射状排列,中部和内部木质部束的附近有较多的纤维束,以初生木质部附近的纤维束最发达。⑤中央有髓部。薄壁细胞中含草酸钙针晶和菊糖(图 2-170)。

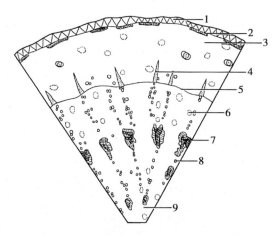

图 2-170 白术横切面简图
1. 木栓层 2. 石细胞 3. 皮层 4. 韧皮部
5. 形成层 6. 油室 7. 纤维
8. 木质部导管 9. 髓

2. 粉末 淡黄棕色。①草酸钙针晶:细小,长 10~32μm,不规则地聚集于薄壁细胞中,少数针晶直径至 4μm。②纤维:黄色,大多成束,长梭形,壁甚厚,木化,孔沟明显。③石细胞:淡黄色,类圆形、多角形、长方形或少数纺锤形。④导管:为网纹或具缘纹孔导管,分子短小。⑤薄壁细胞含菊糖,表面显放射状纹理(图 2-171)。

【成分】 主要含挥发油。油中主要成分为苍术酮、苍术醇、白术内酯等。

【理化鉴别】 ①检查:水分不得过 15.0%(烘干法);总灰分不得过 5.0%。②色度:取本品最粗粉 1g,精密称定,置具塞烧瓶中,加 55% 乙醇 200ml,用稀盐酸调节 pH 值

图 2-171　白术粉末图
1. 草酸钙针晶　2. 纤维　3. 木栓细胞和石细胞
4. 导管　5. 菊糖

图 2-172　白术的 TLC 鉴别
1. 白术对照药材　2~4. 不同
产地的白术药材

至 2~3,连续振摇 1 小时,滤过,吸取滤液 10ml,置比色管中,按溶液颜色检查法试验,药材及白术片与黄色 9 号标准比色液比较,不得更深;麸炒白术与黄色 10 号比色液比较,不得更深。③浸出物:按醇溶性浸出物测定法(热浸法)测定,用 60% 乙醇作溶剂,不得少于 35.0%。④薄层色谱:以白术对照药材为对照,进行 TLC 鉴别(表 2-19、图 2-172)。

表 2-19　白术的 TLC 鉴别

项目	操作方法
供试品溶液的制备	取本品粉末 0.5g,加正己烷 2ml,超声处理 15 分钟,滤过,取滤液,即得
对照药材溶液的制备	取白术对照药材 0.5g,同法制成对照药材溶液
薄层色谱试验	吸取上述新制备的两种溶液各 10μl,分别点于同一硅胶 G 薄层板上,以石油醚(60~90℃)- 乙酸乙酯(50 : 1)为展开剂,展开,取出,晾干,喷以 5% 香草醛硫酸溶液,加热至斑点显色清晰
结果判断	供试品色谱中,在与对照药材色谱相应的位置上,应显相同颜色的斑点,并应显有一桃红色的主斑点(苍术酮)

【功能主治】　健脾益气,燥湿利水,止汗,安胎。主治脾虚食少、腹胀泄泻、水肿、胎动不安等。用量 6~12g。

苍术(Atractylodis Rhizoma)

为菊科植物茅苍术 Atractylodes lancea(Thunb.)DC. 或北苍术 Atractylodes chinensis(DC.)Koidz. 的干燥根茎。茅苍术主产江苏、湖北等地;北苍术主产河北、山西等地。春秋二季采挖,除去泥沙,晒干,撞去须根。

【性状鉴别】

1. 药材

（1）茅苍术：①呈不规则连珠状或结节状圆柱形，略弯曲，偶有分枝。②表面灰棕色，有皱纹、横曲纹及残留须根。③质坚实，断面黄白色或灰白色，散有多数橙黄色或棕红色点状油室，习称"朱砂点"；暴露稍久，可析出白色细针状结晶，习称"起霜"或"吐脂"。④气香特异，味微甘、辛、苦（图2-173）。

（2）北苍术：①呈疙瘩状或结节状圆柱形。②表面黑棕色，除去外皮者黄棕色。③质较疏松，断面散有黄棕色点状油室。④香气较淡，味辛、苦（图2-173）。

均以个大、质坚实、断面朱砂点多、香气浓者为佳。

图 2-173 苍术药材图

1. 茅苍术 2. 北苍术 3. 茅苍术饮片

2. 饮片 ①苍术片：呈类圆形或条形厚片；外皮灰棕色至黑棕色，有皱纹，有时可见根痕；切面黄白色或灰白色，散有多数橙黄色或棕红色油室，有的可析出白色细针状结晶。②麸炒苍术：形如苍术片；表面深黄色；散有多数棕褐色油室；有焦香气。

课堂互动

1. 注意观察标本外形、断面和气味，说出茅苍术和北苍术的性状区别。

2. 解释"朱砂点""起霜"。

3. 通过性状鉴定和化学成分分析，讨论为什么茅苍术质量优于北苍术？

【显微鉴别】

1. 横切面

（1）茅苍术：①木栓细胞10~40层，其间夹有石细胞环带3~8条，每一环带由2~3层类长方形的石细胞集成。②皮层宽广，其间散有大型油室；韧皮部狭小。③形成层环状；木质部内侧纤维束与导管相间排列。④射线及髓部均散有油室。薄壁细胞含有菊糖及细小的草酸钙针晶。

(2) 北苍术:皮层有纤维束;木质部纤维束较大,与导管群相间排列(图2-174)。

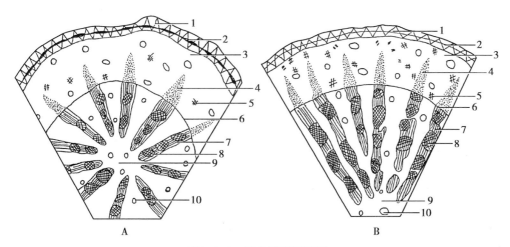

图 2-174　苍术横切面简图
A.茅苍术　B.北苍术
1.木栓层　2.木栓石细胞　3.皮层　4.韧皮部　5.草酸钙针晶
6.形成层　7.木质部　8.纤维束　9.髓　10.油室

2. 粉末　棕色。①石细胞:单个或成群、多角形、类圆形或类长方形,壁极厚,纹孔或孔沟明显,常与木栓细胞相连。②纤维:多成束,长梭形,壁厚木化。③导管:主为网纹或具缘纹孔导管。④草酸钙针晶:细小,长5~30μm,不规则充塞于薄壁细胞中。⑤油室碎片:多见。⑥菊糖:呈扇形或块状,表面显放射状纹理(图2-175)。

【成分】　含挥发油3%~9%。油中主成分为苍术素、茅术醇、β-桉油醇、苍术醇等。按 HPLC 法测定,本品含苍术素($C_{13}H_{10}O$),药材及苍术片不得少于0.30%;麸炒苍术不得少于0.20%。

图 2-175　苍术粉末图
1.菊糖　2.木栓细胞　3.纤维　4.石细胞
5.草酸钙针晶　6.油室碎片　7.导管

苍术素

【功能主治】　燥湿健脾，祛风散寒，明目。主治湿阻中焦、脘腹胀满、泄泻、水肿、风湿痹痛等。用量3~9g。

【附药】　关苍术：为菊科植物关苍术 *Atractylodes japonica* Koidz. ex Kitam. 的根茎。药材呈结节状圆柱形，表面深棕色；质较轻泡，纤维性强，皮层纤维较多；气特异，味苦。

紫菀（Asteris Radix et Rhizoma）

为菊科植物紫菀 *Aster tataricus* L. f. 的干燥根和根茎。主产河北、安徽等地。春秋二季采挖，除去有节的根茎（习称"母根"）和泥沙，编成辫状晒干，或直接晒干。

【性状鉴别】

1. 药材　①根茎呈不规则块状，顶端常带茎、叶残基，下端簇生多数细根，根长3~15cm，直径0.1~0.3cm，多编成辫状。②表面紫红色或灰红色，有纵皱纹。③质较柔韧，断面淡棕色，边缘紫红色，中央有一细小点状棕黄色木心。④气微香，味甜、微苦。

以根长、色紫红、质柔韧者为佳（图2-176）。

图2-176　紫菀原植物及药材图
1. 原植物　2. 药材

2. 饮片　①紫菀片：为不规则的厚片或段，余同药材。②蜜紫菀：形如紫菀片，表面棕褐色或紫棕色；有蜜香气，味甜。

【成分】　含紫菀酮、紫菀皂苷等。本品含紫菀酮（$C_{30}H_{50}O$），药材及紫菀片不得少于0.15%；蜜紫菀不得少于0.10%。

紫菀酮

【功能主治】　润肺下气，消痰止咳。主治痰多喘咳、劳嗽咳血等。用量5~10g。

【附药】　山紫菀：为同科植物山紫菀 *Ligularia fischeri* (Ledeb.) Turcz. 的干燥根及根茎。根茎横生，上方有茎基痕及残存的叶基纤维；表面黄棕色或棕褐色，具短绒毛；体轻，质硬脆，易折断，断面中心有一黄色木心;有特异香气,味辛辣。取本品粗粉 2g,加乙醚或甲醇 10ml,浸渍过夜,滤过,取滤液滴在滤纸上,置荧光灯(254nm)下观察,山紫菀显黄色或淡黄色荧光斑点(正品紫菀显蓝色荧光斑点)。

漏芦(Rhapontici Radix)

为菊科植物祁州漏芦 *Rhaponticum uniflorum* (L.) DC. 的干燥根。主产河北、辽宁等地。春秋二季采挖,除去须根和泥沙,晒干(图 2-177)。

【性状鉴别】　①呈圆锥形或扁片块状,多扭曲,直径 1~2.5cm。②表面暗棕色、灰褐色或黑褐色,粗糙,具纵沟及菱形的网状裂隙,外层易剥落,根头部膨大,有残茎及鳞片状叶基,顶端有灰白色绒毛。③体轻,质脆,易折断,断面不整齐,灰黄色,有裂隙,中心有的显星状裂隙,灰黑色或棕黑色。④气特异,味微苦(图 2-178)。

图 2-177　漏芦原植物图

图 2-178　漏芦药材图
1. 个子药材　2. 饮片

【成分】　含挥发油、β-蜕皮甾酮等。按 HPLC 法测定,本品含 β-蜕皮甾酮 ($C_{27}H_{44}O_7$) 不得少于 0.04%。

【功能主治】　清热解毒,消痈,下乳,舒筋通脉。主治乳痈肿痛,痈疽发背,瘰疬疮毒,乳汁不通,湿痹拘挛。用量 5~9g;孕妇慎用。

【附药】　禹州漏芦:为菊科植物蓝刺头 *Echinops latifolius* Tausch. 或华东蓝刺头 *Echinops grijisii* Hance 的干燥根。呈圆柱形,稍扭曲,直径 0.5~1.5cm;表面灰黄色或灰褐色,具纵皱纹,顶端有纤维状棕色硬毛;质硬,不易折断,断面皮部褐色,木部呈黄黑相间的放射状纹理;气微,味微涩。含蓝刺头碱、蓝刺头宁碱等。功能清热解毒,消痈,下乳,舒筋通脉。

第四节　单子叶植物根及根茎类中药的鉴定

三棱（Sparganii Rhizoma）

为黑三棱科植物黑三棱 *Sparganium stoloniferum* Buch.-Ham. 的干燥块茎。主产江苏等地，习称"荆三棱"。冬春二季采挖，洗净，削去外皮，晒干。

【性状鉴别】

1. 药材　①呈圆锥形，略扁，长 2~6cm，直径 2~4cm。②表面黄白色或灰黄色，有刀削痕，须根痕小点状，略呈横向环状排列。③体重，入水下沉，质坚实，难折断，横切面黄白色，致密，有不明显的筋脉小点散在。④气微，味淡，嚼之微有麻辣感。以体重、质坚实、去净外皮、表面黄白色者为佳（图 2-179）。

图 2-179　三棱原植物及药材图
1. 原植物　2. 个子药材　3. 饮片

2. 饮片　①三棱片：呈类圆形薄片；余同药材。②醋三棱：形如三棱片，切面黄色至黄棕色，偶见焦黄色，微有醋香气。

【成分】　含黄酮类、挥发油、刺芒柄花素、豆甾醇、β-谷甾醇等。

【功能主治】　破血行气，消积止痛。主治癥瘕痞块，痛经，瘀血经闭，胸痹心痛，食积腹痛。用量 4.5~10g。孕妇禁用。不宜与芒硝、玄明粉同用。

知识链接

三棱混用品及其鉴别

主要有：①同属植物小黑三棱 *Sparganium simplex* Huds. 和细叶黑三棱 *Sparganium stenophyllum* Maxim. 的块茎：性状与正品相似，唯块茎较小，呈扁长卵形。②莎草科植物荆三棱 *Scirpus yagara* Ohwi 的块茎：商品习称"黑三棱"。其块茎呈类球形至倒圆锥形，表面黑褐色或红棕色，有皱纹，顶端有圆形茎痕，全体有多数点状突起的须根痕；质轻而实，入水漂浮不沉；削去外皮的表面黄白色。

泽泻(Alismatis Rhizoma)

为泽泻科植物泽泻 *Alisma orientale* (Sam.) Juzep. 的干燥块茎。主产福建、四川等地。冬季茎叶开始枯萎时采挖,洗净,除去须根及粗皮,干燥。

【性状鉴别】

1. 药材　①呈类球形、椭圆形或卵圆形,长 2~7cm,直径 2~6cm。②表面黄白色或淡黄棕色,有不规则的横向环状浅沟纹及多数细小突起的须根痕,有的底部有瘤状芽痕。③质坚实,断面黄白色,粉性,有多数细孔。④气微,味微苦。以个大、坚实、色黄白、粉性大者为佳(图 2-180)。

图 2-180　泽泻药材图
1.原植物　2.个子药材　3.饮片

2. 饮片　①泽泻片:呈圆形或椭圆形厚片;余同药材。②盐泽泻:形如泽泻片;表面淡黄棕色或黄褐色,偶见焦斑;味微咸。

【显微鉴别】

1. 块茎横切面　①外皮多除去。②皮层通气组织由薄壁细胞组成,细胞间隙甚大,内皮层细胞 1 列,壁增厚,木化,有纹孔。③中柱通气组织中,散有周木型维管束和淡黄色的分泌腔(油室)。薄壁细胞中充满淀粉粒(图 2-181)。

2. 粉末　淡黄棕色。①淀粉粒:甚多,单粒长卵形、类球形或椭圆形,脐点人字形、短缝状或三叉状,复粒由 2~3 分粒组成。②薄壁细胞:类圆形,侧壁呈连珠状增厚,具多数椭圆形纹孔,集成纹孔群。③内皮层细胞:垂周壁波状弯曲,较厚,木化,有稀疏细孔沟。④油室:多破碎,完整者类圆形,分泌细胞中有时可见油滴(图 2-182)。

【成分】　含四环三萜类衍生物、挥发油、胆碱、卵磷脂等。按 HPLC 法测定,药材及泽泻片含 23-乙酰泽泻醇 B($C_{32}H_{50}O_5$)不得少于 0.050%;盐泽泻不得少于 0.040%。

【功能主治】　利水渗湿,泄热,化浊降脂。主治小便不利、水肿胀满、痰饮眩晕、高脂血症等。盐炙能引药下行,增强泄热利尿作用。用量 6~10g。

图 2-181 泽泻横切面简图

1.叶迹维管束 2.内皮层
3.维管束 4.油室 5.通气组织

图 2-182 泽泻粉末图

1.淀粉粒 2.薄壁细胞 3.内皮层细胞 4.油室
5.导管 6.纤维

白茅根（Imperatae Rhizoma）

为禾本科植物白茅 *Imperata cylindrica* Beauv. var. *major*（Nees）C. E. Hubb. 的干燥根茎。春秋二季采挖，洗净，晒干，除去须根及膜质叶鞘，捆成小把。

【性状鉴别】 ①呈长圆柱形，直径 0.2~0.4cm。②表面黄白色或淡黄色，微有光泽，具纵皱纹，节明显，稍突起，节间长 1.5~3cm。③体轻，质略脆，断面皮部白色，多有裂隙，放射状排列，中柱淡黄色，易与皮部剥离。④气微，味微甜（图 2-183）。

图 2-183 白茅根原植物及药材图

1.原植物 2.鲜白茅根 3.药材

【成分】 含芦竹素、薏苡素、羊齿烯醇、西米杜鹃醇、白头翁素等。

【功能主治】 凉血止血,清热利尿。主治血热吐血、衄血、尿血、热病烦渴、湿热黄疸、热淋涩痛等。用量 9~30g,鲜品 30~60g。

香附（Cyperi Rhizoma）

为莎草科植物莎草 *Cyperus rotundus* L. 的干燥根茎。主产山东、浙江等地。秋季采挖,置沸水略煮或蒸透后晒干,称"毛香附";燎后直接晒干,称"光香附"。

【性状鉴别】

1. 药材 ①多呈纺锤形,有的略弯曲,长 2~3.5cm,直径 0.5~1cm。②表面棕褐色或黑褐色,有纵皱纹,并有 6~10 个略隆起的环节,"毛香附"在节上有棕色的毛须,并残留根痕;"光香附"已去净毛须,较光滑,环节不明显。③质硬,经蒸煮者断面黄棕色或红棕色,角质样;生晒者断面色白而显粉性,内皮层环纹明显,中柱色较深,有筋脉点散在。④气香,味微苦(图 2-184)。

图 2-184 香附原植物及药材图
1. 原植物 2. 个子药材 3. 饮片(醋香附)

2. 饮片 ①香附片:为不规则厚片;外表皮棕褐色或黑褐色,有时可见环节;切面色白或黄棕色,质硬,内皮层环纹明显;余同药材。②醋香附:形同香附片,外表黑褐色,切面浅棕色或深棕色,微有醋香气。

【成分】 主要含挥发油,油中主成分为 α - 香附酮。照挥发油测定法测定,本品药材及香附片含挥发油不得少于 1.0%(ml/g);醋香附不得少于 0.8%(ml/g)。

【功能主治】 疏肝解郁,理气宽中,调经止痛。主治肝郁气滞、胸胁胀痛、疝气疼痛、乳房胀痛、脾胃气滞等。用量 6~10g。

【附药】 两头尖:为毛茛科植物多被银莲花 *Anemone raddeana* Regel 的干燥根茎,习称"竹节香附"。呈长纺锤形,两端尖细;表面棕褐色至棕黑色,有细微纵皱纹,膨大部位常有 1~3 个支根痕呈鱼鳍状突起,偶见不明显的 3~5 环节;质硬而脆,易折断,断面略平坦,类白色或灰褐色,略呈角质样;气微,味先淡后微苦而辛辣。功能祛风湿,消痈肿(图 2-185)。

图 2-185　两头尖原植物及药材图

1. 原植物　2. 药材

天南星（Arisaematis Rhizoma）

为天南星科植物天南星 *Arisaema erubescens*（Wall.）Schott.、异叶天南星 *Arisaema heterophyllum* Bl. 或东北天南星 *Arisaema amurense* Maxim. 的干燥块茎。前两者全国多数地区均产；后者主产东北。秋冬二季茎叶枯萎时采挖，除去须根及外皮，干燥（图 2-186）。

天南星　　　　　　　　　　　　异叶天南星

东北天南星　　　　　　　　　　掌叶半夏

图 2-186　天南星原植物及掌叶半夏图

【性状鉴别】

1. 药材　①呈扁球形,高 1~2cm,直径 1.5~6.5cm。②表面类白色或淡棕色,较光滑,顶端有凹陷的茎痕,周围有麻点状根痕,有的块茎周边有小扁球形侧芽。③质坚硬,不易破碎,断面不平坦,白色,粉性。④气微辛,味麻辣(图 2-187)。

图 2-187　天南星药材图

1. 个子药材　2. 饮片

2. 制天南星　呈类圆形或不规则形薄片,黄色或淡棕色,质脆易碎,断面角质状;气微,味涩,微麻。

【显微鉴别】　粉末类白色。①淀粉粒:单粒圆球形或长圆形,脐点点状或裂缝状;复粒较少,由 2~12 分粒组成。②草酸钙针晶:散在或成束存在于黏液细胞中。③草酸钙方晶:多见于导管旁的薄壁细胞中。④导管:为螺纹及环纹(图 2-188)。

图 2-188　天南星粉末图

1. 淀粉粒　2. 草酸钙针晶　3. 草酸钙方晶　4. 导管　5. 棕色块

【成分】　含黄酮类、三萜皂苷、原儿茶醛、安息香酸等。含总黄酮以芹菜素（$C_{15}H_{10}O_5$）计，不得少于 0.050%。制天南星含白矾以含水硫酸铝钾［$KAl(SO_4)_2 \cdot 12H_2O$］计，不得过 12.0%。

【功能主治】　燥湿化痰，祛风止痉，散结消肿。主治顽痰咳嗽、风痰眩晕、中风痰壅、口眼㖞斜、半身不遂、癫痫、惊风、破伤风等。生品外用治痈肿，蛇虫咬伤。内服一般炮制后使用，用量 3~9g；生品内服宜慎。

【附药】　虎掌天南星：为同科半夏属植物掌叶半夏 *Pinellia Pedatisecta* Schott 的干燥块茎，在东北习作天南星用。药材呈扁圆形，直径 1.5~5cm；周边生有数个小球状块茎，形似虎掌（图 2-189）。

图 2-189　虎掌天南星

半夏（Pinelliae Rhizoma）

为天南星科植物半夏 *Pinellia ternata* (Thunb.) Breit. 的干燥块茎。主产四川、湖北等地。夏秋二季采挖，洗净，除去外皮及须根，晒干。

【性状鉴别】

1. 药材　①呈类球形，有的稍偏斜，直径 1~1.5cm。②表面白色或浅黄色，顶端有凹陷的茎痕，周围密布麻点状根痕；下面钝圆，较光滑。③质坚实，断面洁白，富粉性。④气微，味辛辣、麻舌而刺喉。以色白、质坚实、粉性足者为佳（图 2-190）。

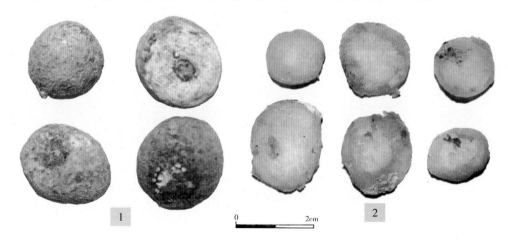

图 2-190　半夏药材图
1. 个子药材　2. 饮片

2. 饮片　清半夏、姜半夏、法半夏 3 种炮制加工品的比较鉴别见表 2-20。

表 2-20　3 种半夏炮制加工品的比较鉴别

品名	加工方法	形状	表面	质地断面	气味
清半夏	半夏经 8% 白矾溶液浸泡,切(或不切)厚片,干燥	椭圆形、类圆形或片状	表面白色或浅黄色;切面灰白色	类圆形者质坚实,断面白色,富粉性;片状者质脆,易折断,断面略呈角质样	气微,味微涩、微有麻舌感
姜半夏	净半夏经水浸泡、与生姜煎液及白矾共煮透;切(或不切)薄片;干燥	片状、不规则颗粒状或类球形	表面棕色至棕褐色	质硬脆,断面淡黄棕色,常具角质样光泽	气微香,味淡,微有麻舌感,嚼之略粘牙
法半夏	净半夏经水浸泡,甘草-石灰液浸泡,干燥	类球形或颗粒状	表面淡黄白色、黄色或棕黄色	质较松脆或硬脆,断面黄色或淡黄色,颗粒状者质稍硬脆	气微,味淡略甘,微有麻舌感

【显微鉴别】　粉末类白色。①淀粉粒:单粒类圆形、半圆形或圆多角形脐点裂缝状、人字状或星状,复粒由 2~6 分粒组成。②草酸钙针晶束:存在于椭圆形黏液细胞中,或随处散在。③导管:多为螺纹或环纹导管(图 2-191)。

图 2-191　半夏粉末图
1. 淀粉粒　2. 草酸钙针晶束　3. 导管

【成分】　含生物碱类、黑尿酸、原儿茶醛、鸟嘌呤核苷酸、氨基酸等。

【功能主治】　燥湿化痰,降逆止呕,消痞散结。用于湿痰寒痰、咳喘痰多、痰饮眩悸、风痰眩晕等。生品外治痈肿痰核;清半夏、法半夏偏于燥湿化痰;姜半夏偏于温中化痰,降逆止呕。内服一般炮制后使用,用量 3~9g;外用适量,磨汁涂或研末以酒调敷患处。不宜与川乌、制川乌、草乌、制草乌、附子同用。生品内服宜慎。

【附药】　水半夏:为天南星科植物鞭檐犁头尖 *Typhonium flagelliforme* (Lodd.) Blume 的干燥块

茎。在广东、广西等地作半夏用。药材呈圆锥形、半圆形或椭圆形,高 0.8~3cm,直径 0.5~1.5cm;表面类白色或浅黄色,常残留有棕黄色外皮,全体有多数隐约可见的点状根痕;上端类圆形,有凸起的叶痕或芽痕,下端略尖;质坚实,断面白色,粉性;气微,味辛辣、麻舌而刺喉。本品有毒。有燥湿化痰功效,无降逆止呕作用(图 2-192、图 2-193)。

半夏　　　　　　　　　　　　　　　　水半夏

图 2-192　半夏与水半夏原植物图

图 2-193　水半夏药材图

石菖蒲（Acori Tatarinowii Rhizoma）

为天南星科植物石菖蒲 *Acorus tatarinowii* Schott 的干燥根茎。主产四川、浙江等地。秋冬二季采挖,除去须根及泥沙,晒干。

【性状鉴别】

1. 药材　①呈扁圆柱形,多弯曲,常有分枝,长 3~20cm,直径 0.3~1cm。②表面棕褐色或灰棕色,粗糙,有疏密不匀的环节,节间长 0.2~0.8cm,具细纵纹,一面残留须根或圆点状根痕,另一面有三角形叶痕,左右交互排列,有的其上有鳞毛状的叶基残余。③质硬,不易折断,断面纤维性,类白色或微红色,内皮层环明显,可见多数筋脉小点(维管束)及棕色油点(油细胞),散在。④气芳香,味苦,微辛。以条粗、断面色类白、香气浓者为佳(图 2-194)。

2. 饮片　呈扁圆形或长条形的厚片;外表皮棕褐色或灰棕色,有的可见环节及根痕;切面纤维性,类白色或微红色,有明显环纹及油点;气芳香,味苦、微辛。

图 2-194　石菖蒲原植物及药材图
1. 原植物　2. 个子药材　3. 饮片

【显微鉴别】　横切面:①表皮细胞外壁增厚,棕色,有的含红棕色物。②皮层宽广,散有纤维束及叶迹维管束,叶迹维管束外韧型,维管束鞘纤维成环,木化,内皮层明显。③中柱维管束周木型及外韧型,维管束鞘纤维较少,纤维束与维管束鞘纤维周围细胞中含草酸钙方晶,形成晶纤维。④薄壁细胞中散有油细胞,并含淀粉粒(图 2-195、图 2-196)。

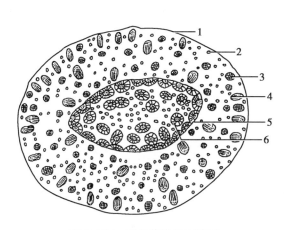

图 2-195　石菖蒲横切面简图
1. 表皮　2. 油细胞　3. 纤维束　4. 叶迹维管束
5. 内皮层　6. 周木型维管束

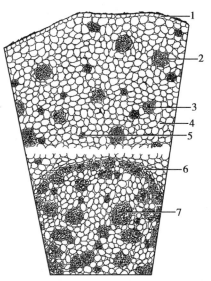

图 2-196　石菖蒲横切面详图
1. 表皮　2. 叶迹维管束　3. 纤维束　4. 皮层
5. 油细胞　6. 内皮层　7. 维管束

【成分】 含挥发油,药材不得少于 1.0%(ml/g);饮片不得少于 0.7%(ml/g)。

【理化鉴别】 ①荧光观察:取粉末 1g,用 10ml 乙醚浸泡 20 分钟,取浸提液点于滤纸上,挥干后在紫外灯(254nm)下观察,显紫红色荧光。②检查:水分不得过 13.0%(甲苯法);总灰分不得过 10.0%。③浸出物:照醇溶性浸出物测定法(冷浸法)测定,用稀乙醇作溶剂,药材不得少于 12.0%;饮片不得少于 10.0%。④薄层色谱:以石菖蒲对照药材为对照,进行 TLC 鉴别(表 2-21、图 2-197)。

【功能主治】 开窍豁痰,醒神益智,化湿开胃。主治神昏癫痫,健忘失眠,耳鸣耳聋,脘痞不饥,噤口下痢。用量 3~10g。

图 2-197 石菖蒲的 TLC 鉴别
1. 石菖蒲对照药材 2~3. 不同产地药材

表 2-21 石菖蒲的 TLC 鉴别

项目	操作方法
供试品溶液的制备	取本品粉末 0.2g,加石油醚(60~90℃)20ml,加热回流 1 小时,滤过,滤液蒸干,残渣加石油醚(60~90℃)1ml 使溶解,即得
对照药材溶液的制备	取石菖蒲对照药材粉末 0.2g,同法制成对照药材溶液
薄层色谱试验	吸取上述两种溶液各 2μl,分别点于同一硅胶 G 薄层板上,以石油醚(60~90℃)- 乙酸乙酯(4∶1)为展开剂,展开,取出,晾干,放置约 1 小时,置紫外光灯(365nm)下检视
结果判断	试品色谱中,在与对照药材色谱相应的位置上,应显相同颜色的荧光斑点;再以碘蒸气熏至斑点显色清晰;供试品色谱中,在与对照药材色谱相应的位置上,应显相同颜色的斑点

【附药】

1. 九节菖蒲 为毛茛科植物阿尔泰银莲花 Anemone altaica Fisch. ex C.A.Mey 的干燥根茎。根茎呈细长纺锤形,表面棕黄色,具多数半环状突起的节,节上有斜向交互排列的鳞叶痕;质坚脆,断面黄白色,粉性;气微,味微酸而稍麻舌。取粉末 1g,用 10ml 乙醚浸泡 20 分钟,取浸提液点于滤纸上,晾干后在紫外灯(254nm)下观察,显浅绿色荧光。具开窍、除痰、安神醒脾之功效。与石菖蒲不同,应注意鉴别。

2. 藏菖蒲(水菖蒲) 为天南星科植物菖蒲 Acorus calamus L. 的干燥根茎。呈扁圆柱形,略弯曲;表面灰棕色,节明显,节间长 0.5~1.5cm,上方有斜三角形的叶痕,左右交互排列,下方具多数凹陷的点状根痕;质硬,断面海绵样,淡棕色,内皮层环明显,有多数小空洞及维管束小点;气香浓烈而特异,味辛。内部构造中,皮层宽广,有通气组织(薄壁细胞排列成网状,有大型腔隙)。取粉末 1g,用 10ml 乙醚浸泡 20 分钟,取浸提液点于滤纸上,晾干后在紫外灯(254nm)下观察,显蓝紫色荧光。本品含挥发油不得少于 2.0%(ml/g)。具温胃、消炎止痛之功效。

千年健（Homalomenae Rhizoma）

为天南星科植物千年健 *Homalomena occulta*（Lour.）Schott. 的干燥根茎。主产广西、云南等地。春秋二季采挖，洗净，除去外皮，晒干。

【性状鉴别】①呈圆柱形，稍弯曲，有的略扁，长 15~40cm，直径 0.8~1.5cm。②表面黄棕色至红棕色，粗糙，可见多数扭曲的纵沟纹、圆形根痕及黄色针状纤维束。③质硬而脆，断面红褐色，黄色针状纤维束多而明显，相对另一断面呈多数针眼状小孔及有少数黄色针状纤维束，可见深褐色具光泽的油点。④气香，味辛、微苦（图 2-198）。

图 2-198　千年健原植物及药材图
1. 原植物　2. 药材

【成分】含挥发油。主要有芳樟醇、β - 蒎烯、α - 松油醇、橙花醇、香叶醇、丁香油酚等。

芳樟醇

【功能主治】祛风湿，壮筋骨。主治风寒湿痹、筋骨痿软等。用量 4.5~10g。

百部（Stemonae Radix）

为百部科植物直立百部 *Stemona sessilifolia*（Miq.）Miq.、蔓生百部 *Stemona japonica*（Bl.）Miq. 或对叶百部 *Stemona tuberosa* Lour. 的干燥块根。主产安徽、江苏等地。春秋二季采挖，除去须根，洗净，置沸水中略烫或蒸至无白心，取出，晒干。

【性状鉴别】

1. 药材　①直立百部：呈纺锤形，上端较细长，皱缩弯曲；长 5~12cm，直径 0.5~1cm；表面黄白色或淡黄棕色，有不规则深纵沟，间或有横皱纹；质脆，易折断，断面平坦，角质样，浅棕色或黄白色，皮部较宽，中柱扁缩；气微，味甘、苦。②蔓生百部：两端稍狭细，表面有多数不规则皱褶及横皱纹。③对叶百部：呈长纺锤形或长条形，长 8~24cm，直径 0.8~2cm；表面浅黄棕色至灰棕色，具浅纵皱纹或不规则纵槽；质坚实，断面黄白色至暗棕色，中柱较大，髓部类白色（图 2-199）。

2. 饮片　①百部片：呈不规则厚片或条形斜片；表面灰白色或棕黄色，有深纵皱纹；切面灰白色、淡黄棕色或黄白色，角质样；皮部较厚，中柱扁缩；质韧软；余同药材。

②蜜百部:形同百部片,表面棕黄色或褐棕色,略带焦斑;稍有黏性,味甜。

【显微鉴别】　直立百部横切面:①根被为 3~4 列细胞,壁木栓化及木化,具细密的细条纹。②皮层宽广,外皮层细胞排列整齐,内皮层明显。③中柱韧皮部束与木质部束各 19~27 个,间隔排列,韧皮部束内侧有少数非木化纤维;木质部束有导管 2~5 个,并有木纤维及管胞,导管类多角形,偶有导管深入至髓部。④髓部散有少数细小纤维(图 2-200)。

【成分】　含百部碱、原百部碱、乙酸、甲酸、苹果酸、琥珀酸等。

【理化鉴别】　①化学定性:取本品粉末 5g,加 70% 乙醇 50ml,加热回流 1 小时,滤过,滤液蒸去乙醇,残渣加浓氨试液调节 pH 值至 10~11,再加三氯甲烷 5ml,振摇提取,分取三氯甲烷层,蒸干,残渣加 1% 盐酸溶液 5ml 使溶解,滤过,滤液分作两份,一份滴加碘化铋钾试液,生成橙红色沉淀;另一份滴加硅钨酸试液,生成乳白色沉淀。②浸出物:按水溶性浸出物测定法(热浸法)测定,不得少于 50.0%。

图 2-199　百部(对叶百部)药材图
1. 个子药材　2. 饮片

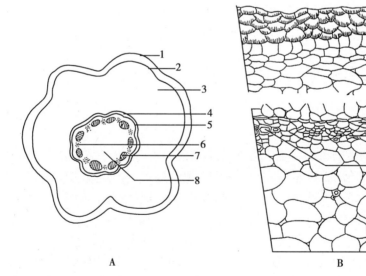

图 2-200　直立百部横切面图
A. 简图　B. 详图
1. 根被　2. 外皮层　3. 皮层　4. 内皮层　5. 中柱鞘　6. 韧皮部　7. 木质部　8. 髓

【功能主治】　润肺下气止咳,杀虫灭虱;主治新久咳嗽、肺痨咳嗽等;外用于头虱、体虱、蛲虫病、阴痒等。蜜百部润肺止咳;主治阴虚痨嗽。用量 3~9g。

川贝母（Fritillariae Cirrhosae Bulbus）

为百合科植物川贝母 *Fritillaria cirrhosa* D.Don、暗紫贝母 *Fritillaria unibracteata* Hsiao et K. C. Hsia、甘肃贝母 *Fritillaria przewalskii* Maxim.、梭砂贝母 *Fritillaria delavayi* Franch.、太白贝母 *Fritillaria taipaiensis* P. Y. Li 或瓦布贝母 *Fritillaria unibracteata* Hsiao et K. C. Hsia var. wabuensis（S. Y. Tang et S. C. Yue）Z. D. Liu，S. Wang et S. C. Chen 的干燥鳞茎。按性状不同分别习称"松贝"、"青贝"、"炉贝"和"栽培品"。主产四川、甘肃、青海等地。夏秋二季或积雪融化后采挖，除去须根、粗皮及泥沙，晒干或低温干燥。

【性状鉴别】

1. 松贝 ①呈类圆锥形或近球形，先端钝圆或稍尖，底部平，微凹入，中心有灰褐色鳞茎盘，偶有残存须根，可直立放稳，俗称"观音坐莲"。②高 0.3~0.8cm，直径 0.3~0.9cm。③表面类白色。外层鳞叶 2 瓣，大小悬殊，大瓣紧抱小瓣，未抱部分呈新月形，习称"怀中抱月"；顶部闭合，内有类圆柱形、顶端稍尖的心芽和小鳞叶 1~2 枚。④质硬而脆，断面白色，富粉性。⑤气微，味微苦。

2. 青贝 呈类扁球形；高 0.4~1.4cm；直径 0.4~1.6cm；表面白色或黄白色；外层鳞叶 2 瓣，大小相近，相对抱合，顶部开裂，内有心芽和小鳞叶 2~3 枚及细圆柱形的残茎；余同松贝。

3. 炉贝 呈长圆锥形，高 0.7~2.5cm，直径 0.5~2.5cm；表面类白色或浅棕黄色，有的具棕色斑块，习称"虎皮斑"；外层鳞叶 2 瓣，大小相近，顶部开裂而略尖，开口称"马牙嘴"，底部稍凸尖或较钝；余同松贝。

4. 栽培品 呈类扁球形或短圆柱形；高 0.5~2.0cm；直径 1.0~2.5cm；表面类白色或浅棕黄色，稍粗糙，有的具浅黄色斑点；外层鳞叶 2 瓣，大小相近，顶部多开裂而较平；余同松贝。

均以质坚实、粉性足、色白者为佳（图 2-201）。

图 2-201 川贝母药材图
1. 松贝 2. 青贝 3. 白炉贝 4. 黄炉贝

【显微鉴别】 本品粉末类白色或淡黄色。①松贝、青贝及栽培品（图 2-202）：淀粉粒甚多，广卵形、长圆形或不规则圆形，有的边缘不平整或略作分枝状，直径 5~64μm，脐点短缝状、点状、人字状或马蹄状，层纹隐约可见；表皮细胞：类长方形，垂周壁微波状弯曲,偶见不定式气孔,圆形或扁圆形;螺纹导管:直径 5~26μm。②炉贝:淀粉粒广卵形、贝壳形、肾形或椭圆形,直径约至 60μm,脐点人字状、星状或点状,层纹明显;导管为螺纹及网纹导管,直径可达 64μm。

【成分】　含异甾体和甾体生物碱类成分,如西贝母碱、贝母素甲、贝母素乙、贝母辛、茄啶等。尚含 β-谷甾醇、胡萝卜苷、尿嘧啶、胸嘧啶、腺苷等。本品含总生物碱以西贝母碱($C_{27}H_{43}NO_3$)计,不得少于 0.050%。

【理化鉴别】　①检查:水分(以烘干法测定)不得过 15.0%;总灰分不得过 5.0%。②浸出物:按醇溶性浸出物测定法(热浸法)测定,用稀乙醇作溶剂,不得少于 9.0%。③薄层色谱:以贝母素乙对照品为对照,进行 TLC 鉴别(表 2-22)。

图 2-202　川贝母(暗紫贝母鳞茎)粉末图
1. 气孔　2. 草酸钙结晶　3. 淀粉粒　4. 导管

表 2-22　川贝母的 TLC 鉴别

项目	操作方法
供试品溶液的制备	取本品粉末 10g,加浓氨试液 10ml,密塞,浸渍 1 小时,加二氯甲烷 40ml,超声处理 1 小时。滤过,滤液蒸干,残渣加甲醇 0.5ml 使溶解,即得
对照品溶液的制备	取贝母素乙对照品,加甲醇制成每 1ml 含 1mg 的溶液,即得
薄层色谱试验	吸取上述供试品溶液 1~6μl、对照品溶液 2μl,分别点于同一硅胶 G 薄层板上,以乙酸乙酯-甲醇-浓氨试液-水(18:2:1:0.1)为展开剂,展开,取出,晾干,依次喷以稀碘化铋钾试液和 5% 亚硝酸钠乙醇试液
结果判断	供试品色谱中,在与对照品色谱相应的位置上,应显相同颜色的斑点

【功能主治】　清热润肺,化痰止咳,散结消痈。主治肺热燥咳、干咳少痰、阴虚痨嗽、瘰疬、乳痈、肺痈等。用量 3~10g;研粉冲服,一次 1~2g。不宜与川乌、制川乌、草乌、制草乌、附子同用。

　知识链接

川贝母伪品及其鉴别

主要有:①一轮贝母:为同属植物一轮贝母 *Fritillaria maximowiczii* Freyn 的鳞茎。呈圆锥形,由 4~5 枚或更多肥厚鳞叶组成;表面浅黄色,透明状,顶端稍尖,基部生多枚鳞芽,一侧具一线纵沟;质坚硬,断面角质样;气微,味淡。②草贝母:为同科植物丽江山慈菇(益辟坚)*Iphigenia indica* Kunth. 的鳞茎。呈短圆锥形;顶端渐尖,基部常呈脐状凹入或平截;表面黄白或黄棕色,一侧有纵沟,自基部伸至顶端;质坚硬,断面角质或略带粉质,味苦,有麻舌感。本品含秋水仙碱约0.1%,有毒。③光慈菇:为同科植物老鸦瓣 *Tulipa edulis* Baker 的鳞茎。呈卵状圆锥形,表面黄白色,一侧有纵沟自基部伸向顶端;质硬脆,断面白色,粉质,内有一圆锥形心;味淡。④皖贝母:为百合科植物安徽贝母 *Fritillaria anhuiensis* S. C. Chen et S. F. Yin 的干燥鳞茎。药材呈扁球形;表面类白色或淡黄色;外层鳞叶2枚,大小悬殊,顶端钝圆或突起,内有小鳞叶2~3枚,基部凹入。此外,尚有在松贝中掺薏苡仁者,应注意鉴别。

【附药】

1. 伊贝母 为百合科植物新疆贝母 *Fritillaria walujewii* Regel 或伊犁贝母 *Fritillaria pallidiflora* Schrenk 的干燥鳞茎。前者呈扁球形,表面类白色,光滑;外层鳞叶2瓣,月牙形,肥厚,大小相近而紧靠,顶端平展而开裂,基部圆钝,内有较大的鳞片及残茎、心芽各1枚。后者呈圆锥形,表面淡黄白色,稍粗糙;外层鳞叶2瓣,心形,肥大,一片较大或近等大,抱合;顶端稍尖,少有开裂,基部微凹陷。主要含西贝母碱、西贝母碱苷、贝母辛等成分。功能清热润肺,化痰止咳(图2-203)。

图 2-203 伊贝母药材图

2. 平贝母 为百合科植物平贝母 *Fritillaria ussuriensis* Maxim. 的干燥鳞茎。主产东北。呈扁球形,高0.5~1cm,直径0.6~2cm;表面乳白色或淡黄白色;外层鳞叶2瓣,肥厚,大小相近或一片稍大,抱合;顶端略平或微凹入,常稍开裂,内有小鳞叶和残茎;质坚实而脆,断面白色,粉性;气微,味苦。含贝母素甲、贝母素乙、贝母辛等成分。按 UV-VIS 法测定,本品含总生物碱以贝母素乙($C_{27}H_{43}NO_3$)计,不得少于0.05%。功能清热润肺,化痰止咳(图2-204)。

3. 湖北贝母 为百合科植物湖北贝母 *Fritillaria hupehensis* Hsiao et K. C. Hsia 的干燥鳞茎。呈扁圆球形,高0.8~2.2cm,直径0.8~3.5cm;表面类白色至淡棕色;外层鳞叶2瓣,肥厚,略呈肾形,或大小悬殊,大瓣紧抱小瓣,顶端闭合或开裂;内有小鳞叶2~6枚及干缩的残茎;内表面淡黄色至类白色,基部凹陷成窝状;单瓣鳞叶呈元宝状;质脆,断面类白色,富粉性;气微,味微苦。含湖贝甲素、湖贝乙素等。本品含贝母素乙($C_{27}H_{43}NO_3$)不得少于0.16%。功能清热化痰,止咳,散结。

4. 土贝母 为葫芦科植物土贝母 *Bolbostemma paniculatum* (Maxim.) Franquet 的干燥块茎。主产河南、陕西等地。呈不规则块状,大小不等,表面淡红棕色或暗棕色,凹凸不平,腹面常有一纵沟,背面多隆起;质坚硬,不易折断,断面角质样;气微,味微苦。本品土贝母苷甲($C_{63}H_{98}O_{29}$)不得少于1.0%。功能解毒,散结,消肿(图2-205)。

课堂互动

王女士外出旅游买回一包川贝母,原以为"赚"到了便宜,没想到却遭遇假货,在购买的川贝母中,被掺进了大量廉价的薏苡仁,如何辨别川贝中掺有薏苡仁?

图 2-204　平贝母药材图

图 2-205　土贝母药材图

浙贝母 (Fritillariae Thunbergii Bulbus)

为百合科植物浙贝母 *Fritillaria thunbergii* Miq. 的干燥鳞茎。主产浙江。初夏植株枯萎时采挖，洗净，大小分开，大者除去芯芽，习称"大贝"，小者不去芯芽，习称"珠贝"。分别撞擦，除去外皮，拌以煅过的贝壳粉，吸去擦出的浆汁，干燥；或取鳞茎，大小分开，洗净，除去芯芽，趁鲜切成厚片，洗净，干燥，习称"浙贝片"。

【性状鉴别】

1. 大贝　为鳞茎外层的单瓣鳞叶，呈新月形或元宝状，一面凸出，一面凹入，肥厚，高 1~2cm，直径 2~3.5cm。表面类白色或淡黄色，内表面白色或淡棕色，被有白色粉末。质硬而脆，易折断，断面白色至黄白色，富粉性。气微，味微苦（图 2-206）。

2. 珠贝　为完整的鳞茎，呈扁圆形，上下略平，形似算盘珠，故称"珠贝"，高 1~1.5cm，直径 1~2.5cm。表面类白色，外层鳞叶 2 瓣，大小相近，肥厚，略呈肾形，相对抱合，内有小鳞叶 2~3 枚及干缩的残茎（图 2-206）。

3. 浙贝片　为鳞茎外层的单瓣鳞叶切成的片。椭圆形或类圆形，直径 1~2cm，边缘表面淡黄色，切面平坦，粉白色。质脆，易折断，断面粉白色，富粉性（图 2-206）。

图 2-206　浙贝母药材图
1. 珠贝　2. 大贝　3. 浙贝片

【显微鉴别】　粉末:淡黄白色。①淀粉粒:甚多,单粒卵形、广卵形或椭圆形,脐点点状、裂缝状、人字形或马蹄状,位于较小端,层纹不明显,复粒由 2 分粒组成。②表皮细胞:类多角形或长方形,垂周壁连珠状增厚。③气孔:扁圆形,副卫细胞 4~5个。④草酸钙结晶:细小,颗粒状、梭形、方形或细杆状。⑤导管:多为螺纹(图 2-207)。

图 2-207　浙贝母粉末图
1. 淀粉粒　2. 表皮细胞及气孔　3. 导管　4. 草酸钙方晶

【成分】　主要含贝母素甲、贝母素乙等甾醇类生物碱。按 HPLC 法测定,本品含贝母素甲($C_{27}H_{45}NO_3$)和贝母素乙($C_{27}H_{43}NO_3$)的总量,不得少于 0.080%。

贝母素甲　　　　　　　　　　　　贝母素乙

【功能主治】　清热化痰止咳,解毒散结消痈。主治风热咳嗽,痰火咳嗽,肺痈,乳痈,瘰疬,疮毒。用量 5~10g。不宜与川乌、制川乌、草乌、制草乌、附子同用。

知识链接

浙贝母伪品及其鉴别

百合科植物东贝母 *Fritillaria thunbergii* Miq. var. *chekiangensis* Hsiao et K. C. Hsia 的干燥鳞茎。在浙江习作浙贝母用。药材呈卵圆形或长圆形,高 1~1.3cm,直径 0.7~1cm;表面白色稍带淡黄色,外层鳞叶 2 瓣,大小悬殊或相近,抱合,顶端钝圆,不裂或微裂;质坚实,断面白色,粉性;气微,味苦。

黄精(Polygonati Rhizoma)

为百合科植物滇黄精 *Polygonatum kingianum* Coll. et Hemsl.、黄精 *Polygonatum sibiricum* Red. 或多花黄精 *Polygonatum cyrtonema* Hua 的干燥根茎。按性状不同,习称"大黄精""鸡头黄精""姜形黄精"。春秋二季采挖,除去须根,洗净,置沸水中略烫或蒸至透心,干燥。

【性状鉴别】

1. 大黄精 ①呈肥厚肉质的结节块状,结节可长达 10cm 以上,宽 3~6cm,厚 2~3cm。②表面淡黄色至黄棕色,具环节,有皱纹及根痕,结节上侧茎痕呈圆盘状,周围凹入,中部突出。③质硬而韧,不易折断,断面角质,淡黄色至黄棕色。④气微,味甜,嚼之有黏性(图 2-208)。

图 2-208 黄精药材图
1. 大黄精 2. 姜形黄精 3. 鸡头黄精 4. 饮片

2. 鸡头黄精 ①略呈圆锥形,结节状弯曲,常有分枝,形似"鸡头",长 3~10cm,直径 0.5~1.5cm,结节长 2~4cm。②表面黄白色或灰黄色,半透明,有纵皱纹;茎痕圆形,直径 5~8mm(图 2-208)。

3. 姜形黄精 ①呈长条结节块状,长短不等,常数个块状结节相连,略似姜形。②表面灰黄色或黄褐色,粗糙,结节上侧有突出的圆盘状茎痕,直径 0.8~1.5cm(图 2-208)。

均以块大、肥润、色黄、断面透明、味甜者为佳。味苦者不可药用。

4. 酒黄精 为不规则的厚片;表面棕褐色至黑色,有光泽,中心棕色至浅褐色,可见筋脉小点;质较柔软。味甜,微有酒香气。

【显微鉴别】 根茎横切面:①表皮细胞 1 列,外壁较厚。②薄壁组织间散有多数大的黏液细胞,内含草酸钙针晶束。③维管束散在,鸡头黄精和姜形黄精多为外韧型,少数为周木型;大黄精多为周木型(图 2-209)。

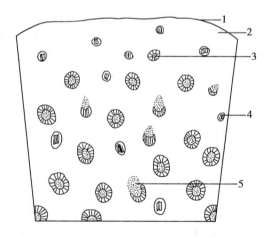

图 2-209 黄精(滇黄精)横切面简图
1. 表皮 2. 皮层 3. 周木型维管束 4. 含草酸钙针晶束的黏液细胞 5. 外韧型维管束

【成分】　含多糖、低聚糖、氨基酸等。按 UV-VIS 法测定,本品含黄精多糖以无水葡萄糖($C_6H_{12}O_6$)计,药材及黄精片不得少于 7.0%,酒黄精不得少于 4.0%。

【功能主治】　补气养阴,健脾,润肺,益肾。主治脾胃气虚、体倦乏力、胃阴不足、肺虚燥咳、痨嗽咳血、精血不足、腰膝酸软、须发早白、内热消渴等。用量 9~15g。

知识链接

苦黄精

　　为百合科植物湖北黄精 *Polygonatum zanlanscianense* Pamp. 的干燥根茎。主产于四川,呈类球形或团块状,略扁,表面灰褐色;茎痕及芽痕明显,有明显的不规则皱纹及点状突起的须根痕;断面类白色,筋脉较多;味苦,嚼之微具黏性。横切面维管束多为周木型,周围有数列壁稍厚的细胞,无针晶束。

玉竹 (Polygonati Odorati Rhizoma)

　　为百合科植物玉竹 *Polygonatum odoratum* (Mill.) Druce 的干燥根茎。主产湖南、河南等地。秋季采挖,除去须根,洗净,晒至柔软后,反复揉搓、晾晒至无硬心,晒干;或蒸透后,揉至半透明,晒干(图 2-210)。

图 2-210　玉竹原植物图

【性状鉴别】　①略呈扁长圆柱形,少有分枝,长 4~18cm,直径 0.3~1.6cm。②表面黄白色或淡黄棕色,半透明,具纵皱纹、微隆起的波状环节、白色圆点状的须根痕和圆盘状茎痕。③质硬而脆或稍软,易折断,断面黄白色,角质样或显颗粒性,可见散在的筋脉点。④气微,味甘,嚼之发黏。以条长、肥壮、色黄白、光润、半透明、味甜者为佳(图 2-211)。

【显微鉴别】　横切面:表皮细胞扁圆形或扁长方形,外壁稍厚,角质化。薄壁组织中散有多数黏液细胞,内含草酸钙针晶束。维管束外韧型,稀有周木型,散列。

图 2-211　玉竹药材图

1. 个子药材　2. 饮片

【成分】　含玉竹多糖类、白屈菜酸、山柰素、阿拉伯糖苷等。按 UV-VIS 法测定，本品含玉竹多糖以葡萄糖（$C_6H_{12}O_6$）计，不得少于 6.0%。

【功能主治】　养阴润燥，生津止渴。主治肺胃阴伤，燥热咳嗽，咽干口渴，内热消渴。用量 6~12g。

知识链接

玉竹混用品及伪品

1. 混用品　①同属植物毛筒玉竹 *Polygonatum inflatum* Kom. 的根茎在东北作玉竹药用。根茎长 5~10cm，有的弯曲，直径 1cm 左右，表面黄棕色至深棕色，节呈环状，须根脱落或留存。②同属植物热河黄精 *Polygonatum macropodium* Turcz. 的根茎在东北南部和华北部分地区作玉竹药用，称"大玉竹"。根茎圆柱形，长 5~10cm，直径约 0.5cm，一端稍尖，有时分叉；表面深棕色，节呈环状隆起，疏密不一。③同属植物新疆黄精 *Polygonatum roseum* (Ledeb.) Knuth 的根茎在新疆作玉竹药用。根茎细圆柱形，长 5~15cm，直径 0.3~0.7cm；表面深棕色，节间较长，须根少；横切面维管束多为周木型；黏液细胞及草酸钙针晶束稀少。

2. 伪品　同科植物深裂竹根七 *Disporopsis pernyi* (Hua) Diels 的根茎。根茎长 5~10cm，略扁或弯曲，表面棕色至棕褐色，每隔 2~4cm 有一个圆形的地上茎痕，两个地上茎痕之间，有隆起的浅棕色环节，节间疏密不一；横切面内皮层明显，维管束均为外韧型。

重楼 (Paridis Rhizoma)

为百合科植物云南重楼 *Paris polyphylla* Smith var. *yunnanensis* (Franch.) Hand.-Mazz. 或七叶一枝花 *Paris polyphylla* Smith var. *chinensis* (Franch.) Hara 的干燥根茎。主产云南、四川等地。秋季挖取，除去须根，洗净，干燥。

【性状鉴别】　①呈结节状扁圆柱形，略弯曲，长 5~12cm，直径 1.0~4.5cm。②表面黄棕色或灰棕色，密具层状突起的粗环纹，一面结节明显，结节上有椭圆形凹陷茎痕，另一面有疏生的须根或疣状须根痕；顶端具鳞叶及茎的残基。③质坚实，断面平坦，白色至浅棕色，粉性或角质。④气微，味微苦、麻。以粗壮、质坚实、断面白色、粉性足者为佳(图2-212)。

图 2-212　重楼原植物及药材图
1.原植物　2.个子药材　3.饮片

【显微鉴别】　本品粉末白色。淀粉粒甚多，类圆形、长椭圆形或肾形，直径 3~18μm。草酸钙针晶成束或散在，长 80~250μm。梯纹导管及网纹导管直径 10~25μm。

【成分】　含甾体皂苷。本品含重楼皂苷 I($C_{44}H_{70}O_{16}$)、重楼皂苷 II($C_{51}H_{82}O_{20}$)、重楼皂苷 VI($C_{39}H_{62}O_{13}$)和重楼皂苷 VII($C_{51}H_{82}O_{21}$)的总量，不得少于 0.60%。

【功能主治】　清热解毒，消肿止痛，凉肝定惊。主治疔疮痈肿、咽喉肿痛、蛇虫咬伤、跌仆伤痛等。用量 3~9g。

知识链接

重楼伪品及其鉴别

常见伪品：①拳参：古本草中拳参和重楼的别名都称草河车，在少数地区混作重楼用，应注意区别。②珠芽蓼：为蓼科植物珠芽蓼 *polygonum viviparum* L. 的干燥根茎。呈团块状或不规则的扁圆柱形，有时弯曲如虾状；表面棕黑色，密具环节，质硬不易折断，断面灰褐色或浅棕色，有 15~20 个维管束点排列成环状。

土茯苓（Smilacis Glabrae Rhizoma）

为百合科植物光叶菝葜 *Smilax glabra* Roxb. 的干燥根茎。主产广东、湖南等地。夏秋二季采挖，除去须根，洗净，干燥；或趁鲜切成薄片，干燥。

【性状鉴别】　①略呈圆柱形，稍扁，有结节状隆起，具短分枝。②表面黄棕色或黑褐色，凹凸不平，有坚硬的须根残基。③切片呈长圆形或不规则块片，厚1~5mm，边缘不整齐，切面类白色至淡红棕色，粉性，可见筋脉小点（点状维管束）及多数小亮星。④质略韧，折断时有粉尘飞扬；以水湿润后有黏滑感。⑤气微，味微甘、涩。以粉性大、筋脉少、断面淡红棕色者为佳（图2-213）。

图 2-213　土茯苓药材图
1.个子药材　2.饮片

【成分】　含皂苷、鞣质、淀粉等。本品含落新妇苷（$C_{21}H_{22}O_{11}$）不得少于0.45%。

【功能主治】　解毒，除湿，通利关节。主治肢体拘挛、筋骨疼痛、湿热淋浊、带下、痈肿、瘰疬、疥癣等。用量15~60g。

【附药】　菝葜：为百合科植物菝葜 *Smilax china* L. 的干燥根茎。秋末至次春采挖，除去须根，洗净，晒干或趁鲜切片，干燥。药材呈不规则块状或弯曲扁柱形，有结节状隆起；表面黄棕色或紫棕色，具圆锥状突起的茎基痕，并残留坚硬的刺状须根残基或细根；质坚硬，难折断，断面呈棕黄色或红棕色，纤维性，可见点状维管束及多数小亮点；切片呈不规则形，边缘不整齐，切面粗纤维性；质硬，折断时有粉尘飞扬；气微，味微苦、涩。本品功能利湿去浊，祛风除痹，解毒散瘀。《中国药典》将其单列。

落新妇苷

天冬（Asparagi Radix）

为百合科植物天冬 *Asparagus cochinchinensis* (Lour.) Merr. 的干燥块根。主产贵州、四川等地。秋冬二季采挖，洗净，除去茎基及须根，置沸水中煮或蒸至透心，趁热除去外皮，洗净，干燥（图2-214）。

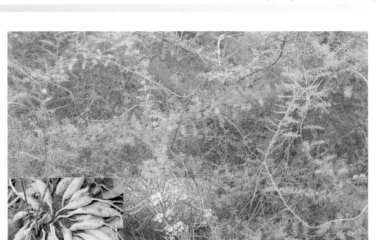

图 2-214　天冬原植物图

【性状鉴别】　①呈长纺锤形,略弯曲,长 5~18cm,直径 0.5~2cm。②表面黄白色
至淡黄棕色,半透明,光滑或具深浅不等的纵皱纹,偶有残存的灰棕色外皮,对光透
视,可见中央有一条不透明的细木心。③质硬或柔润,有黏性,断面角质样,中柱黄白
色。④气微,味甜、微苦。以条粗壮、色黄白、半透明者、干燥无须者为佳(图 2-215)。

图 2-215　天冬药材图
1. 个子药材　2. 饮片

【显微鉴别】　横切面:①根被有时残存。②皮层宽广,约占根的 2/3,外侧有
石细胞群,散在或断续排列成环;石细胞浅黄棕色,长条形、长椭圆形或类圆形,壁

厚,纹孔及孔沟极细密;黏液细胞散在,内含草酸钙针晶束。③内皮层明显。④中柱韧皮部束和木质部束各为31~135个,相间排列,少数导管深入至髓部,髓细胞亦含草酸钙针晶束(图2-216)。

【成分】 含甾体皂苷、氨基酸、多糖等。

【理化鉴别】 ①检查:水分不得过16.0%(烘干法);总灰分不得过5.0%。②浸出物:按醇溶性浸出物测定法(热浸法)测定,用乙醇作溶剂,不得少于80.0%。③二氧化硫残留量:照二氧化硫残留量测定法(通则2331)测定,不得过400mg/kg。

【功能主治】 养阴润燥,清肺生津。主治肺燥干咳、顿咳痰黏、腰膝酸痛、骨蒸潮热、肠燥便秘等。用量6~12g。

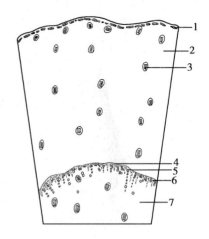

图 2-216 天冬横切面简图
1.石细胞 2.皮层 3.草酸钙针晶束 4.内皮层 5.木质部 6.韧皮部 7.髓

知识链接

天冬伪品及其鉴别

同属植物羊齿天门冬 *Asparagus filicinus* Ham. ex D. Don 的块根。与正品的主要区别点是内部干瘪呈空壳状,断面不呈角质样,无黄白色中柱。

麦冬 (Ophiopogonis Radix)

为百合科植物麦冬 *Ophiopogon japonicus* (L. f) Ker-Gawl. 的干燥块根。主产浙江、四川等地。夏季采挖,洗净,反复暴晒,堆置,至七八成干,除去须根,干燥。

【性状鉴别】 ①呈纺锤形,两端略尖,长 1.5~3cm(习称"寸冬"),直径 0.3~0.6cm。②表面黄白色或淡黄色,有细纵纹。③质柔韧,断面黄白色,角质样,半透明,中心有一细小木心(中柱)。④气微香,味甘、微苦。以个大、色黄白、半透明、质柔、气味浓者为佳(图2-217)。

【显微鉴别】

1. 横切面 ①表皮细胞1列,长方形;根被为3~5列木化细胞。②皮层宽广,散有含草酸钙针晶束的黏液细胞;内皮层细胞壁均匀增厚,木化,有通道细胞,外侧为1列石细胞,其内壁及侧壁增厚,纹孔细密。③中柱较小,维管束呈辐射型,韧皮部束16~22个,各位于木质部束的星角间,木质部由导管、管胞、木纤维以及内侧的木化细胞连接成环层。④髓小,薄壁细胞类圆形(图2-218)。

2. 粉末 白色或黄白色。①根被细胞:多角形,壁木化,可见壁孔。②草酸钙针晶:散在或成束存在于黏液细胞中,有的为柱状针晶。③石细胞:常与内皮层细胞上下相叠,表面观类方形或类多角形,常成群存在,细胞壁三面增厚,木化,壁孔细密。④内皮层细胞:呈长方形或长条形,壁厚,木化,纹孔点状,孔沟明显。⑤木纤维:细长,壁稍厚,微木化,纹孔斜裂缝状,多相交成十字形或人字形。⑥导管及管胞:多为单纹孔

图 2-217　麦冬原植物及药材图
1. 原植物　2. 个子药材

图 2-218　麦冬横切面详图
1. 表皮毛　2. 表皮　3. 根被　4. 外皮层
5. 皮层　6. 草酸钙针晶束　7. 石细胞
8. 内皮层　9. 韧皮部　10. 木质部
11. 髓

图 2-219　麦冬粉末图
1. 草酸钙针晶及细柱状结晶　2. 石细胞
3. 内皮层细胞　4. 木纤维　5. 管胞

及网纹,少数为具缘纹孔,常与木纤维相连(图 2-219)。

【成分】含甾体皂苷、沿阶草苷、山柰酚及其苷、生物碱、谷甾醇、豆甾醇等。按 UV-VIS 法测定,本品含麦冬总皂苷以鲁斯可皂苷元($C_{27}H_{42}O_4$)计,不得少于 0.12%。

鲁斯可皂苷元

【理化鉴别】　①荧光观察:取本品薄片置紫外光灯(365nm)下观察,显浅蓝色荧光。②检查:水分(以烘干法测定)不得过18.0%;总灰分不得过5.0%。③浸出物:按水溶性浸出物测定法(冷浸法)测定,不得少于60.0%。

【功能主治】　养阴生津,润肺清心。主治肺燥干咳、阴虚痨嗽、内热消渴、肠燥便秘等。用量6~12g。

知识链接

麦冬伪品及其鉴别

主要有:①同属植物山麦冬 *Liriope spicata* (Thunb.) Lour. 的块根:药材表面粗糙,甜味亦较差;内皮层外侧石细胞较少,韧皮部束约19个;切片在紫外光灯下不显荧光。②同属植物阔叶山麦冬 *Liriope platyphylla* Wang et Tang 的块根:习称"大麦冬",块根较大,两端钝圆,长2~5cm,直径0.5~1.5cm;干后坚硬,断面无明显细木心;韧皮部束19~24个;切片在紫外光灯下显蓝色荧光。

【附药】　山麦冬:为百合科植物湖北麦冬 *Liriope spicata* (Thunb.) Lour. var. *prolifera* Y. T. Ma 或短葶山麦冬 *Liriope muscari* (Decne.) Baily 的干燥块根。夏初采挖,洗净,反复暴晒,堆置,至近干,除去须根,干燥。①湖北麦冬:呈纺锤形,两端略尖,长1.2~3cm,直径0.4~0.7cm;表面淡黄色至棕黄色,具不规则纵皱纹;质柔韧,干后硬脆,易折断,断面淡黄色至棕黄色,角质样,木心细小;气微,味甘,嚼之发黏。横切面可见韧皮部束7~15个。切面在紫外光灯(365nm)下显浅蓝色荧光;水溶性浸出物(冷浸法)不得少于75.0%。②短葶山麦冬:稍扁,长2~5cm,直径0.3~0.8cm;具粗纵纹;味甘、微苦;横切面可见韧皮部束16~20个。余同湖北麦冬。

知母 (Anemarrhenae Rhizoma)

为百合科植物知母 *Anemarrhena asphodeloides* Bge. 的干燥根茎。主产河北、山西等地。春秋二季采挖,除去须根及泥沙,晒干(毛知母);或除去外皮,晒干(知母肉)。

【性状鉴别】

1. 药材　①毛知母:呈长条状,微弯曲,略扁,偶有分枝,一端有浅黄色的茎叶残痕,习称"金包头";表面黄棕色至棕色,上面有一纵向凹沟,具紧密排列的环状节,节上密生黄棕色的残存叶基,由两侧向根茎上方生长,下面隆起而略皱缩,并有凹陷或突起的点状根痕;质硬,易折断,断面黄白色,内皮层环明显,木部有多数散在的筋脉小点;气微,味微甜、略苦,嚼之带黏性。②知母肉:表面无叶基纤维,白色,有扭曲的沟纹,有时可见叶痕及根痕。均以条粗、质坚实、断面黄白色者为佳(图2-220)。

图 2-220　知母原植物及药材图
1.植物体地上部分　2.植物体地下部分　3.个子药材　4.饮片

2. 饮片　①知母片:呈不规则类圆形厚片,外表皮黄棕色至棕色,有的可见凹陷或突起的点状根痕;切面黄白色至黄色;气微,味微甜、略苦,嚼之带黏性。②盐知母:形如知母片,色黄或微带焦斑;味微咸。

【显微鉴别】

1. 横切面　①栓化皮层由数层多角形木栓细胞和 10~20 余层扁平的长方形木栓细胞组成;其与皮层薄壁组织中均散有少数叶迹维管束。②中柱内分布有多数外韧型维管束,中柱鞘处常有横走的根迹维管束,有时维管束鞘细胞的壁稍厚,微木化。③薄壁组织中有多数黏液细胞,内含草酸钙针晶束;另有一种草酸钙柱状针晶束,多存于纤维束周围的薄壁组织中,柱状针晶多碎裂,断面方形。薄壁细胞含脂肪油滴(图2-221)。

2. 粉末　黄白色。①含草酸钙针晶束的黏液细胞:呈类圆形或梭形。②导管:为具缘纹孔、单纹孔及螺纹导管。③纤维:细长,壁稍厚,淡黄色,木化,有稀疏细小纹孔。④木化厚壁细胞:长方形、类多角形或延长成短纤维状。⑤木栓细胞:壁薄,常多层上下重叠(图2-222)。

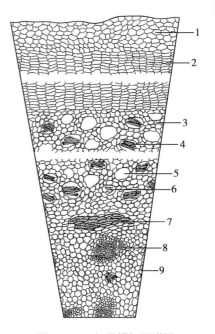

图 2-221　知母横切面详图
1、2.栓化皮层　3.皮层　4.针晶
5.黏液细胞　6.草酸钙柱晶
7.根迹维管束　8.维管束　9.中柱

图 2-222 知母粉末图

1. 含草酸钙针晶束的黏液细胞(壁已溶化) 2. 草酸钙针晶束
3. 纤维 4. 木化厚壁细胞 5. 木栓细胞 6. 导管

【成分】 含知母皂苷、异菝葜皂苷、知母多糖、芒果苷等。本品含芒果苷($C_{19}H_{18}O_{11}$),药材不得少于0.70%;知母片不得少于0.50%;盐知母不得少于0.40%。本品含知母皂苷 B Ⅱ($C_{45}H_{76}O_{19}$),药材不得少于3.0%;知母片不得少于3.0%;盐知母不得少于2.0%。

【功能主治】 清热泻火,滋阴润燥。主治外感热病、高热烦渴、肺热燥咳、骨蒸潮热、内热消渴等。用量6~12g。

百合(Lilii Bulbus)

为百合科植物卷丹 *Lilium lancifolium* Thunb.、百合 *Lilium brownii* F. E. Brown var. *viridulum* Baker 或细叶百合 *Lilium pumilum* DC. 的干燥肉质鳞叶。秋季采挖,洗净,剥取鳞叶,置沸水中略烫,干燥。

【性状鉴别】 ①呈长椭圆形,顶端稍尖,基部较宽,边缘薄,微波状,略向内弯曲。②表面类白色、淡棕黄色或微带紫色,有数条纵直平行的白色维管束。③质硬而脆,断面较平坦,角质样。④气微,味微苦。以肉厚、无杂质者为佳(图2-223)。

【成分】 甾体皂苷、秋水仙碱、脑磷脂、卵磷脂、氨基酸、无机盐等。

【功能主治】 养阴润肺,清心安神。主治阴虚燥咳、痨嗽咳血、虚烦惊悸、失眠

图 2-223 百合药材图

多梦等。用量 6~12g。

薤白 (Allii Macrostemonis Bulbus)

为百合科植物小根蒜 *Allium macrostemon* Bge. 或薤 *Allium chinense* G. Don 的干燥鳞茎。夏秋二季采挖,洗净,除去须根,蒸透或置沸水中烫透,晒干。

【性状鉴别】 ①小根蒜:呈不规则的卵圆形;表面黄白色或淡黄棕色,皱缩,半透明,有类白色膜质鳞片包被,揉之易脱;底部有突起的鳞茎盘;质坚硬,不易破碎,断面黄白色,角质样;有蒜臭,味微辣。②薤:略呈扁的长卵形;表面淡黄棕色或棕褐色,具浅纵皱纹;质较软,断面可见鳞叶 2~3 层,嚼之粘牙。以个大饱满、质坚、黄白色、半透明、不带花茎者为佳(图 2-224)。

图 2-224　薤白原植物及药材图
1. 小根蒜原植物　2. 药材

【成分】 含甾体皂苷、大蒜氨酸、甲基大蒜氨酸、挥发油等。

【功能主治】 通阳散结,行气导滞。主治胸痹心痛、脘腹痞满胀痛等。用量 5~10g。

仙茅 (Curculiginis Rhizoma)

为石蒜科植物仙茅 *Curculigo orchioides* Gaertn. 的干燥根茎。主产江苏、浙江等地。秋冬二季采挖,除去根头和须根,洗净,干燥。

【性状鉴别】 ①呈圆柱形,略弯曲。②表面棕色至褐色,粗糙,有细孔状的须根痕及横皱纹。③质硬而脆,易折断,断面不平坦,灰白色至棕褐色,近中心处色较深。④气微香,味微苦、辛(图 2-225)。

【成分】 含仙茅苷、石蒜碱、丝兰皂苷元等。按 HPLC 法测定,含仙茅苷 $(C_{22}H_{26}O_{11})$,药材不得少于 0.10%,饮片不得少于 0.08%。

图 2-225　仙茅原植物及药材图
1. 植物体地上部分　2. 植物体地下部分　3. 个子药材　4. 饮片

仙茅苷

【功能主治】　补肾阳,强筋骨,祛寒湿。主治阳痿精冷、筋骨痿软等。用量 3~10g。

山药(Dioscoreae Rhizoma)

为薯蓣科植物薯蓣 *Dioscorea opposita* Thunb. 的干燥根茎。主产河南、河北等地。冬季茎叶枯萎后采挖,切去根头,洗净,除去外皮及须根,干燥,习称"毛山药";选择肥大顺直的毛山药,置清水中,浸至无干心,闷透,用木板搓成圆柱形,切齐两端,晒干,打光,习称"光山药"。

【性状鉴别】

1. 药材　①毛山药:略呈圆柱形,弯曲而稍扁;表面黄白色或淡黄色,有纵沟、纵皱及须根痕;体重质坚,不易折断,断面白色,颗粒状,富粉性,中央无木心;气微,味淡、微酸,嚼之发黏。②光山药:呈圆柱形,两端平齐;表面光滑,白色或黄白色。均以条长、体粗、质坚实、粉性足、色洁白者为佳(图 2-226)。

2. 饮片　①山药片:为不规则的厚片,皱缩不平,切面白色或黄白色,质坚脆,粉性。气微,味淡、微酸。②麸炒山药:形如山药片;表面黄白色或微黄色,偶见焦斑;略有焦香气。

图 2-226　山药原植物及药材图

1.原植物　2.新鲜根茎及切面　3.个子药材　4.饮片

目前市场上出现用参薯伪充山药,山药饮片里混进参薯,该如何辨别?

【显微鉴别】　粉末类白色。①淀粉粒:单粒众多,呈扁卵形、类圆形、椭圆形或矩圆形,脐点点状、人字状、十字状或短缝状,可见层纹,复粒稀少,由2~3分粒组成。②草酸钙针晶束:存在于黏液细胞中。③导管:为具缘纹孔、网纹、螺纹及环纹导管。④纤维:细长,壁甚厚,木化(图 2-227)。

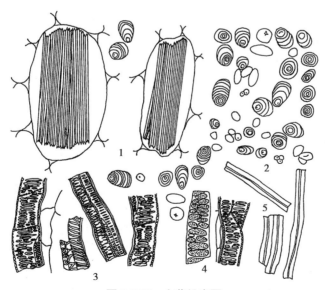

图 2-227　山药粉末图

1.草酸钙针晶　2.淀粉粒　3.导管　4.筛管　5.纤维

【成分】 含薯蓣皂苷元、多巴胺、尿囊素、氨基酸、山药多糖等。

【理化鉴别】 ①检查:水分毛山药和光山药不得过16.0%;山药片不得过12.0%。总灰分毛山药和光山药不得过4.0%;山药片不得过5.0%。②二氧化硫残留量:照二氧化硫残留量测定法测定,毛山药和光山药不得过400mg/kg;山药片不得过10mg/kg。③浸出物:照水溶性浸出物测定法项下的冷浸法测定,毛山药和光山药不得少于7.0%;山药片不得少于10.0%;麸炒山药不得少于4.0%。

【功能主治】 补脾养胃,生津益肺,补肾涩精。主治脾虚食少、久泻不止、肺虚喘咳、消渴等。麸炒山药补脾健胃。用于脾虚食少,泄泻便溏,白带过多。用量15~30g。

知识链接

山药伪品及其鉴别

主要有:①同属植物参薯 *Dioscorea alata* L. 的根茎。药材呈不规则圆柱形、扁圆柱形、纺锤形或扁块状;表面黄白色或淡黄棕色;断面白色至黄白色,富粉性;气微,味淡,嚼之发黏。横切面中柱鞘部位可见石细胞环带,石细胞腔内含草酸钙方晶。②大戟科植物木薯 *Manihot esculenta* Crantz 的块根。多切成段或片,外皮多已除去,表面类白色,残留外皮为棕褐色或黑褐色;断面类白色,靠外侧有一明显黄白色或淡黄棕色的形成层环纹;向内可见淡黄色筋脉点呈放射状稀疏散在,中央有一细小黄色木心,有的具裂隙;气微,味淡。横切面近木栓层处有石细胞群,薄壁细胞含草酸钙簇晶。本品因含氢氰酸而具毒性。

射干(Belamcandae Rhizoma)

为鸢尾科植物射干 *Belamcanda chinensis* (L.) DC. 的干燥根茎。主产河南、湖北等地。春初刚发芽或秋末茎叶枯萎时采挖,除去须根及泥沙,干燥。

【性状鉴别】 ①呈不规则结节状,长3~10cm,直径1~2cm。②表面黄褐色、棕褐色或黑褐色,皱缩,有较密的环纹,上面有数个圆盘状凹陷的茎痕,偶有茎基残存;下面有残留的细根及根痕。③质硬,难折断,断面黄色,颗粒性。④气微,味苦、微辛。以粗壮、无须根、质硬、断面色黄者为佳(图2-228)。

【显微鉴别】 横切面:①表皮有时残存,细胞内外壁均增厚,角质化。②木栓细胞多列。③皮层稀有叶迹维管束,内皮层不明显。④中柱维管束为周木型及外韧型,靠外侧排列较紧密。⑤薄壁组织中含草酸钙柱晶、淀粉粒及油滴(图2-229)。

【成分】 含多种异黄酮类成分。其中,含次野鸢尾黄素($C_{20}H_{18}O_8$)不得少于0.10%。

【功能主治】 清热解毒,祛痰利咽。主治热毒痰火郁结、咽喉肿痛等。用量3~10g。

【附药】 川射干:为同科植物鸢尾 *Iris tectorum* Maxim. 的干燥根茎。呈不规则条状或圆锥形;表面灰黄褐色或棕色,有纵沟及环纹,可见须根残基及圆点状须根痕;质松脆,易折断,断面黄白色或黄棕色;气微,味甘、苦。本品含射干苷($C_{22}H_{24}O_{11}$)不得少于3.6%。

图 2-228　射干原植物及药材图
1. 原植物　2. 个子药材　3. 饮片

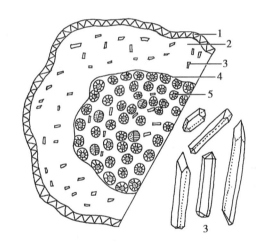

图 2-229　射干横切面简图及柱晶图
1. 木栓层　2. 皮层　3. 草酸钙柱晶
4. 内皮层　5. 维管束

莪术（Curcumae Rhizoma）

为姜科植物蓬莪术 *Curcuma phaeocaulis* Val.、广西莪术 *Curcuma kwangsiensis* S. G. Lee et C. F. Liang 或温郁金 *Curcuma wenyujin* Y. H. Chen et C. Ling 的干燥根茎。依次习称"蓬莪术""桂莪术"和"温莪术"。主产四川、福建、广西、浙江等地。冬季茎叶枯萎后采挖，洗净，煮或蒸至透心，晒干或低温干燥后除去须根（图 2-230）。

【性状鉴别】

1. 药材　①蓬莪术：呈卵圆形、长卵形、圆锥形或长纺锤形，顶端多钝尖，基部钝圆；表面灰黄色至灰棕色，有凸起的环节及圆形微凹陷的须根痕；体重质坚实，难折断，断面灰褐色至蓝褐色，蜡样，常附有灰棕色粉末，皮部与中柱易分离，内皮层环纹棕褐色；气微香，味微苦而辛。②桂莪术：环节稍凸起；断面黄棕色至棕色，常附有淡黄色粉末；内皮层环黄白色。③温莪术：断面黄棕色至棕褐色，常附有淡黄色或黄棕色粉末；气香或微香（图 2-231）。

广西莪术　　　　　　　　　　　　　　　　温郁金

图 2-230　莪术植物图

图 2-231　莪术药材图
1. 个子药材　2. 饮片

2. 饮片　①莪术片:呈类圆形或椭圆形的厚片。外表皮灰黄色至灰棕色,有时可见环节或须根痕;切面黄绿色、黄棕色或棕褐色,内皮层环纹明显,"筋脉"小点散在;气微香,味微苦而辛。②醋莪术:形如莪术片,色泽加深,角质样,微有醋香气。

【显微鉴别】　横切面:①木栓细胞数列,有的已除去。②皮层散有叶迹维管束。③中柱较宽,维管束外韧型,散在,沿中柱鞘部位的维管束较小,排列较密。④薄壁细胞充满糊化的淀粉粒团块,薄壁组织中有含金黄色油状物的细胞散在,油细胞类圆形或椭圆形,内含黄色油状物(图 2-232)。

【成分】　主要含挥发油,油中主要为莪术烯醇、莪术二酮、莪术呋喃烯酮等,本品含挥发油,药材不得少于 1.5%(ml/g);饮片不得少于 1.0%(ml/g)。

莪术烯醇　　　　　　　　　　　莪术二酮

【功能主治】 行气破血,消积止痛。主治癥瘕痞块,瘀血经闭,胸痹心痛,食积胀痛。用量6~9g;孕妇禁用。

【附药】 莪术油:为莪术(温莪术)经水蒸气蒸馏提取的挥发油。为淡棕色或深棕色的澄清液体;气特异,味微苦而辛。含牻牛儿酮($C_{15}H_{22}O$)不得少于7.5%;含呋喃二烯($C_{15}H_{20}O$)不得少于10.0%。本品为抗病毒药及抗癌药。

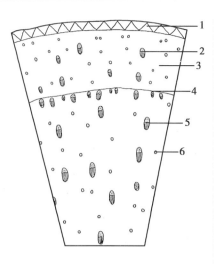

图 2-232 莪术(蓬莪术)横切面简图
1.木栓层 2.叶迹维管束 3.皮层
4.内皮层 5.维管束 6.油细胞

姜黄(Curcumae Longae Rhizoma)

为姜科植物姜黄 *Curcumae longa* L. 的干燥根茎。主产四川、福建等地。冬季茎叶枯萎时采挖,洗净,煮或蒸至透心,晒干,除去须根。

【性状鉴别】

1. 药材 ①呈不规则卵圆形、圆柱形或纺锤形(称"圆形姜黄"或"蝉肚姜黄"),常弯曲,有的具短的叉状分枝(称"指形姜黄")。②表面深黄色,粗糙,有皱缩纹理和明显环节,并有圆形分枝痕及须根痕。③质坚实,不易折断,断面棕黄色至金黄色,角质样,有蜡样光泽,内皮层环纹明显,维管束(筋脉点)呈点状散在。④气香特异,味苦、辛。以条粗、质坚实、断面棕黄色、气味浓者为佳(图 2-233)。

图 2-233 姜黄药材图
1.个子药材 2.饮片

2. 饮片 为不规则或类圆形的厚片。外表皮深黄色,有时可见环节;切面棕黄色至金黄色,角质样,内皮层环纹明显,维管束呈点状散在;余同药材。

【成分】 主要含挥发油。油中主要成分有龙脑、姜黄烯、姜黄素等。本品含挥发油,药材不得少于7.0%(ml/g),饮片不得少于5.0%(ml/g)。按 HPLC 法测定,本品含姜黄素($C_{21}H_{20}O_6$),药材不得少于1.0%,饮片不得少于0.90%。

姜黄素

【功能主治】 破血行气,通经止痛。主治胸胁刺痛、胸痹心痛、痛经经闭、癥瘕、风湿疼痛等。用量 3~10g。

【附药】 片姜黄:为同属植物温郁金 *Curcuma wenyujin* Y. H.Chen et C. Ling 的根茎,经切片后晒干而成。药材为纵切的薄片,厚 0.1~0.4cm;外皮灰黄色,粗糙皱缩,有时可见环节及须根痕;切面黄白色至棕黄色,有一圈环纹及多数筋脉小点;质坚脆,断面灰白色至棕黄色;气香特异,味微苦而辛凉。本品含挥发油不得少于 1.0%(ml/g)。性味、功效同姜黄(图 2-234)。

图 2-234　片姜黄药材图

郁金(Curcumae Radix)

为姜科植物温郁金 *Curcuma wenyujin* Y. H. Chen et C. Ling、姜黄 *Curcuma longa* L.、广西莪术 *Curcuma kwangsiensis* S. G. Lee et C. F. Liang 或蓬莪术 *Curcuma phaeocaulis* Val. 的干燥块根。前两者分别习称"温郁金"和"黄丝郁金",其余按性状不同习称"桂郁金"或"绿丝郁金"。主产浙江、四川、广西等地。冬季茎叶枯萎后采挖,除去泥沙和细根,蒸或煮至透心,干燥。

【性状鉴别】 温郁金、黄丝郁金、桂郁金与绿丝郁金的主要区别见表 2-23。

表 2-23　温郁金、黄丝郁金、桂郁金与绿丝郁金的比较鉴别

规格	形状	大小(cm)	表面	质地断面	气味
温郁金	呈长圆形或卵圆形,稍扁,有的微弯曲,两端渐尖	长 3.5~7;直径 1.2~2.5	表面灰褐色或灰棕色,具不规则的纵皱纹,纵纹隆起处色较浅。	质坚实,难折断,断面灰棕色,角质样,内皮层环纹明显	气微香,味微苦
黄丝郁金	呈纺锤形,有的一端细长	长 2.5~4.5;直径 1~1.5	表面棕灰色或灰黄色,有细皱纹	质坚实,断面橙黄色,外周棕黄色至棕红色	气芳香,味辛辣
桂郁金(图 2-235)	呈长圆锥形或长圆形	长 2~6.5;直径 1~1.8	表面具疏浅纵纹或较粗糙网状皱纹	质较脆,易折断,断面浅棕色	气微,味微辛、苦
绿丝郁金	呈长椭圆形,较粗壮	长 1.5~3.5;直径 1~1.2	表面灰褐色,具纵直或杂乱皱纹	质坚实,断面类似黄丝郁金,唯断面带微绿色	气微,味淡

图 2-235　郁金(桂郁金)药材图
1. 个子药材　2. 饮片

【成分】　含挥发油、姜黄素、脱甲氧基姜黄素、姜黄酮等。

【功能主治】　活血止痛,行气解郁,清心凉血,利胆退黄。主治胸胁刺痛、胸痹心痛、经闭痛经、热病神昏等。用量 3~10g。不宜与丁香、母丁香同用。

高良姜(Alpiniae Officinarum Rhizoma)

为姜科植物高良姜 *Alpinia officinarum* Hance 的干燥根茎。主产广东、海南等地。夏末秋初采挖,除去残留的鳞叶及须根,洗净,切段,晒干。

【性状鉴别】　①呈圆柱形,多弯曲,有分枝。②表面棕红色至暗褐色,有细密的纵皱纹及灰棕色的波状环节,节间长 0.2~1cm,下面有圆形的根痕。③质坚实,不易折断,断面灰棕色或红棕色,纤维性,中柱约占 1/3。④气香,味辛辣(图 2-236)。

图 2-236　高良姜原植物及药材图
1. 原植物地上部分　2. 新鲜根茎　3. 个子药材　4. 饮片

【成分】　含高良姜素、挥发油等。本品含高良姜素($C_{15}H_{10}O_5$)不得少于 0.70%。

【功能主治】　温胃止呕,散寒止痛。用于脘腹冷痛、胃寒呕吐等。用量 3~6g。

知识链接

高良姜伪品及其鉴别

为同属植物大高良姜 *Alpinia galanga* Willd. 的根茎。其根茎直径1.5~3cm；表面淡棕红色，环节较稀疏，断面淡棕色；气味较淡。其挥发油含量低，不可作药用。

山奈（Kaempferia Rhizoma）

为姜科植物山奈 *Kaempferia galanga* L. 的干燥根茎。主产广东、广西等地。冬季采挖，洗净，除去须根，切片，晒干。

【性状鉴别】　①为圆形或近圆形的横切片。②外皮浅褐色或黄褐色，皱缩。③切面类白色，粉性，常鼓凸。质脆，易折断。④气香特异，味辛辣（图2-237）。

图2-237　山奈原植物及药材图
1.原植物　2.新鲜根茎　3.饮片

【成分】　含挥发油、山奈酚、山奈素等。挥发油主成分为龙脑、甲氧基肉桂酸乙酯、桂皮酸乙酯、莰烯等；本品含挥发油不得少于4.5%（ml/g）。

【功能主治】　行气温中，消食，止痛。主治胸膈胀满、脘腹冷痛等。用量6~9g。

知识链接

山奈伪品及其鉴别

近年来，市场上有以同科植物苦山奈 *Kaempferia marginata* Carey 干燥的根茎冒充山奈者，应注意鉴别。苦山奈大小、片形与正品极相似，但外皮为棕褐色；切面为浅棕黄色，略具粉性；闻之不具有真品的香气，口尝味苦。

干姜（Zingiberis Rhizoma）

为姜科植物姜 *Zingiber officinale* Rosc. 的干燥根茎（图 2-238）。冬季采挖，除去须根及泥沙，晒干或低温干燥。趁鲜切片晒干或低温干燥者称为"干姜片"。

图 2-238　干姜原植物图

1.植物体地上部分　2.植物体地下部分　3.新鲜根茎　4.根茎横切面

【性状鉴别】

1. 干姜　呈扁平块状，具指状分枝。表面灰黄色或浅灰棕色，粗糙，具纵皱纹及环节。质坚实，断面黄白色或灰白色，粉性或颗粒性，内皮层环纹明显，维管束及黄色油点散在。气香而特异，味辛辣（图 2-239）。

图 2-239　干姜与炮姜药材图

1.干姜个子　2.干姜饮片　3.炮姜饮片

2. 干姜片　为不规则纵切或斜切片,厚 0.2~0.4cm。切面灰黄色或灰白色,略显粉性,可见较多的纵向纤维,有的呈毛状。余同干姜(图 2-239)。

3. 炮姜　呈不规则膨胀的块状;表面棕黑色或棕褐色;质轻泡,断面边缘处显棕黑色,中心棕黄色,细颗粒性,维管束散在;气香而特异,味微辛、辣(图 2-239)。

4. 姜炭　表面焦黑色、内部棕褐色;体轻,质松脆;味微苦而辛辣。

【成分】　主要含挥发油。油中主要为姜辣素(姜酚)、姜辣烯酮等。干姜及干姜片含挥发油不得少于 0.8%(ml/g)。按 HPLC 法测定,本品含 6- 姜辣素($C_{17}H_{26}O_4$),干姜及干姜片不得少于 0.60%;姜炭不得少于 0.050%;炮姜不得少于 0.30%。

6-姜辣素(6-姜酚)

10-姜酚

8-姜酚

【功能主治】　生姜:解表散寒,温中止呕,化痰止咳,解鱼蟹毒;主治风寒感冒,胃寒呕吐,寒痰咳嗽,鱼蟹中毒。干姜:温中散寒,回阳通脉,温肺化饮;主治脘腹冷痛,呕吐泄泻,肢冷脉微,寒饮喘咳。炮姜偏于温中。姜炭偏于止血。用量 3~10g。

天麻(Gastrodiae Rhizoma)

为兰科植物天麻 *Gastrodia elata* Bl. 的干燥块茎。主产四川、云南、贵州、陕西等地。立冬后至次年清明前采挖,洗净,蒸透,低温干燥(图 2-240)。

图 2-240　天麻原植物图

【性状鉴别】　①呈扁椭圆形或长条形，稍弯曲，长 3~15cm，宽 1.5~6cm，厚 0.5~2cm。②表面黄白色至淡黄棕色，有纵皱纹及由潜伏芽排列而成的多轮横环纹，习称"竹节环纹"，有时可见棕褐色菌索；顶端有残留茎基（春麻）或红棕色至深棕色鹦嘴状的芽苞（冬麻），习称"鹦哥嘴"或"红小瓣"，另一端有圆脐形疤痕，习称"肚脐疤"。③质坚硬，不易折断，断面较平坦，黄白色至淡棕色，角质样。④气微，味甘（图 2-241）。

天麻的性状鉴定

图 2-241　天麻药材图
1. 个子药材　2. 饮片

知识链接

天麻的等级标准

　　天麻的质量以个大体重、质坚实、有鹦哥嘴、断面角质明亮、半透明、无空心、味甘不酸者为佳。天麻商品分为 4 等：①一等：呈长椭圆形；扁缩弯曲，去净粗栓皮，表面黄白色，有横环纹，顶端有残留茎基或红黄色的枯芽；末端有圆盘状的凹脐形疤痕；质坚实，半透明；断面角质，牙白色；味甘微辛；每公斤 26 支以内，无空心、枯炕、杂质、虫蛀、霉变。②二等：呈长椭圆形；扁缩弯曲，去净栓皮，表面黄白色，有横环纹，顶端有残留茎基或红黄色的枯芽，末端有圆盘状的凹脐形疤痕；质坚实、半透明；断面角质，牙白色；味甘微辛；每公斤 46 支以内，无空心、枯炕、杂质、虫蛀、霉变。③三等：呈长椭圆形；扁缩弯曲，去净栓皮，表面黄白色，有横环纹，顶端有残留茎基或红黄色的枯芽，末端有圆盘状的凹脐形疤痕；质坚实、半透明；断面角质，牙白色或棕黄色稍有空心；味甘微辛；每公斤 90 支以内，大小均匀；无枯炕、杂质、虫蛀、霉变。④四等：每公斤 90 支以外；凡不符合一、二、三等的碎块、空心及未去皮者均属此等；无芦茎、杂质、虫蛀、霉变。

【显微鉴别】

1. 横切面 ①表皮残留,下皮由2~3列栓化细胞组成。②皮层为10余列多角形细胞,有的含草酸钙针晶束,较老块茎皮层与下皮相接处有2~3列椭圆形厚壁细胞,木化,纹孔明显。③中柱大,有周韧型或外韧型维管束散列,薄壁细胞亦含草酸钙针晶束,髓部细胞类圆形,具纹孔(图2-242)。

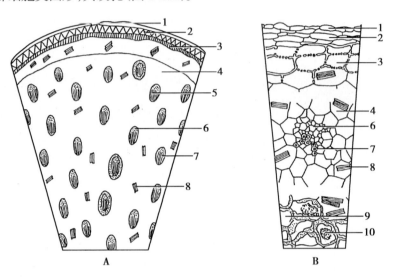

图 2-242 天麻横切面图
A.简图 B.详图
1.表皮 2.下皮 3.皮层外侧的厚壁细胞 4.中柱 5.维管束 6.韧皮部
7.木质部 8.针晶束 9.具纹孔的薄壁细胞 10.糊化多糖团块

2. 粉末 黄白色至黄棕色。①厚壁细胞:椭圆形或类多角形,木化,纹孔明显。②草酸钙针晶:成束或散在。③导管:螺纹、网纹或环纹导管。④多糖颗粒:用醋酸甘油装片,可见有的薄壁细胞中含有长卵形、长椭圆形或类圆形的多糖颗粒,遇碘液显棕色或淡棕紫色(图2-243)。

图 2-243 天麻粉末图
1.厚壁细胞 2.导管 3.草酸钙针晶 4.多糖颗粒

【成分】　含天麻素、香荚兰醇、香荚兰醛、微量生物碱、β - 谷甾醇、黏液质等。按 HPLC 法测定,含天麻素($C_{13}H_{18}O_7$)和对羟基苯甲醇($C_7H_8O_2$)的总量不得少于 0.25%。

天麻素

【理化鉴别】

1. 化学定性　①取粉末 1g,加水 10ml 浸渍 4 小时,时时振摇,滤过,滤液加碘试液 2~4 滴,显紫红色至酒红色。②取粉末 1g,加 45% 乙醇 10ml 浸泡 4 小时,时时振摇,滤过,滤液加硝酸汞试液 0.5ml,加热,溶液显玫瑰红色,并产生黄色沉淀。

2. 薄层色谱　以天麻对照药材、天麻素对照品为对照,进行 TLC 鉴别(表 2-24、图 2-244)。

表 2-24　天麻的 TLC 鉴别

项目	操作方法
供试品溶液的制备	取本品粉末 0.5g,加 70% 甲醇 5ml,超声处理 30 分钟,滤过,取滤液,即得
对照药材溶液的制备	取天麻对照药材 0.5g,同法制成对照药材溶液
对照品溶液的制备	取天麻素对照品,加甲醇制成每 1ml 含 1mg 的溶液,即得
薄层色谱试验	吸取供试品溶液 10μl,对照药材及对照品溶液各 5μl,分别点于同一硅胶 G 薄层板上,以乙酸乙酯 - 甲醇 - 水(9∶1∶0.2)为展开剂,展开,取出,晾干,喷以 10% 磷钼酸乙醇溶液,在 105℃加热至斑点显色清晰
结果判断	供试品色谱中,在与对照药材色谱及对照品色谱相应的位置上,应显相同颜色的斑点

图 2-244　天麻的 TLC 鉴别
1. 天麻素对照品　2. 天麻对照药材　3~6. 不同产地药材

3. 检查　①水分:药材不得过 15.0%(烘干法),饮片不得过 10%。②总灰分:不得过 4.5%。

4. 二氧化硫残留量:照二氧化硫残留量测定法测定,不得过 400mg/kg。

5. 浸出物:照醇溶性浸出物测定法项下的热浸法测定,用稀乙醇作溶剂,不得少于 15.0%。

【功能主治】　息风止痉,平抑肝阳,祛风通络。主治小儿惊风、癫痫抽搐、破伤风、头痛眩晕、手足不遂、肢体麻木、风湿痹痛等。用量 3~10g。

知识链接

天麻伪品及其鉴别

天麻伪品较多,主要有:①美人蕉科植物芭蕉芋 *Canna edulis* Ker-Gawl 的块茎(图 2-245):呈长圆锥形或扁椭圆形;表面有 5~8 个节状环纹及细纵纹;外表因残留叶鞘而纤维外露;断面可见多数筋脉点;有焦糖气,味微甜;细胞内含草酸钙簇晶及糊化的淀粉粒。②菊科植物大丽菊 *Dahlia pinnata* Cav 的块根(图 2-246):呈长纺锤形,微弯曲;表面灰白色,无横纹纹,顶端及尾部呈纤维状;断面类白色,角质样,维管束放射状排列,中央有木心或中空;气微,味淡;有石细胞、菊糖及分泌腔;加硝酸汞试液有黄色沉淀生成。③紫茉莉科植物紫茉莉 *Mirabilis jalapa* L. 的根(图 2-247):呈长圆锥形,稍弯曲;表面有纵皱纹及凹陷的细根痕,无横环纹;断面角质样,有数个同心环状排列的异型维管束;味淡,嚼之刺喉;细胞内含淀粉团块及草酸钙针晶束;加硝酸汞试液有淡黄色沉淀产生。

此外,尚有茄科植物马铃薯 *Solanum tuberosum* L. 的块茎、菊科植物羽裂蟹甲草 *Cacalia. tangutica* (Franch) Hand.-Mazz. 的根茎、天南星科植物芋 *Colocasia esculenta* (L.) Schott 的块茎、葫芦科植物赤瓟 *Thladiantha dubia* Bunge 的块根等伪充天麻,应注意鉴别。

图 2-245　天麻伪品 - 芭蕉芋
1. 原植物　2. 新鲜块茎　3. 块茎加工品

图 2-246　天麻伪品 - 大丽菊
1. 原植物　2. 块根加工品

图 2-247　天麻伪品 - 紫茉莉
1. 原植物　2. 鲜根　3. 根加工品

山慈菇（Cremastrae Pseudobulbus；Pleiones Pseudobulbus）

为兰科植物杜鹃兰 *Cremastra appendiculata*（D.Don）Makino、独蒜兰 *Pleione bulbocodioides*（Franch.）Rolfe 或云南独蒜兰 *Pleione yunnanensis* Rolfe 的干燥假鳞茎。前者习称"毛慈菇"，后两者习称"冰球子"。主产贵州、四川等地。夏秋二季采挖，除去地上部分及泥沙，蒸或煮至透心，干燥。

【性状鉴别】　①毛慈菇：呈不规则扁球形或圆锥形，顶端渐突起，基部有须根痕；表面黄棕色或棕褐色，有纵皱纹或纵沟，中部有 2~3 条微突起的环节，节上有鳞叶干枯后留下的丝状纤维；质坚硬，难折断，断面灰白色或黄白色，略呈角质；气微，味淡，带黏性。②冰球子:呈圆锥形、瓶颈状或不规则团块;顶端渐尖,尖端断头处呈盘状,基部膨大且圆平,中央凹入,有 1~2 条环节,多偏向一侧;带表皮者浅棕色,撞去外皮者表面黄白色,光滑,有不规则皱纹;断面浅黄色,角质,半透明。以大小均匀、饱满、质坚者为佳(图 2-248)。

图 2-248　山慈菇药材图
1. 毛慈菇　2. 冰球子

【成分】　含黏液质、菲类、联苄类、木脂素类及黄烷类化合物。

【功能主治】　清热解毒,化痰散结。主治痈肿疔毒,瘰疬痰核,蛇虫咬伤,癥瘕痞块。用量 3~9g。

知识链接

山慈菇伪品及其鉴别

主要有:①丽江山慈菇:为百合科植物丽江山慈菇(益辟坚)*Iphigenia indica* A. Gray 的干燥鳞茎。呈不规则短圆锥形;顶端渐尖,基部常呈脐状凹入或平截;表面黄白色或灰黄棕色,光滑,一侧有自基部伸至顶端的纵沟;质坚硬,碎断面角质样或略带粉质,类白色或黄白色;味苦而微麻舌。含秋水仙碱、角秋水仙碱等多种生物碱,有毒性。②金果榄:为防己科植物青牛胆 *Tinospora sagittata* (Oliv.) Gagnep. 或金果榄 *Tinospora capillipes* Gagnep. 的干燥块根。呈不规则长圆形、陀螺形或不规则圆形;表面棕黄色或淡褐色,有深而密的纵横皱纹;质坚实,横切面黄白色,粉性,皮部甚狭,形成层环隐约可见,木部外缘可见少数导管束,呈放射状;味极苦。

【附药】　光慈姑:为百合科植物老鸦瓣 *Tulipa edulis* (Miq.) Baker. 的干燥鳞茎。呈卵圆形或圆锥形,底部圆而凹陷,有根痕,上端急尖;表面黄白色或淡黄棕色,光滑,一侧有纵沟,自基部伸向顶端;质硬而脆,断面黄白色,粉性;气微,味淡。功能消肿散结,消热解毒。

白及 (Bletillae Rhizoma)

为兰科植物白及 *Bletilla striata* (Thunb.) Reichb. f. 的干燥块茎。主产贵州、四川等地。夏秋二季采挖,除去须根,洗净,置沸水中煮或蒸至无白心,晒至半干,除去外皮,再晒干。

【性状鉴别】　①呈不规则扁圆形,常有2~3个爪状分枝。②表面黄白色,有数圈同心环节和棕色点状须根痕,上面有凸起的茎痕,下面有连接另一块茎的痕迹。③质坚硬,不易折断,断面类白色,半透明,角质样,有散在的筋脉小点。④气微,味苦,嚼之有黏性。以个大、饱满、半透明、质坚实者为佳(图2-249)。

图 2-249　白及原植物及药材图
1.个子药材　2.饮片　3.原植物　4.新鲜块茎

【成分】　含白及甘露聚糖、黏液质、联苄类、菲类、挥发油等。

【功能主治】　收敛止血,消肿生肌。主治咯血,吐血,外伤出血,疮疡肿毒,皮肤皲裂。用量6~15g;研末吞服3~6g。不宜与川乌、制川乌、草乌、制草乌、附子同用。

(姚学文　陈效忠　王李俊　卜训生　王锋祥)

 复习思考题

1. 解释下列名词术语:芦头;鹦哥嘴;怀中抱月;朱砂点;吐脂;油头;狮子盘头;蚯蚓头;疙瘩丁;肚脐疤;芋;铁线纹;珍珠疙瘩;钉角;金井玉栏;云锦花纹;罗盘纹;车轮纹;观音坐莲。

2. 简述下列药材的来源、性状:人参;西洋参;三七;天麻;大黄;何首乌;黄连;甘草;黄芪;当归;党参;川贝母。

3. 如何区分双子叶植物与单子叶植物根,双子叶植物与单子叶植物根茎?

4. 如何识别下列各组药材? 牛膝 - 川牛膝;延胡索 - 夏天无;三七 - 莪术;玄

扫一扫
测一测

参－地黄；半夏－水半夏；北豆根－山豆根；林下山参－园参；甘草－黄芪。

5. 下列药材常见伪品有哪些? 说出其真伪鉴别方法:天麻;川贝母;巴戟天;大黄。

6. 说出下列药材的草酸钙结晶类型及形态特点:天麻;射干;山药;知母;麦冬;天冬;黄精;百部;石菖蒲;半夏;天南星;苍术;白术;茜草;巴戟天;龙胆;川芎;三七;远志;甘草;山豆根;苦参;北豆根;防己;白芍;太子参;银柴胡;商陆;川牛膝;牛膝;何首乌;虎杖;大黄;白蔹;人参。

7. 说出下列药材分泌组织的有无及类型:人参;莪术;石菖蒲;苍术;白术;绵马贯众;黄精;半夏;泽泻;木香;桔梗;党参;地黄;北沙参;柴胡;川芎;当归。

8. 说出下列药材的主要化学成分:大黄、何首乌、川乌、黄连、北豆根、苦参、山豆根、葛根、甘草、人参、三七、白芷、当归、北沙参、黄芩、玄参、天花粉、党参、木香、川贝母、山药、莪术、天麻。

9. 说出下列药材的主产地及采收加工方法:北沙参;地黄;党参;三七;天麻;红参;葛根;延胡索;细辛;大黄;银柴胡;太子参;附子;白芍;黄连;甘草;当归;川芎;秦艽;黄芩;玄参;白术;泽泻;黄精;天冬;山药。

10. 简述下列药材粉末的显微鉴别特征:人参;三七;天麻;大黄;何首乌;黄连;甘草;黄芪;当归;党参;川贝母。

第三章

课件
03章PPT

茎木类中药的鉴定

扫一扫
知重点

 学习要点

1. 茎木类中药的性状与显微鉴别要点。

2. 沉香、钩藤、苏木及槲寄生的来源、成分及鉴别要点。

3. 桑寄生与槲寄生、大血藤与鸡血藤、苏木与降香、通草与小通草的比较鉴别。

4. 苏木、鸡血藤、沉香的真伪鉴别。

  茎木类中药主要指以木本植物的茎或茎的某部分入药的中药,包括茎类中药(caulis)和木类中药(lignum)。

  茎类中药主要采用木本植物的茎,以及少数草本植物的茎,包括:①茎藤(caulis):如鸡血藤;②茎枝(ramulus):如桂枝;③茎刺(spina):如皂角刺;④茎的翅状附属物:如鬼箭羽;⑤茎的髓部(medulla):如通草。大部分草本植物的茎,如石斛、麻黄等,则列为全草类中药。

  木类中药通常采用木材的心材部分,如苏木、沉香、降香等。木材指本植物茎形成层以内的部分,包括边材和心材。边材形成较晚,含水分较多,颜色较浅,亦称"液材";心材形成较早,位于木质部内方,蓄积了较多的树脂、树胶和挥发油等物质,颜色较深,质地常致密而重。

一、性状鉴别

  1. 茎类中药 应注意其形状、大小、表面、颜色、质地、断面及气味等,带叶的茎枝,还应观察叶的特征。木质藤本植物的茎枝多呈圆柱形或扁圆柱形,常扭曲不直。表面多呈棕黄色、灰棕色或灰褐色,少数呈特殊的颜色。未除去栓皮的可见纵横裂纹和皮孔,节膨大,具叶痕和枝痕。质地坚硬,断面木部占大部分,导管小孔明显,射线放射状,如木通、大血藤、青风藤、海风藤;有的药材断面放射状的木质部与射线相间排列,形成车轮样纹理,习称"车轮纹";中央有较小的髓部,有的髓部偏于一侧,如鸡血藤、槲寄生;有的有异型维管束,如鸡血藤、丁公藤。气味常可帮助鉴定,如海风藤味苦,有辛辣感,而青风藤味苦而无辛辣感。草质藤茎多呈细长圆柱形,常可见数条纵向隆起的棱线;表面多呈淡黄绿色,有明显的节和叶痕;质脆,易折断,断面类白色髓部发达,有的呈空洞状。

257

2. 木类中药　多呈不规则块状、厚片状或长条状,常有刀削痕。颜色不一,如苏木呈黄红色至棕红色;降香呈紫红色或红褐色。质地常致密而重,沉水、半沉水或不沉水,如白木香不沉水,沉香沉水或半沉水;降香沉水;断面常有明显年轮。气味常因品种而异,如沉香气香特异,味苦;降香气香,味微苦;苏木则气微,味微涩。

二、显微鉴别

(一)茎类中药的组织构造

茎类中药的组织构造由外向内应注意观察:

1. 周皮或表皮　木栓细胞的形状、层数、增厚情况等,幼嫩木质茎和草质茎常可见表皮组织,周皮不发达。

2. 皮层　应注意其存在与否、所占比例、细胞的形态及内含物等。木栓形成层如发生在皮层内方,则初生皮层已不存在,而由栓内层(次生皮层)所代替;木栓形成层如发生在皮层,则初生皮层部分存在,其外方有时具有厚角组织或厚壁组织。

3. 韧皮部　由筛管、韧皮射线和韧皮薄壁组织组成,应注意观察各种细胞的形态及排列情况,有无厚壁组织、分泌组织等。

4. 形成层　多呈环状。

5. 木质部　应注意观察导管、木薄壁细胞、木纤维及木射线细胞的形态和排列情况。

6. 髓部　有的可见圆形单纹孔,有的髓周围具厚壁细胞,散在或形成环髓纤维或环髓石细胞。此外,还应注意草酸钙结晶、碳酸钙结晶和淀粉粒的有无及其形状;厚壁组织的形状、细胞壁的厚度、有无壁孔和分隔以及木化程度等。

双子叶植物木质藤茎,木栓层较厚,有的有明显的落皮层;导管孔较大;有的具异常构造,如鸡血藤的韧皮部和木质部层状排列成数轮,海风藤的髓部具数个异型维管束,络石藤有内生韧皮部,沉香具内涵韧皮部。

(二)木类中药的组织构造

在观察时,应分别作三个方向的切面,即横切面、径向纵切面与切向纵切面(图 3-1);也可制作解离组织片或粉末片。应注意观察下列组织特征:

1. 导管和管胞　多为具缘纹孔及网纹导管。应注意观察导管分子的形状、大小,纹孔的类型,导管中有无侵填体及其形态、颜色等。松柏科植物的木材没有导管,而为管胞。管胞两端较狭细,无明显末梢壁(纤维状管胞),即使有斜形末梢壁但无穿孔而只有纹孔(导管状管胞)。

2. 木纤维　通常为单个狭长的厚壁细胞,壁厚腔小,横切面观多呈类三角形,有斜裂隙状的单纹孔;有的纤维胞腔中具有横隔,称为分隔纤维。

3. 木薄壁细胞　细胞壁常增厚或有单纹孔,多木化;有时含淀粉粒或草酸钙结晶。

图 3-1　木类中药(降香)
三切面详图
1. 横切面　2. 切向纵切面
3. 径向纵切面

4. 木射线　细胞形状与木薄壁细胞相似，射线细胞中常含有淀粉粒或草酸钙结晶，细胞壁亦常增厚或有纹孔。射线细胞的长轴是半径向的，与导管及纤维的长轴相垂直。横切面观射线细胞呈辐射状，可见射线的宽度和长度；切向纵切面观，射线略排成纺锤形，可见射线的高度和宽度；径向纵切面观，射线为多列长形细胞，从中部向外周横叠，显示射线的高度和长度。

桑寄生（Taxilli Herba）

为桑寄生科植物桑寄生 *Taxillus chinensis* （DC.）Danser 的干燥带叶茎枝。常寄生于构、槐、榆、朴等树上；主产福建、广东、广西、海南等地，习称为"广寄生"。冬季至次春采割，除去粗茎，切段，干燥，或蒸后干燥。

【性状鉴别】　①茎枝呈圆柱形。②表面红褐色或灰褐色，具分枝痕、叶痕、细纵纹及多数细小突起的棕色皮孔，嫩枝有棕褐色茸毛。③质坚硬，断面不整齐，皮部薄，红棕色，易与木部分离，木部色较浅。④叶多卷缩，具短柄，叶片展平后呈卵形或椭圆形，全缘，革质，表面黄褐色，幼叶被细茸毛。⑤气微，味涩。以枝细、质嫩、色红褐、叶未脱落者为佳（图 3-2）。

图 3-2　桑寄生原植物及药材图
1. 原植物　2. 药材

【成分】　主要含槲皮素、广寄生苷、d- 儿茶素、金丝桃苷等。

【功能主治】　祛风湿，补肝肾，强筋骨，安胎元。主治风湿痹痛，腰膝酸软，筋骨无力，崩漏经多，妊娠漏血，胎动不安，头晕目眩。用量 9~15g。

槲寄生（Visci Herba）

为桑寄生科植物槲寄生 *Viscum coloratum* （Komar.）Nakai 的干燥带叶茎枝。常寄生于榆、桦、梨、枫杨、麻栎等树上；主产东北、华北地区，又称为"北寄生"。冬季至次春采割，除去粗茎，切段，干燥，或蒸后干燥。

【性状鉴别】 ①茎枝呈圆柱形,常 2~5 个叉状分枝,长 30cm,直径 0.3~1cm。②表面黄绿色、金黄色或黄棕色,有纵细皱纹;节膨大,节上有分枝或枝痕。③体轻,质脆,易折断,断面不平坦,皮部黄色,木部色较浅,射线放射状,髓部常偏向一边。④叶对生于枝梢,易脱落,无柄,叶片长椭圆状披针形,全缘,表面黄绿色,有细皱纹,主脉 5 出,中间 3 条明显,革质。⑤气微,味微苦,嚼之有黏性。以枝嫩、色黄绿、叶多、杂质少(不得过 2%)者为佳(图 3-3)。

图 3-3 槲寄生原植物及药材图

【显微鉴别】 茎枝粉末淡黄色:①表皮细胞:类方形,黄绿色,可见气孔。②纤维:成束,直径 10~34μm,壁较厚,略呈波状,微木化。③异形细胞:形状不规则,壁较厚,微木化,胞腔大。④草酸钙结晶:簇晶直径 17~45μm,方晶直径 8~30μm。⑤石细胞:类方形、类多角形或不规则形(图 3-4)。

图 3-4 槲寄生(茎枝)粉末图

1.石细胞 2.表皮碎片 3.纤维 4.导管 5.草酸钙簇晶 6.草酸钙方晶

【成分】　含齐墩果酸、紫丁香苷、黄酮类化合物、槲寄生毒素等。按 HPLC 法测定，本品含紫丁香苷（$C_{17}H_{24}O_9$），药材不得少于 0.040%；饮片不得少于 0.025%。

齐墩果酸　　　　　　　　　　　　紫丁香苷

【理化鉴别】　①检查：水分不得过 12.0%（烘干法）；总灰分不得过 9.0%；酸不溶性灰分不得过 2.5%。②浸出物：按醇溶性浸出物测定法（热浸法）测定，用乙醇作溶剂，不得少于 20.0%。

【功能主治】　祛风湿，补肝肾，强筋骨，安胎元。主治风湿痹痛，腰膝酸软，筋骨无力，崩漏经多，妊娠漏血，胎动不安，头晕目眩。用量 9~15g。

知识链接

槲寄生与其混用品扁枝槲寄生及其鉴别

近来发现有用同属植物扁枝槲寄生 *Viscum articulatum* Burm. f. 的带叶茎枝混作槲寄生入药，习称"扁寄生""枫香寄生"等。其主要特点为：茎枝扁平，2~3 叉状分支，长 15~30cm；表面黄绿色或黄棕色，有明显的纵条纹或皱纹；节膨大而略扁，每节上部宽，下部渐窄，叶于枝梢节上呈鳞片状突起；质软不易折断；气微，味微苦。

海风藤 (Piperis Kadsurae Caulis)

为胡椒科植物风藤 *Piper kadsura* (Choisy) Ohwi 的干燥藤茎。主产福建、浙江等地。夏、秋二季采割，除去根、叶，晒干。

【性状鉴别】　①呈扁圆柱形，略弯曲，长 15~60cm，直径 0.3~2cm。②表面灰褐色或褐色，粗糙，有明显的纵棱及节，节部膨大，上生不定根。③体轻，质脆，易折断，断面不整齐，皮部窄，木部宽广，灰黄色，导管孔多数，射线灰白色，放射状排列，皮部与木部交界处常有裂隙，中心有灰褐色的髓。④气香，味微苦、辛。以条粗壮、均匀、不脱皮、气香者为佳（图 3-5）。

【成分】　含挥发油、甾醇、细叶青蒌藤素等。细叶青蒌藤素具有肿瘤抑制作用。

【理化鉴别】　①检查：水分不得过 12.0%（烘干法）；总灰分不得过 10.0%；酸不溶性灰分不得过 2.0%。②浸出物：按醇溶性浸出物测定法（热浸法）测定，用稀乙醇作溶剂，不得少于 10.0%。

图 3-5　海风藤原植物及药材图

1. 个子药材　2. 饮片

【功能主治】　祛风温,通经络,止痹痛。用于风寒湿痹,肢节疼痛,筋脉拘挛,屈伸不利。用量 6~12g。

知识链接

海风藤伪品及其鉴别

主要有:①同属植物石楠藤 *Piper wallichii* (Miq.) Hand-Mazz 的藤茎。呈圆柱形,长可达数米,多缠绕成团,直径 0.1~0.3cm;表面灰棕色,节部明显,稍膨大,节间长 5~10cm;质硬而脆,折断面中心有灰褐色的髓;气清香,味辛辣。②木兰科植物异型南五味子 *Kadsura heteroclita* (Roxb.) Craib. 的藤茎。为木质藤本,栓皮松而厚,除去外皮显红色,横断面射线不明显,髓部无小点;气香似樟木,味淡微涩。③松萝科植物节松萝 *Usnea diffracta* Vain. 或长松萝 *Usnea longissima* Ach. 的干燥地衣体。呈丝状或须发状,缠绕成团;浅黄绿色;质韧;气微,味淡。

【附药】　青风藤:为防己科植物青藤 *Sinomenium acutum* (Thunb.) Rehd. et Wils. 及毛青藤 *Sinomenium acutum* (Thunb.) Rehd. et Wils. var. *cinereum* Rehd. et Wils. 的干燥藤茎。呈长圆柱形,常微弯曲;表面绿褐色至棕褐色,有的灰褐色,有细纵纹及皮孔;节部稍膨大,有分枝;体轻,质硬而脆,易折断,断面不平坦,灰黄色或淡灰棕色,皮部窄,木部射线呈放射状排列,髓部淡黄白色或黄棕色;气微,味苦。含青藤碱($C_{19}H_{23}NO_4$)不得少于 0.50%。功能祛风湿,通经络,利小便。

木通 (Akebiae Caulis)

为木通科植物木通 *Akebia quinata* (Thunb.) Decne.、三叶木通 *Akebia trifoliata* (Thunb.) Koidz. 或白木通 *Akebia trifoliata* (Thunb.) Koidz var. *australis* (Diels) Rehd. 的干燥藤茎。木通主产江苏、浙江等地;三叶木通主产浙江、江西等地;白木通主产四川、湖北等地。秋季采收,截取茎部,除去细枝,阴干。

【性状鉴别】　①呈圆柱形,略扭曲,长 30~70cm,直径 0.5~2cm。②表面灰棕色至灰褐色,粗糙,有不规则裂纹及纵沟纹,具突起的皮孔。③体轻,质坚实,不易折断,断

图 3-6　木通原植物及药材图
1. 木通　2. 三叶木通　3. 白木通　4. 药材

面皮部较厚,黄棕色,可见淡黄色颗粒状小点,木部黄白色,射线呈放射状排列,髓小或有时中空,黄白色或黄棕色。④气微,味微苦而涩。以条匀,断面黄白色、无黑心者为佳(图 3-6)。

【成分】　含苯乙醇苷 B、木通皂苷、常春藤皂苷元等。按 HPLC 法测定,本品含苯乙醇苷 B($C_{23}H_{26}O_{11}$)不得少于 0.15%。

苯乙醇苷 B

【功能主治】　利尿通淋,清心除烦,通经下乳。主治淋证、水肿、口舌生疮、经闭乳少、湿热痹痛等。用量 3~6g。

知识链接

关木通

　　为马兜铃科植物东北马兜铃 *Aristolochia manshuriensis* Kom. 的干燥藤茎,称"关木通"。因含具肾毒性的马兜铃酸,故《中国药典》已将其删除,应注意鉴别。呈长圆柱形,略扭曲,直径1~6cm;表面灰黄色,或棕黄色;断面黄色或淡黄色,木部宽广,众多小孔状导管排成同心环层,与类白色射线相交而呈蜘蛛网状;髓部扁缩成条状;摩擦残余粗皮,有樟脑样臭;气微,味苦(图3-7)。

图 3-7　关木通

　　【附药】　川木通:为毛茛科植物小木通 *Clematis armandii* Franch. 或绣球藤 *Clematis montana* Buch.-Ham. 的干燥藤茎。呈长圆柱形,略扭曲;表面黄棕色或黄褐色,有纵向凹沟及棱线,节处多膨大,残余皮部易撕裂;质坚硬,不易折断,残存皮部黄棕色;木部浅黄棕色或浅黄色,宽广,导管小孔密布,排列成若干同心环状层纹,具黄白色放射状纹理及裂隙,髓部较小,类白色或黄棕色,偶有空腔;气微,味淡。功能利尿通淋,清心除烦,通经下乳(图3-8)。

图 3-8　川木通药材图
1. 个子药材　2. 饮片

大血藤（Sargentodoxae Caulis）

为木通科植物大血藤 *Sargentodoxa cuneata* (Oliv.) Rehd. et Wils. 的干燥藤茎。主产湖北、四川等地。秋、冬二季采收，除去侧枝，截段，晒干。

【性状鉴别】 ①呈圆柱形，略弯曲，长 30~60cm，直径 1~3cm。②表面灰棕色，粗糙，有浅纵沟、横裂纹及疣状突起，栓皮常呈鳞片状剥落而露出暗红棕色内皮，有的可见膨大的节及略凹陷枝痕或叶痕。③质坚硬，折断面裂片状，皮部呈红棕色环状，有数处向内嵌入木部，木部黄白色，导管细孔被红棕色射线隔开，呈放射状花纹，中央髓部红棕色。④气微，味微涩。以条匀、粗大者为佳（图 3-9）。

图 3-9 大血藤药材图

【显微鉴别】 横切面：①木栓层为数列细胞，内含红棕色物质。②皮层石细胞常数个成群，胞腔内有时含草酸钙方晶。③维管束外韧型，韧皮部分泌细胞常切向相接，与筛管群相间隔，有少数石细胞散在。④束内形成层明显。⑤木质部导管多单个散在，类圆形，直径约至 400μm，周围有木纤维，射线宽广外侧石细胞较多，有的含数个草酸钙方晶。⑥髓部可见石细胞群。⑦薄壁细胞含棕色或棕红色物质（图 3-10）。

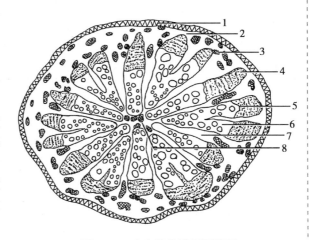

图 3-10 大血藤茎横切面简图
1. 木栓层 2. 皮层 3. 石细胞群 4. 韧皮部
5. 束内形成层 6. 木质部 7. 射线 8. 髓部

【成分】 含鞣质、大黄素、大黄素甲醚、胡萝卜苷、β-谷甾醇等。

【理化鉴别】 ①检查：水分不得过 12.0%（烘干法）；总灰分不得过 4.0%。②浸出物：按醇溶性浸出物测定法（热浸法）测定，用乙醇作溶剂，不得少于 8.0%。

【功能主治】 清热解毒，活血，祛风止痛。主治肠痈腹痛，热毒疮疡，经闭，痛经，跌仆肿痛，风湿痹痛。用量 9~15g。

苏木（Sappan Lignum）

为豆科植物苏木 *Caesalpinia sappan* L. 的干燥心材。主产广东、广西等地，印度、马来西亚、泰国亦有分布。多于秋季采伐，除去白色边材，干燥。

【性状鉴别】①呈圆柱形或对剖半圆柱形，长 10~100cm，直径 3~12cm。②表面黄红色至棕红色，有时可见红黄相间的细密纵向条纹，有刀削痕及细小的凹入油孔。③质坚硬，断面略具光泽，年轮明显，有的可见暗棕色、质松、带亮星的髓部。④气微，味微涩。⑤取碎片投于热水，水被染成桃红色，加酸变成黄色，再加碱液，复变为红色。⑥火烧其灰呈白色。以粗大、质坚实、色黄红、不带白色边材者为佳（图 3-11）。

图 3-11　苏木原植物及药材图
1. 原植物　2. 药材

【显微鉴别】粉末黄红色。①木纤维及晶纤维：多成束，橙黄色或无色，具稀疏的单斜纹孔，含晶细胞壁不均匀增厚，木化。②射线细胞：长方形，细胞壁连珠状增厚，木化，单纹孔较密，切向纵断面射线宽 1~2（~3）列细胞。③具缘纹孔导管：纹孔排列紧密，导管中常含棕色块状物。④薄壁细胞：长方形，壁稍厚，木化，纹孔明显。⑤草酸钙结晶：呈类方形或双锥形（图 3-12）。

【成分】含巴西苏木素、（±）原苏木素 B、挥发油和鞣质等。

【理化鉴别】①检查：水分

图 3-12　苏木粉末图
1. 木纤维及晶纤维　2. 导管　3. 木射线细胞
4. 草酸钙方晶　5. 棕色块

不得过 12.0%（烘干法）。②浸出物：按醇溶性浸出物测定法（热浸法）测定，用乙醇作溶剂，不得少于 7.0%。③薄层色谱：以苏木对照药材为对照，进行 TLC 鉴别（表 3-1）。

巴西苏木素

（±）原苏木素B

表 3-1 苏木的 TLC 鉴别

项目	操作方法
供试品溶液的制备	取本品粉末 1g，加甲醇 10ml，超声处理 30 分钟，滤过，取滤液，即得
对照药材溶液的制备	取苏木对照药材 1g，同法制成对照药材溶液
薄层色谱试验	吸取上述两种溶液各 2μl，分别点于同一 GF$_{254}$ 薄层板上，以三氯甲烷-丙酮-甲酸（8：4：1）为展开剂，展开，取出，晾干，立即置干燥器内放置 12 小时后置紫外光灯（254nm）下检视
结果判断	供试品色谱中，在与对照药材色谱色谱相应的位置上，应显相同颜色的斑点

【功能主治】 活血祛瘀，消肿止痛。用于跌打损伤、瘀滞肿痛、经闭痛经、产后瘀阻、胸腹刺痛等。用量 3~9g。

知识链接

苏木伪品及其鉴别

主要有：①豆科植物小叶红豆 *Ormosia microphylla* Merr. ex Merr. et L. Chen 的干燥心材。呈不规则圆柱形或块状，大小不一；表面棕红色或紫红至紫褐色，可见刀削痕和较粗的纵向木质纹理；横切面粗糙，无光泽，同心环不甚明显；气微，味淡；取本品一小片，点火烧之，灰呈黑色；本品组织中不含草酸钙结晶；取本品一小块，滴加石灰水，显污绿色或暗褐色。②用其他木材染色的伪制苏木，加水煮沸，水染成粉红色，取出木材已脱色。

鸡血藤（Spatholobi Caulis）

为豆科植物密花豆 *Spatholobus suberectus* Dunn 的干燥藤茎。主产广西、广东等地。秋冬二季采收，除去枝叶，切片，晒干。

【性状鉴别】 ①呈椭圆形、长矩圆形或不规则斜切片，厚 0.3~1cm。②栓皮灰棕色，有的可见灰白色斑，栓皮脱落处呈红棕色。③质坚硬，难折断，切面木部红棕色或棕色，导管孔多数，韧皮部有红棕色或黑棕色树脂状分泌物，与木部相间排列呈数个同心性椭圆形环或偏心性半圆形的环，小形的髓部偏向一侧。④气微，味涩。以树脂状分泌物多者为佳（图 3-13）。

鸡血藤的性状观察

图 3-13 鸡血藤药材图

课堂互动

1. 请问为何称鸡血藤?
2. 观察鸡血藤标本,解释鸡血藤断面 3~8 个半圆形偏心性同心环的形成机制。

【成分】 含大豆黄素、芒柄花素、四羟基查耳酮等多种黄酮类成分。

【功能主治】 活血补血,调经止痛,舒筋活络。主治月经不调,痛经,经闭,风湿痹痛,麻木瘫痪,血虚萎黄。用量 9~15g。

【附药】 滇鸡血藤:为木兰科植物内南五味子 *Kadsura interior* A. C. Smith 的干燥藤茎。为圆形、椭圆形或不规则的斜切片;表面灰棕色,栓皮剥落处呈暗红紫色,栓皮较厚,粗者具多数裂隙,呈龟裂状,细者具纵沟;质坚硬,不易折断,横切面皮部窄,红棕色,纤维性强,木部宽,浅棕色,导管细密,散在,髓部小,黑褐色,呈空洞状;具特异香气,味苦而涩。含异型南五味子丁素($C_{27}H_{30}O_8$)不得少于 0.050%。功能补血,活血,通络,是复方鸡血藤膏的主要原料。

知识链接

鸡血藤伪品及其鉴别

主要有:①大血藤:木通科植物大血藤 *Sargentodoxa cuneata*(Oliv.)Rehd. et Wils. 的藤茎。在一些地区作鸡血藤使用,应予纠正。②山鸡血藤:又称红血藤、丰城鸡血藤,为豆科植物香花崖豆藤 *Millettia dielsiana* Harms ex Diels 的干燥藤茎。其断面皮部狭,密布红棕色物,木部淡黄色,有多数放射状排列的小孔;质坚实;气微,味苦、涩。③过岗龙:为豆科植物榼藤子 *Entada phaseoloides*(L.)Merr. 的干燥藤茎;呈不规则块片;外皮灰褐色,具灰白色斑块;栓皮粗糙,易剥落,脱落处显紫棕色;切面皮部较薄,紫棕色,疏松呈颗粒状;木部导管众多,类圆形,有紫红与类白色相间排列的数层环;质坚硬,气微,味微苦、涩。④常春油麻藤:为豆科植物常春油麻藤 *Mucuna sempervirens* Hemsl 的干燥藤茎。茎呈圆柱形,有的扭曲;表面灰褐色,粗糙,具有纵向的陷沟、横环纹和疣状凸起的皮孔;横切面皮部薄,韧皮部具树脂状分泌物呈棕褐色,木质部灰黄色,导管呈孔洞状,多放射性整齐排列;韧皮部与木质部相间排列呈数层同心性环,髓部细小,射线致密呈放射状;质坚硬,难折断,折断面呈纤维性;气微弱,味涩而微甜。

降香（Dalbergiae Odoriferae Lignum）

为豆科降香檀 *Dalbergia odorifera* T. Chen 树干和根的心材。主产广东、海南等地。全年可采，除去边材，锯段，阴干。

【性状鉴别】　①呈类圆柱形或不规则块状。②表面紫红色或红褐色，切面有致密的纹理。③质坚硬，富油性。④气香，味微苦。⑤火烧有黑烟及油冒出，残留白色灰烬。以色紫红、质坚硬、富油性、无白色边材、入水下沉、香气浓者为佳（图 3-14）。

图 3-14　降香药材图

【成分】　含挥发油及黄酮类成分。本品含挥发油不得少于 1.0%（ml/g）。

【功能主治】　化瘀止血，理气止痛。主治吐血，衄血，外伤出血，肝郁胁痛，胸痹刺痛，跌仆伤痛，呕吐腹痛。用量 9~15g，后下。

【附药】　檀香：为檀香科植物檀香 *Santalum album* L. 的干燥心材。呈圆柱形或稍扁；表面灰黄色，光滑细腻，有纵裂纹及刀削痕；质坚实；有香气，燃烧时香气更浓，味淡微辛。含挥发油，其主成分为 α- 及 β- 檀香醇、α- 及 β- 檀香烯等。功能行气温中，开胃止痛。

皂角刺（Gleditsiae Spina）

为豆科植物皂荚 *Gleditsia sinensis* Lam. 的干燥棘刺。主产四川、贵州等地。全年可采，干燥，或趁鲜切片，干燥。

【性状鉴别】　①由主刺和 1~2 次分枝的棘刺组成；主刺长圆锥形，长 3~15cm 或更长，直径 0.3~1cm；分枝刺长 1~6cm，刺端锐尖。②表面紫棕色或棕褐色，光滑。③体轻，质坚硬，不易折断，木部黄白色，髓部疏松，淡红棕色。④气微，味淡。以片薄、纯净，整齐者为佳（图 3-15）。

【成分】　含黄酮、皂荚皂苷、棕榈酸、硬酯酸、油酸、氨基酸等。

【功能主治】　消肿托毒，排脓，杀虫。主治痈疽初起或脓成不溃等。用量 3~10g。

图 3-15　皂角刺原植物及药材图

知识链接

皂角刺伪品及其鉴别

为豆科植物野皂荚 *Gleditsia heterophylla* Bunge 及日本皂角刺 *Gleditsia japonica* Miq 的棘刺。前者主刺具一对或一个短分枝；枝条表面具纵纹；后者棘刺常呈扁圆柱形。

【附药】

1. 猪牙皂　为皂荚的干燥不育果实。呈圆柱形，略扁而弯曲；表面紫棕色或紫褐色，被灰白色蜡质粉霜，擦去后有光泽；质硬而脆，易折断，断面棕黄色，中间疏松，有淡绿色或淡棕黄色的丝状物，偶有发育不全的种子；气微，有刺激性，味甜，辣。含多种三萜皂苷类成分；其水提液强烈振摇，即产生持久的泡沫。功能祛痰开窍，散结消肿(图 3-16)。

图 3-16　猪牙皂药材图

2. 皂荚　为皂荚的干燥成熟果实。摇之有响声；质硬，果皮内有种子多数，扁椭圆形，黄棕色，光滑。功能祛风痰，除湿毒，杀虫。

沉香(Aquilariae Lignum Resinatum)

为瑞香科植物白木香 *Aquilaria sinensis* (Lour.) Gilg 含有树脂的心材。主产海南、广东等地。全年可采，自树干中割取含树脂心材，剔除不含树脂部分，阴干。

【性状鉴别】　①呈不规则块状、片状或盔帽状。②表面凹凸不平，有刀痕，偶有孔洞,可见黑褐色树脂与黄白色木部相间的斑纹,孔洞及凹窝表面多呈朽木状。③质较坚实,断面刺状。④气香特异,味苦。⑤燃之发浓烟及强烈香气,并有黑色油状物渗出。以色黑、质坚硬、油性足、含树脂多、香气浓而持久、能沉水者为佳(图3-17)。

图3-17　沉香药材图
1.沉香　2.白木香

【显微鉴别】

1. 横切面　①导管呈圆形或多角形,有的含棕色树脂。②木纤维多角形,壁稍厚,木化。③木射线宽1~2列细胞,壁稍厚,木化,有的具壁孔,含棕色树脂。④内涵韧皮部(木间韧皮部)呈扁长椭圆形或条带状,常与射线相交,细胞壁薄,非木化,内含棕色树脂;其间散有少数纤维,有的薄壁细胞含草酸钙柱晶(图3-18)。

2. 切向纵切面　①木射线细胞同型性,宽1~2列细胞,高4~20个细胞。②具缘纹孔导管多为短节导管。③纤维细长,有单纹孔。④内涵韧皮部细胞长方形(图3-18)。

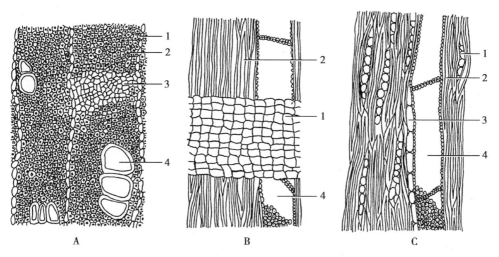

图3-18　沉香(白木香)三切面特征图
A.横切面　B.径向纵切面　C.切向纵切面
1.射线　2.木纤维　3.内涵韧皮部　4.导管

3. 径向纵切面 木射线排列成横向带状,余同切向纵切面(图3-18)。

4. 粉末 黑棕色。①木纤维:主为纤维管胞,长梭形,多成束,壁稍厚,有具缘纹孔,纹孔相交成十字形或斜裂缝状。②具缘纹孔导管:具缘纹孔排列紧密,互列,导管内棕色树脂团块常破碎脱出。③木射线细胞:单纹孔较密。④内涵韧皮部薄壁细胞:含黄棕色物质,细胞壁非木化,有时可见纵斜交错纹理及菌丝。⑤韧型纤维:壁上具单斜纹孔。⑥草酸钙柱晶:长69μm,直径9~15μm(图3-19)。

图 3-19 沉香(白木香)粉末图
1.木射线 2.韧型纤维 3.导管 4.纤维管胞
5.树脂团块 6.内涵韧皮薄壁细胞
(示纹理及菌丝) 7.草酸钙柱晶

【成分】 含挥发油及树脂。油中白木香酸及白木香醛具有镇静作用。

【理化鉴别】 ①浸出物:按醇溶性浸出物测定法(热浸法)测定,用乙醇作溶剂,不得少于10.0%。②微量升华:取本品醇溶性浸出物,进行微量升华,得黄褐色油状物,香气浓郁;于油状物上加盐酸1滴与香草醛颗粒少量,再滴加乙醇1~2滴,渐显樱红色,放置后颜色加深。③薄层色谱:以沉香对照药材为对照,进行TLC鉴别(表3-2)。

表3-2 沉香的TLC鉴别

项目	操作方法
供试品溶液的制备	取本品粉末0.5g,加乙醚30ml,超声处理60分钟,滤过,滤液蒸干,残渣加三氯甲烷2ml使溶解,即得
对照药材溶液的制备	取沉香对照药材0.5g,同法制成对照药材溶液
薄层色谱试验	吸取上述两种溶液各10μl,分别点于同一硅胶G薄层板上,以三氯甲烷-乙醚(10:1)为展开剂,展开,取出,晾干,置紫外灯(365nm)下检视
结果判断	供试品色谱中,在与对照药材色谱相应的位置上,显相同颜色的荧光斑点

【功能主治】 行气止痛,温中止呕,纳气平喘。主治胸腹胀闷疼痛,胃寒呕吐呃逆,肾虚气逆喘急。用量1~5g,后下。

【附药】 进口沉香:为瑞香科植物沉香 *Aquilaria agallocha* Roxb. 含有树脂的心材。主产印度尼西亚、马来西亚、越南、印度等国。全年可采,自树干中割取心材,剔除不含树脂的黄白色木质部及朽木部分,阴干。呈圆柱状、棒状或条块状;表面黄棕色或灰黑色,有刀痕,密布断续棕黑色的树脂纵纹及斑块;质坚硬而重,能沉水或半沉水。气味较浓;燃之发浓烟,香气强烈。木射线宽多为1列细胞,高5个细胞;韧型纤维较细,壁不具单纹孔;具缘孔纹导管直径至150μm;草酸钙柱晶极少。沉香挥发油主要为苄基丙酮、对甲氧基苄基丙酮、倍半萜烯醇、沉香螺萜醇、沉香萜醇等。

知识链接

沉香伪劣品及其鉴别

近年来,伪劣沉香较多,应注意鉴别。主要有:①瑞香科植物白木香 *Aquilaria sinensis* (Lour.) Gilg 不含树脂的边材、废弃料。多为不规则块状或盔帽状;不含黑色树脂,呈朽木状,无香气,味淡不苦;燃烧时无油渗出,烟气呛鼻。②樟科植物樟树 *Cinnamomum camphora* (L.) presl 经多年水浸腐朽的残木。呈不规则块状或朽木;表面粗糙,黑褐色;质轻,较易折断,断面常枯朽状,有朽木气。③红木科植物红木 *Bixa orellana* L. 或普通木材加工伪制而成。多呈类方条状;表面棕黑色或棕褐色,颜色均匀一致,纹理细密;质坚实,沉水或半沉水;气微,味淡;若用机油类物质浸泡者,具有机油味,味苦;燃烧试验,无浓烟和香气,或浓烟滚滚,飞落黑炭烟尘,弥漫机油味。④柿科植物乌木 *Diospyros ebenum* Koen. 的干燥木材加工而成。呈大小不等的长方体,通体乌黑,质地沉重坚硬,能沉水中,纤维性强;气微,味淡;火燃无浓香气和油渗的现象,熄灭后灰烬灰白色。

通草(Tetrapanacis Medulla)

为五加科植物通脱木 *Tetrapanax papyrifer* (Hook.) K. Koch 的干燥茎髓。主产贵州、云南等地。秋季割取 2~3 年生植物的茎,截成段,趁鲜取出茎髓,理直,晒干,称"通草棍";将通草经层叠压平,用一定尺寸的四方模板截成的方形薄片,称"方通";加工方通草时修裁下来的碎丝,称"丝通"。

【性状鉴别】 ①通草棍:呈圆柱形,长 20~40cm,直径 1~2.5cm;表面白色或淡黄色,有浅纵沟纹;体轻,质松软,稍有弹性,易折断,断面平坦,显银白色光泽,中部有直径 0.3~1cm 的空心或半透明圆形薄膜,纵剖面呈梯状排列;气微,味淡。②方通:呈方形的薄片,厚约 0.1cm;微透明、平滑、洁白、形似纸质而软,微有光泽。③丝通:呈不整齐的细长条片状,微透明、平滑、色洁白、形似白纸细条(图 3-20)。

【成分】 含肌醇、多聚戊糖、多聚甲基戊糖、阿拉伯糖、果糖、乳糖等。

【功能主治】 清热利尿,通气下乳。主治湿热淋证、乳汁不下等。用量 3~5g。

图 3-20 通草原植物及药材图

知识链接

实心大通草

　　四川、云南等地习用同科植物盘叶掌叶树 *Brassaiopsis fatsioides* Harms. 的茎髓。与通草的不同点为：表面黄白色，粗糙，质地坚硬，断面实心。

【附药】

　　1. 小通草　为旌节花科植物喜马山旌节花 *Stachyurus himalaicus* Hook. f. et Thoms.、中国旌节花 *Stachyurus chinensis* Franch. 或山茱萸科植物青荚叶 *Helwingia japonica* (Thunb.) Dietr. 的干燥茎髓。①旌节花：主产西南地区。呈圆柱形，长 30~50cm，直径 0.5~1cm；表面白色或淡黄色，无纹理；体轻，质松软，捏之能变形，有弹性，易折断，断面平坦，无空心，显银白色光泽；气微，味淡；水浸后有黏滑感。横切面镜检均为薄壁细胞，有黏液细胞散在，中国旌节花有少数草酸钙簇晶；喜马山旌节花无簇晶。②青荚叶：主产四川、湖北等地。药材表面淡黄色，有浅纵条纹；质较硬，捏之不易变形；水浸后无黏滑感；横切面镜检有少数草酸钙簇晶，无黏液细胞。功能清热，利尿，下乳（图 3-21）。

图 3-21　小通草与灯心草原植物及药材图
1. 小通草　2. 灯心草　3. 小通草原植物喜马山旌节花　4. 灯心草原植物

　　2. 灯心草　为灯心草科植物灯心草 *Juncus effuses* L. 的干燥茎髓。呈细圆柱形，直径 1~3mm；表面白色或淡黄色，有细纵纹；体轻，质软，略有弹性，易拉断，断面白色；气微，味淡。功能清心热，利小便（图 3-21）。

钩藤 (Uncariae Ramulus cum Uncis)

　　为茜草科植物钩藤 *Uncaria rhynchophylla* (Miq.) Miq. ex Havil.、大叶钩藤 *Uncaria macrophylla* Wall.、毛钩藤 *Uncaria hirsuta* Havil.、华钩藤 *Uncaria sinensis* (Oliv.) Havil. 或无柄果钩藤 *Uncaria sessilifructus* Roxb. 的干燥带钩茎枝。主产广西、广东等地。秋、

冬二季采收,切段,晒干。

【性状鉴别】 ①茎枝呈圆柱形或类方柱形,长约 2~3cm,直径 0.2~0.5cm。②表面红棕色至紫红色者,光滑无毛,具细纵纹;黄绿色至棕褐者,有的可见白色点状皮孔,密被黄褐色柔毛。③多数枝节上对生两个向下弯曲的钩(不育花序梗),或仅一侧有钩,另一侧为凸起的疤痕;钩略扁或稍圆,基部较阔,先端细尖;钩基部的枝上可见环状托叶痕和窝点状叶柄痕。④质坚韧,断面黄棕色,皮部纤维性,髓部黄白色,疏松似海绵或中空。⑤气微,味淡。以双钩、茎细、钩结实、光滑、色红棕者为佳(图 3-22)。

图 3-22 钩藤(钩藤)原植物及药材图

【显微鉴别】 钩藤粉末淡红棕色。①韧皮薄壁细胞成片,细胞延长,界限不明显,次生壁常与初生壁脱离,呈螺旋状或不规则扭曲状。②纤维成束或单个散在,多断裂,直径 10~26μm,壁厚 3~11μm。③具缘纹孔导管多破碎,直径可达 56μm,纹孔排列较密。④表皮细胞棕黄色,表面观呈多角形或稍延长,直径 11~34μm。⑤草酸钙砂晶存在于长圆形的薄壁细胞中,密集,有的含砂晶细胞连接成行(图 3-23)。

【成分】 主要含钩藤碱、异钩藤碱等,为降血压的有效成分,遇热易分解。

图 3-23 钩藤粉末图
1. 韧皮纤维 2. 韧型纤维 3. 导管
4. 表皮细胞 5. 草酸钙砂晶

钩藤碱　　　　　　　　　　　　　　　　异钩藤碱

【功能主治】　息风定惊，清热平肝。主治肝风内动、惊痫抽搐、高热惊厥、头痛眩晕等。用量 3~12g，后下。

竹茹（Bambusae Caulis in Taenias）

为禾本科植物青秆竹 *Bambusa tuldoides* Munro、大头典竹 *Sinocalamus beecheyanus*（Munro）McClure var. *pubescens* P. F. Li 或 淡 竹 *Phyllostachys nigra*（Lodd.）Munro var. *henonis*（Mitf.）Stapf ex Rendle 的茎秆刮去绿色外皮后刨取的中间层。主产长江流域和南方各省。全年均可采制，取新鲜茎，除去外皮，将稍带绿色的中间层刮成丝条，或削成薄片，捆扎成束，阴干，前者称"散竹茹"；后者称"齐竹茹"。

【性状鉴别】　①为卷曲成团的不规则丝条，或呈长条形薄片状，宽窄厚薄不等，浅绿色、黄绿色或黄白色，纤维性。②体轻松，质柔韧，有弹性。③气微，味淡（图 3-24）。

以身干、色黄绿、丝均匀、质柔韧者为佳。

图 3-24　竹茹原植物及药材图
1. 青秆竹　2. 大头典竹　3. 药材

【成分】　含 2,5- 二甲氧基 - 对 - 羟基苯甲醛、丁香醛、松柏醛等。

【功能主治】　清热化痰,除烦,止呕。主治痰热咳嗽、心烦失眠等。用量 5~10g。

【附药】　竹沥:为新鲜淡竹经火烤灼而沥出的液汁。取鲜竹杆,截成 30~50cm 长,两端去节,劈开,架起,中部用火烤之,两端即有液汁流出,以器盛之。药材为青黄色或黄棕色液汁,透明,具焦香气。功能清心肺胃之火,豁痰润燥,定惊。

(姚腊初　林水花　刘平平)

 复习思考题

1. 简述木类中药横切面、径向纵切面与切向纵切面的组织构造特点。

2. 简述槲寄生、苏木、沉香、钩藤的来源及性状鉴别主特征。

3. 从来源、性状等方面鉴别下列各组药材:桑寄生与槲寄生;大血藤与鸡血藤;苏木与降香;通草与小通草。

4. 说出下列药材的草酸钙结晶类型:钩藤;小通草;沉香;鸡血藤;苏木;槲寄生。

第四章

皮类中药的鉴定

学习要点

1. 皮类中药的性状及显微鉴别要点。
2. 牡丹皮与白鲜皮、厚朴与肉桂、黄柏与关黄柏、香加皮与地骨皮的比较鉴别。
3. 牡丹皮、厚朴、肉桂、杜仲、黄柏、秦皮、地骨皮的来源、性状特征与主成分。
4. 肉桂、杜仲、黄柏、秦皮的真伪鉴别。

皮类中药(cortex)通常是以裸子植物或被子植物(多为木本双子叶植物)的茎干、枝和根的形成层以外部分入药的药材,包括周皮、皮层、初生韧皮部和次生韧皮部。以干皮、枝皮为多,如黄柏、肉桂、杜仲等;根皮较少,如牡丹皮、香加皮等;也有的干皮、枝皮和根皮同时入药,如厚朴。

一、性状鉴别

主要观察其形状、外表面、内表面、质地、折断面、气味等特征。由于原植物、取皮部位、采收加工方法及干燥时收缩程度不同,药材的形态特征亦有较大差别。

1. 形状　干皮多粗大而厚,呈长条状或板片状;枝皮则呈细条状或卷筒状;根皮多呈短片状或短小筒状。常用下列术语描述:①平坦:皮片呈板片状,较平整,如杜仲、黄柏。②弯曲:皮片向内表面横向弯曲,取自枝干或较小茎干的皮,易收缩而成弯曲状。③反曲:皮片向外表面略弯曲,皮的外层在凹下的一面,如石榴根皮。④槽状:皮片向一面卷曲的程度较大,形成半管状,如合欢皮。⑤筒状:皮片向一面卷曲,以至两侧相接,形成管状,如牡丹皮。⑥单卷状:皮片向一面卷曲,以至两侧重叠,如肉桂(桂通)。⑦双卷筒状:皮片两侧各自向同一面卷起,如厚朴(如意朴)。⑧复卷筒状:几个单卷或双卷状的皮片,相互重叠在一起,如锡兰桂皮(图4-1)。

2. 外表面　未去栓皮者多粗糙,具纵横裂纹、皱纹或皮孔。皮孔多横向延长,边缘隆起,中央凹下。皮孔的形状、颜色、排列方式、分布密度等常是皮类药材的重要鉴别特征,如牡丹皮的皮孔呈灰褐色,横向延长并略凹陷;合欢皮的皮孔呈红棕色,椭圆形;杜仲的皮孔呈斜方形。有的药材表面有地衣斑,如肉桂。有的表面有刺毛,如红毛五加皮;或有钉状物,如海桐皮等。除去栓皮的药材较平滑,如黄柏。

图 4-1　皮类中药的形状特征

1. 平坦　2. 弯曲　3. 反曲　4. 槽状　5. 单卷状　6. 双卷筒状　7. 复卷筒状　8. 筒状

3. 内表面　一般较外表面色浅,平滑或具粗细不等的纵向皱纹,有的显网状纹理,含油的皮类中药,划之显油痕,如肉桂、厚朴。

4. 折断面　皮类中药横断面的特征与其组织构造和排列方式有关,具有鉴别意义。常见的有下列类型:①平坦状:组织中富含薄壁组织而无纤维束或石细胞群的皮,折断面较平坦,无显著突起物,如牡丹皮、白鲜皮。②颗粒状:组织中富含石细胞群的皮,折断面常呈颗粒状突起,如肉桂。③纤维状:组织中富含纤维的皮,折断面有纤维状或刺状物突起,如桑白皮、秦皮、合欢皮。④层片状:组织中纤维束与薄壁组织成环带状间隔排列,形成明显的层片状,如苦楝皮、黄柏。⑤其他:有的皮片在折断时有胶质丝状物相连,如杜仲;有的皮片因含有较多的淀粉,折断时有粉尘出现,如白鲜皮;有的皮片断面外层较平坦或颗粒状,内层显纤维状,如厚朴。

5. 气味　气味与皮中所含成分有关。有的皮外形相似,但气味不同。如香加皮与地骨皮,前者香气特异,味苦而麻舌,后者气味均较微弱(常以"糟皮白里无香气"概括其特征);肉桂与桂皮,前者香气浓郁,味甜而辛辣,后者香气淡,味辛而凉。

二、显微鉴别

皮类中药的构造由外向内一般分为周皮、皮层、中柱鞘部位和韧皮部。

1. 周皮　包括木栓层、木栓形成层和栓内层 3 部分。木栓层细胞多呈切向长方形,栓化或木化。有的细胞壁不均匀增厚,如肉桂的最内层木栓细胞外壁特别增厚;杜仲的木栓细胞内壁特别增厚。木栓形成层常为一列扁平的薄壁细胞;栓内层细胞一般径向排列成行,壁较薄,有的含叶绿体而显绿色,故又称"绿皮层"。

2. 皮层 多由薄壁细胞组成,靠近周皮部分常分化成厚角组织。皮层中常有纤维、石细胞、分泌组织及草酸钙结晶等分布。如秦皮、黄柏有纤维、石细胞;肉桂、厚朴有油细胞;桑白皮有乳汁管;桑白皮、黄柏含草酸钙方晶;牡丹皮、苦楝皮含草酸钙簇晶;肉桂含草酸钙针晶。

3. 中柱鞘部位 中柱鞘部位常有厚壁组织(如纤维束)、石细胞群或纤维和石细胞群形成的环带。观察该部位有无纤维、石细胞等的存在,以及它们的形态、细胞排列情况和多少,都具有鉴定意义。

4. 韧皮部 包括韧皮部束和射线两部分。①韧皮部束:主要由筛管和韧皮薄壁细胞组成,有时可见厚壁细胞、分泌组织及细胞内含物等分布。筛管常被挤压呈条状,不易清楚区分完整的筛管形态,故常称之为颓废筛管组织。②射线:分为髓射线和韧皮射线两种。髓射线较长,常弯曲,外侧渐宽呈喇叭口状;韧皮射线较短。两者均由薄壁细胞组成,射线的宽度和形状具有鉴别意义。

皮类中药的粉末鉴别,应注意观察各种细胞的形状、大小、壁厚、纹孔与纹孔沟的有无和排列情况;细胞内含物的有无及形态等。皮类中药的粉末特征中不应检出木质部的组织和细胞,如导管、管胞、木纤维、木薄壁细胞等。

课堂互动

1. 皮类中药与植物学所指的表皮、周皮有何区别?
2. 显微观察皮类中药粉末,通常可以看到哪些特征? 看不到哪些特征?

桑白皮(Mori Cortex)

为桑科植物桑 *Morus alba* L. 的干燥根皮。全国各地均产。秋末叶落时至次春发芽前采挖根部,刮去黄棕色粗皮,纵向剖开,剥取根皮,晒干(图 4-2)。

【性状鉴别】 ①呈扭曲的卷筒状、槽状或板片状,厚 1~4mm。②外表面白色或淡

图 4-2 桑白皮原植物图

黄白色,较平坦,有的残留橙黄色或棕黄色鳞片状粗皮有纵向裂纹。③内表面黄白色或灰黄色,有细纵纹。④体轻,质韧,纤维性强,难折断,易纵向撕裂,撕裂时有白色粉尘飞扬。⑤气微,味微甘。以皮厚、色白、粉性足者为佳(图4-3)。

图 4-3　桑白皮药材图
1. 个子药材　2. 饮片

【成分】　含桑皮素、桦皮酸、挥发油等。

【功能主治】　泻肺平喘,利水消肿。主治肺热咳喘、水肿、胀满等。用量 6~12g。

知识链接

桑白皮混用品及其鉴别

主要有:①同属植物华桑 *Morus cathayana* Hemsl.、鸡桑 *Morus australis* Poir. 的根皮。特点为:气微,味淡;含草酸钙棱晶和簇晶;②同科植物构树 *Broussonetia papyrifera* (L.) Vent. 及柘树 *Cudrania tricuspidata* (Carr.) Bur. 的根皮。特点为:略具豆腥气,味微苦涩;具晶纤维。

【附药】

1. 桑叶　为桑的干燥叶片。初霜后采收,除去杂质,晒干。多皱缩破碎,完整者呈卵形或宽卵形,先端渐尖,基部圆形或近心形,边缘有锯齿;上表面黄绿色或浅黄棕色,下表面色稍浅,叶脉网状突起;气微,味淡、微苦涩。功能疏散风热,清肺润燥,清肝明目(图4-4)。

2. 桑枝　为桑的干燥嫩枝。春末夏初采收,去叶,晒干,或趁鲜切片,晒干。呈长圆柱形;表面灰黄色,有多数黄褐色点状皮孔;质坚韧,不易折断,断面纤维性,皮部较薄,木部有放射状纹理,中央有白色或黄白色海绵状髓部;气微,味淡。功能祛风湿,利关节(图4-5)。

3. 桑椹　为桑的干燥成熟果穗。4~6 月果实变红时采收,晒干或略蒸后晒干。果穗由多数瘦果集成,略呈圆柱状,小瘦果卵圆形而扁,黄棕色或暗紫色,外包肉质花被片 4 枚;气微,味微酸而甜。功能滋阴补血,生津润燥。

图 4-4　桑叶

图 4-5　桑枝药材图

牡丹皮（Moutan Cortex）

　　为毛茛科植物牡丹 *Paeonia suffruticosa* Andr. 的干燥根皮。主产安徽、四川、河南、山东等地,安徽铜陵凤凰山所产者称"凤丹皮",质佳。秋季采挖根部,除去细根和泥沙,剥取根皮晒干,称"连丹皮";或刮去粗皮,除去木心晒干,称"刮丹皮"（图 4-6）。

图 4-6　牡丹皮原植物图
1. 植物体地上部分　2. 新鲜根部

【性状鉴别】

1. 连丹皮　①呈筒状或半筒状,两边向内卷曲,长 5~20cm,直径 0.5~1.2cm,厚 0.1~0.4cm。②外表灰褐色或黄褐色,有细根痕及横向皮孔样突起,栓皮脱落处粉红色。③内表面淡灰黄色或淡棕色,有细纵纹及发亮的结晶(丹皮酚)。④质硬而脆,易折断,断面较平坦,淡粉红色,粉性。⑤气芳香,味微苦而涩(图 4-7)。

图 4-7　牡丹皮药材图
1. 个子药材　2. 饮片

2. 刮丹皮　外表面有刮刀削痕,红棕色或淡灰黄色,有多数横长的皮孔痕及圆形细根痕,有时可见灰褐色斑点状残存外皮。

以条粗长、皮厚、无木心、断面白色、粉性足、香气浓、结晶多者为佳。

【显微鉴别】

粉末淡红棕色。①淀粉粒:单粒类圆形或多角形,直径 3~16μm,脐点点状、裂缝状或飞鸟状;复粒由 2~6 分粒组成。②草酸钙簇晶:直径 9~45μm,有时含晶细胞连接,簇晶排列成行,或一个细胞含数个簇晶。③连丹皮可见木栓细胞:长方形,壁稍厚,浅红色(图 4-8)。

【成分】　含丹皮酚、芍药苷、挥发油等。丹皮酚有抗菌、镇痛、解痉作用。按 HPLC 法测定,本品含丹皮酚($C_9H_{10}O_3$)不得少于 1.2%。

丹皮酚

芍药苷

图 4-8 牡丹皮粉末图
1. 淀粉粒 2. 草酸钙簇晶 3. 木栓细胞

【理化鉴别】 ①微量升华:取本品粉末微量升华,镜检可见长柱状、针状及羽状结晶,滴加三氯化铁醇溶液,则结晶溶解而显暗紫色(检查丹皮酚)。②检查:水分不得过 13.0%(甲苯法);总灰分不得过 5.0%。③浸出物:按醇溶性浸出物测定法(热浸法)测定,用乙醇作溶剂,不得少于 15.0%。④薄层色谱:以丹皮酚对照品为对照,进行 TLC 鉴别(表 4-1、图 4-9)。

表 4-1 牡丹皮的 TLC 鉴别

项目	操作方法
供试品溶液的制备	取本品粉末 1g,加乙醚 10ml,密塞,振摇 10 分钟,滤过,滤液挥干,残渣加丙酮 2ml 使溶解,即得
对照品溶液的制备	取丹皮酚对照品,加丙酮制成每 1ml 含 2mg 的溶液,即得
薄层色谱试验	吸取上述两种溶液各 10μl,分别点于同一硅胶 G 薄层板上,条带状点样,以环己烷 - 乙酸乙酯 - 冰醋酸(4:1:0.1)为展开剂,展开,取出,晾干,喷以 2% 的香草醛硫酸乙醇(1 → 10)溶液,在 105℃加热至斑点显色清晰
结果判断	供试品色谱中,在与对照品色谱相应的位置上,应显相同颜色的斑点

【功能主治】 清热凉血,活血化瘀。主治热入营血、温毒发斑、无汗骨蒸、跌仆伤痛、痈肿疮毒等。用量 6~12g。孕妇慎用。

图 4-9 牡丹皮的 TLC 鉴别
1. 丹皮酚对照品 2~5. 不同产地的牡丹皮药材

白鲜皮（Dictamni Cortex）

为芸香科植物白鲜 *Dictamnus dasycarpus* Turcz. 的干燥根皮。主产东北、华北、华东等地。春、秋二季采挖根部，去除泥沙及粗皮，剥取根皮，干燥（图 4-10）。

【性状鉴别】 ①呈卷筒状，长 5~15cm，直径 1~2cm，厚 0.2~0.5cm。②外表面灰白色或淡灰黄色，具细纵皱纹及细根痕，常有突起的颗粒状小点；内表面类白色，有细纵纹。③质脆，折断时有粉尘飞扬，断面不平坦，略呈层片状，剥去外层，迎光可见闪烁的小亮点。④有羊膻气，味微苦。以条大、肉厚、色灰白、断面分层、气味浓者为佳（图 4-11）。

图 4-10 白鲜皮原植物图

图 4-11 白鲜皮药材图

【成分】 含梣酮、黄柏酮、白鲜碱、挥发油等。梣酮为杀虫活性成分。按 HPLC 法测定，本品含梣酮（$C_{14}H_{16}O_3$）不得少于 0.050%；含黄柏酮（$C_{26}H_{34}O_7$）不得少于 0.15%。

梣酮　　　　　　　　　　　　黄柏酮

【功能主治】　清热燥湿,祛风解毒。主治湿热疮毒、黄水淋漓、湿疹、风疹、疥癣、疮癞等。用量 5~10g;外用适量。

知识链接

白鲜皮伪品及其鉴别

主要有:①八角枫皮:为八角枫科植物八角枫 *Alangium chinense* (Lour.) Harms 的根皮。呈卷筒状或片块状;表面青灰白色或灰褐色,具有细纵纹,内表面黄白色,光滑;质脆,断面黄白色;气腥,味苦,有小毒。②鸡根皮:为远志科植物黄花倒水莲 *Polygala fallax* Hemsl. 的干燥根皮。呈卷筒状;表面褐色或淡棕黄色,有较深纵纹或纵沟,有圆形侧根痕;内表面黄白色,具细皱纹;质韧,折断面棕黄色;气微,味微甜、略苦。

厚朴(Magnoliae Officinalis Cortex)

为木兰科植物厚朴 *Magnolia officinalis* Rehd. et Wils. 或凹叶厚朴 *Magnolia officinalis* Rehd. et Wils. var. *biloba* Rehd. et Wils. 的干燥干皮、根皮及枝皮。主产四川、湖北等地。4~6 月剥取,根皮及枝皮直接阴干;干皮置沸水中微煮后,堆置阴湿处,"发汗"至内表面变紫褐色或棕褐色时,蒸软,取出,卷成筒状,干燥(图 4-12)。

图 4-12　厚朴原植物图
1.厚朴　2.凹叶厚朴

【性状鉴别】

1. 药材 ①干皮:呈卷筒状或双卷筒状,长 30~35cm,厚 0.2~0.7cm,习称"筒朴",近根部的干皮一端展开如喇叭口,习称"靴筒朴";外表面呈灰棕色或灰褐色,粗糙,有椭圆形皮孔及纵皱纹,刮去粗皮者显黄棕色。内表面紫棕色或深紫褐色,较平滑,具细密纵纹,划之显油痕,可见多数小亮星;质坚硬,不易折断,断面外层灰棕色,颗粒性,内层紫褐色或棕色,纤维性,油润,有时可见发亮的结晶(厚朴酚与和厚朴酚);气香,味辛辣、微苦。②根皮(根朴):呈单筒状或不规则块片,有的弯曲似鸡肠,称"鸡肠朴";质硬,较易折断,断面纤维性。③枝皮(枝朴):呈单筒状,长 10~20cm,厚 0.1~0.2cm;质脆,易折断,断面纤维性。以皮厚、肉细、油性足、内表面色紫棕而有发亮结晶物、香味浓者为佳(图 4-13)。

图 4-13 厚朴药材图
1. 个子药材 2. 饮片

2. 饮片 ①厚朴丝:呈弯曲的丝条状或单、双卷筒状;余同药材。②姜厚朴:形同厚朴丝,表面灰褐色,偶见焦斑;略有姜辣气。

【显微鉴别】

1. 横切面 ①木栓层为 10 余列细胞,有的可见落皮层。②皮层外侧有石细胞环带,内侧散有多数油细胞及石细胞群。③韧皮射线宽 1~3 列细胞;纤维束众多,壁极厚;油细胞较多,单个散在或 2~5 个相连。④薄壁细胞中含淀粉粒(蒸过的大多已糊化)及少数草酸钙方晶(图 4-14)。

2. 粉末 棕色。①石细胞:呈类方形、椭圆形、卵圆形或不规则分枝状,有时可见层纹。②纤维:多成束,壁甚厚,有的呈波浪形或一边呈锯齿状,孔沟不明显。③油细胞:呈椭圆形或类圆形,含黄棕色油状物。尚可见筛管、木栓细胞、草酸钙方晶等(图 4-15)。

【成分】 含厚朴酚、和厚朴酚、生物碱、皂苷、鞣质、烟酸、挥发油等。其中,厚朴酚与和厚朴酚具有松弛骨骼肌、杀虫、杀菌、中枢抑制和抗溃疡等作用;挥发油主成分为 α-、β- 桉油醇,有镇静作用。按 HPLC 法测定,含厚朴酚($C_{18}H_{18}O_2$)与和厚朴酚($C_{18}H_{18}O_2$)的总量,药材及厚朴丝不得少于 2.0%;姜厚朴不得少于 1.6%。

厚朴的
显微鉴定

图 4-14 厚朴横切面图

A. 简图 B. 详图

1. 木栓层 2. 石细胞环带 3. 异型石细胞 4. 油细胞 5. 韧皮射线 6. 韧皮纤维束

图 4-15 厚朴粉末图

1. 石细胞 2. 纤维 3. 油细胞 4. 木栓细胞 5. 筛管分子

厚朴酚

和厚朴酚

【理化鉴别】 ①检查:以甲苯法测定,药材水分不得过 15%,总灰分不得过 7.0%,酸不溶性灰分不得过 3.0%;厚朴丝水分不得过 10.0%,总灰分不得过 5.0%;姜厚朴水分不得过 10.0%,总灰分不得过 5.0%。②薄层色谱:以厚朴酚对照品、和厚朴酚对照品为对照,进行 TLC 鉴别(表 4-2、图 4-16)。

表 4-2 厚朴的 TLC 鉴别

项目	操作方法
供试品溶液的制备	取本品粉末 0.5g,加甲醇 5ml,密塞,振摇 30 分钟,滤过,取滤液,即得
对照品溶液的制备	取厚朴酚对照品、和厚朴酚对照品,加甲醇制成每 1ml 各含 1mg 的混合溶液,即得
薄层色谱试验	吸取上述两种溶液各 5μl,分别点于同一硅胶 G 薄层板上,以甲苯 - 甲醇(17:1)为展开剂,展开,取出,晾干,喷以 1% 香草醛硫酸溶液,100℃加热至斑点显色清晰
结果判断	供试品色谱中,在与对照品色谱相应的位置上,应显相同颜色的斑点

图 4-16 厚朴的 TLC 鉴别
A. 紫外光灯(254nm)下检视 B. 可见光下检视
1. 厚朴酚对照品 2. 和厚朴酚对照品 3~6. 厚朴药材

【功能主治】 燥湿消痰,下气除满。主治湿滞伤中、脘痞吐泻、食积气滞、腹胀便秘等。用量 3~10g。

知识链接

厚朴伪品及其鉴别

主要有:①威氏木兰:为木兰科植物威氏木兰 *Magnolia Wilsonii* Rehd. 的干燥树皮。表面灰白色,粗糙,内表面棕褐色;质坚韧,折断面纤维性甚强,气微香,味辛,微苦,微有麻舌感。②凹叶木兰:为木兰科植物凹叶木兰 *Magnolia sargentiana* Rehd. et Wils. 的干燥树皮。表面灰褐色或棕褐色;栓皮大部刮去,内表面棕褐色,划之无油痕;质坚硬,折断面 1/4 较平整,内 3/4 为纤维性;气微香,味辛苦。③滇康木兰:为木兰科植物滇康木兰 *Magnolia campbellii* Hook. f. et Thoms. 的干燥树皮。表面灰棕色或暗褐色,较光滑,内表面灰褐色;质坚韧,折断面外 1/10 平整;内 9/10 纤维性甚强;气微,味苦涩。④山玉兰:为木兰科植物山玉兰 *Magnolia delavayi* Franch. 的干燥树皮。表面灰棕色至灰褐色,栓皮大都刮尽,内表面棕褐色;质坚韧,折断面平整,内 1/2 为纤维性;气弱,味淡。⑤湖北木兰:为木兰科植物湖北木兰 *Magnolia sprengeri* Pamp. 的干燥树皮。皮较厚,约 0.15~0.5cm;外表面灰褐色或暗棕色,粗糙,栓皮厚,呈片块状脱落,并常残留棕色至黄棕色斑痕;质硬,断面外侧呈颗粒状,内侧呈纤维状;气芳香,味辛辣、微苦。⑥木兰科植物秦氏木莲(平南厚朴) *Magnolia chingii* Dendy. 的干燥树皮。树皮表面黑棕色至灰棕色,具横裂纹,圆形皮孔,栓皮剥落处显棕红色,内表面黄棕色;质坚韧,折断面内 3/4 为纤维性;气微香,味苦,微具辛辣感。⑦五加科植物白背鹅掌柴(大泡通) *Schefflera hypoleuca* (Kurz) Harms 的干燥树皮。树皮呈卷筒状,表面灰棕色,有纵皱纹及灰白色栓皮和棕色点状皮孔;内表面棕黑色,平滑,有细纵纹理,划之不显油性;质硬,不易折断,折断面呈纤维状,中间有一列白色点状纤维束;味微苦。

【附药】 厚朴花:为厚朴与凹叶厚朴的干燥花蕾。春季花未开放时采摘,稍蒸后,晒干或低温干燥。呈长圆锥形;红棕色至棕褐色;花被多为 12 片,肉质,外层的呈长方倒卵形,内层的呈匙形;雄蕊多数,花药条形;雌蕊心皮多数,分离,螺旋状排列在圆锥形的花托上;气香,味淡。按 HPLC 法测定,本品含厚朴酚与和厚朴酚的总量不得少于 0.20%。性微温,味苦;功能理气,化湿(图 4-17)。

图 4-17 厚朴花

肉桂（Cinnamomi Cortex）

为樟科植物肉桂 *Cinnamomum cassia* Presl 的干燥树皮。主产广东、广西、云南、福建等地。多于秋季剥取树皮,加工成不同的规格,阴干。①桂通(官桂):为剥取栽培 5~6 年的幼树干皮和粗枝皮、老树枝皮,不经压制,自然卷成筒状,长约 30cm,直径 2~3cm。②企边桂:剥取生长 10 年以上的肉桂树干皮,两端削成斜面,突出桂心,夹在木制的凹凸板内,压成两侧向内卷曲的浅槽状,长约 40cm,宽 6~10cm。③板桂:剥取老年肉桂树近地面的干皮,夹在木制的桂夹内,晒至九成干时取出,纵横堆叠,加压,约 1 个月后即完全干燥。④桂碎:在肉桂加工过程中的碎块。

【性状鉴别】 ①呈槽状或卷筒状,长约 30~40cm,宽或直径 3~10cm,厚 0.2~0.8cm。②外表面灰棕色,稍粗糙,有细纵纹及横向突起的皮孔,有的可见灰白色地衣斑。③内表面红棕色,略平滑,有细纵纹,划之显油痕。④质硬而脆,易折断,断面不平坦,颗粒性,外层棕色而粗糙,内层红棕色而油润,中间有一条黄棕色线纹(石细胞环带)。⑤气香浓烈,味甜、辣。以皮细肉厚、油性大、香气浓、味甜辣、嚼之渣少者为佳(图 4-18)。

图 4-18　肉桂药材图

【显微鉴别】

1. 横切面　①木栓细胞数列,最内层细胞外壁增厚,木化。②皮层散有石细胞、油细胞及黏液细胞。③中柱鞘部位有石细胞群,断续排列成环,外侧伴有纤维束,石细胞外壁较薄。④韧皮部射线宽 1~2 列细胞,散有油细胞、黏液细胞、细小草酸钙针晶和纤维,纤维常单个散在或 2~3 个成群。薄壁细胞中含有淀粉粒(图 4-19)。

2. 粉末　红棕色。①纤维:多单个散在,长梭形,平直或波状弯曲,壁厚,木

肉桂的
显微鉴定

图 4-19　肉桂横切面简图
1. 木栓层　2. 皮层　3. 纤维束
4. 石细胞群　5. 油细胞　6. 射线

化,纹孔不明显。②石细胞:类圆形或类方形,细胞壁常三面增厚,一面菲薄,木化,少数胞腔内含草酸钙针晶。③油细胞:类圆形或长圆形,含黄色油滴。④草酸钙针晶:细小,散在于射线细胞中。⑤木栓细胞:多角形,含红棕色物质。⑥尚有淀粉粒及片状草酸钙结晶等(图4-20)。

图 4-20　肉桂粉末图

1.纤维　2.石细胞　3.油细胞　4.草酸钙针晶
(在射线细胞中)　5.木栓细胞　6.淀粉粒

【成分】　含挥发油、苯甲醛、肉桂酸、水杨酸等。油中主成分为桂皮醛,有镇静、镇痛、解热作用。按挥发油测定法(乙法)测定,本品含挥发油不得少于 1.2%(ml/g);按 HPLC 法测定,本品含桂皮醛(C_9H_8O)不得少于 1.5%。

桂皮醛

【理化鉴别】　①检查:水分不得过 15.0%(甲苯法);总灰分不得过 5.0%。②薄层色谱:以桂皮醛对照品为对照,进行 TLC 鉴别(表4-3、图4-21)。

表 4-3　肉桂的 TLC 鉴别

项目	操作方法
供试品溶液的制备	取本品粉末 0.5g,加乙醇 10ml,密塞,冷浸 20 分钟,时时振摇,滤过,取滤液,即得
对照品溶液的制备	取桂皮醛对照品,加乙醇制成每 1ml 含 1μl 的溶液,即得
薄层色谱试验	吸取供试品溶液 2~5μl,对照品溶液 2μl,分别点于同一硅胶 G 薄层板上,以石油醚(60~90℃)-乙酸乙酯(17:3)为展开剂,展开,取出,晾干,喷以二硝基苯肼乙醇试液
结果判断	供试品色谱中,在与对照品色谱相应的位置上,应显相同颜色的斑点

【功能主治】　补火助阳,引火归原,散寒止痛,温通经脉。主治阳痿宫冷、腰膝冷痛、肾虚作喘等。用量 1~5g。有出血倾向者及孕妇慎用,不宜与赤石脂同用。

图 4-21　肉桂的 TLC 鉴别

1. 桂皮醛对照品　2~6. 不同产地的肉桂药材

知识链接

肉桂伪品及其鉴别

主要有:①樟科柴桂 *Cinnamomum wilsonii* Gamble 的树皮,称"柴桂皮"。呈槽状、半筒状、不规则块状;外表面灰棕色,粗糙,有时可见灰白色斑纹;内表面红棕色,划之油痕明显;质坚硬,断面不平坦,内外层分层明显,外层较厚,切面有众多略具光泽的黄白色斑点,内层较薄,深棕色,油性强;具肉桂气并夹樟气,味辣,微甜;水浸出液中黏液质甚多,呈团块状。②木兰科植物大花八角 *Illicium macranthum* A. C. Smith. 的干燥树皮。广东、云南等地误作肉桂使用,本品有毒,应注意鉴别。③樟科植物柴桂 *Cinnamomum tamala*(Buch-Ham)Nees et Eberm. 的干燥树皮。槽状,半筒状或不规则块状;外表面灰棕色,粗糙;内表面暗红棕色,油润光滑,划之油痕不明显;质较坚硬,断面粗糙,内外层分层不明显,外层较厚,切面有众多略具光泽的黄白色斑点,内层较薄,深棕色,油性强;具肉桂气并夹樟气,味辛辣、微甜,嚼之渣多,黏滑性极强。④樟科植物三桠乌药 *Lauraceae. obtusiloba* Bl. 的干燥树皮。呈槽状或半卷筒状;外表面灰褐色,粗糙,有不规则的细皱纹和斑块状纹理,有突起的类圆形小皮孔;内表面暗红棕色或红棕色,略光滑而平坦,有不明显的细纵纹,划之油痕不甚明显;质硬而脆,易折断,断面不平坦,内外分层明显,外层浅黄棕色或黄棕色,内层红棕色而油润,或略带油质;气微香,味淡、微辛,嚼之渣多,略带黏滑性。

【附药】

1. 官桂　为同属植物银叶樟 *C. argenteum* Gamble、三条筋树 *C. tamala* Nees et Eberm 等多种植物的树皮。药材折断面微显颗粒状,味辛凉,嚼之有滑腻感。

2. 桂皮　为同属植物阴香 *C. burmanni* Blume、天竺桂 *C. japonicum* Sieb. 及细叶香桂 *C. chingii* Metcalf 的树皮。呈槽板片状或不规则块状,厚 0.1~0.6cm;外表面灰棕或灰褐色,内表面红棕色,划之油痕不明显;质硬而脆,易折断,断面红棕色,粗糙,无黄棕色线纹(石细胞环带);具丁香气,味辛辣而不甜。主要用作香料或调味品。

3. 肉桂油　为肉桂的干燥枝、叶经水蒸气蒸馏而得的挥发油。为黄色或黄棕色的澄清液体,有肉桂的特异香气,味甜、辛。按 GC 法测定,本品含桂皮醛不得少于 75.0%。为祛风健胃药。

4. 桂枝　为肉桂的干燥嫩枝。呈长圆柱形,多分枝;表面红棕色至棕色,有纵棱线、细皱纹及小疙瘩状的叶痕、枝痕和芽痕,皮孔点状;质硬而脆,易折断,切片厚 2~4mm,切面皮部红棕色,木部黄白色至浅黄棕色,髓部略呈方形;有特异香气,味甜、微辛。本品含桂皮醛不得少于 1.0%。功能发汗解肌,温通经脉,助阳化气,平冲降逆(图 4-22)。

图 4-22　桂枝药材图

课堂互动

观察肉桂药材,找出主要性状鉴别特征,并与桂皮对比,比较两者的主要性状特征。

杜仲(Eucommiae Cortex)

为杜仲科植物杜仲 *Eucommia ulmoides* Oliv. 的干燥树皮。主产湖北、四川、陕西等地。4~6 月剥取,刮去粗皮,堆置"发汗"至内皮呈暗紫色,晒干(图 4-23)。

图 4-23　杜仲原植物图

【性状鉴别】

1. 药材　①呈板片状或两边稍向内卷。②外表面淡棕色或灰棕色,有皱纹或纵裂槽纹,较薄的树皮未去粗皮,可见斜方形皮孔。③内表面暗紫色或紫褐色,光滑。④质脆,易折断,断面有细密、银白色、富弹性的橡胶丝相连。⑤气微,味微苦,嚼之有胶状残余物。以皮厚、块大、去净粗皮、内表面暗紫色、断面橡胶丝多者为佳(图4-24)。

杜仲的
性状观察

0　　　　2cm

图4-24　杜仲药材图

2. 饮片　①杜仲块或杜仲丝:呈小方块或丝状;余同药材。②盐杜仲:形如杜仲块或丝;表面黑焦色,内表面褐色,折断时橡胶丝弹性较差;味微咸。

【显微鉴别】

1. 横切面　①落皮层残存,内侧有数个木栓组织层带,每层为排列整齐、内壁特厚且木化的木栓细胞,两层带间为颓废的皮层组织,细胞壁木化。②韧皮部有5~7条断续的石细胞环带,每环有3~5列石细胞并伴有少数纤维,射线宽2~3列细胞,近栓内层时向一方偏斜。③白色橡胶质团块,以韧皮部为多,存在于乳汁细胞内(图4-25)。

2. 粉末　棕色。①石细胞:众多,大多成群,类长方形、类圆形或不规则形,壁厚,有的胞腔内含橡胶团块。②橡胶丝:细长条状或扭曲成团,表面显颗粒性。③木栓细胞:表面观多角形,壁不均匀增厚,木化,纹孔细小;侧面观长方形,壁三面增厚,一面薄,孔沟明显。④淀粉粒类圆形(图4-26)。

【成分】　含松脂醇二葡萄糖苷、杜仲胶、桃叶珊瑚苷、β-谷甾醇、绿原酸、白桦脂醇等。按HPLC法测定,本品含松脂醇二葡萄糖苷($C_{32}H_{42}O_{16}$)不得少于0.10%。

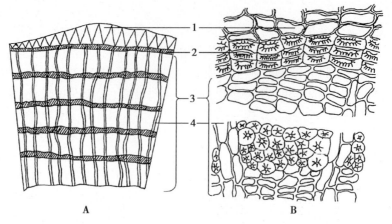

图 4-25　杜仲横切面图
A. 简图　B. 详图
1. 木栓层　2. 类石细胞带　3. 韧皮部　4. 射线

图 4-26　杜仲粉末图
1. 石细胞　2. 橡胶丝　3. 木栓细胞　4. 筛管

松脂醇二葡萄糖苷

【理化鉴别】 ①化学定性:取本品粉末 1g,加三氯甲烷 10ml,浸渍 2 小时,滤过,滤液蒸干,加乙醇 1ml,产生具弹性的胶膜。②浸出物:按醇溶性浸出物测定法(热浸法)测定,用 75% 乙醇作溶剂,药材、杜仲块或杜仲丝不得少于 11.0%;盐杜仲不得少于 12.0%。

【功能主治】 补肝肾,强筋骨,安胎。主治肝肾不足、腰膝酸痛、筋骨无力、头晕目眩、妊娠漏血、胎动不安等。用量 6~10g。

知识链接

杜仲伪品及其鉴别

杜仲伪品主要涉及 5 科 30 种,其中以卫矛科最多(23 种):如白杜 *Euonymus bungeanus* Maxim.、正木(又称大叶黄杨)*Euonymus japonicus* L. 等;夹竹桃科(6 种):如藤杜仲 *Parabarium micranthum*(Wall.)Pierre、毛杜仲 *Parabarium huaitingii* Chun et Tsiang 等;紫草科(2 种):如粗糠树 *Ehretia chcksenii*、野杜仲 *E.dicksonii* 等。大风子科(1 种):栀子皮 *Itoa orientalis*;萝藦科(1 种):青蛇藤 *Perploca calophlla*。其中,夹竹桃科、卫矛科伪品断面有橡胶丝,但橡胶丝少,内部构造有草酸钙结晶;夹竹桃科伪品尚有乳汁管。紫草科、大风子科、萝藦科伪品折断面无橡胶丝。

【附药】 杜仲叶:为杜仲的干燥叶。夏秋二季枝叶茂盛时采收,晒干或低温烘干。多皱缩破碎,完整叶片呈椭圆形或卵形;表面黄绿色或黄褐色,微有光泽,边缘有锯齿,具短叶柄;质脆易碎,折断时有少量银白色橡胶丝相连;气微,味微苦。按醇溶性浸出物测定法(热浸法)测定,用稀乙醇作溶剂,不得少于 16.0%;本品含绿原酸($C_{16}H_{18}O_9$)不得少于 0.080%。功能补肝肾,强筋骨。

黄柏(Phellodendri Chinensis Cortex)

为芸香科植物黄皮树 *Phellodendron chinense* Schneid. 的干燥树皮。主产四川,称"川黄柏"。3~6 月间剥取生长十年左右的树皮,晒至半干,刮净粗皮,压成板状,晒干。

【性状鉴别】

1. 药材 ①呈板片状或浅槽状,厚 1~6mm。②外表面黄褐色至黄棕色,有的可见皮孔痕及残存的灰褐色粗皮。③内表面暗黄色或淡棕色,具细密的纵棱纹。④体轻,质硬,断面深黄色,纤维性,呈片状分层。⑤气微,味极苦,嚼之有黏性。以皮厚、色黄、无栓皮者为佳(图 4-27)。

2. 饮片 ①黄柏丝:呈丝条状。切面纤维性,呈裂片状分层,深黄色;余同药材。②盐黄柏:形如黄柏丝,表面深黄色,偶有焦斑。味极苦,味咸。

【显微鉴别】 粉末鲜黄色。①石细胞:鲜黄色,成群或单个散在,类圆形或纺锤形,有的呈分枝状,枝端尖锐,壁厚,具细密层纹;可见大型纤维状的石细胞。②纤维及晶纤维:纤维鲜黄色,常成束,壁厚腔狭,边缘微波状;纤维束周围的细胞中含草酸钙方晶,形成晶纤维,含晶细胞壁木化增厚。③黏液细胞:类球形,含黄色无定形黏液质。④草酸钙方晶较多(图 4-28)。

黄柏的显微鉴定

【成分】 含小檗碱、黄柏碱、黄柏酮、黄柏内酯等。小檗碱有抗菌作用,黄柏碱对中枢系统有抑制作用。按 HPLC 法测定,本品含小檗碱以盐酸小檗碱计($C_{20}H_{17}NO_4 \cdot HCl$)不得少于 3.0%;含黄柏碱以盐酸黄柏碱($C_{20}H_{23}NO_4 \cdot HCl$)计,不得小于 0.34%。

图 4-27 黄柏原植物及药材图
1.原植物 2.药材

图 4-28 黄柏粉末图
1.石细胞 2.纤维及晶纤维 3.草酸钙方晶 4.淀粉粒
5.黏液细胞 6.木栓细胞 7.筛管

小檗碱

黄柏碱

【理化鉴别】　①检查:水分不得过 12.0%(烘干法);总灰分不得过 8.0%。②浸出物:按醇溶性浸出物测定法(冷浸法)测定,用稀乙醇作溶剂,不得少于 14.0%。③薄层色谱:以黄柏对照药材、盐酸黄柏碱对照品为对照,进行 TLC 鉴别(表 4-4、图 4-29)。

表 4-4　黄柏的 TLC 鉴别

项目	操作方法
供试品溶液的制备	取本品粉末 0.2g,加 1% 醋酸甲醇溶液 40ml,于 60℃超声处理 20 分钟,滤过,滤液浓缩至 2ml,即得
对照药材溶液的制备	取黄柏对照药材 0.1g,加 1% 醋酸甲醇 20ml,同法制成对照药材溶液
对照品溶液的制备	取盐酸黄柏碱对照品,加甲醇制成每 1ml 含 0.5mg 的溶液,即得
薄层色谱试验	吸取上述三种溶液各 3~5μl,分别点于同一硅胶 G 薄层板上,以三氯甲烷 - 甲醇 - 水(30∶15∶4)的下层溶液为展开剂,置氨蒸气饱和的展开缸内,展开,取出,晾干,喷以稀碘化铋钾试液
结果判断	供试品色谱中,在与对照药材色谱和对照品色谱相应的位置上,应显相同颜色的斑点

图 4-29　黄柏的 TLC 鉴别
1. 大黄酸对照品　2. 对照药材　3~8. 不同产地药材

【功能主治】　清热燥湿,泻火除蒸,解毒疗疮;主治湿热泻痢、黄疸尿赤、带下阴痒、热淋涩痛、湿疹湿疮等。盐黄柏滋阴降火;主治阴虚火旺,盗汗骨蒸。用量 3~12g。

黄柏伪品及其鉴别

主要有:①杨柳科植物山杨 *Populus davidiana* Dode 的树皮经染色加工而成。呈微卷曲的丝状;全体被染成鲜黄色;外表面粗糙,内表面细密,切面纤维性,裂片状分层;体轻,质硬;气微、味淡,嚼之稍有麻舌感(图 4-30)。②芸香科吴茱萸属植物臭辣树 *Euodia Fargesii* Dode 的树皮。呈卷筒或板片状;外表面黄白色或土黄色;;体轻,质硬,断面纤维性,呈裂片分层,浅黄色;气微,味苦涩,嚼之稍有黏性。③紫葳科植物木蝴蝶 *Oroxylum indicum*(L.)Vent. 的干燥树皮。呈卷筒状或不规则片状;外表面灰黄白色或灰棕黄色,栓皮甚厚,粗糙,有的呈鳞片状;内表面淡黄或红棕色;断面淡黄或暗棕黄色;气微,味微苦涩,嚼之渣甚多。

图 4-30　黄柏伪品 - 杨树皮加工品

【附药】　关黄柏:为芸香科植物黄檗 *Phellodendron amurense* Rupr. 的干燥树皮。主产东北。厚约 2~4mm;外表面黄绿色或淡棕黄色,较平坦,具不规则的纵裂纹,皮孔痕小而少见,偶有灰白色粗皮残留;内表面黄色或黄棕色,断面鲜黄色或黄绿色。粉末绿黄色或黄色,镜检可见石细胞类圆形或纺锤形,分枝状者,枝端锐尖;草酸钙方晶甚多。按醇溶性浸出物测定法(热浸法)测定,以 60% 乙醇作溶剂,不得少于 17.0%;按 HPLC 法测定,本品含小檗碱以盐酸小檗碱计不得少于 0.60%,含盐酸巴马汀($C_{21}H_{21}NO_4 \cdot HCl$)不得少于 0.30%(图 4-31)。

图 4-31　关黄柏药材图

苦楝皮（Meliae Cortex）

为楝科植物川楝 *Melia toosendan* Sieb. et Zucc. 或楝 *Melia azedarach* L. 的干燥树皮及根皮。春、秋二季剥取，晒干，或除去粗皮，晒干。

【性状鉴别】 ①呈不规则板片状、槽状或半卷筒状。②外表面灰棕色或灰褐色，粗糙，有交织的纵横裂纹及点状灰棕色皮孔，除去粗皮者呈淡黄色。③内表面类白色或淡黄色。④质韧，不易折断，断面纤维性，呈层片状，易剥离。⑤取本品一段，用手折叠揉搓，可分为多层薄片，层层黄白相间，每层薄片有极细的网纹。⑥气微，味苦（图4-32）。

图 4-32 苦楝皮药材图

【成分】 主要含萜类、香豆素、酚酸和甾体等。川楝素是楝属植物的活性单体，主要具有驱虫、抗菌和抗病毒等药理作用。按 HPLC-MS 法测定，本品含川楝素（$C_{30}H_{38}O_{11}$）应为 0.010%~0.20%。

【功能主治】 杀虫，疗癣。主治蛔虫病、蛲虫病等；外治疥癣瘙痒。用量 3~6g。

川楝素

秦皮（Fraxini Cortex）

为木犀科植物苦枥白蜡树 *Fraxinus rhynchophylla* Hance、白蜡树 *Fraxinus chinensis* Roxb.、尖叶白蜡树 *Fraxinus szaboana* Lingelsh. 或宿柱白蜡树 *Fraxinus stylosa* Lingelsh. 的干燥枝皮或干皮。苦枥白蜡树主产东北三省；白蜡树主产四川；尖叶白蜡树、宿柱白蜡树主产陕西。春、秋二季剥取，晒干。

【性状鉴别】

1. 药材 ①枝皮：呈卷筒状或槽状，厚 1.5~3mm；外表面灰白色、灰棕色至黑棕色或相间呈斑状，平坦或稍粗糙，并有灰白色圆点状皮孔及细斜皱纹；内表面黄白色或棕色，平滑；质硬而脆，易折断，断面纤维性，黄白色，易成层剥离；气微，味苦。②干皮：

图 4-33　秦皮原植物及药材图

为长条状块片,厚 3~6mm。外表面灰棕色,具龟裂状沟纹或横长皮孔,有的具分枝痕;质坚硬,断面纤维性较强。以条长、外皮薄而光滑者为佳(图 4-33)。

2. 饮片　为长短不一的丝条状;外表面灰白色、灰棕色至黑棕色;内表面黄白色或棕色,平滑;切面纤维性;质硬;气微,味苦。

【显微鉴别】　横切面:①木栓层为 5~10 余列木栓细胞。②栓内层为数列多角形厚角细胞。③皮层较宽,纤维束及

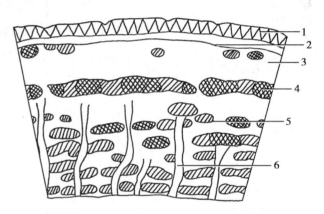

图 4-34　秦皮横切面简图
1. 木栓层　2. 厚角细胞层　3. 皮层
4. 石细胞群　5. 纤维束　6. 射线

石细胞单个散在或成群;中柱鞘部位有纤维束及石细胞组成的环带,偶有间断。④韧皮射线宽 1~3 列细胞,纤维束与少数石细胞成层状排列,中间贯穿射线,形成"井"字形。⑤薄壁细胞含草酸钙砂晶(图 4-34)。

【成分】　含秦皮甲素、秦皮乙素及生物碱等。按 HPLC 法测定,含秦皮甲素($C_{15}H_{16}O_9$)和秦皮乙素($C_9H_6O_4$)的总量,药材不得少于 1.0%;饮片不得少于 0.80%。

秦皮甲素

秦皮乙素

302

【理化鉴别】　①荧光观察:取本品用热水浸泡,浸出液在日光下可见碧蓝色荧光。②薄层色谱:检查秦皮甲素、秦皮乙素及秦皮素 3 种成分(方法略)。③检查:水分不得过 7.0%(烘干法);药材总灰分不得过 8.0%,饮片总灰分不得过 6.0%。④浸出物:按醇溶性浸出物测定法(热浸法)测定,用乙醇作溶剂,药材不得少于 8.0%;饮片不得少于 10.0%。

【功能主治】　清热燥湿,收涩止痢,止带,明目。主治湿热泻痢、赤白带下、目赤肿痛、目生翳膜等。用量 6~12g。

知识链接

秦皮伪品及其鉴别

　　主要有:①胡桃科植物核桃楸 *Juglans mandshurica* Maxim. 的树皮。树皮外表浅灰棕色,有明显的猴脸状大型叶痕;内表面暗棕色,有细纹;质坚韧,不易折断;气微,味微苦;组织中有大型草酸钙簇晶;热水浸出液呈浅黄色或棕色,日光下无荧光。②豆科植物合欢 *Albizia julibrissin* Durazz. 的干燥树皮。外表皮裂纹少,皮孔红棕色;气微香,味淡、微涩、稍刺舌;水浸液在日光下无荧光。

香加皮(Periplocae Cortex)

为萝藦科植物杠柳 *Periploca sepium* Bge. 的干燥根皮,习称"北五加皮"。主产山西、河南、河北、山东等地。春、秋二季采挖,剥取根皮,晒干。

【性状鉴别】　①呈卷筒状、槽状或不规则块片状,长 3~10cm,直径 1~2cm,厚 0.2~0.4cm。②外表面灰棕色或黄棕色,栓皮松软常呈鳞片状,易剥落。③内表面淡黄色或淡黄棕色,较平滑,有细纵纹。④体轻,质脆,易折断,断面不整齐,黄白色。⑤有特异香气,味苦。以块大、皮厚、香气浓、无木心者为佳(图 4-35)。

0　　2cm

图 4-35　香加皮药材图

【显微鉴别】

1. 横切面　①木栓层为数列细胞。②栓内层较宽,有乳汁管及石细胞分布。③韧皮部乳汁管较多,射线宽1~5列细胞。④薄壁细胞含草酸钙方晶及淀粉粒(图4-36)。

图4-36　香加皮横切面简图
1. 木栓层　2. 石细胞　3. 乳汁管　4. 射线

2. 粉末　淡棕色。①石细胞:长方形或类多角形,壁厚,孔沟明显。②乳汁管碎片:常与薄壁细胞共存,含无色油滴状颗粒。③草酸钙结晶:呈方形、多面形、锥形或簇状。④木栓细胞:棕黄色,多角形。⑤淀粉粒:单粒类圆形或长圆形,脐点点状或裂缝状;复粒由2~6分粒组成(图4-37)。

图4-37　香加皮粉末图
1. 木栓细胞　2. 石细胞　3. 乳汁管　4. 草酸钙结晶　5. 淀粉粒

【成分】　含北五加苷G、4-甲氧基水杨醛、β-谷甾醇、香树脂醇等。其中,4-甲氧基水杨醛为香气成分;北五加苷G有强心作用。按HPLC法测定,本品含4-甲氧基水杨醛($C_8H_8O_3$)

4-甲氧基水杨醛

不得少于0.20%。

【功能主治】 利水消肿,祛风湿,强筋骨。主治下肢浮肿、心悸气短、风寒湿痹、腰膝酸软等。用量3~6g,过量服用或久服可引起中毒。

知识链接

香加皮伪品及其鉴别

主要有:①白簕 *Acanthopanax trifoliatus*(L.)Merr. 的根皮:呈不规则筒状,外表面灰红棕色,内表面灰褐色;折断面有棕色点状树脂道,可见其中的亮黄棕色油树脂;气微香,味微辛、苦。②红毛五加 *Acanthopanax giraldii* Harms 的茎皮:分布于四川、广东等地。茎皮呈卷筒状,外表面黄棕色,密被红棕色倒向一端的毛状针刺。功能祛风湿,通关节,强筋骨。

【附药】 五加皮:为五加科植物细柱五加 *Acanthopanax gracilistylus* W. W. Smith 的干燥根皮,主产湖北、安徽等地,习称"南五加皮"。呈不规则卷筒状;外表面灰褐色,有扭曲的纵皱纹及横长皮孔样斑痕;内表面淡黄色或灰黄色,有细纵纹;体轻、质脆、易折断,断面灰白色;气微香,味微辣而苦。功能祛风除湿,补益肝肾,强筋壮骨,利水消肿(图4-38)。

图 4-38 五加皮药材图

课堂互动

1. 观察香加皮药材,指出主要性状鉴别特征。

2. 山东某五加皮酒厂生产的滋补酒导致多人中毒,中毒的原因是由于工作人员误将香加皮当作五加皮使用,如何鉴别五加皮和香加皮?

地骨皮(Lycii Cortex)

为茄科植物枸杞 *Lycium chinense* Mill. 或宁夏枸杞 *Lycium barbarum* L.的干燥根皮。

春初或秋后采挖,洗净,剥取根皮,晒干(图4-39)。

【性状鉴别】 ①呈筒状或槽状,厚0.1~0.3cm。②外表面灰黄色至棕黄色,粗糙,有裂纹,易呈鳞片状剥落(称"糟皮")。③内表面黄白色至灰黄色,较平坦,有细纵纹。④质脆,易折断,折断面外层较厚,黄棕色,内层灰白色(称"白里")。⑤气微,味微甘而后苦。以块大、肉厚、无木心与杂质者为佳(图4-40)。

【显微鉴别】 ①枸杞根皮横切面:木栓层为4~10余列细胞,其外有较厚的落皮层。韧皮射线大

图4-39　地骨皮原植物(宁夏枸杞)图

多宽1列细胞;纤维单个散在或二至数个成束;薄壁细胞含草酸钙砂晶与淀粉粒,有时可见纤维及石细胞散在。②宁夏枸杞:组织中无纤维及石细胞(图4-41)。

图4-40　地骨皮药材图

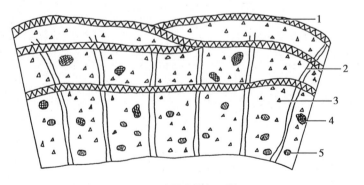

图4-41　地骨皮横切面简图

1.木栓层　2.射线　3.草酸钙砂晶　4.石细胞　5.纤维束

【成分】 含甜菜碱、枸杞酰胺、桂皮酸、牛磺酸等。牛磺酸为降血糖的活性成分。

【功能主治】 凉血除蒸,清肺降火。主治阴虚潮热、骨蒸盗汗、肺热咳嗽、咯血、衄血、内热消渴。用量 9~15g。

知识链接

地骨皮伪品

主要有:①木犀科植物毛叶探春 *Jasminum giraldii* Diels 的根皮。呈槽状或筒状;无"槽皮白里"特征;质坚硬;气微香,味微苦而涩。②马鞭草科植物大青 *Clerodendrum cyrtophyllum* Turcz. 的根皮。呈管状或半管状卷片;外表面黄棕色或黄橙色,有纵皱纹;内表面黄棕色或黄白色,有纵细条纹;折断面外层浅黄棕色,内层棕褐色;气微,味微苦。

(刘平平　姚腊初　林水花)

复习思考题

1. 简述皮类中药横向折断面的特征与其组织构造的关系。

2. 写出下列药材的主要化学成分(或有效成分):牡丹皮;厚朴;肉桂;杜仲;黄柏;秦皮。

3. 简述厚朴、肉桂的药材商品规格及性状鉴别主特征。

4. 识别下列各组药材:香加皮与地骨皮;黄柏与关黄柏;杜仲与红杜仲;肉桂与桂皮;秦皮与核桃楸皮。

5. 说出下列药材分泌组织及草酸钙结晶的有无及类型:香加皮;秦皮;黄柏;肉桂;厚朴;牡丹皮;五加皮;地骨皮。

第五章

叶类中药的鉴定

学习要点

1. 叶类中药的性状鉴别与显微鉴别要点。
2. 双子叶植物叶与单子叶植物叶的构造异同点。
3. 大青叶、番泻叶的来源、产地、采收加工、主成分、性状鉴别、显微鉴别、理化鉴别及其掺伪品或混用品。

叶类中药多采用完整、成熟而干燥的叶(folium),包括单叶(如大青叶)、复叶的小叶(如番泻叶)、带叶枝梢(如侧柏叶)、叶鞘纤维(如棕榈)等。

一、性状鉴别

叶类中药多质地较薄,常皱缩卷曲或破碎。在性状观察时,可将叶片用水浸泡后展开,必要时可借助解剖镜或放大镜,或对光透视观察。主要应注意以下几点:①叶片的类型:单叶与复叶。②形状:常见的有披针形、椭圆形、卵形等,应注意叶片的外形、叶缘、叶端、叶基、叶脉、叶片分裂情况,同时注意叶柄、托叶、叶鞘的有无与特征。③大小:叶片的长度和宽度。④表面:叶的表面特征多样,有的具角质层,光滑无毛;有的仅下表面被毛茸;有的上、下表面均被毛茸;有的对光透视可见深色的条纹、透明腺点(油点)或灰色斑点(草酸钙结晶);有的叶脉凸起或凹下;有的在放大镜下可察见凹陷的点状腺鳞。⑤色泽:一般呈暗绿色、灰绿色或黄绿色等,少数叶片呈紫色、蓝紫色等特殊颜色。⑥质地:草质、革质、纸质或肉质。⑦气味:可直接嗅闻,亦可在破碎、揉搓或热水浸泡后嗅闻与口尝。

二、显微鉴别

叶类中药的显微鉴别主要观察叶中脉部分横切片、表面制片及粉末制片。

(一) 叶横切片或表面制片

叶的横切片主要观察上、下表皮细胞的特征及附属物,栅栏组织的分布与分化程度,中脉维管束的类型、数目等。表面制片主要观察上、下表皮细胞的特征及附属物,如角质层、蜡被、结晶体、毛茸等。

1. 双子叶植物叶的构造 一般由表皮、叶肉和叶脉三部分组成(图 5-1)。

（1）表皮：通常为一列排列紧密的扁平或近方形细胞，少数由多层细胞组成。表皮细胞的外壁较厚，常有角质层、蜡被或毛茸。有的叶片上表皮细胞垂周壁较平直，而下表皮较弯曲，如枇杷叶；有的上、下表皮细胞的垂周壁均较弯曲，如薄荷叶；有的表皮细胞垂周壁呈念珠状增厚；有的植物叶的表皮细胞较大，内含葡萄状或螺旋状的钟乳体（碳酸钙结晶），如桑叶、穿心莲叶；有的植物叶的表皮细胞内含簇状橙皮苷结晶体，如薄荷叶；有的植物叶的表皮细胞内含黏液质，如番泻叶，均有重要的鉴别意义。

叶的表皮常可见腺毛、非腺毛和气孔等附属物。腺毛和非腺毛的形态、细胞组成、排列情况、壁是否木化、分布密

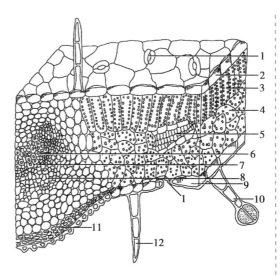

图 5-1　双子叶植物叶的组织构造
1. 气孔　2. 上表皮　3. 栅栏组织　4. 海绵组织
5. 侧脉纵切面　6. 木质部　7. 形成层　8. 韧皮部
9. 下表皮　10. 腺毛　11. 厚角组织　12. 非腺毛

度及气孔类型、分布状况等亦为叶类中药重要的鉴别特征之一。气孔有各种类型，与植物的科属关系密切，如豆科多为平轴式，唇形科多为直轴式，有的叶片有几种形式的气孔。

（2）叶肉：叶肉位于上、下表皮之间，常分为栅栏组织和海绵组织两部分。①栅栏组织：只在上表皮内方有栅栏细胞的称为"异面叶"，如薄荷叶；上、下表皮内方均有栅栏细胞的称为"等面叶"，如番泻叶。栅栏细胞一般不通过主脉，有些叶类中药的栅栏组织通过主脉，如穿心莲叶等。②海绵组织：组织中有无结晶体（如钟乳体、草酸钙结晶）、分泌组织（如油细胞、黏液细胞、油室、间隙腺毛）及异型细胞的存在，其形状及分布等都具有重要的鉴别意义。

（3）叶脉：叶脉是叶片中的维管束，通常为外韧型，木质部位于上方，略呈槽状或半月形，由导管和管胞等组成；韧皮部在木质部下方。有的为双韧维管束，如罗布麻叶。在木质部和韧皮部的外侧，常有纤维等厚壁组织围绕，如蓼大青叶；中脉部分的表皮下方常有厚角组织，有的叶中脉部分有栅栏组织通过，如番泻叶；有的中脉维管束分裂成 2~3 个或更多。

2. 单子叶植物叶的构造　类型较多，以禾本科植物淡竹叶为例（图 5-2）。

（1）表皮：上表皮主要由大型的运动细胞组成，细胞径向延长呈长方形或方形，壁薄而弯曲；下表皮细胞较小，椭圆形，呈切向延长，排列紧密。上下表皮被角质层、气孔及毛茸。表面观气孔由两个中间狭长、两端膨大的哑铃形保卫细胞组成，保卫细胞外侧连接近圆三角形的副卫细胞。

（2）叶肉：栅栏组织为 1 列圆柱形薄壁栅状细胞组成，海绵组织为 2~3 列排列疏松的不规则圆形细胞，两者均含叶绿体。

（3）叶脉：主脉维管束为有限外韧形，其外围有 1~2 列纤维包围，组成维管束鞘。木质部导管稀少，排成"V"形，其下方为韧皮部。

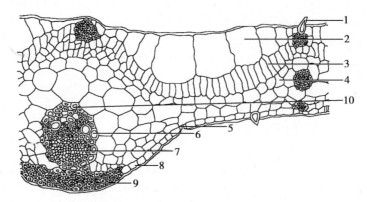

图 5-2　单子叶植物叶(淡竹叶)组织构造
1. 非腺毛　2. 运动细胞　3. 栅栏组织　4. 海绵组织　5. 气孔
6. 木质部　7. 韧皮部　8. 下表皮　9. 纤维层　10. 维管束鞘

(二) 粉末特征

叶类中药的粉末鉴别应注意下列特点:①表皮:细胞的形状、大小、垂周壁的弯曲程度、增厚情况、角质层厚度等。②气孔:类型、大小、保卫细胞等。③毛茸:非腺毛的细胞数目、形状,细胞壁的厚薄及疣状突起等;腺毛头部及柄部细胞的形状、数目及排列情况等。④厚壁组织:纤维常存在于叶脉碎片中,有的为晶纤维,如番泻叶,石细胞较少见。⑤分泌组织:如油细胞、黏液细胞、油室、间隙腺毛等。

(三) 显微常数

叶类中药常见的显微常数主要有栅表细胞比、气孔数、气孔指数、脉岛数和脉端数等,常因中药原植物种类的不同而异,具有重要的鉴别意义。

1. 栅表细胞比　是指一个表皮细胞下方的平均栅栏细胞数,简称"栅表比"。栅表比对同属不同种植物叶,具有鉴别意义。如尖叶番泻叶上表面的栅表比为 4.5~9.5~18.0;下表面为 3.5~7.0~14.5;狭叶番泻叶上表面为 2.0~7.5~12.1,下表面为 2.5~5.1~10.5。

2. 气孔数与气孔指数　气孔数是指每平方毫米叶表皮的气孔数目;气孔指数是指叶片单位面积上的气孔数占同面积内表皮细胞与气孔数之和的百分比。同种植物叶的气孔数虽有较大差异,但气孔指数则较恒定,常用来鉴定形态相似的叶类中药。例如:颠茄叶下表皮的气孔指数为 19.5~21.6~23.9;尖叶番泻叶下表皮的气孔指数为 11.4~12.2~13.0。

$$气孔指数 = \frac{单位面积上的气孔数}{同面积表皮细胞数 + 气孔数} \times 100$$

3. 脉岛数　叶脉中最微细的叶脉所包围的叶肉单位为一个脉岛;每平方毫米面积中脉岛的数目称为"脉岛数"。同种植物叶的脉岛数是恒定的,不受产地、植物生长年龄和叶片大小的影响,可作为叶类中药的鉴别特征之一。此外,也可测量脉端数,即叶的完全游离小脉或小脉分枝末端的数目。

石韦 (Pyrrosiae Folium)

为水龙骨科植物庐山石韦 *Pyrrosia sheareri* (Bak.) Ching、石韦 *Pyrrosia lingua* (Thunb.) Farwell 或有柄石韦 *Pyrrosia petiolosa* (Christ) Ching 的干燥叶。前两者习称"大叶石韦",后者习称"小叶石韦"。庐山石韦主产江西、湖南等地;石韦主产长江以南各省;有柄石韦主产东北、华北等地。全年可采,除去根茎及根,晒干或阴干。

【性状鉴别】

1. 庐山石韦 ①叶片略皱缩,展开后呈披针形,长 10~25cm,宽 3~5cm;先端渐尖,基部耳状偏斜,全缘,边缘常内卷;上表面黄绿色或灰绿色,散布有黑色圆形小凹点;下表面密生红棕色星状毛,有的侧脉间布满棕色圆点状的孢子囊群。②叶柄具四棱,长 10~20cm,直径 1.5~3mm,略扭曲,有纵槽。③叶片革质。④气微,味微涩、苦(图 5-3)。

图 5-3 石韦原植物及药材图
1. 原植物 2. 药材(A. 有柄石韦 B. 石韦)

2. 石韦 ①叶片披针形或长圆状披针形,长 8~12cm,宽 1~3cm;基部楔形,对称;孢子囊群在侧脉间,排列紧密而整齐。②叶柄长 5~10cm,直径约 1.5mm(图 5-3)。

3. 有柄石韦 ①叶片多卷曲成筒状,展平后呈长圆形或卵状长圆形,长 3~8cm,宽 1~2.5cm;基部楔形,对称;下表面侧脉不明显,布满孢子囊群。②叶柄长 3~12cm,直径约 1mm。

均以叶厚、完整、杂质少(不得过 3%)者为佳。

【成分】 含绿原酸、芒果苷、异芒果苷、延胡索酸、咖啡酸等。按 HPLC 法测定,本品含绿原酸($C_{16}H_{18}O_9$)不得少于 0.20%。

绿原酸

【功能主治】 利尿通淋,清肺止咳,凉血止血。主治热淋,血淋,石淋,小便不通,淋沥涩痛,肺热喘咳,吐血,衄血,尿血,崩漏。用量6~12g。

淫羊藿(Epimedii Folium)

为小檗科植物淫羊藿 *Epimedium brevicornu* Maxim.、箭叶淫羊藿 *Epimedium sagittatum* (Sieb. et Zucc.) Maxim.、柔毛淫羊藿 *Epimedium pubescens* Maxim. 或朝鲜淫羊藿 *Epimedium koreanum* Nakai 的干燥叶。主产四川、陕西等地。夏、秋二季茎叶茂盛时采收,晒干或阴干。

【性状鉴别】

1. 药材

(1) 淫羊藿:①为三出复叶,小叶片卵圆形,长3~8cm,宽2~6cm;先端微尖,顶生小叶基部心形,两侧小叶较小,偏心形,外侧较大,呈耳状,边缘具黄色刺毛状细锯齿;上表面黄绿色,下表面灰绿色,主脉7~9条,基部有稀疏细长毛,细脉两面突起,网脉明显;小叶柄长1~5cm。②叶片近革质。③气微,味微苦(图5-4)。

图5-4 淫羊藿原植物及药材图
1. 原植物(淫羊藿) 2. 原植物(箭叶淫羊藿) 3. 原植物(柔毛淫羊藿)
4. 原植物(朝鲜淫羊藿) 5. 饮片

(2) 箭叶淫羊藿:为三出复叶,小叶片长卵形至卵状披针形,长4~12cm,宽2.5~5cm;先端渐尖,两侧小叶基部明显偏斜,外侧呈箭形;下表面疏被粗短伏毛或近无毛;叶片革质。

(3) 柔毛淫羊藿:叶下表面及叶柄密被绒毛状柔毛。

(4) 朝鲜淫羊藿:小叶较大,长4~10cm,宽3.5~7cm,先端长尖;叶片较薄。

以色黄绿、叶整齐不碎、身干、杂质少(不得过3%)者为佳。

2. 饮片 ①淫羊藿丝:呈丝片状;余同药材。②炙淫羊藿:形如淫羊藿丝,表面浅黄色显油亮光泽;微有羊脂油气。

【成分】 含淫羊藿苷、淫羊藿次苷、淫羊藿新苷等黄酮苷类成分。按 UV 法测定,本品含总黄酮以淫羊藿苷($C_{33}H_{40}O_{15}$)计,不得少于 5.0%;按 HPLC 法测定,本品含淫羊藿苷($C_{33}H_{40}O_{15}$),药材不得少于 0.50%;淫羊藿丝不得少于 0.40%;按 HPLC 法测定,炙淫羊藿含淫羊藿苷($C_{33}H_{40}O_{15}$)和宝藿苷Ⅰ($C_{27}H_{30}O_{10}$)的总量不得少于 0.60%。

淫羊藿苷

宝藿苷Ⅰ

【功能主治】 补肾阳,强筋骨,祛风湿。主治肾阳虚衰,阳痿遗精,筋骨痿软,风湿痹痛,麻木拘挛。用量 6~10g。

【附药】 巫山淫羊藿:为小檗科植物巫山淫羊藿 *Epimedium wushanense* T. S. Ying 的干燥叶,是《中国药典》1995 年版开始收载的淫羊藿正品来源之一。但其所含成分与淫羊藿差异较大,主成分为朝藿定 C,淫羊藿苷的含量较低,因此,《中国药典》2010 年版将该品种单列。为三出复叶;小叶片披针形至狭披针形,先端渐尖或长渐尖;边缘具刺齿,侧生小叶基部的裂片偏斜,内边裂片小,圆形,外边裂片大,三角形,渐尖;下表面被绵毛或秃净;叶片近革质;气微,味微苦。本品含朝藿定 C($C_{39}H_{50}O_{17}$)不得少于 1.0%。性味功能同淫羊藿。

朝藿定C

大青叶（Isatidis Folium）

为十字花科植物菘蓝 *Isatis indigotica* Fort. 的干燥叶。主产河北、江苏等地。夏秋二季分 2~3 次采收,除去杂质,晒干。

【性状鉴别】　①多皱缩卷曲,有的破碎,完整叶片呈长椭圆形至长圆状倒披针形,长 5~20cm,宽 2~6cm;叶片暗灰绿色,叶上表面有的可见色较深稍突起的小点(分泌细胞);先端钝,全缘或微波状,基部狭窄下延至叶柄呈翼状。②叶柄长 4~10cm,淡棕黄色,质脆。③气微,味微酸、苦、涩。以叶片完整、色暗灰绿者为佳(图 5-5)。

图 5-5　大青叶原植物及药材图
1. 茎生叶　2. 基生叶　3. 花枝　4. 药材

【显微鉴别】

1. 叶横切面　①上下表皮均为 1 列横向延长的细胞,外被角质层。②栅栏细胞 3~4 列,与海绵组织分化不明显,细胞略呈长圆形。③主脉维管束 4~9 个,外韧型,中间 1 个较大,每个维管束上下侧均有厚壁组织。④含芥子酶的分泌细胞呈类圆形,分布于主脉薄壁组织和叶肉组织中,较周围的薄壁细胞小,直径 10~40μm,内含棕黑色颗粒状物质(图 5-6)。

2. 粉末　绿褐色。①叶表皮细胞:上表皮细胞垂周壁近平直,可见角质层纹理;下表皮细胞垂周壁稍弯曲,略呈连珠状增厚。②气孔:不等式,副卫细胞 3~4 个。③厚角细胞:纵断面观呈长条形,角隅处壁增厚。④导管:为螺纹和网纹导管。⑤靛蓝结晶:常见于叶肉细胞中,呈蓝色颗粒状或片状,多聚集成堆。⑥橙皮苷样结晶:分布于叶肉或表皮细胞中,呈淡黄绿色或无色,类圆形或不规则形,有的呈针簇状(图 5-7)。

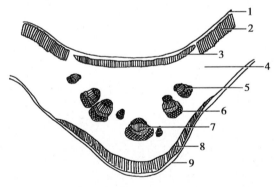

图 5-6　大青叶(主脉)横切面简图
1. 上表皮　2. 栅栏组织　3、8. 厚角组织　4. 海绵组织
5. 韧皮部　6. 纤维束　7. 木质部　9. 下表皮

图 5-7　大青叶粉末图

1. 上表皮　2. 下表皮　3. 导管　4. 厚角组织　5. 靛蓝结晶　6. 橙皮苷样结晶

【成分】　含菘蓝苷约 1%,水解产生靛玉红及靛蓝,另含芥苷、新芥苷、β-谷甾醇、多种氨基酸等。按 HPLC 法测定,本品含靛玉红($C_{16}H_{10}N_2O_2$)不得少于 0.020%。

靛蓝

靛玉红

【功能主治】　清热解毒,凉血消斑。主治温病高热,神昏,发斑发疹,痄腮,喉痹,丹毒,痈肿。用量 9~15g。

【附药】　蓼大青叶:为蓼科植物蓼蓝 *Polygonum tinctorium* Ait. 的干燥叶。药材多皱缩破碎,完整叶片呈长椭圆形,蓝绿色或黑蓝色,先端钝,基部渐狭,全缘,叶脉浅黄棕色,于下表面略突起;叶柄扁平,基部有膜质托叶鞘;气微,味微涩、稍苦。主要含靛苷、靛玉红、β-谷甾醇等,靛苷经水解生成吲哚醇,在空气中氧化成靛蓝。本品含靛蓝($C_{16}H_{10}N_2O_2$)不得少于 0.55%。性寒,味苦;功能清热解毒,凉血消斑。

枇杷叶(Eriobotryae Folium)

为蔷薇科植物枇杷 *Eriobotrya japonica* (Thunb.) Lindl. 的干燥叶。主产江苏、浙江等地。全年可采,晒至七八成干时,扎成小把,再晒干。

【性状鉴别】

1. 药材　①呈长圆形或倒卵形,长 12~30cm,宽 4~9cm。②先端渐尖,基部楔形,边缘有疏锯齿,近基部全缘。③上表面灰绿色、黄棕色或红棕色,较光滑,下表面密被黄色绒毛,主脉于下表面显著突起,侧脉羽状。④叶柄极短,被棕黄色茸毛。⑤革质而脆,易折断。⑥气微,味微苦。以叶片完整、色灰绿者为佳(图 5-8)。

图 5-8　枇杷叶原植物及药材图
1. 原植物　2. 完整叶　3. 饮片

2. 饮片　①枇杷叶丝：呈丝条状，余同药材。②蜜枇杷叶：形如枇杷叶丝，表面黄棕色或红棕色，微显光泽，略带黏性；具蜜香气，味微苦。

【成分】　含挥发油、熊果酸、齐墩果酸、苦杏仁苷、维生素 B_1 等。按 HPLC 法测定，本品含齐墩果酸（$C_{30}H_{48}O_3$）和熊果酸（$C_{30}H_{48}O_3$）的总量不得少于 0.70%。

齐墩果酸　　　　　　　　　熊果酸

【功能主治】　清肺止咳，降逆止呕。主治肺热咳嗽、气逆喘急等。用量 6~10g。

番泻叶（Sennae Folium）

为豆科植物狭叶番泻 *Cassia angustifolia* Vahl 或尖叶番泻 *Cassia acutifolia* Delile 的干燥小叶。前者主产红海以东至印度一带，通常在开花前采摘，阴干后用水压机打包；后者主产埃及尼罗河上游，我国广东、海南及云南等地有栽培，通常在 7~8 月果实近成熟时剪取枝条，摘取叶片，晒干，按全叶、碎叶分别包装。

【性状鉴别】

1. 狭叶番泻叶　①呈长卵形或卵状披针形，长 1.5~5cm，宽 0.4~2cm，叶端急尖，基部稍不对称，全缘。②上表面黄绿色，下表面浅黄绿色，无毛或近无毛，叶脉稍隆起，革质，有压叠线纹。③气微弱而特异，味微苦，稍有黏性（图 5-9）。

2. 尖叶番泻叶　①呈披针形或长卵形，长 2~4cm，宽 0.7~1.2cm，边缘略反卷，叶端短尖或微突，全缘，叶基不对称。②上表面浅绿色，下表面灰绿色，两面均有细短毛

图 5-9 番泻叶药材图

茸。③质地较薄脆,略呈革质状,无压叠线纹。

以叶大、完整、干燥、色绿、梗少、无黄叶、碎叶及杂质者为佳。

【显微鉴别】

1. 叶片横切面组织特征 ①表皮细胞 1 列,部分细胞内含黏液质,上、下表面均有气孔,下表面非腺毛较多。②叶肉组织为等面型,上表面的栅栏组织通过主脉;海绵组织细胞中常含草酸钙簇晶。③主脉维管束外韧型,上、下两侧均有纤维束,纤维外方薄壁细胞含草酸钙方晶,形成晶纤维(图 5-10)。

图 5-10 番泻叶(主脉)横切面简图

1. 表皮 2. 栅栏组织 3. 草酸钙簇晶 4. 海绵组织
5. 导管 6. 草酸钙方晶 7. 非腺毛 8. 韧皮部
9. 中柱梢纤维 10. 厚角组织

2. 粉末特征 淡绿色或黄绿色。①表皮细胞:多角形,垂周壁平直。②气孔主为平轴式,副卫细胞多为 2 个,少有 3 个。③非腺毛:单细胞,壁厚,有疣状突起。④晶纤维:多见。⑤草酸钙簇晶:直径 9~20μm(图 5-11)。

【成分】 含番泻苷(A、B、C、D)、芦荟大黄素双蒽酮苷、大黄酸葡萄糖苷、芦荟大黄素葡萄糖苷等。按 HPLC 法测定,本品含番泻苷 A($C_{42}H_{38}O_{20}$)和番泻苷 B($C_{42}H_{38}O_{20}$)的总量不得少于 1.1%。

图 5-11　番泻叶粉末图

1. 表皮及平轴式气孔　2. 非腺毛　3. 晶纤维　4. 草酸钙簇晶

番泻苷A

番泻苷B

【理化鉴别】　①化学定性:取本品粉末 25mg,加水 50ml 及盐酸 2ml,置水浴中加热 15 分钟,放冷,加乙醚 40ml,振摇提取,分取醚层,通过无水硫酸钠层脱水,滤过;取滤液 5ml,蒸干,放冷,加氨试液 5ml,溶液显黄色或橙色,置水浴中加热 2 分钟后,变为紫红色(检查蒽醌类成分)。②检查:杂质不得过 6%;水分不得过 10.0%(烘干法)。③薄层色谱:以番泻叶对照药材为对照,进行 TLC 鉴别(表 5-1、图 5-12)。

表 5-1　番泻叶的 TLC 鉴别

项目	操作方法
供试品溶液的制备	取本品粉末 1g,加稀乙醇 10ml,超声处理 30 分钟,离心,取上清液,蒸干,残渣加水 10ml 使溶解,用石油醚(60~90℃)振摇提取 3 次,每次 15ml,弃去石油醚液,取水液蒸干,残渣加稀乙醇 5ml 使溶解,即得
对照药材溶液的制备	取番泻叶对照药材 1g,同法制成对照药材溶液
薄层色谱试验	吸取上述两种溶液各 3μl,分别点于同一硅胶 G 薄层板上,使成条状,以乙酸乙酯 - 正丙醇 - 水(4:4:3)为展开剂,展开缸预平衡 15 分钟,展开,取出,晾干,置紫外光灯(365nm)下检视
结果判断	供试品色谱中,在与对照药材色谱相应的位置上,应显相同颜色的荧光斑点;喷以 20% 硝酸溶液,在 120℃加热约 10 分钟,放冷,再喷 5% 氢氧化钾的稀乙醇溶液,在日光下检视,供试品色谱中,在与对照药材色谱相应的位置上,应显相同颜色的斑点

图 5-12　番泻叶的 TLC 鉴别
A. 紫外光灯(365nm)下检视　B. 可见光下检视
1. 对照药材　2~3. 药材

【功能主治】　泻热行滞,通便,利水。主治热结积滞,便秘腹痛,水肿胀满。用量 2~6g,后下,或开水泡服。孕妇慎用。

知识链接

番泻叶伪品及其鉴别

主要有:①同属植物耳叶番泻 *Cassia auriculata* L. 的小叶,常混在进口番泻叶中,所含番泻苷的量甚微,应注意鉴别。与正品的主要区别为:小叶呈卵圆形或倒卵圆形,先端钝圆或微凹陷,具短刺,叶基大多不对称,全缘;表面灰绿色或红棕色,密被灰白色茸毛。显微特征为叶肉非等面型,上表皮内具 2 列栅栏细胞,下表皮内无典型的栅栏组织;草酸钙簇晶少且较小,方晶8~12μm;单细胞非腺毛细长而密集,表面多平滑。②卵叶番泻 *Cassia obovata* Colladon 的小叶,主产埃及、意大利,又称"意大利番泻叶"。小叶片呈倒卵形,具棘尖,被短毛,毛茸壁薄,有细小突起;横切面栅栏组织仅存于叶的上方,1 列,通过主脉;下方细胞近方形或类圆形。此外,近来发现市场有用罗布麻(*Apocynum venetum* L.)和紫穗槐(*Amorpha fruticosa* L.)的叶掺入番泻叶中,应注意鉴别。

枸骨叶(Ilicis Cornutae Folium)

为冬青科植物枸骨 *Ilex cornuta* Lindl. ex Paxt. 的干燥叶。主产河南、安徽等地。秋季采收,除去杂质,晒干。

【性状鉴别】　①呈类长方形或矩圆状长方形,偶有长卵圆形,长 3~8cm,宽1.5~4cm。先端具有 3 枚较大的硬刺齿,顶端 1 枚常反曲,基部平截或宽楔形,两侧有时各具刺齿 1~3 枚,边缘稍反卷;长卵圆形叶常无刺齿。②羽状网脉,主脉向下凸出,叶柄较短,上表面黄绿色或绿褐色,有光泽,下表面灰黄色或灰绿色。③革质而厚。④气微,味微苦。以叶大、色绿、无枝条及杂质者为佳(图 5-13)。

图 5-13　枸骨叶与混用品阔叶十大功劳及细叶十大功劳叶
1.枸骨原植物　2.枸骨叶药材　3.阔叶十大功劳　4.细叶十大功劳

【成分】　含苦丁茶苷、地榆苷、冬青苷、咖啡因、齐墩果酸苷、鞣质等。

【功能主治】　清热养阴,益肾,平肝。主治肺痨咯血、骨蒸潮热等。用量 9~15g。

知识链接

枸骨叶伪品及其鉴别

　　主要为小檗科植物阔叶十大功劳 *Mahonia bealei* (Fort.) Carr.、华南十大功劳 *Mahonia japonica* (Thunb.) DC. 和细叶十大功劳 *Mahonia fortunei* (Lindl.) Fedde. 的干燥叶。前两者呈卵状椭圆形,边缘两侧各具 2~8 个刺状齿,齿尖向叶背微弯,上面紫绿色有光泽,下面黄绿色,质硬而脆;气微弱,味淡;后者细呈狭披针形,边缘两侧各具 6~13 个刺伏齿。

罗布麻叶(Apocyni Veneti Folium)

　　为夹竹桃科植物罗布麻 *Apocynum venetum* L. 的干燥叶。主产河北、陕西等地。夏季开花前采摘嫩叶,除去杂质,干燥。

　　【性状鉴别】 ①多皱缩卷曲或破碎,完整叶片呈椭圆状披针形或卵状披针形;长 2~5cm,宽 0.5~2cm。淡绿色或灰绿色,先端钝,有小芒尖,基部钝圆或楔形,边缘具细齿,常反卷,两面无毛,叶脉于下表面突起。②叶柄细,长约 4mm;质脆易碎。③气微,味淡。以叶完整、色绿者为佳(图 5-14)。

图 5-14　罗布麻叶原植物及药材图
1.原植物　2.药材

　　【成分】 主要含金丝桃苷、芦丁、槲皮素、异槲皮苷等。按 HPLC 法测定,本品含金丝桃苷($C_{21}H_{20}O_{12}$)不得少于 0.30%。

金丝桃苷   芦丁   槲皮素

【功能主治】 平肝安神,清热利水。主治肝阳眩晕、心悸失眠等。用量 6~12g。

艾叶(Artemisiae Argyi Folium)

为菊科植物艾 *Artemisia argyi* Levl.et Vant. 的干燥叶。全国各地均产。夏季花未开时采摘,除去杂质,晒干。

【性状鉴别】 ①多皱缩破碎,具短叶柄,完整叶片呈卵状椭圆形,羽状深裂,裂片椭圆状披针形,叶缘有不规则的粗锯齿。②上表面灰绿色或深黄绿色,被稀疏的柔毛和腺点,下表面有密集的灰白色绒毛。③质柔软。④气清香,味苦。以质柔软、香气浓者为佳(图5-15)。

图 5-15 艾叶原植物及药材图
1.原植物 2.药材

【成分】　含挥发油及黄酮类成分,油中主要成分为桉油精、侧柏酮、水芹烯等。按 GC 法测定,本品含桉油精($C_{10}H_8O$)不得少于 0.050%。

桉油精　　　　　　侧柏酮　　　　　　水芹烯

【功能主治】　温经止血,散寒止痛,外用祛湿止痒。主治吐血、衄血、崩漏、月经过多、胎漏下血等;外治皮肤瘙痒。醋艾炭温经止血,用于虚寒性出血。用量 3~9g;外用适量,供灸治或熏洗用。

(刘平平　姚腊初　林水花)

复习思考题

扫一扫
测一测

1. 解释下列名词术语:栅表细胞比;气孔数;气孔指数;脉岛数。
2. 简述双子叶植物与单子叶植物叶的组织构造异同点。
3. 如何鉴别番泻叶的真伪?
4. 简述大青叶的来源及主要性状特征。
5. 说出下列药材分泌组织、草酸钙结晶及毛茸的有无及类型:番泻叶、大青叶、蓼大青叶。

第六章

花类中药的鉴定

学习要点

1. 花类中药的性状与显微鉴别要点。

2. 松花粉与蒲黄的比较鉴别。

3. 丁香、金银花、红花、西红花的来源、产地、采收加工、主要成分、性状鉴别、显微鉴别、理化鉴别及其真伪鉴别。

4. 洋金花、旋覆花、菊花、款冬花的来源、采收加工、主要成分与性状鉴别。

花(flos)类中药通常包括完整的花、花序或花的某一部分。完整的花包括已开放的花(如洋金花、红花)和未开放的花蕾(如辛夷、丁香、金银花、槐米);花序包括未开放的花序(如款冬花、密蒙花)和已开放的花序(如菊花、旋覆花);花的某一部分,包括雄蕊(如莲须)、花柱(如玉米须)、柱头(如西红花)、花粉粒(如蒲黄)等。

一、性状鉴别

花类中药因经过采制、干燥、运输等过程,常干缩破碎。完整者常呈圆锥状、棒状、团簇状、丝状、粉末状等。以单花入药者,要注意观察花托、萼片、花瓣、雄蕊和雌蕊的数目、形状、颜色、被毛与否、气味等;以花序入药者,应注意花序的类别,总苞片、苞片、花序托等的有无及其特征。如花序或花很小,肉眼不易辨认时,需将药材用水浸泡,再展开观察,必要时借助放大镜、解剖镜观察。

二、显微鉴别

除花梗和花托作横切片外,花类中药一般只作表面制片和粉末制片观察。

1. 苞片和萼片　与叶片构造相似,应注意上、下表皮细胞的形态,气孔及毛茸的有无、类型、形状及其分布,有无分泌组织或草酸钙结晶等,如锦葵花的花萼中有黏液腔,洋金花有草酸钙砂晶。

2. 花瓣　花瓣构造变异较大,上表皮细胞常呈乳头状或毛茸状突起,无气孔;下表皮细胞的垂周壁常呈波状弯曲,有时有毛茸及少数气孔存在。相当于叶肉的部分,由数层排列疏松的大型薄壁细胞组成,其维管束细小,仅见少数螺纹导管。有时可见分泌组织及贮藏物质,如丁香有油室、红花有管状分泌组织。

3. **雄蕊**　雄蕊包括花丝和花药两部分。花丝有时被毛茸,如闹羊花花丝下部被两种非腺毛;花药主要观察花粉囊及花粉粒。花粉囊内壁细胞的壁常呈网状、螺旋状、环状或点状增厚,且大多木化。花粉粒的形状、大小、表面纹理、萌发孔等,对花类中药的鉴定有重要意义。花粉粒的形状有圆球形(如金银花)、椭圆形(如槐米)、三角形(如丁香)、四分体(如闹羊花)等;花粉粒的外表有的光滑(如番红花)、有的呈刺状突起(如红花)、有的具放射状雕纹(如洋金花)、有的具网状纹理(如蒲黄);花粉粒的外壁有萌发孔或萌发沟,一般双子叶植物具有 3 个或 3 个以上的萌发孔,单子叶植物和裸子植物的萌发孔只有 1 个。

4. **雌蕊**　由子房、花柱和柱头组成。子房的表皮多为薄壁细胞,有的表皮细胞分化成多细胞束状毛,如闹羊花;花柱表皮细胞少数分化成毛状物(如红花);柱头顶端表皮细胞常分化成绒毛状(如金银花、红花、西红花)。

5. **花梗和花托**　有些花类中药常带有部分花梗和花托。横切面构造与茎相似,应注意表皮、皮层、内皮层、维管束及髓部是否明显,有无厚壁组织、分泌组织存在,有无草酸钙结晶、淀粉粒等。

花类中药粉末鉴定,重点观察花粉粒、花粉囊内壁细胞,其次是毛茸、草酸钙结晶、分泌组织、花冠表皮细胞、色素细胞等。花粉粒的形状和外壁雕纹可采用扫描电镜技术进行鉴别。

松花粉(Pini Pollen)

为松科植物马尾松 *Pinus massoniana* Lamb.、油松 *Pinus tabuliformis* Carr. 或同属数种植物的干燥花粉。前者主产长江流域各地;后者主产东北、华北和西北各地。春季花刚开时,采摘花穗,晒干,收集花粉,除去杂质。

【**性状鉴别**】　①为淡黄色细粉。②体轻,易飞扬,手捻有滑润感。③气微,味淡。④入水不沉,加热亦不沉。⑤置火中燃烧,不发生爆鸣声和闪光,燃烧后有烟雾和焦臭味,残留黑色灰烬。以色鲜黄、细腻、无杂质、流动性强者为佳(图 6-1)。

【**显微鉴别**】　花粉粒椭圆形,长 45~55μm,直径 29~40μm;表面光滑,两侧各有一膨大的气囊,气囊有明显的网状纹理,网眼多角形(图 6-2)。

图 6-1　松花粉原植物(马尾松)及药材图
1.原植物(马尾松)　2.药材

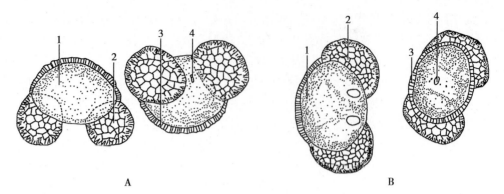

图 6-2　松花粉花粉粒特征图
A. 油松　B. 马尾松
1. 花粉粒体　2. 气囊　3. 帽　4. 远极沟（或孔）

【成分】　含黄酮类、维生素 E、精氨酸、谷氨酸、脯氨酸及微量元素等。

【功能主治】　收敛止血，燥湿敛疮。主治外伤出血，湿疹，黄水疮，皮肤糜烂，脓水淋漓。外用适量，撒敷患处。

鸡冠花（Celosiae Cristatae Flos）

为苋科植物鸡冠花 *Celosia cristata* L. 的干燥花序。秋季花盛开时采收，晒干。

【性状鉴别】　①穗状花序多扁平而肥厚，呈鸡冠状，长 8~25cm，宽 5~20cm；上缘宽，具皱褶，密生线状鳞片，下端渐窄，常残留扁平的茎。②表面红色、紫红色或黄白色；中部以下密生多数小花，每花宿存的苞片及花被片均呈膜质。③果实盖裂，种子扁圆肾形，黑色，有光泽。④体轻，质柔韧。⑤气微，味淡。以朵大而扁、色泽鲜艳的白鸡冠花较佳，色红者次之（图 6-3）。

图 6-3　鸡冠花原植物及药材图
1. 原植物　2. 药材

【成分】　含山奈苷、苋菜红苷、松醇及硝酸钾等。红色花含苋菜红素，黄色花序中含微量苋菜红素。

【功能主治】　收敛止血，止带，止痢。主治吐血，崩漏，便血，痔血，赤白带下，久痢不止。用量 6~12g。

辛夷（Magnoliae Flos）

为木兰科植物望春花 *Magnolia biondii* Pamp.、玉兰 *Magnolia denudata* Desr. 或武当玉兰 *Magnolia sprengeri* Pamp. 的干燥花蕾。主产河南、湖北等地。冬末春初花未开放时采收，除去枝梗及杂质，阴干。

【性状鉴别】

辛夷的
显微鉴别

1. 望春花　①呈长卵形，似毛笔头，长 1.2~2.5cm，直径 0.8~1.5cm。②基部常具木质短梗，长约 0.5cm，梗上有类白色点状皮孔；苞片 2~3 层，每层 2 片，两层苞片间有小鳞芽，苞片外表面密被灰白色或灰绿色毛茸，内表面类棕色，无毛；花被片 9，棕色，外轮花被片 3，条形，约为内两轮长的 1/4，呈萼片状，内两轮花被片 6，每轮 3，轮状排列；除去花被，内有多数棕黄色或黄绿色的雄蕊和雌蕊，螺旋状排列。③体轻，质脆。④气芳香，味辛凉而稍苦。

2. 玉兰　①长 1.5~3cm，直径 1~1.5cm。②基部枝梗较粗壮，皮孔浅棕色。③苞片外表面密被灰白色或灰绿色茸毛。④花被片 9，内外轮同型（图 6-4）。

图 6-4　辛夷原植物（玉兰）及药材图
1. 原植物（玉兰）　2. 药材

3. 武当玉兰　①长 2~4cm，直径 1~2cm。②基部枝梗较粗壮，皮孔红棕色。③苞片外表面密被淡黄色或淡黄绿色茸毛，有的最外层苞片茸毛已脱落而呈黑褐色。④花被片 10~12(15)，内外轮无显著差异。

以完整、内瓣紧密、无枝梗、油性足、香气浓者为佳。

【成分】　主要含挥发油（主成分为 β-蒎烯、β-桉油精等）和木兰脂素。本品含

木兰脂素　　　　　　β-蒎烯　　　　　β-桉油精

挥发油不得少于 1.0%（ml/g）；按 HPLC 法测定，本品含木兰脂素（$C_{23}H_{28}O_7$）不得少于 0.40%。

【功能主治】　散风寒，通鼻窍。主治风寒头痛、鼻塞流涕、鼻渊等。用量 3~10g，包煎。

玫瑰花（Rosae Rugosae Flos）

为蔷薇科植物玫瑰 *Rosa rugosa* Thunb. 的干燥花蕾。主产江苏、浙江等地，全国大部分地区均有栽培。春末夏初花将开放时分批采摘，及时低温干燥。

【性状鉴别】　①略呈半球形或不规则团状。②残留花梗上被细柔毛，花托半球形，与花萼基部合生；萼片 5，披针形，黄绿色至棕绿色，被有细柔毛；花瓣多皱缩，展平后呈宽卵形，呈覆瓦状排列，紫红色，有的黄棕色；雄蕊多数，黄褐色；花柱多数，柱头在花托口集成头状，略突出，短于雄蕊。③体轻，质脆。④气芳香浓郁，味微苦涩。以花朵大、完整、瓣厚、色紫、色泽鲜、不露蕊、香气浓者为佳（图 6-5）。

图 6-5　玫瑰花原植物及药材图
1. 原植物　2. 药材

【成分】　含挥发油、槲皮素、矢车菊双苷、有机酸、β- 胡萝卜素、脂肪油等。

【功能主治】　行气解郁，和血，止痛。主治肝胃气痛、食少呕恶、月经不调、跌仆伤痛等。用量 3~6g。

合欢花（Albiziae Flos）

为豆科植物合欢 *Albizia julibrissin* Durazz. 的干燥花序或花蕾。主产湖北、江苏、安徽、浙江等地。栽培或野生。夏季花开放时择晴天采收或花蕾形成时采收,及时晒干。前者习称"合欢花",后者习称"合欢米"。

【性状鉴别】

1. 合欢花　①为头状花序,皱缩成团。②总花梗长 3~4cm,有时与花序脱离,黄绿色,有纵纹,被稀疏毛茸。③花全体密被毛茸,细长而弯曲,长 0.7~1cm,淡黄色至黄褐色,无花梗或几无花梗。④花萼筒状,先端有 5 小齿;花冠筒长约为萼筒的 2 倍,先端 5 裂,裂片披针形;雄蕊多数,花丝细长,黄棕色至黄褐色,下部合生,上部分离,伸出花冠筒外。⑤气微香,味淡(图 6-6)。

图 6-6　合欢花原植物及药材图
1.原植物　2.药材

2. 合欢米　①呈棒槌状,长 2~6mm,膨大部分直径约 2mm,淡黄色至黄褐色,全体被毛茸,花梗极短或无。②花萼筒状,先端有 5 小齿;花冠未开放;雄蕊多数,细长并弯曲,基部连合,包于花冠内。③气微香,味淡。

【成分】　含槲皮苷、皂苷、鞣质等。本品含槲皮苷($C_{27}H_{30}O_{15}$)不得少于 1.0%。

【功能主治】　解郁安神。主治心神不安,忧郁失眠。用量 5~10g。

槲皮苷

【附药】　合欢皮:为合欢的干燥树皮。夏秋二季剥取,晒干。呈卷曲筒状或半筒状;外表面灰棕色至灰褐色,有纵皱纹或浅裂纹,密生明显的椭圆形横向皮孔,棕色或棕红色,偶有突起的横棱或较大的圆形枝痕,常附有地衣斑;内表面淡黄棕色或黄白色,平滑,有细密纵纹;质硬而脆,易折断,断面呈纤维性片状,淡黄棕色或黄白色;气微香,味淡、微涩、稍刺舌。本品含(−)-丁香树脂酚-4-O-β-D-呋喃芹糖基-(1→2)-β-D吡喃葡萄糖苷($C_{33}H_{44}O_{17}$)不得少于0.030%。功能解郁安神,活血消肿(图6-7)。

图6-7 合欢皮药材图

槐花(Sophorae Flos)

为豆科植物槐 *Sophora japonica* L. 的干燥花及花蕾,前者习称"槐花",后者习称"槐米"。主产于辽宁、河北、河南、山东、安徽及江苏等地。夏季花开放或花蕾形成时采收,及时干燥,除去枝、梗及杂质。

【性状鉴别】

1. 槐花 ①皱缩而卷曲,花瓣多散落,完整者花萼钟状,黄绿色,先端5浅裂;花瓣5,黄色或黄白色,旗瓣1片较大,近圆形,先端微凹,向外反卷,其余4片长圆形;雄蕊10,其中9枚基部连合,花丝细长;雌蕊圆柱形,弯曲。②气微,味微苦。以黄白色、整齐,无枝梗者为佳(图6-8)。

2. 槐米 ①呈卵圆形或椭圆形,长2~6mm,直径约2mm。②花萼下部有数条纵纹;萼上方为黄白色未开放的花瓣,呈扁圆形,疏生白色短柔毛;花梗细小。③体轻,手捻即碎。④气微,味微苦涩。以粒大、紧缩、色黄绿者为佳(图6-9)。

【显微鉴别】 粉末:黄绿色。①花粉粒:呈类球形或钝三角形,具3个萌发孔。②萼片表皮:表面观呈多角形。③非腺毛:多单列,1~3细胞。④气孔:不定式,副卫细胞4~8个。⑤草酸钙方晶:较多(图6-10)。

【成分】 含芦丁、槐花米甲素、槐花米乙素、槐花米丙素等。按UV-Vis法测定,本品含总黄酮以芦丁($C_{27}H_{30}O_{16}$)计,槐花不得少于8.0%,槐米不得少于20.0%;按HPLC法测定,本品含芦丁($C_{27}H_{30}O_{16}$)槐花不得少于6.0%,槐米不得少于15.0%。

图 6-8　槐花植物及药材图
1. 原植物　2. 鲜花　3. 药材

图 6-9　槐米
1. 新鲜花蕾　2. 药材

图 6-10 槐花粉末图

1. 花粉粒　2. 非腺毛　3. 萼片表皮细胞及气孔　4. 草酸钙方晶　5. 芸香苷结晶

芦丁　　　　　　　　　　　　　槐角苷

【功能主治】　凉血止血,清肝泻火。主治便血,痔血,血痢,崩漏,吐血,衄血,肝热目赤,头痛眩晕。用量 5~10g。

知识链接

槐花伪品及其鉴别

豆科植物刺槐 *Robinia pseudoacacia* L. 的花:其花比正品大;花萼钟状,先端浅裂成 5 齿,微呈二唇形,具柔毛;花冠白色或淡黄白色,旗瓣近圆形,有爪,基都有 2 黄色斑点,翼瓣弯曲,龙骨瓣向内弯,下部连合;雄蕊 10,二体,上部分离或半分离;花柱较长,头状,先端具柔毛;气微香。

【附药】　槐角:为槐的干燥成熟果实。荚果呈连珠状;表面黄绿色或黄褐色,皱缩而粗糙,背缝线一侧呈黄色;质柔润,干燥皱缩,易在收缩处折断,断面黄绿色,有黏性;种子 1~6 粒,肾形,表面光滑,棕黑色,一侧有灰白色圆形种脐;质坚硬,子叶 2,黄绿色;果肉气微,味苦,种子嚼之有豆腥气。含槐角苷、槐角双苷、芸香苷、槐糖等。本品含槐角苷($C_{21}H_{20}O_{10}$)不得少于 3.0%。功能清热泻火,凉血止血(图 6-11)。

图 6-11 槐角
1. 新鲜果实 2. 药材

芫花（Genkwa Flos）

为瑞香科植物芫花 *Daphne genkwa* Sieb.et Zucc. 的干燥花蕾。主产河南、山东等地，习称"南芫花"。春季花未开放时采收，除去杂质，干燥。

【性状鉴别】

1. 药材　①常 3~7 朵簇生于短花轴上，基部有苞片 1~2 片，多脱落为单朵。②单朵呈棒槌状，多弯曲，长 1~1.7cm，直径约 1.5mm；花被筒表面淡紫色或灰绿色，密被短柔毛，先端 4 裂，裂片淡紫色或黄棕色。③质软。④气微，味甘、微辛。以花蕾多而整齐、淡紫色、无杂质者为佳（图 6-12）。

2. 醋芫花　形如芫花，表面微黄色，微有醋香气。

图 6-12 芫花原植物及药材图
1. 原植物 2. 药材

【成分】　含芫花素、羟基芫花素、芫花酯甲、芫花酯乙、苯甲酸等。按 HPLC 法测定,本品含芫花素($C_{16}H_{12}O_5$)不得少于 0.20%。

芫花素　　　　　　　　　　　　　羟基芫花素

【功能主治】　泻水逐饮;外用杀虫疗疮。主治水肿胀满、胸腹积水、痰饮积聚等;外治疥癣秃疮、痈肿等。用量 1.5~3g。醋芫花研末吞服,一次 0.6~0.9g,一日 1 次。外用适量。不宜与甘草同用。

【附药】　黄芫花:为瑞香科植物河蒴荛花 Wikstroemia chamaedaphne Meissn. 的花蕾,又称"北芫花"。花呈棒状或细长筒状,表面浅灰绿色或灰黄色,密被短柔毛;气微,味甘,有辣感。山西、河北、陕西、甘肃、内蒙古等地商品中,时有以黄芫花的花蕾充芫花。与芫花比较黄芫花形小,多数单独散在。

丁香(Caryophylli Flos)

　　为桃金娘科植物丁香 Eugenia caryophyllata Thunb. 的干燥花蕾。主产坦桑尼亚、马来西亚、印尼等国;我国海南、广东等地有栽培。当花蕾由绿色转红色时采摘,晒干。

【性状鉴别】　①花蕾略呈研棒状,长 1~2cm。②花冠圆球形,直径 0.3~0.5cm,花瓣 4,复瓦状抱合,棕褐色至褐黄色,花瓣内为雄蕊和花柱,搓碎后可见众多黄色细粒状的花药;萼筒圆柱状,略扁,有的稍弯曲,红棕色或棕褐色,上部有 4 枚三角状的萼片,十字状分开。③质坚实,富油性。④气芳香浓烈,味辛辣,有麻舌感。⑤入水则萼管下沉(与已去油的丁香区别)。以完整、个大、油性足、色深红、香气浓郁、入水下沉者为佳(图 6-13)。

图 6-13　丁香、母丁香原植物及药材图
1.原植物　2.丁香药材　3.母丁香药材

【显微鉴别】

1. 萼筒中部横切面　①表皮细胞 1 列,有较厚角质层。②皮层外侧散有 2~3 列径向延长的椭圆形油室,其下有 20~50 个小型双韧维管束,断续排列成环,维管束外围有少数中柱鞘纤维,壁厚,木化;内侧为数列薄壁细胞组成的通气组织,有大型腔隙。③中心轴柱薄壁组织间散有多数细小维管束;薄壁细胞含众多细小草酸钙簇晶(图 6-14)。

2. 粉末　暗红棕色。①纤维:梭形,顶端钝圆,壁较厚。②花粉粒:众多,极面观三角形,赤道面观双凸镜形,具 3 副合沟。③草酸钙簇晶:众多,直径 4~26μm,存在于较小的薄壁细胞中。④油室:多破碎,分泌细胞界限不清,含黄色油状物。⑤表皮细胞:呈多角形,有不定式气孔,副卫细胞 6~7 个(图 6-15)。

【成分】　含挥发油。油中主成分为丁香酚、β-丁香烯、乙酰基丁香酚等。按 GC 法测定,本品含丁香酚($C_{10}H_{12}O_2$)不得少于 11.0%。

实验 丁香的显微鉴定

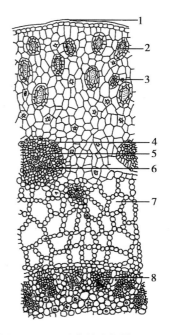

图 6-14　丁香萼筒中部横切面图
1. 表皮　2. 油室　3. 草酸钙簇晶
4. 韧皮纤维　5. 韧皮部　6. 木质部
7. 气室　8. 中柱维管束

图 6-15　丁香粉末图
1. 油室　2. 纤维　3. 导管　4. 草酸钙簇晶　5. 花托表皮细胞　6. 花粉粒

335

丁香酚　　　　　　β-丁香烯

【理化鉴别】 ①检查:杂质不得过 4%,水分(以甲苯法测定)不得过 12.0%。②薄层色谱:以丁香酚对照品为对照,进行 TLC 鉴别(表 6-1)。

表 6-1　丁香的 TLC 鉴别

项目	操作方法
供试品溶液的制备	取本品粉末 0.5g,加乙醚 5ml,振摇数分钟,滤过,取滤液,即得
对照品溶液的制备	取丁香酚对照品,加乙醚制成每 1ml 含 16μl 的溶液,即得
薄层色谱试验	吸取上述两种溶液各 5μl,分别点于同一硅胶 G 薄层板上,以石油醚(60~90℃)-乙酸乙酯(9:1)为展开剂,展开,取出,晾干,喷以 5% 香草醛硫酸溶液,在 105℃加热至斑点显色清晰
结果判断	供试品色谱中,在与对照品色谱相应的位置上,应显相同颜色的斑点

【功能主治】 温中降逆,补肾助阳。用于脾胃虚寒,呃逆呕吐,食少吐泻,心腹冷痛,肾虚阳痿。用量 1~3g,内服或研末外敷。不宜与郁金同用。

【附药】 母丁香:为丁香的干燥近成熟果实,又名"鸡舌香"。果实呈卵圆形至长椭圆形;表面黄棕色或褐棕色,有细皱纹;顶端有齿状宿存萼片 4 枚,向内弯曲呈钩状,基部具果柄痕;果皮与种仁可剥离,种仁由两片子叶抱合而成,棕色或暗棕色,显油性,子叶形如鸡舌,中央有一条明显的纵沟;内有胚,呈细杆状;质较硬,难折断;气香,味麻辣。含淀粉及少量挥发油。本品含丁香酚不得少于 0.65%;按醇溶性浸出物测定法(热浸法)测定,用乙醇作溶剂,不得少于 15.0%。本品性温,味辛;功能温中降逆,补肾助阳(图 6-13)。

洋金花(Daturae Flos)

为茄科植物白花曼陀罗 *Datura metel* L. 的干燥花,习称"南洋金花"。主产江苏、浙江等地。4~11 月花初开时采收,晒干或低温干燥。

【性状鉴别】 ①多皱缩成条状,完整者长 9~15cm。②花萼呈筒状,长为花冠的 2/5,灰绿色或灰黄色,先端 5 裂,基部具纵脉纹 5 条,表面微有茸毛;花冠呈喇叭状,淡黄色或黄棕色,先端 5 浅裂,裂片有短尖,短尖下有明显的纵脉纹 3 条,两裂片间微凹;雄蕊 5 枚,花丝贴生于花冠筒内,长为花冠的 3/4;雌蕊 1 枚,柱头棒状。③烘干品质柔韧,气特异;晒干品质脆,气微,味微苦。以朵大、不破碎,花冠肥厚者为佳(图 6-16)。

【成分】 含总生物碱。主要为东莨菪碱、莨菪碱、阿托品、去甲莨菪碱等。按 HPLC 法测定,本品含东莨菪碱($C_{17}H_{21}NO_4$)不得少于 0.15%。

实验 洋金花的显微鉴定

图 6-16　洋金花原植物及药材图
1. 原植物　2. 药材

东莨菪碱　莨菪碱　阿托品

【功能主治】　平喘止咳,解痉定痛。主治哮喘咳嗽,脘腹冷痛,风湿痹痛,小儿慢惊;外科麻醉。用量 0.3~0.6g,宜入丸、散;外用适量。孕妇、外感及痰热咳喘、青光眼、高血压及心动过速者禁用。

知识链接

洋金花混用品及其鉴别

部分地区习用同属植物毛曼陀罗 *Datura innoxia* Mill. 及曼陀罗 *Datura stramonium* L. 等同属多种植物的花作洋金花药用。前者习称"北洋金花";后者习称"野洋金花"。前者密被毛茸;花冠边缘 5 裂片三角形,两裂片间有短尖,花丝与花冠近等长,柱头戟形。后者花较小,花冠上有紫色脉纹。

金银花 (Lonicerae Japonicae Flos)

为忍冬科植物忍冬 *Lonicera japonica* Thunb. 的干燥花蕾或带初开的花。主产山东、河南等地,以山东产量大、质量优,称"东银花"或"济银花";河南产者,称"密银花"或"怀银花"。夏初花开放前采收,干燥。

【性状鉴别】　①呈棒状,上粗下细,略弯曲,长 2~3cm,上部直径约 3mm,下部直径约 1.5mm。②表面黄白色或绿白色(久贮色渐深),密被短柔毛。③花萼绿色,先端5裂,裂片有毛。④开放者花冠筒状,先端二唇形;雄蕊 5 枚,附于筒壁,黄色;雌蕊 1 枚,子房无毛。⑤气清香,味淡、微苦。以花未开放、花蕾肥壮、色泽青绿微白、身干、无枝叶、气清香者为佳(图 6-17)。

图 6-17　金银花原植物及药材图
1.原植物　2.新鲜花蕾　3.药材

【显微鉴别】　粉末浅黄棕色或黄绿色。①腺毛:较多,头部倒圆锥形、类圆形或略扁圆形,4~33 细胞,排成 2~4 层,柄部 1~5 细胞。②非腺毛:有两种类型,一种为厚壁非腺毛,单细胞,表面有微细疣状或泡状突起,有的具螺纹;另一种为薄壁非腺毛,单细胞,甚长,弯曲或皱缩,表面有微细疣状突起。③簇晶:薄壁细胞中含细小草酸钙簇晶。④花粉粒:众多,黄色,类圆形或三角形,外壁表面具细密短刺及细颗粒状雕纹,具 3 个萌发孔。⑤柱头顶端表皮细胞呈绒毛状(图 6-18)。

【成分】　含绿原酸、异绿原酸、木犀草苷、木犀草素、芳香醇等。按 HPLC 法测定,本品含绿原酸($C_{16}H_{18}O_9$)不得少于 1.5%;含木犀草苷($C_{21}H_{20}O_{11}$)不得少于 0.050%。

绿原酸　　　　　　　　　　　　　　　木犀草苷

【理化鉴别】　①水分不得过 12.0%(甲苯法);②总灰分不得过 10.0%;酸不溶性灰分不得过 3.0%。③重金属及有害元素:按铅、镉、砷、汞、铜测定法测定,本品含铅不

图 6-18　金银花粉末图

1.腺毛　2.非腺毛　3.花粉粒　4.草酸钙簇晶　5.柱头顶端表皮细胞

得过 5mg/kg,镉不得过 0.3mg/kg,砷不得过 2mg/kg,汞不得过 0.2mg/kg,铜不得过 20mg/kg。
④薄层色谱:以绿原酸对照品为对照,进行 TLC 鉴别(表 6-2)。

表 6-2　金银花的 TLC 鉴别

项目	操作方法
供试品溶液的制备	取本品粉末 0.2g,加甲醇 5ml,冷浸 12 小时,滤过,取滤液,即得
对照品溶液的制备	取绿原酸对照品,加甲醇制成每 1ml 含 1mg 的溶液,即得
薄层色谱试验	吸取供试品溶液 10~20μl、对照品溶液 10μl,分别点于同一硅胶 H 薄层板上,以乙酸丁酯 - 甲酸 - 水(7∶2.5∶2.5)的上层溶液为展开剂,展开,取出,晾干,在紫外光灯(365nm)下检视
结果判断	供试品色谱中,在与对照品色谱相应的位置上,应显相同颜色的荧光斑点

【功能主治】 清热解毒,疏散风热。主治痈肿疔疮,喉痹,丹毒,热毒血痢,风热感冒,温病发热。用量 6~15g。

知识链接

金银花掺伪品及其鉴别

　　近年来,因市场需求量急增,金银花的掺伪使杂现象严重。掺入物有黄芫花、毛瑞香、扁豆花、夜香树花、金银花药渣、面粉、玉米面、蔗糖、食盐、白矾、白砂土、滑石粉、石英粉、萝卜条、锯末、细砂等,掺伪金银花表面常黏附细粉状物,体重而脆,掺糖者味甜;掺盐者味咸;掺矾者味涩;用热水泡之,水层混浊或有沉淀产生。应注意鉴别。

【附药】

　　1. 山银花　为忍冬科植物灰毡毛忍冬 *Lonicera macranthoides* Hand.-Mazz.、红腺忍冬 *Lonicera hypoglauca* Miq.、华南忍冬 *Lonicera confusa* DC. 或黄褐毛忍冬 *Lonicera fulvotomentosa* Hsu et S. C. Cheng 的干燥花蕾或带初开的花。夏初花开放前采收,干燥。①灰毡毛忍冬:呈棒状,略弯曲;表面黄色或黄绿色,总花梗集结成簇,开放者花冠裂片不及全长之半;质稍硬,手捏之稍有弹性;气清香,味微苦、甘。②红腺忍冬:表面黄白色至黄棕色,无毛或疏被毛;萼筒无毛,先端 5 裂,裂片长三角形,被毛;开放者花冠下唇反转,花柱无毛。③华南忍冬:萼筒和花冠密被灰白色毛;子房有毛。④黄褐毛忍冬:花冠表面淡黄棕色或黄棕色,密被黄色茸毛。本品含绿原酸($C_{16}H_{18}O_9$)不得少于 2.0%;含灰毡毛忍冬皂苷乙($C_{65}H_{106}O_{32}$)和川续断皂苷乙($C_{53}H_{86}O_{22}$)的总量不得少于 5.0%。性味功能同金银花(图 6-19)。

图 6-19　山银花药材图
1. 原植物(灰毡毛忍冬)　2. 药材

　　2. 忍冬藤　为忍冬的干燥茎枝。呈长圆柱形,多分枝,常缠绕成束,直径 1.5~6mm。表面棕红色至暗棕色,有的灰绿色,光滑或被茸毛;外皮易剥落。枝上多节,节间长 6~9cm,有残叶和叶痕。质脆,易折断,断面黄白色,中空。气微,老枝味微苦,嫩枝味淡。本品含绿原酸不得少于 0.10%;含马钱苷($C_{17}H_{26}O_{10}$)不得少于 0.10%。功能清热解毒,疏风通络(图 6-20)。

图 6-20 忍冬藤
1.原植物 2.药材

旋覆花 (Inulae Flos)

为菊科植物旋覆花 *Inula japonica* Thunb. 或欧亚旋覆花 *Inula britannica* L. 的干燥头状花序。主产河南、河北等地。夏秋二季花开放时采收,除去杂质,阴干或晒干。

【性状鉴别】

1. 药材 ①呈扁球形或类球形,直径 1~2cm。②总苞由多数苞片组成,呈覆瓦状排列,苞片膜质,条形或披针形,灰黄色,表面被白色茸毛。③舌状花 1 列,黄色,长约 1cm,多卷曲,常脱落,先端 3 齿裂;管状花多数,棕黄色,先端 5 齿裂;子房顶端有多数白色冠毛,长 5~6mm。有的可见椭圆形小瘦果。④体轻,易散碎。⑤气微,味微苦。以朵大、色黄绿、有白绒毛、无枝梗者为佳(图 6-21)。

图 6-21 旋覆花原植物及药材图
1.原植物 2.药材 3.新鲜花

341

2. 蜜旋覆花　形如旋覆花，深黄色，手捻稍黏手，具蜜香气，味甜。

【成分】　含槲皮素、异槲皮素、咖啡酸、绿原酸、蒲公英甾醇、旋覆花内酯等。

【功能主治】　降气，消痰，行水，止呕。主治风寒咳嗽，痰饮蓄结，胸膈痞闷，喘咳痰多，呕吐噫气，心下痞硬。用量 3~9g，包煎。

【附药】　金沸草：为菊科植物条叶旋覆花 *Inula linariifolia* Turcz. 或旋覆花 *Inula japonica* Thunb. 的干燥地上部分。夏、秋二季采割，晒干。功能降气，消痰，行水。

菊花（Chrysanthemi Flos）

为菊科植物菊 *Chrysanthemum morifolium* Ramat. 的干燥头状花序。主产安徽、浙江等地。按产地和加工方法不同，分为"亳菊""滁菊""贡菊""杭菊""怀菊"。9~11 月花盛开时分批采收，阴干（亳菊）或焙干（贡菊），或熏（滁菊）、蒸后晒干（杭菊）。

【性状鉴别】

1. 亳菊　①呈倒圆锥形或圆筒形，有时稍压扁呈扇形，直径 1.5~3cm，多离散。②总苞蝶状，总苞片 3~4 层，卵形或椭圆形，草质，黄绿色或褐绿色，外面被柔毛，边缘膜质。③花托半球形，外围为舌状花数层，雌性，类白色，劲直，上举，纵向折缩，散生金黄色腺点；管状花多数，两性，位于中央，为舌状花所隐藏，黄色，顶端 5 齿裂，瘦果不发育，无冠毛。④体轻，质柔润，干时松脆。⑤气清香，味甘、微苦（图 6-22）。

图 6-22　菊花原植物及药材图
1. 原植物（不同类型的菊花）　2. 药材

2. 滁菊　呈不规则球形或扁球形，直径 1.5~2.5cm；舌状花类白色，不规则扭曲，内卷，边缘皱缩，有时可见淡褐色腺点；管状花大多隐藏。

3. 贡菊　呈扁球形或不规则球形，直径 1.5~2.5cm；舌状花白色或类白色，斜升，上部反折，边缘稍内卷而皱缩，通常无腺点；管状花少，外露。

4. 杭菊　呈蝶形或扁球形，直径 2.5~4cm，常数个相连成片；舌状花类白色或黄色，平展或微折叠，彼此粘连，通常无腺点；管状花多数，外露。

5. **怀菊** 呈不规则球形或扁球形,直径 2.5~2.5cm。多数为舌状花,舌状花类白色或黄色,不规则扭曲,内卷,边缘皱缩,有时可见腺点;管状花大多隐藏。

均以身干、花朵完整不散、颜色新鲜、气清香、少梗叶者为佳。

【成分】 含绿原酸、木犀草苷、3,5-O- 二咖啡酰基奎宁酸等。按 HPLC 法测定,本品含绿原酸($C_{16}H_{18}O_9$)不得少于 0.20%;含木犀草苷($C_{21}H_{20}O_{11}$)不得少于 0.080%,含 3,5-O- 二咖啡酰基奎宁酸($C_{25}H_{24}O_{12}$)不得少于 0.70%。

绿原酸　　　　　　3,5-O-二咖啡酰基奎宁酸

【功能主治】 散风清热,平肝明目,清热解毒。主治风热感冒,头痛眩晕,目赤肿痛,眼目昏花,疮痈肿毒。用量 5~10g。

【附药】 野菊花:为菊科植物野菊 *Chrysanthemum indicum* L. 的干燥头状花序。全国各地均有野生。秋、冬二季花初开时采摘,晒干或蒸后晒干。呈类球形,直径 0.3~1cm;棕黄色,舌状花 1 轮,黄色至棕黄色,皱缩卷曲,中央有多数管状花,深黄色;总苞灰绿色,4~5 层,边缘膜质;体轻,气芳香,味苦。本品含蒙花苷($C_{28}H_{32}O_{14}$)不得少于 0.80%。功能清热解毒,泻火平肝(图 6-23)。

蒙花苷

图 6-23 野菊花原植物及药材图
1.原植物　2.药材

款冬花（Farfarae Flos）

为菊科植物款冬 *Tussilago farfara* L. 的干燥花蕾。主产河南、陕西、山西等地。12月或地冻前，当花尚未出土时采挖，除去花梗及泥沙，阴干。

【性状鉴别】

1. 药材　①呈长圆棒状，单生或2~3个基部连生。②上端较粗，下端渐细或带有短梗，外部被有多数鱼鳞状苞片；苞片外表面呈紫红色或淡红色，内表面密被白色絮状茸毛。③体轻，撕开后可见白色茸毛。④气香，味微苦而辛，嚼之显棉絮状。以朵大、色紫红、无花梗者为佳（图6-24）。

图 6-24　款冬花药材图

2. 蜜款冬花　形如款冬花，表面棕黄色或棕褐色，稍带黏性；具蜜香气，味微甜。

【成分】　含款冬酮、芸香苷、款冬二醇、金丝桃苷、挥发油等。按 HPLC 法测定，本品含款冬酮（$C_{23}H_{34}O_5$）不得少于 0.070%。

【功能主治】　润肺下气，止咳化痰。主治新久咳嗽、喘咳痰多等。用量5~10g。

款冬酮

红花（Carthami Flos）

为菊科植物红花 *Carthamus tinctorius* L. 的干燥花。主产河南、河北等地。夏季花由黄变红时采摘，阴干或晒干。

【性状鉴别】　①为不带子房的管状花，长约1~2cm。②表面红黄色或红色，花冠筒细长，先端5裂，裂片狭条形；雄蕊5，花药黄白色，聚合成筒状；柱头长圆柱形，顶端微分叉。③质柔软。④气微香，味微苦。⑤花浸入水中，水染成金黄色（图6-25）。

以花冠色红黄而鲜艳、无枝叶杂质（不得过2%）、质柔软者为佳。

【显微鉴别】　粉末橙黄色。①柱头和花柱上部表皮细胞：分化成圆锥形单细胞

图 6-25　红花原植物及药材图
1. 原植物　2. 药材

毛,先端尖或稍顿。②分泌管:由分泌细胞单列纵向连接而成,细胞内含黄棕色至红棕色分泌物。③花粉粒:类圆形、椭圆形或橄榄形,外壁有齿状突起,具 3 个萌发孔。④花冠裂片顶端表皮细胞:外壁突起呈短绒毛状。⑤草酸钙方晶:存在于薄壁细胞中(图 6-26)。

实验　红花粉末的显微鉴定

图 6-26　红花粉末图
1. 柱头及花柱碎片　2. 分泌管　3. 花瓣顶端碎片　4. 花粉粒　5. 草酸钙方晶

【成分】 含红花苷、新红花苷、红花醌苷、山柰素、羟基红花黄色素 A 等。不同成熟期的红花所含成分有差异,花的颜色也不相同:淡黄色花主要含新红花苷、微量红花苷;黄色花主要含红花苷;橘红色花主要含红花苷及红花醌苷。按 HPLC 法测定,本品含羟基红花黄色素 A($C_{27}H_{30}O_{15}$)不得少于 1.0%;含山柰素($C_{15}H_{10}O_6$)不得少于 0.050%。

羟基红花黄色素A

【理化鉴别】 ①浸出物:按水溶性浸出物测定法(冷浸法)测定,不得少于 30.0%。②薄层色谱:以红花对照药材为对照,进行 TLC 鉴别(表 6-3)。

表 6-3 红花的 TLC 鉴别

项目	操作方法
供试品溶液的制备	取本品粉末 0.5g,加 80% 丙酮溶液 5ml,密塞,振摇 15 分钟,静置,取上清液,即得
对照药材溶液的制备	取红花对照药材 0.5g,同法制成对照药材溶液
薄层色谱试验	吸取上述两种溶液各 5μl,分别点于同一硅胶 H 薄层板上,以乙酸乙酯 - 甲酸 - 水 - 甲醇(7:2:3:0.4)为展开剂,展开,取出,晾干
结果判断	供试品色谱中,在与对照药材色谱相应的位置上,应显相同颜色的斑点

【功能主治】 活血通经,散瘀止痛。主治经闭,痛经,恶露不行,癥瘕痞块,胸痹心痛,瘀滞腹痛,胁肋刺痛,跌仆损伤,疮疡肿痛。用量 3~10g。孕妇慎用。

知识链接

掺杂红花及其鉴别

红花的掺杂品通常有三种:一是掺入一些极细的泥沙、糖粉或面粉,用手握之松开后,手上留有少量花粉及一层灰黄色细粉样物,捻之有粗糙感;二是将染色的纸浆切成细丝状,拌入红糖掺入红花中,鉴别时可取少许红花放入水中搅拌,纸浆丝即化为浆;三是将菊花的舌状花染色冒充,仔细观察可见舌状花瓣,用水浸泡红色即褪,水液也会被染成红色。

谷精草 (Eriocauli Flos)

为谷精草科植物谷精草 *Eriocaulon buergerianum* Koern. 的干燥带花茎的头状花序。主产江苏、浙江等地。秋季采收,将花序连同花茎拔出,晒干。

【性状鉴别】 ①头状花序呈半球形,直径 4~5mm。②底部有苞片层层紧密排列,苞片淡黄绿色,有光泽,上部边缘密生白色短毛,花序顶部灰白色,揉碎花序,可见多数黑色花药及细小黄绿色未成熟的果实。③花茎纤细,长短不一,直径不及 1mm,淡黄绿色,有数条扭曲的棱线;质柔软。④气微,味淡(图 6-27)。

图 6-27　谷精草原植物及药材图
1. 原植物　2. 药材

【成分】 含黄酮类化合物。

【功能主治】 疏散风热,明目退翳。主治风热目赤、肿痛羞明,眼生翳膜等。用量 5~10g。

蒲黄 (Typhae Pollen)

为香蒲科植物水烛香蒲 *Typha angustifolia* L.、东方香蒲 *Typha orientalis* Presl 或同属植物的干燥花粉。主产江苏、浙江等地。夏季采收蒲棒上部的黄色雄花序,晒干后碾轧,筛取花粉。剪取雄花后,晒干,成为带雄花的花粉,习称"草蒲黄"。

【性状鉴别】 ①蒲黄:为黄色粉末,体轻,易飞扬,手捻有滑腻感,易附于手指上,放水中则漂浮水面;气微,味淡。②草蒲黄:为蒲黄花粉与花丝、花药的混合物,花丝黄棕色,不光滑(图 6-28)。

以粉细、质轻、色鲜黄、滑腻感强,杂质少(不得过 10%)者为佳。

【显微鉴别】 粉末黄色。花粉粒呈类圆形或椭圆形,直径 17~29μm,表面有网状雕纹,周边轮廓线光滑,呈凸波状或齿轮状,单萌发孔,不甚明显(图 6-29)。

图 6-28　蒲黄原植物及药材图

1. 原植物　2. 药材

【成分】　含异鼠李素 -3-O- 新橙皮苷、香蒲新苷、芸香苷、氨基酸、β- 谷甾醇、无机盐等。按 HPLC 法测定,本品含异鼠李素 -3-O- 新橙皮苷($C_{28}H_{32}O_{17}$)和香蒲新苷($C_{34}H_{42}O_{20}$)的总量不得少于 0.50%。

【功能主治】　止血,化瘀,通淋。主治吐血、衄血、咯血、崩漏、外伤出血、经闭痛经、胸腹刺痛、跌仆肿痛等。用量 5~10g,包煎;外用适量,敷患处。孕妇慎用。

图 6-29　蒲黄花粉粒图

异鼠李素-3-O-新橙皮苷

香蒲新苷

知识链接

掺杂蒲黄

主要有:①掺入玉米面或黄土面:用手捻之有滑腻感,用力捻之则顶手;取少许放入水中,部分会沉入水底(正品水试全部浮于水面)。②掺入粉碎后的蒲棒:呈淡黄色,手捻之有顶手感,置水中多漂浮于水面,在放大镜下可见有大量纤维物(图6-30)。

图 6-30 掺伪蒲黄图

西红花(Croci Stigma)

为鸢尾科植物番红花 *Crocus sativus* L. 的干燥柱头。原产西班牙、伊朗、希腊等地,我国历史上主要依赖进口,又名藏红花、番红花等;我国现已在浙江、江苏、上海等地有栽培。花期摘取柱头,摊放在竹匾内,上盖一张薄吸水纸后晒干,或40~50℃烘干,或在通风处晾干。

【性状鉴别】 ①呈线形,三分枝,长约3cm,暗红色,上部较宽而略扁平,顶端边缘显不整齐的齿状,内侧有一短裂隙,下端有时残留一小段黄色花柱。②体轻,质松软,无油润光泽,干燥后质脆易断。③气特异,微有刺激性,味微苦。④取本品浸水中,可见橙黄色成直线下降,并逐渐扩散,水被染成黄色,无沉淀;柱头呈喇叭状,有短缝;在短时间内,用针拨之不破碎。以柱头色棕红、黄色花柱少、无杂质者为佳(图6-31)。

图 6-31 西红花原植物及药材图
1.原植物 2、3.药材

【显微鉴别】　粉末橙红色。①表皮细胞:表面观长条形,壁薄,微弯曲,有的外壁凸出呈乳头状或绒毛状,表面隐约可见纤细纹理。②柱头顶端表皮细胞:呈绒毛状,表面有稀疏纹理。③草酸钙结晶:聚集于薄壁细胞中,呈颗粒状、圆簇状、梭形或类方形(图 6-32)。

图 6-32　西红花粉末图

1.花粉粒(放大)　2.表皮细胞　3.柱头顶端表皮细胞及绒毛状细胞
4.导管　5.草酸钙结晶

【成分】　含西红花苷Ⅰ、西红花苷Ⅱ、西红花酸等。按 HPLC 法测定(避光操作),本品含西红花苷Ⅰ($C_{44}H_{64}O_{24}$)和西红花苷Ⅱ($C_{38}H_{54}O_{19}$)的总量不得少于 10.0%。

西红花苷Ⅰ

西红花苷Ⅱ

【理化鉴别】　①化学定性:取本品少量,置白瓷板上,加硫酸 1 滴,酸液显蓝色经紫色缓缓变为红褐色或棕色(检查西红花苷和苷元)。②分光光度鉴别法:取本品,置硅胶干燥器中,减压干燥 24 小时,研成细粉,精密称取 30mg,置索氏提取器中,加甲醇

70ml,加热回流至提取液无色,放冷,提取液移置 100ml 量瓶中(必要时滤过),用甲醇分次洗涤提取器,洗液并入同一量瓶中,加甲醇至刻度,摇匀。精密量取 5ml,置 50ml 量瓶中,加甲醇至刻度,摇匀,按分光光度法,在 432nm 波长处测定吸光度,不得低于 0.50。③检查:总灰分不得过 7.5%;取本品 2g,精密称定,在 105℃干燥 6 小时,减失重量不得过 12.0%。④浸出物:按醇溶性浸出物测定法(热浸法)测定,用 30%乙醇作溶剂,不得少于 55.0%。

【功能主治】 活血化瘀,凉血解毒,解郁安神。主治经闭癥瘕,产后瘀阻,温毒发斑,忧郁痞闷,惊悸发狂。用量 1~3g,煎服或沸水泡服。孕妇慎用。

知识链接

西红花伪品及其鉴别

　　本品价格昂贵,伪品或掺伪较多,应注意鉴别。①用莲须、金针菜或菊花染色冒充者,全体呈红色,无黄色部分,用水浸泡,水被染成红色;呈条片状或丝状,而非花柱状或喇叭状(图6-33)。②用印度西朗草苗冒充者,其条粗硬,不呈花柱形,色紫红,无光泽。③用化学纸浆做成丝状,外包一层淀粉,经染色并加少许油质冒充者,浸在水中不成喇叭状,加碘液可变成蓝色。④掺有合成染料或其他色素,则水溶液常呈红色或橙黄色,而非黄色;⑤淀粉及糊精等的掺伪,可用碘试液检识;⑥若有矿物油或植物油掺杂,则在纸上留有油渍;⑦若有甘油、硝酸铵等水溶性物质掺杂,则水溶性浸出物含量增高;⑧掺杂非挥发性盐类,则灰分含量增高。

图 6-33　西红花伪品
1.莲的雄蕊加工品　2.菊花加工品

课堂互动

　　用菊花舌状花加工后冒充西红花,如何鉴别?纸浆与淀粉加工品冒充西红花,如何鉴别?

(林水花　姚腊初　刘平平)

复习思考题

1. 区别下列药材的花粉粒：松花粉；蒲黄；槐花；金银花；红花；丁香；西红花。
2. 简述金银花、丁香、红花及西红花的显微鉴别要点。
3. 如何鉴别西红花的伪品或掺伪品？
4. 说出下列药材粉末中分泌组织、草酸钙结晶及毛茸的有无及类型：丁香；金银花。
5. 简述金银花、丁香与红花的来源与显微鉴别要点。

第七章

果实及种子类中药的鉴定

 学习要点

1. 果实及种子类中药的性状与显微鉴别要点。

2. 五味子、补骨脂、陈皮、吴茱萸、小茴香、山茱萸、栀子、砂仁、肉豆蔻、葶苈子、沙苑子、马钱子、槟榔等药材的来源、性状特征、显微特征、理化鉴别及主成分。

3. 地肤子、木瓜、乌梅、枳壳、化橘红、川楝子、连翘、紫苏子、枸杞子、牛蒡子、柏子仁、苦杏仁、桃仁、酸枣仁、胖大海、菟丝子、天仙子的鉴别要点及与伪品的区别。

果实（fructus）及种子（semen）类中药是指以植物的果实或种子为药用部位的药材。在商品药材中果实与种子常一起入药，如五味子；少数药材以果实的形式贮存、销售，用时再剥去果皮，如砂仁。因此，这两类药材关系密切，但两者属植物的不同器官，果实是受精后的子房发育而成，其中包藏有种子；种子是受精后的胚珠发育而成，两者具有不同的形态和组织构造，故列入一章，并分别加以概述。

第一节 果实类中药的鉴定

果实类中药常采用完全成熟或将近成熟的果实；少数为幼果，如枳实；药用部位包括果穗、完整果实或果实的一部分。如桑椹采用整个果穗，女贞子为完整果实，陈皮为果皮，山茱萸为果肉，甜瓜蒂为带有部分果皮的果柄，柿蒂为果实上的宿萼，橘络为中果皮部分的维管束，樱桃核为核果的果核，谷芽、麦芽则为颖果加工品。

一、性状鉴别

应注意观察其形状、大小、色泽、顶端、基部、表面、质地、断面及气味等特征。其形状常呈类球形或椭圆形，如五味子、山楂等，或半球形或半椭圆形，如枳壳、木瓜等，或圆柱形，如小茴香、鹤虱等。表面常带有附属物，如顶端有花柱基，下部有果柄，或有果柄脱落的痕迹，如枳实，香橼；有的带有宿存的花被，如地肤子；有的可见凹下的油点，如陈皮、吴茱萸；有的可见细皱纹和灰白色小点，如山楂；有的全身被有突起的刺状小点，如金樱子；有的可见纵直棱角，如使君子；伞形科植物的果实，表面常具有隆起的肋线，如小茴香、蛇床子。对于完整的果实，还应剖开果实观察内部的种子数目及着生部位(胎座类型);对于芸香科植物的果实,应重点观察果实中央瓤瓤囊数目,如枳实、香橼等。气味因品种而异,如陈皮有浓郁香气,枸杞子味甜,鸦胆子味极苦,乌梅味极酸等;剧毒中药,如巴豆、马钱子等,尝时应注意安全。

二、显微鉴别

完整的果实由果皮及种子组成,果皮包括外果皮、中果皮和内果皮 3 部分。

1. 外果皮　为果皮的最外层组织,相当于叶的下表皮。通常为 1 列表皮细胞,外被角质层,偶有气孔。表皮有时具有毛茸,多数为非腺毛,少数具腺毛,如吴茱萸;也有的具腺鳞,如蔓荆子;有的在表皮细胞间嵌有油细胞,如五味子。

2. 中果皮　位于外果皮与内果皮之间,相当于叶肉组织。通常较厚,多由薄壁细胞组成,在中部有细小的维管束散在。薄壁细胞有时含淀粉粒,如五味子;有时有石细胞、油细胞、油室或油管等存在,如小茴香的中果皮内可见油管。

3. 内果皮　为果皮的最内层组织,相当于叶的上表皮。大多由 1 列薄壁细胞组成。有的内果皮细胞全为石细胞,如胡椒。伞形科植物果实的内果皮由 5~8 个狭长的薄壁细胞相互并列为一群,各群再以斜角联合呈镶嵌状,称为"镶嵌细胞",如小茴香。

胡椒 (Piperis Fructus)

为胡椒科植物胡椒 *Piper nigrum* L. 的干燥近成熟或成熟果实。主产广东、广西等地。秋末至次春果实呈暗绿色时采收,晒干,为"黑胡椒";果实变红时采收,用水浸渍数日,擦去果肉,晒干,为"白胡椒"。

【性状鉴别】

1. 黑胡椒　①呈球形,直径 3.5~5mm。②表面黑褐色,具隆起网状皱纹,顶端有细小花柱残迹,基部有自果轴脱落的疤痕。③质硬,外果皮可剥离,内果皮灰白色或淡黄色;断面黄白色,粉性,中有小空隙。④气芳香,味辛辣。

2. 白胡椒　表面灰白色或淡黄白色,平滑,顶端与基部间有多数浅色线状条纹。以粒大、饱满、干燥、油性大、气味浓、无杂质者为佳(图 7-1)。

图 7-1　胡椒原植物及药材图
1. 原植物　2. 近成熟的果实　3. 黑胡椒　4. 白胡椒

【成分】 含胡椒碱、胡椒脂碱、胡椒新碱、挥发油等。按 HPLC 法测定,本品含胡椒碱($C_{17}H_{19}NO_3$)不得少于 3.3%。

【功能主治】 温中散寒,下气,消痰。主治胃寒呕吐、腹痛泄泻、食欲不振等。用量 0.6~1.5g。

胡椒碱

荜茇(Piperis Longi Fructus)

为胡椒科植物荜茇 *Piper longum* L. 的干燥近成熟或成熟果穗。主产印尼、菲律宾及我国云南、海南等地。果穗由绿变黑时采收,除去杂质,晒干。

【性状鉴别】 ①呈圆柱形,稍弯曲,由多数小浆果集合而成,长 1.5~3.5cm,直径 0.3~0.5cm。②表面黑褐色或棕色,有斜向排列整齐的小突起,基部有果穗梗残存或脱落。③质硬而脆,易折断,断面不整齐,颗粒状。④小浆果球形。⑤有特异香气,味辛辣。以果穗肥大、色黑褐、质硬脆、杂质少(不得过 3%)、气味浓者为佳(图 7-2)。

图 7-2　荜茇原植物及药材图
1. 原植物　2. 药材

【成分】 含挥发油,油中主要含丁香烯;另含胡椒碱、丁香碱等。按 HPLC 法测定,本品含胡椒碱($C_{17}H_{19}NO_3$)不得少于 2.5%。

【功能主治】 温中散寒,下气止痛。主治脘腹冷痛、呕吐、泄泻、寒凝气滞、胸痹心痛、头痛、牙痛等。用量 1~3g。

火麻仁(Cannabis Fructus)

为桑科植物大麻 *Cannabis sativa* L. 的干燥成熟果实。全国各地均有栽培。秋季果实成熟时采收,除去杂质,晒干。

【性状鉴别】 ①呈卵圆形,长 4~5.5mm,直径 2.5~4mm。②表面灰绿色或灰黄色,

图 7-3　火麻仁原植物及药材图
1. 原植物　2. 药材

有微细的白色或棕色网纹,两边有棱,顶端略尖,基部有 1 圆形果梗痕。③果皮薄而脆,易破碎。④种皮绿色,子叶 2 片,乳白色,富油性。⑤气微,味淡。以颗粒饱满、种仁乳白色者为佳(图 7-3)。

【成分】　种子含胡芦巴碱、L-(d)-异白氨酸、甜菜碱、脂肪油及蛋白质等。

【功能主治】　润肠通便。主治血虚津亏、肠燥便秘。用量 10~15g。

马兜铃 (Aristolochiae Fructus)

为马兜铃科植物北马兜铃 *Aristolochia contorta* Bge. 或马兜铃 *Aristolochia debilis* Sieb. et Zucc. 的干燥成熟果实。前者主产东北、河北等地;后者主产江苏、安徽等地。秋季果实由绿变黄时采收,干燥。

【性状鉴别】　①呈卵圆形,长 3~7cm,直径 2~4cm。②表面黄绿色、灰绿色或棕褐色,有纵棱线 12 条,由棱线分出多数横向平行的细脉纹,顶端平钝,基部有细长果梗。③果皮轻而脆,易裂为 6 瓣,果梗也分裂为 6 条。④果皮内表面平滑而带光泽,有较密的横向脉纹;果实分 6 室,每室种子多数,平叠整齐排列。⑤种子扁平而薄,钝三角形或扇形,边缘有翅,淡棕色。⑥气特异,味微苦(图 7-4)。

【成分】　含马兜铃酸、挥发油等。马兜铃酸中的主要毒性成分为马兜铃酸 I 和马兜铃酸 II,其中马兜铃酸 I（$C_{17}H_{11}NO_7$）是马兜铃属植物中毒性最强的成分。

Aristolochic acid I (M.W.=341.0)

马兜铃酸 I

Aristolochic acid II (M.W.=311.0)

马兜铃酸 II

图 7-4　马兜铃原植物及药材图

1. 原植物（马兜铃）　2. 花　3. 近成熟果实　4. 药材（果实）　5. 药材（种子）

【功能主治】　清肺降气，止咳平喘，清肠消痔。主治肺热咳喘、痰中带血、肠热痔血、痔疮肿痛等。用量 3~9g。本品含马兜铃酸，可引起肾脏损害等不良反应，儿童及老年人慎用，孕妇、婴幼儿及肾功能不全者禁用。

　知识链接

马兜铃常见伪品及其鉴别

马兜铃的伪品或掺伪品主要有两类：①百合科植物野百合 *Lilium duchartrei* Franch.、麝香百合 *Lilium longiflorum* Thunb. 等的果实。果实具纵棱线 6 条，成熟后由顶端 3 瓣裂，果柄不分裂；种子卵形，半圆形，具透明的翅。②葫芦科马铜铃 *Hemsleya graciliflora*（Harms）Cogn 的果实。呈圆锥形，表面黄绿色或黄棕色，有纵线纹，顶端多开裂成一三角形孔，基部有纤细果柄，但不裂开，一室，种子数枚，不成列，种子扁平长椭圆形，具翅，一端有缺刻，灰褐色或棕色；体轻质脆；气微，味苦。

【附药】

1. 天仙藤　为马兜铃或北马兜铃的干燥地上部分。秋季采割，除去杂质，晒干。茎呈细长圆柱形，略扭曲；表面黄绿色或淡黄褐色，有纵棱及节，节间不等长；质脆，易折断，断面有数个大小不等的维管束；叶互生，多皱缩、破碎，完整叶片呈三角状卵形，基部心形，暗绿色或淡黄褐色，基生叶叶脉明显，叶柄细长；气清香，味淡。功能行气活血，通络止痛。本品含马兜铃酸，可引起肾脏损害等不良反应；儿童及老年人慎用，孕妇、婴幼儿及肾功能不全者禁用。按 HPLC 法测定，含马兜铃酸 I（$C_{17}H_{11}NO_7$）不得过 0.01%。

2. 青木香　为马兜铃或北马兜铃的干燥根。因含马兜铃酸，具肾毒性，故《中国药典》已不再收载其供药用。凡成方制剂中含"青木香"者，以"土木香"代替。

地肤子（Kochiae Fructus）

为藜科植物地肤 *Kochia scoparia*（L.）Schrad. 的干燥成熟果实。主产山东、江苏等地。秋季果实成熟时采收植株，晒干，打下果实，除去杂质。

【性状鉴别】　①呈扁球状五角星形，直径 1~3mm。②外被宿存花被，表面灰绿色或浅棕色，周围有膜质小翅 5 枚，背面中心有微突起的点状果梗痕及放射状脉纹 5~10条。③剥离花被，可见膜质果皮，半透明，种子扁卵形，长约 1mm，黑色，形似芝麻。④气微，味微苦。以身干、饱满、色灰绿、杂质少者为佳（图 7-5）。

图 7-5　地肤子原植物及药材图
1. 原植物　2. 药材

【成分】　含多种地肤子皂苷、挥发油等。按 HPLC 法测定，本品含地肤子皂苷 Ic（$C_{41}H_{64}O_{13}$）不得少于 1.8%。

【功能主治】　清热利湿，祛风止痒。主治小便涩痛、阴痒带下、风疹、湿疹、皮肤瘙痒等。用量 9~15g；外用适量。

知识链接

地肤子伪品、掺伪品及其鉴别

近年来，市场有多种伪品或掺伪品出现，主要有：①灰菜子：为藜科植物藜 *Chenopodium album* L. 的干燥成熟果实。胞果呈扁平五角形，黄绿色，无翅，种子半球形，黑色，直径0.5~0.8mm；放大镜下观察，种子表面呈放射形点状纹理，内有黄白色环状弯曲的胚；②草木樨：

为豆科植物草木樨 *Melilotus suaveolens* Ledeb. 的干燥成熟果实。荚果呈倒卵形,近黑色,宿存花萼长为果实的 1/3 或 1/2 ;种子呈卵圆形,种皮不易搓揉剥离,长约 2 mm,宽 1~1.5mm。③岗松:为桃金娘科植物岗松 *Baeckea frutescens* L. 的蒴果。呈钟形,带有细小果柄,萼筒直径约 2mm,萼先端具 5 裂片,常向内卷;子房 3 室,中央伸出细长的宿存花柱;种子常脱落,有的可见种子多数,细小,扁卵形,红黄色,质硬脆;搓之有特殊香气,味涩而辛。

预知子(Akebiae Fructus)

为木通科植物木通 *Akebia quinata* (Thunb.) Decne.、三叶木通 *Akebia trifoliata* (Thunb.) Koidz. 或白木通 *Akebia trifoliata* (Thunb.) Koidz. var. *australis* (Diels) Rehd. 的干燥近成熟果实。主产江苏、湖南等地。夏、秋二季果实绿黄时采收,晒干,或置沸水中略烫后晒干。

【性状鉴别】　①呈肾形或长椭圆形,稍弯曲,长 3~9cm,直径 1.5~3.5cm。②表面黄棕色或黑褐色,有不规则的深皱纹,顶端钝圆,基部有果梗痕。③质硬,破开可见淡黄色或黄棕色果瓤;种子多数,扁长卵形,黄棕色或紫褐色,具光泽,有条状纹理。④气微香,味苦。以饱满、干燥、质重、色黄、皮皱、气味浓者为佳(图 7-6)。

图 7-6　预知子原植物及药材图
1. 原植物(示果实)　2. 药材

【成分】　含常春藤皂苷、油酸甘油酯、亚麻酸甘油酯等。按 HPLC 法测定,本品含 α- 常春藤皂苷($C_{41}H_{66}O_{12}$)不得少于 0.20%。

【功能主治】　疏肝理气,活血止痛,散结,利尿。主治脘胁胀痛、痛经经闭、痰核痞块、小便不利等。用量 3~9g。

五味子(Schisandrae Chinensis Fructus)

为木兰科植物五味子 *Schisandra chinensis* (Turcz.) Baill. 的干燥成熟果实,习称"北五味子"。主产东北。秋季果实成熟时采摘,晒干或蒸后晒干,除去果梗及杂质。

【性状鉴别】

1. 药材　①呈不规则的球形或扁球形,直径 5~8mm。②表面红色、紫红色或暗红色,皱缩,油润,有的表面呈黑红色或出现"白霜"。③果肉柔软,种子 1~2 粒,肾形,表面棕黄色,有光泽,种皮薄而脆。④果肉气微,味酸,种子破碎后,有香气,味辛、微苦。以粒大、果皮紫红、肉厚、柔润、杂质少(不得过 1%)者为佳(图 7-7)。

图 7-7　五味子原植物及药材图
1. 原植物　2. 药材

2. 醋五味子　形如五味子,乌黑色,油润,稍有光泽;有醋香气。

课堂互动

如何区分五味子与染色南五味子

因五味子价格高于南五味子数倍,市场常有以南五味子经染色假冒五味子现象,如何鉴别?

【显微鉴别】

1. 横切面　①外果皮为 1 列方形或长方形细胞,壁稍厚,外被角质层,散有油细胞。②中果皮薄壁细胞 10 余列,含淀粉粒(醋五味子淀粉粒已糊化),散有小型外韧型维管束。③内果皮为 1 列小方形薄壁细胞。④种皮最外层为 1 列径向延长的石细胞,壁厚,纹孔及孔沟细密,其下为数列类圆形、三角形或多角形石细胞,纹孔较大。⑤石细胞层下为数列薄壁细胞,种脊部位有维管束。⑥油细胞层为 1 列长方形细胞,内含棕黄色油滴,再下为 3~5 列小型细胞。⑦种皮内表皮为 1 列小细胞,壁稍厚。⑧胚乳细胞含脂肪油滴和糊粉粒(图 7-8)。

2. 粉末　暗紫色。①种皮表皮石细胞:表面观呈多角形或长多角形,直径 18~50μm,壁厚,孔沟极细密,胞腔内含深棕色物。②种皮内层石细胞:呈多角形、类圆形或不规则形,直径约至 83μm,壁稍厚,纹孔较大。③果皮表皮细胞:表面观类多角形,垂周壁略呈连珠状增厚,表面有微细的角质线纹,表皮中散有油细胞。④中果皮细胞:皱缩,含暗棕色物,并含淀粉粒(醋五味子淀粉粒已糊化)(图 7-9)。

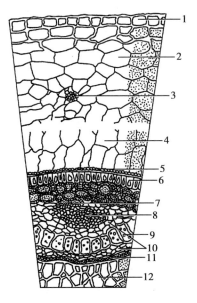

图 7-8 五味子横切面图
1. 外果皮 2. 中果皮 3. 维管束
4. 中果皮薄壁组织 5. 内果皮
6. 种皮石细胞 7. 纤维束 8. 种脊维
管束 9. 油细胞 10. 薄壁组织
11. 种皮内表皮组织 12. 胚乳细胞

图 7-9 五味子粉末图
1. 果皮碎片(示分泌细胞及角质层纹理)
2. 种皮外层石细胞 3. 种皮内层石细胞 4. 胚乳细胞
5. 淀粉粒 6. 中果皮碎片

【成分】 含五味子醇甲、五味子素、新五味子素、五味子酯甲、挥发油、有机酸及脂肪油等。按 HPLC 法测定,本品含五味子醇甲($C_{24}H_{32}O_7$)不得少于 0.40%。

五味子醇甲   五味子酯甲

【理化鉴别】

1. 检查 水分不得过 16.0%(烘干法);总灰分不得过 7.0%。

2. 薄层色谱 以五味子对照药材、五味子甲素对照品为对照,进行 TLC 鉴别(表 7-1)。

【功能主治】 收敛固涩,益气生津,补肾宁心。主治久嗽虚喘、梦遗滑精、遗尿尿频、久泻不止、自汗盗汗、津伤口渴、内热消渴、心悸失眠等。用量 2~6g。

表 7-1 五味子的 TLC 鉴别

项目	操作方法
供试品溶液的制备	取本品粉末 1g,加三氯甲烷 20ml,加热回流 30 分钟,滤过,滤液蒸干,残渣加三氯甲烷 1ml 使溶解,即得
对照药材溶液的制备	取五味子对照药材 1g,同法制成对照药材溶液
对照品溶液的制备	取五味子甲素对照品,加三氯甲烷制成每 1ml 含 1mg 的溶液,即得
薄层色谱试验	吸取上述 3 种溶液各 2μl,分别点于同一硅胶 GF$_{254}$ 薄层板上,以石油醚(30~60℃)-甲酸乙酯 - 甲酸(15:5:1)的上层溶液为展开剂,展开,取出,晾干,置紫外光灯(254nm)下检视
结果判断	供试品色谱中,在与对照药材和对照品色谱相应的位置上,应显相同颜色的斑点

 知识链接

五味子伪品及其鉴别

五味子的伪品主要有:①苦参子:为豆科植物苦参 *Sophora flavescens* Ait. 的种子。外表皮有网纹,味极苦。②翼梗五味子:为木兰科植物翼梗五味子 *Schisandra henryi* Clark 的干燥果实。果肉薄,内含种子 1~2 粒,球状肾形,种皮表面具多数细小的乳头状或小疣状突起。③山葡萄:为葡萄科植物山葡萄 *Vitis amurensis* Rupr. 的干燥果实。表面皱缩,无光泽;种子 2~4 粒,卵形,基部略呈喙状,背侧有脐状突起,腹面具 2 沟;味酸,微甜。此外,尚有同属华中五味子、红花五味子、滇藏五味子、披针叶五味子、毛叶五味子、绿五味子等多种植物的成熟果实混充作五味子药用,应注意鉴别。

【附药】 南五味子:为木兰科植物华中五味子 *Schisandra sphenanthera* Rehd. et Wils. 的干燥成熟果实。药材呈球形或扁球形,直径 4~6mm;表面棕红色至暗棕色,干瘪,皱缩,果肉常紧贴于种子上;种子 1~2 枚,肾形,表面棕黄色,有光泽,种皮薄而脆;果肉气微,味微酸。主要含五味子酯甲等成分,含五味子酯甲(C$_{30}$H$_{32}$O$_9$)不得少于 0.20%。性味、功能同五味子(图 7-10)。

图 7-10 南五味子原植物及药材图
1. 原植物 2. 药材

路路通（Liquidambaris Fructus）

路路通的性状观察

为金缕梅科植物枫香树 *Liquidambar formosana* Hance 的干燥成熟果序。主产江苏、浙江等地。冬季果实成熟后采收，除去杂质，干燥。

【性状鉴别】 ①为聚花果，由多数小蒴果集合而成，呈球形，直径 2~3cm。基部有总果梗。②表面灰棕色或棕褐色，有多数尖刺及喙状小钝刺，常折断，小蒴果顶部开裂，呈蜂窝状小孔。③体轻，质硬，不易破开。④气微，味淡（图 7-11）。

图 7-11 路路通原植物及药材图
1. 原植物 2. 药材

【成分】 含路路通酸、苏合香素等。按 HPLC 法测定，本品含路路通酸（$C_{30}H_{46}O_3$）不得少于 0.15%。

【功能主治】 祛风活络，利水，通经。主治关节痹痛、麻木拘挛、水肿胀满、乳少、经闭等。用量 5~10g。

路路通酸

课堂互动

枫香树的药用部位有哪些?

查阅相关资料，说出枫香树有哪些部位供作药用? 药材名称及主要疗效是什么?

覆盆子（Rubi Fructus）

为蔷薇科植物华东覆盆子 *Rubus chingii* Hu 的干燥果实。主产于浙江、湖北等地。夏初果实由绿变绿黄时采收，除去梗、叶，置沸水中略烫或略蒸，取出，干燥。

【性状鉴别】　①为聚合果,由多数小核果聚合而成,呈圆锥形或扁圆锥形("牛奶头"状),高0.6~1.3cm,直径0.5~1.2cm。②表面黄绿色或淡棕色,顶端钝圆,基部中心凹入;宿萼棕褐色,下有果梗痕;小果易剥落,呈半月形,背面密被灰白色茸毛,两侧有明显的网纹,腹部有突起的棱线。③体轻,质硬。④气微,味微酸涩。以粒大饱满、身干、质坚实、色黄绿、酸涩味浓、无杂质者为佳(图7-12)。

图7-12　覆盆子原植物及药材图
1.原植物(示果实)　2.药材

【成分】　含有机酸、挥发油、糖类、山奈酚-3-O-芸香糖苷、β-谷甾醇、胡萝卜苷、椴树苷等。有机酸主要为鞣花酸、对羟基苯甲酸、没食子酸等。按HPLC法测定,本品含鞣花酸($C_{14}H_6O_8$)不得少于0.20%,含山奈酚-3-O-芸香糖苷($C_{27}H_{30}O_{15}$)不得少于0.03%。

【功能主治】　益肾固精缩尿,养肝明目。主治遗精滑精、遗尿尿频、阳痿早泄、目暗昏花等。用量6~12g。

　知识链接

覆盆子的混用品

全国各地有同属多种植物的果实误作覆盆子药用,如山莓 *Rubus corchorifolius* L.、桉叶悬钩子 *Rubus eucalyptus* Focke、锦果悬钩子 *Rubus lasiostylus* Focke、悬钩子 *Rubus corchorifolius* L. f. 等,应注意鉴别。

木瓜(Chaenomelis Fructus)

为蔷薇科植物贴梗海棠 *Chaenomeles speciosa* (Sweet) Nakai 的干燥近成熟果实。主产安徽、湖北。夏秋间果实绿黄时采收,置沸水中烫至外皮灰白色,对半纵剖,晒干。

木瓜的性状观察

【性状鉴别】

1. 药材　①长圆形,多纵剖成两半,长 4~9cm,宽 2~5cm,厚 1~2.5cm。②外表面紫红色或红棕色,有不规则的深皱纹,习称"皱皮木瓜";剖面边缘向内卷曲,果肉红棕色,中心部分凹陷,棕黄色。③种子扁长三角形,多脱落。④质坚硬。⑤气微清香,味酸。以质坚实、肉厚、色紫红、味酸者为佳。

2. 饮片　呈类月牙形薄片;外表紫红色或红棕色,有不规则的深皱纹,切面棕红色;气微清香,味酸(图 7-13)。

图 7-13　木瓜原植物及药材图
1. 原植物　2. 果实　3. 药材(个子)　4. 药材(饮片)

【显微鉴别】　粉末:黄棕色至棕红色。①石细胞:较多,成群或散在,无色、淡黄色或橙黄色,圆形、长圆形或类多角形,直径 20~82μm,层纹明显,孔沟细,胞腔含棕色或橙红色物质。②中果皮薄壁细胞:类圆形,淡黄色或浅棕色,偶含细小草酸钙方晶。③外果皮细胞:类多角形,内含(红)棕色物质(图 7-14)。

【成分】　含有机酸类、酶类、维生素类、微量元素、齐墩果酸、熊果酸等。按 HPLC 法测定,本品含齐墩果酸($C_{30}H_{48}O_3$)和熊果酸($C_{30}H_{48}O_3$)的总量不得少于 0.50%。

齐墩果酸　　　　　　　　　　　　熊果酸

图 7-14　木瓜粉末图
1. 石细胞　2. 中果皮薄壁细胞　3. 草酸钙方晶　4. 外果皮表皮细胞　5. 导管

【理化鉴别】　①水分:不得过 15.0%(烘干法)。②总灰分:不得过 5.0%。③酸度:取本品粉末 5g,加水 50ml,振摇,放置 1 小时,滤过,滤液按 pH 值测定法测定,pH 值应为 3.0~4.0。④浸出物:按醇溶性浸出物测定法(热浸法)测定,用乙醇作溶剂,不得少于 15.0%。⑤薄层色谱:以木瓜对照药材、熊果酸对照品为对照,进行 TLC 鉴别(表 7-2)。

表 7-2　木瓜的 TLC 鉴别

项目	操作方法
供试品溶液的制备	取本品细粉 1g,加三氯甲烷 10ml,超声处理 30 分钟,滤过,滤液蒸干,残渣加甲醇 - 三氯甲烷(1∶3)混合液 2ml 使溶解,即得
对照药材溶液的制备	取木瓜对照药材 1g,同法制成对照药材溶液
对照品溶液的制备	取熊果酸对照品,加甲醇制成每 1ml 含 0.5mg 的溶液,即得
薄层色谱试验	吸取上述三种溶液各 1~2μl,分别点于同一硅胶 G 薄层板上,以环己烷 - 丙酮 - 乙酸乙酯 - 甲酸(6∶1∶0.5∶0.1)为展开剂,展开,取出,晾干,喷以 10% 硫酸乙醇溶液,在 105℃加热至斑点显色清晰,分别置日光和紫外光灯(365nm)下检视
结果判断	供试品色谱中,在与对照药材色谱相应的位置上,分别显相同颜色的斑点和荧光斑点;在与对照品色谱相应的位置上,显相同的紫红色斑点和橙黄色荧光斑点

【功能主治】　舒筋活络,和胃化湿。主治湿痹拘挛、腰膝关节酸重疼痛、暑湿吐泻、转筋挛痛、脚气水肿等。用量 6~9g。

知识链接

木瓜伪品及其鉴别

　　主要有：①西藏木瓜：为同属植物西藏木瓜 *Chaenomeles thibetica* Yu 的干燥近成熟果实。多纵切成 2~4 瓣；表面红棕色或灰褐色，饱满或稍带皱缩；剖开面果肉较薄且松软；种子密集，每室25~30 粒，红棕色，扁平三角形；气特异，味极酸。②小木瓜：为蔷薇科植物云南木多依 *Docynia delavayi* (Franch.) Schneid 的干燥近成熟果实。个较小，呈类长条形或圆形厚片；切面棕红色或黄棕色，粗糙不平，边缘多内卷，中间果核脱落而成中空的 5 环状，周边红棕色或棕褐色，具不规则皱纹，略具光泽；果梗基部有黄色绒毛；种子扁小而窄；质硬，易折断；气微，味酸、涩、微甜。

　　【附药】　光皮木瓜：为同属植物木瓜（榠楂）*Chaenomeles sinensis* (Thouin) Koehne 的干燥近成熟果实。药材多纵剖为 2~4 瓣，外表红棕色，光滑无皱或稍粗糙，剖开面较饱满，果肉粗糙，显颗粒性；种子多数密集，扁三角形；气微，果肉微酸涩，嚼之有沙粒感；果肉横切面可见花托部分皮层占整个果肉厚度的 2/3 以上（图 7-15）。

图 7-15　光皮木瓜原植物及药材图
1. 原植物　2. 药材

山楂（Crataegi Fructus）

　　为蔷薇科植物山里红 *Crataegus pinnatifida* Bge. var. *major* N. E. Br. 或山楂 *Crataegus pinnatifida* Bge. 的干燥成熟果实。主产山东、河北等地。秋季果实成熟时采收，切片，干燥。

山楂的性状观察

　　【性状鉴别】

　　1. 药材　①为圆形片，皱缩不平，直径 1~2.5cm，厚 0.2~0.4cm。②外皮红色，具皱纹，有灰白色小斑点。③果肉深黄色至浅棕色，中部横切片具 5 粒浅黄色果核，多脱落。④气微清香，味酸、微甜。以片大、皮红、肉厚者为佳（图 7-16）。

图 7-16 山楂(山里红)原植物及药材图
1. 原植物 2. 药材

2. 饮片 ①炒山楂:形如山楂片,果肉黄褐色,偶见焦斑;气清香,味酸、微甜。②焦山楂:形如山楂片,表面焦褐色,内部黄褐色;有焦香气(图 7-17)。

图 7-17 焦山楂饮片图

【成分】 含山楂酸、枸橼酸、槲皮素、金丝桃苷、绿原酸、熊果酸等。本品含有机酸以枸橼酸($C_6H_8O_7$)计,药材不得少于 5.0%,炒山楂及焦山楂不得少于 4.0%。

【功能主治】 消食健胃,行气散瘀,化浊降脂。主治肉食积滞、胃脘胀满、泻痢腹痛、瘀血经闭、产后瘀阻、心腹刺痛、胸痹心痛、疝气疼痛、高脂血症等。焦山楂消食导滞作用增强,主治肉食积滞,泻痢不爽。用量 9~12g。

【附药】

1. 南山楂 为同属植物野山楂 *Crataegus cuneata* Sieb.et Zucc. 的干燥成熟果实。主产江苏、浙江等地,均为野生。果实类球形,较小,有的压成饼状,常有种子露出;表面棕色至棕红色,有细纹和灰白色小点,有宿萼痕迹;质坚硬,核大,果肉薄;气微,味酸、微涩。

2. 山楂叶 为山里红或山楂的干燥叶。药材多已破碎,完整者展平后呈宽卵形,绿色至棕黄色,先端渐尖,基部宽楔形,具 2~6 羽状裂片,边缘具尖锐重锯齿;叶柄长 2~6cm,托叶卵圆形至卵状披针形;气微,味涩、微苦。主要含黄酮及金丝桃苷等成分。功能活血化瘀,理气通脉,化浊降脂。

乌梅(Mume Fructus)

为蔷薇科植物梅 *Prunus mume*(Sieb.)Sieb. et Zucc. 的干燥近成熟果实。主产四川、浙江等地。夏季果实近成熟时采收,低温烘干后闷至色变黑。

乌梅的性状观察

【性状鉴别】

1. 药材 ①呈类球形或扁球形,直径 1.5~3cm。②表面乌黑色或棕黑色,皱缩不平,基部有圆形果梗痕。③果核坚硬,椭圆形,棕黄色,表面有凹点。④种子扁卵形,淡黄色。⑤气微,味极酸。以个大、肉厚、外色乌黑、酸味浓者为佳(图 7-18)。

图 7-18 乌梅原植物及药材图
1. 原植物 2. 药材

2. 饮片 ①乌梅肉:无果核及种子。②乌梅炭:形如乌梅,皮肉鼓起,表面焦黑色;味酸略有苦味。

【显微鉴别】 粉末红棕色。①非腺毛:多为单细胞,稍弯曲或作钩状,胞腔多含黄棕色物。②纤维:单个或数个成束,长梭形。③石细胞:内果皮石细胞极多,单个散在或数个成群,几无色或淡绿黄色,类多角形、类圆形或长圆形,壁厚,孔沟细密,常内含红棕色物;种皮石细胞棕黄色或棕红色,侧面观呈贝壳形、盔帽形或类长方形,底部较宽,外壁呈半月形或圆拱形,层纹细密。④果皮表皮细胞:淡黄棕色,表面观呈类多角形,壁稍厚,可见非腺毛或毛茸脱落后的痕迹。⑤中果皮细胞:有时含草酸钙簇晶(图 7-19)。

【成分】 含苦杏仁苷、枸橼酸、苹果酸、熊果酸等。按 HPLC 法测定,药材含枸橼酸($C_6H_8O_7$)不得少于 12.0%;饮片不得少于 6.0%。

【理化鉴别】 ①检查:水分不得过 16.0%(烘干法);总灰分不得过 5.0%。②浸

图 7-19 乌梅粉末图

1. 非腺毛 2. 纤维 3. 石细胞 4. 果皮表皮细胞
5. 草酸钙簇晶 6. 子叶细胞

出物:按水溶性浸出物测定法(热浸法)测定,药材不得少于 24.0%;饮片不得少于 18.0%。③薄层色谱:以乌梅对照药材、熊果酸对照品为对照,进行 TLC 鉴别(表 7-3)。

表 7-3 乌梅的 TLC 鉴别

项目	操作方法
供试品溶液的制备	取本品粉末 5g,加甲醇 30ml,超声处理 30 分钟,滤过,滤液蒸干,残渣加水 20ml 使溶解,加乙醚振摇提取 2 次,每次 20ml,合并乙醚液,蒸干,残渣用石油醚(30~60℃)浸泡 2 次,每次 15ml(浸泡约 2 分钟),倾去石油醚,残渣加无水乙醇 2ml 使溶解,即得
对照药材溶液的制备	取乌梅对照药材 5g,同法制成对照药材溶液
对照品溶液的制备	取熊果酸对照品,加无水乙醇制成每 1ml 含 0.5mg 的溶液,即得
薄层色谱试验	吸取上述三种溶液各 1~2μl,分别点于同一硅胶 G 薄层板上,以环己烷 - 三氯甲烷 - 乙酸乙酯 - 甲酸(20:5:8:0.1)为展开剂,展开,取出,晾干,喷以 10% 硫酸乙醇溶液,在 105℃加热至斑点显色清晰
结果判断	供试品色谱中,在与对照药材色谱及对照品色谱相应的位置上,应显相同颜色的斑点

【功能主治】 敛肺,涩肠,生津,安蛔。主治肺虚久咳、久泻久痢、虚热消渴、蛔厥呕吐腹痛等。用量 6~12g。

知识链接

乌梅掺伪品及其鉴别

主要有:同属植物开展樱桃李 *Prunus cerasifera* Ehrh. var. *divaricata*（Ledeb.）L. H. Bailey、杏 *Prunus armeniaca* L. 或山杏 *Prunus armeniaca* L. var. ansu Maxim. 的果实加工品。前者直径小于 1.5cm，表面紫褐色，无毛，果核表面无凹点;后两者呈扁球形，直径在 1.5cm 以上，表面灰棕色，被毛，果核近平滑，种子扁心形。

金樱子（Rosae Laevigatae Fructus）

为蔷薇科植物金樱子 *Rosa laevigata* Michx. 的干燥成熟果实。主产广东、江西等地。10~11 月果实成熟变红时采收，干燥，除去毛刺。

【性状鉴别】

1. 药材　①为花托发育而成的假果，呈倒卵形，长 2~3.5cm，直径 1~2cm。②表面红黄色或红棕色，有突起的棕色小点;顶端有盘状花萼残基，中央有黄色柱基，下部渐尖。③质硬，切开后，花托壁内有多数坚硬的小瘦果，内壁及瘦果均有淡黄色绒毛。④气微，味甘、微涩。以个大、肉厚、色红、有光泽、去净刺者为佳（图 7-20）。

图 7-20　金樱子原植物及药材图
1. 原植物　2. 药材

2. 金樱子肉　为倒卵形纵剖瓣;花托壁内面淡黄色，偶有残存绒毛。

【成分】　含金樱子多糖、苹果酸、枸橼酸、鞣质等。按紫外 - 可见分光光度法测定，本品金樱子肉含金樱子多糖以无水葡萄糖（$C_6H_{12}O_6$）计，不得少于 25.0%。

【功能主治】　固精缩尿，固崩止带，涩肠止泻。主治遗精滑精、遗尿尿频、崩漏带下、久泻久痢等。用量 6~12g。

金樱子混用品

部分地区曾以美蔷薇 *Rosa bella* Rehd. et Wils. 的果实作金樱子用,应注意鉴别。美蔷薇为花托发育成的假果,呈长卵形或圆球形;表面橙红色至深红色,稍具光泽,皱纹明显,无刺,上端留有花萼残基;切开后,假果皮内壁附有光亮的金黄色绒毛,含有 10~20 粒瘦果,瘦果卵形有棱,表面淡黄色,光滑无毛,质坚,内含种子 1 粒;气微,味微甜略酸。

补骨脂(Psoraleae Fructus)

实验　补骨脂的显微鉴定

为豆科植物补骨脂 *Psoralea corylifolia* L. 的干燥成熟果实。主产四川、河南等地。秋季果实成熟时采收果序,晒干,搓出果实,除去杂质。

【性状鉴别】

1. 药材　①呈肾形,略扁,长 3~5mm,宽 2~4mm,厚约 1.5mm。②表面黑色、黑褐色或灰褐色,具细微网状皱纹;顶端钝圆,有一小突起,凹侧有果梗痕。③质硬;果皮薄,与种子不易分离,种子 1 枚,子叶 2,黄白色,有油性。④气香,味辛、微苦。以粒大、饱满、身干、杂质少(不得过 5%)、色黑、气味浓者为佳(图 7-21)。

图 7-21　补骨脂原植物及药材图
1. 原植物　2. 药材

2. 盐补骨脂　形如补骨脂。表面黑色或黑褐色,微鼓起;气微香,味微咸(图 7-22)。

【显微鉴别】

1. 果实(中部)横切面　①果皮表皮细胞 1 列,凹陷处表皮下有众多扁圆形壁内腺。②中果皮薄壁组织中有小型外韧型维管束,薄壁细胞含有草酸钙小柱晶。③种皮外表皮为 1 列栅状细胞,其内为 1 列哑铃状支持细胞。④种皮薄壁组织中有小型维管束。⑤色素细胞 1 列,与种皮内表皮细胞相邻。⑥子叶细胞充满糊粉粒与油滴(图 7-23)。

图 7-22　盐补骨脂药材图

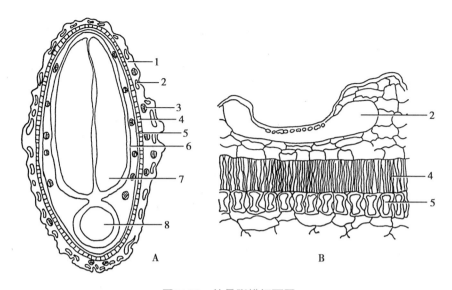

图 7-23 补骨脂横切面图

A. 横切面简图 B. 果皮及种皮横切面详图

1. 果皮 2. 壁内腺 3. 维管束 4. 种皮外表皮 5. 种皮下皮(支持细胞)

6. 种皮内表皮 7. 子叶 8. 胚根

2. 果皮表面制片 ①壁内腺:类圆形,直径 60~400μm,表皮细胞多达数十个至百个,中心细胞较小,多角形,周围细胞径向延长,辐射状排列,腺体腔内有众多油滴。②非腺毛:顶端细胞特长,胞壁密布疣点。③腺毛多呈梨形,腺柄短,多单细胞,腺头多细胞或单细胞。④气孔:平轴式,表皮细胞具条状角质纹。⑤果皮细胞:含草酸钙小柱晶及小方晶(图 7-24)。

图 7-24 补骨脂果皮表面及解离组织图

1. 壁内腺表面观 2. 非腺毛 3. 腺毛 4. 支持细胞顶面观 5. 支持细胞侧面观 6. 表皮及气孔

7. 草酸钙结晶 8. 种皮栅状细胞侧面观 9. 种皮栅状细胞顶面观 10. 萼片微管束纤维

3. 粉末与解离组织 ①种皮栅状细胞:细胞壁呈"V"字形增厚,侧面观有纵沟纹,光辉带1条,位于上侧近边缘处,顶面观多角形,胞腔极小,孔沟细,底面观呈圆多角形,胞腔含红棕色物。②支持细胞:侧面观哑铃状,顶面观类圆形。③壁内腺(内生腺体):多破碎,完整者类圆形,由十数个至数十个纵向延长呈放射状排列的细胞构成。④草酸钙晶体:柱晶小,成片存在于中果皮细胞中。另有子叶细胞及非腺毛碎片等(图7-24)。

【成分】 含补骨脂素、异补骨脂素、补骨脂酚等。按 HPLC 法测定,本品含补骨脂素($C_{11}H_6O_3$)和异补骨脂素($C_{11}H_6O_3$)的总量不得少于0.70%。

补骨脂素   异补骨脂素

【理化鉴别】 ①水分(烘干法):药材不得过9.0%;饮片不得过7.5%;②总灰分:药材不得过8.0%;饮片不得过8.5%。③薄层色谱:以补骨脂素、异补骨脂素对照品为对照,进行 TLC 鉴别(表7-4)。

表7-4 补骨脂的 TLC 鉴别

项目	操作方法
供试品溶液的制备	取本品粉末0.5g,加乙酸乙酯20ml,超声处理15分钟,滤过,滤液蒸干,残渣加乙酸乙酯1ml使溶解,即得
对照品溶液的制备	取补骨脂素对照品、异补骨脂素对照品,加乙酸乙酯制成每1ml各含2mg的混合溶液,即得
薄层色谱试验	吸取上述两种溶液各2~4μl,分别点于同一硅胶 G 薄层板上,以正己烷-乙酸乙酯(4:1)为展开剂,展开,取出,晾干,喷以10%氢氧化钾甲醇溶液,置紫外光灯(365nm)下检视
结果判断	供试品色谱中,在与对照品色谱相应的位置上,应显相同的两个荧光斑点

【功能主治】 温肾助阳,纳气平喘,温脾止泻;外用消风祛斑。主治肾阳不足、阳痿遗精、遗尿尿频、腰膝冷痛、肾虚作喘、五更泄泻等;外用治白癜风,斑秃。用量6~10g。

知识链接

补骨脂伪品及其鉴别

主要有:①醉仙桃种子:为茄科植物曼陀罗 *Datura metal* L. 或毛曼陀罗 *Datura innoxia* Mil1. 的干燥果实。呈肾形或三角形,宽3~4mm,厚1~1.6mm,略有光泽,可见网状纹理及密集的针点状凹痕,种子凹侧有明显的黄白色点状种脐,质硬;剖开后可见胚乳中包含有两片瘦长弯曲的子叶;气微,味苦。②南洋金花种子:为茄科植物白花曼陀罗 *Datura stramonium* L. 的种子。呈类三角状肾形,扁平,一边较厚,一边较薄,侧面观呈楔形,直径约 3mm;表面褐色至黑色,具明显凹凸网状纹理;质坚硬,味苦。③苘麻子:为锦葵科植物苘麻 *Abutilon theophrastii* Medic. 的干燥成熟种子。种子呈三角状肾形,长约 3.5~6mm,宽 2.5~4.5mm,厚 2mm;表面灰褐色,有白色稀疏短毛;一端长而尖,另一端短而略圆,中央凹陷处有淡棕色线形种脐,四周有放射状细纹;气微,味淡。④猪屎豆:为豆科植物猪屎豆 *Crotalaria mucronata* Desv. 的种子。种子呈三角状肾形,多数较饱满,少数略扁;长约 2.5~3mm,宽 2~2.5mm;表面黄绿色或黄棕色,有较明显的黑色花纹;一侧中央凹陷成三角形,其为种脐着生处;气微,味淡,嚼之有豆腥。

蒺藜 (Tribuli Fructus)

为蒺藜科植物蒺藜 *Tribulus terrestris* L. 的干燥成熟果实。主产河南、河北、山东等地。秋季果实成熟时采割植株,晒干,打下果实,除去杂质。

【性状鉴别】

1. 药材 ①由 5 个分果瓣组成,呈放射状排列,直径 7~12mm。②常裂为单一的分果瓣,分果瓣呈斧状,长 3~6mm,背部黄绿色,隆起,有纵棱及多数小刺,并有对称的长刺和短刺各 1 对,两侧面粗糙,有网纹,灰白色。③质坚硬。④气微,味苦、辛。以饱满、坚实、背部色黄绿、无杂质者为佳(图 7-25)。

图 7-25 蒺藜原植物及药材图
1. 原植物 2. 药材

2. 炒蒺藜 多为单一的分果瓣,背部棕黄色,气微香。余同蒺藜。

【成分】 含皂苷、蒺藜苷、山奈酚 -3- 芸香糖苷、紫云英苷等。

【功能主治】 平肝解郁,活血祛风,明目,止痒。主治头痛眩晕、胸胁胀痛、胸胁胀痛、目赤翳障、风疹瘙痒等。用量 6~10g。

花椒 (Zanthoxyli Pericarpium)

为芸香科植物青椒 *Zanthoxylum schinifolium* Sieb. et Zucc. 或花椒 *Zanthoxylum bungeanum* Maxim. 的干燥成熟果皮。青椒主产东北、江苏等地;花椒主产四川、陕西等

地。秋季采收成熟果实,晒干,除去种子及杂质。

【性状鉴别】

1. 青椒 ①多为 2~3 个上部离生的小蓇葖果,集生于小果梗上,蓇葖果球形,沿腹缝线开裂,直径 3~4mm。②外表面灰绿色或暗绿色,散有多数油点及细密的网状隆起皱纹;内表面类白色,光滑。③内果皮常由基部与外果皮分离。④残存种子(习称"椒目")呈卵形,表面黑色,有光泽。⑤气香,味微甜而辛。

2. 花椒 ①蓇葖果多单生,直径 4~5mm。②外表面紫红色或棕红色,散有多数疣状突起的油点,直径 0.5~1mm,对光观察半透明;内表面淡黄色。③香气浓,味麻辣而持久(图 7-26)。

图 7-26 花椒原植物及药材图
1. 原植物 2. 药材 3. 椒目

均以身干、色红、无枝梗及椒目、香气浓、果皮厚者为佳。

【成分】 挥发油、氨基酸类、不饱和脂肪酸、花椒油树脂、蛋白质、钙、磷、铁等。挥发油是花椒香味的主要成分,含量不得少于 1.5%(ml/g)。

【功能主治】 温中止痛,杀虫止痒。主治脘腹冷痛,呕吐泄泻,虫积腹痛;外治湿疹,阴痒。用量 3~6g;外用适量。

枳壳(Aurantii Fructus)

为芸香科植物酸橙 *Citrus aurantium* L. 及其栽培变种黄皮酸橙 *Citrus aurantium* 'Huangpi'、代代花 *Citrus aurantium* 'Daidai'、朱栾 *Citrus aurantium* 'Chuluan'、塘橙 *Citrus aurantium* 'Tangcheng' 等的干燥未成熟果实。主产江西、四川、湖北、贵州等地,多系栽培。7 月果皮尚绿时采收,自中部横切为两半,晒干或低温干燥。

【性状鉴别】

1. 药材 ①呈半球形,直径 3~5cm。②外果皮棕褐色至褐色,有颗粒状突起,突

图 7-27　枳壳与枳实原植物及药材图
1. 原植物　2. 枳壳个子及饮片　3. 枳实饮片

起的顶端有凹点状油室；有明显的花柱残迹或果梗痕；切面中果皮黄白色，光滑而稍隆起，厚 0.4~1.3cm，边缘散有 1~2 列油室；瓤囊 7~12 瓣，少数至 15 瓣，汁囊干缩呈棕色至棕褐色，内藏种子。③质坚硬，不易折断。④气清香，味苦、微酸。以个大、外皮色绿褐、果肉厚、色白、质坚实、气味浓者为佳（图 7-27）。

图 7-28　麸炒枳壳饮片图

2. 饮片　①枳壳片：为不规则弧状条形薄片；切面外果皮棕褐色至褐色，中果皮黄白色至黄棕色，近外缘有 1~2 列点状油室，内侧有的有少量紫褐色瓤囊。②麸炒枳壳：形如枳壳片，色较深，偶有焦斑（图 7-28）。

【显微鉴别】　粉末黄白色或棕黄色。①中果皮细胞：类圆形或不规则形，壁大多呈不均匀增厚。②果皮表皮细胞：表面观多角形、类方形或长方形，气孔环式，副卫细胞 5~9 个；侧面观外被角质层。③汁囊组织：淡黄色或无色，细胞多皱缩，并与下层细胞交错排列。④草酸钙方晶：存在于果皮和汁囊细胞中，呈斜方形、多面形或双锥形，直径 3~30μm。尚可见细小螺纹、网纹导管和管胞（图 7-29）。

【成分】　含挥发油及黄酮类成分。油中主要为 d- 柠檬烯、d- 芳樟醇等；黄酮类主要为柚皮苷、新橙皮苷等；尚含有升压成分辛弗林和 N- 甲基酪胺。按 HPLC 法测定，本品含柚皮苷（$C_{27}H_{32}O_{14}$）不得少于 4.0%；新橙皮苷（$C_{28}H_{34}O_{15}$）不得少于 3.0%。

图 7-29　枳壳粉末图

1. 中果皮细胞　2. 表皮细胞及气孔　3. 表皮细胞(示角质层)
4. 瓢囊细胞　5. 草酸钙结晶　6. 导管及管胞

辛弗林

柚皮苷

N-甲基酪胺

【功能主治】　理气宽中,行滞消胀。主治胸胁气滞、胀满疼痛、食积不化、痰饮内停、脏器下垂等。用量 3~10g。孕妇慎用。

知识链接

枳壳伪品及其鉴别

　　主要为芸香科植物香圆 *Citrus wilsonii* Tanaka 或枸橘 *Poncirus trifoliata* (L.) Raf. 的未成熟果实。前者主产陕西,直径 4~7cm;外皮灰绿色,常有棕黄色斑块,表面粗糙;果顶具金钱环;中心柱直径 0.4~1cm。后者主产福建,又称"绿衣枳壳",直径 2.5~3cm;外皮灰绿色,有细柔毛;中心柱直径 0.2~0.5cm。

【附药】　枳实：为酸橙 *Citrus aurantium* L. 及其栽培变种或甜橙 *Citrus sinensis* Osbeck 的干燥幼果。5~6 月收集自落的果实，除去杂质，自中部横切为两半，晒干或低温干燥，较小者直接晒干或低温干燥。药材呈半球形，少数为球形，直径 0.5~2.5cm；外果皮黑绿色或暗棕绿色，具颗粒状突起和皱纹，有明显的花柱残迹或果梗痕；切面中果皮略隆起，黄白色或黄褐色，厚 0.3~1.2cm，边缘有 1~2 列油室，瓤囊棕褐色；质坚硬；气清香，味苦、微酸。含辛弗林、N-甲基酪胺、橙皮苷、新橙皮苷、柚皮苷等。本品含辛弗林（$C_9H_{13}NO_2$）不得少于 0.30%。功能破气消积，化痰散痞。

陈皮 (Citri Reticulatae Pericarpium)

为芸香科植物橘 *Citrus reticulata* Blanco 及其栽培变种茶枝柑 *Citrus reticulata* 'Chachi'（广陈皮）、大红袍 *Citrus reticulata* 'Dahongpao'、温州蜜柑 *Citrus reticulata* 'Unshiu'、福橘 *Citrus reticulata* 'Tangerina' 的干燥成熟果皮。药材分为"陈皮"和"广陈皮"。主产广东、福建、四川、江苏等地，均为栽培。采摘成熟果实，剥取果皮，晒干或低温干燥。

【性状鉴别】　①陈皮：常剥成数瓣，基部相连，有的呈不规则的片状，厚 1~4mm；外表面橙红色或红棕色，有细皱纹及凹下的点状油室，内表面浅黄白色，粗糙，附黄白色或黄棕色筋络状维管束；质稍硬而脆；气香，味辛、苦。②广陈皮：常 3 瓣相连，形状整齐，厚度均匀，约 1mm；点状油室较大，对光照视，透明清晰；质较柔软。均以外表面油润、质柔软、气味浓者为佳（图 7-30）。

图 7-30　陈皮与青皮原植物及药材图
1. 原植物　2. 陈皮　3. 四化青皮　4. 个青皮

【显微鉴别】　粉末黄白色至黄棕色。①中果皮薄壁组织：细胞壁不均匀增厚，有的呈连珠状。②果皮表皮细胞：表面观多角形、类方形或长方形，垂周壁稍厚，气孔类圆形，副卫细胞不清晰，侧面观外被角质层，靠外方的径向壁增厚。③草酸钙方晶：成片存在于中果皮薄壁细胞中,呈多面形、菱形或双锥形;有的1个细胞内含有由2个多面体构成的平行双晶或3~5个方晶。④橙皮苷结晶:黄色或无色,呈圆形或无定形团块,有的可见放射状条纹,多存在于薄壁细胞中。尚可见较小的螺纹、孔纹和网状导管及管胞(图7-31)。

图 7-31　陈皮粉末图

1.中果皮薄壁细胞　2.果皮表皮细胞　3.草酸钙方晶　4.橙皮苷结晶
5.油室碎片　6.导管

【成分】　含挥发油、橙皮苷、橘皮素等。按 HPLC 法测定,本品含橙皮苷($C_{28}H_{34}O_{15}$),药材不得少于 3.5%;饮片不得少于 2.5%。

橙皮苷

【功能主治】　理气健脾,燥湿化痰。主治脘腹胀满、食少吐泻、咳嗽痰多等。用量 3~10g。

【附药】

1. 青皮　为橘及其栽培变种的干燥幼果或未成熟果实的果皮。5~6月收集自落的幼果,晒干,习称"个青皮";7~8月采收未成熟的果实,在果皮上纵剖成4瓣至基部,除尽瓤瓣,晒干,习称"四花青皮"。①个青皮:呈类球形,直径 0.5~2cm;表面灰绿色或黑绿色,微粗糙,有细密凹下的油室,顶端有稍突起的柱基,基部有圆形果梗痕;质硬,断面果皮黄白色或淡黄棕色,厚 0.1~0.2cm,外缘有油室 1~2列;瓤囊 8~10瓣,淡棕色;气清香,味酸、苦、辛(图7-32)。②四花青皮:果皮剖成4裂片,裂片长椭圆形;外表面灰绿色或黑绿色,密生多数油室;内表面类白色或黄白色,粗糙,附黄白色或黄棕色小筋络;质稍硬,易折断,断面外缘有油室 1~2列;气香,味苦、辛。功能疏肝破气,消积化滞。

图 7-32 个青皮药材图

2. 橘核　橘及其栽培变种的干燥成熟种子。功能理气、散结、止痛。略呈卵形,长 0.8~1.2cm,直径 0.4~0.6cm;表面淡黄白色或淡灰白色,光滑,一侧有种脊棱线,一端钝圆,另端渐尖成小柄状;外种皮薄而韧,内种皮菲薄,淡棕色,子叶 2 片,黄绿色,有油性;气微,味苦(图 7-33)。

3. 橘红　为橘及其栽培变种的干燥外层果皮。功能理气宽中、燥湿化痰。呈长条形或不规则薄片状,边缘皱缩向内卷曲;外表面黄棕色或橙红色,存放后呈棕褐色,密布黄白色突起或凹下的油室;内表面黄白色,密布凹下透光小圆点;质脆易碎;气芳香,味微苦、麻(图 7-34)。

图 7-33 橘核药材图

图 7-34 橘红药材图

化橘红 (Citri Grandis Exocarpium)

为芸香科植物化州柚 *Citrus grandis* 'Tomentosa' 或柚 *Citrus grandis* (L.) Osbeck 的未成熟或近成熟的干燥外层果皮。前者习称"毛橘红",后者习称"光橘红"。主产广东、广西等地。夏季果实未成熟时采收,置沸水中略烫后,将果皮割成 5 或 7 瓣,除去果瓤及部分中果皮,压制成形,干燥。

【性状鉴别】

1. 化州柚　①呈对折的七角或展平的五角星状,习称"七爪"、"五爪",单片呈柳叶形,完整者展平后直径 15~28cm,厚 0.2~0.5cm。②外表面黄绿色,密布茸毛,有皱纹及小油室;内表面黄白色或淡黄棕色,有脉络纹。③质脆,易折断,断面不整齐,外缘有 1 列不整齐的凹下油室,内侧稍柔而有弹性。④气芳香,味苦、微辛。以毛茸细密、

图 7-35　化橘红药材图
1. 光五爪　2. 光七爪　3. 饮片

果皮薄者为佳（图 7-35）。

2. 柚　外表面黄绿色至黄棕色，无毛。以果皮厚薄均匀者为佳（图 7-35）。

【成分】含挥发油、柚皮苷、新橙皮苷等。按 HPLC 法测定，本品含柚皮苷（$C_{27}H_{32}O_{14}$）不得少于 3.5%。

【功能主治】理气宽中，燥湿化痰。主治咳嗽痰多、食积伤酒、呕恶痞闷等。用量 3~6g。

柚皮苷

佛手（Citri Sarcodactylis Fructus）

为芸香科植物佛手 *Citrus medica* L. var. *sarcodactylis* Swingle 的干燥果实。主产广东、四川等地。秋季果实尚未变黄或刚变黄时采收，纵切成薄片，晒干或低温干燥。

【性状鉴别】①为类椭圆形或卵圆形的薄片，常皱缩或卷曲，长 6~10cm，宽 3~7cm，厚 0.3~0.4cm。②顶端稍宽，常有 3~5 个手指状的裂瓣，基部略窄，有的可见果梗痕。③外皮黄绿色或橙黄色，有皱纹及油点；果肉浅黄白色或浅黄色，散有凹凸不平的线状或点状维管束。④质硬而脆，受潮后柔韧。⑤气香，味微甜后苦（图 7-36）。

图 7-36　佛手药材图

【成分】　含佛手内酯、柠檬内酯、橙皮苷、棕榈酸等。按 HPLC 法测定,本品含橙皮苷（$C_{28}H_{34}O_{15}$）不得少于 0.030%。

【功能主治】　疏肝理气,和胃止痛,燥湿化痰。主治肝胃气滞、胸胁胀痛、胃脘痞满、食少呕吐、咳嗽痰多等。用量 3~10g。

　知识链接

佛手伪品及其鉴别

葫芦科植物佛手瓜 *Sechium edule*（Jacq.）Swartz 的果实。为长圆形切片,顶端多裂为 2~5 瓣,但不呈指状分裂;外表黄白色,具有不规则纵皱纹,但无油点,果肉类白色,散有点状维管束;果片中央具有明显中脉,上半部有大型的子房室,有时含有一枚种子;气微,味微甜（图 7-37）。

图 7-37　佛手伪品 - 佛手瓜

吴茱萸（Euodiae Fructus）

为芸香科植物吴茱萸 *Euodia rutaecarpa*（Juss.）Benth.、石虎 *Euodia rutaecarpa*（Juss.）Benth. var. *officinalis*（Dode）Huang 或疏毛吴茱萸 *Euodia rutaecarpa*（Juss.）Benth. var. *bodinieri*（Dode）Huang 的干燥近成熟果实。主产贵州、广西等地,多系栽培。8~11 月果实尚未开裂时,剪下果枝,晒干或低温干燥,除去枝、叶、果梗等杂质。

【性状鉴别】

1. 药材　①呈球形或略呈五角状扁球形,直径 2~5mm。②表面暗黄绿色至褐色,粗糙,有多数点状突起或凹下的油点,顶端有五角星状的裂隙,基部残留被有黄色茸毛的果梗。③质硬而脆,横切面可见子房 5 室,每室有淡黄色种子 1 粒。④气芳香浓郁,味辛辣而苦。以饱满坚实、身干、杂质少（不得过 7%）、香气浓烈者为佳（图 7-38）。

2. 制吴茱萸　形如吴茱萸,表面棕褐色至暗褐色。

【显微鉴别】　粉末褐色。①非腺毛:2~6 细胞,长 140~350μm,壁疣明显,有的胞腔内含棕黄色至棕红色物。②腺毛:头部 7~14 细胞,椭圆形,常含黄棕色内含物;柄 2~5 细胞。③草酸钙晶体:簇晶较多,直径 10~25μm;偶有方晶。④石细胞:类圆形或长方形,直径 35~70μm,胞腔大。⑤油室碎片:淡黄色（图 7-39）。

【成分】　含挥发油、吴茱萸碱、吴茱萸次碱、柠檬苦素等。按 HPLC 法测定,含吴茱萸碱（$C_{19}H_{17}N_3O$）和吴茱萸次碱（$C_{18}H_{13}N_3O$）的总量,不得少于 0.15%;含柠檬苦素（$C_{26}H_{30}O_8$）,不得少于 0.20%。

图 7-38　吴茱萸药材图

1. 原植物（示果实）　2. 药材

图 7-39　吴茱萸粉末图

1. 非腺毛　2. 腺毛　3. 草酸钙簇晶　4. 石细胞　5. 油室碎片　6. 腺鳞
7. 导管　8. 橙皮苷结晶

吴茱萸碱　　　　　　　　　吴茱萸次碱　　　　　　　　　柠檬苦素

【功能主治】　散寒止痛,降逆止呕,助阳止泻。主治厥阴头痛、寒疝腹痛、寒湿脚气、经行腹痛、脘腹胁痛、呕吐吞酸、五更泄泻等。用量 2~5g;外用适量。

知识链接

吴茱萸伪品及其鉴别

常见的有:①臭辣子:为芸香科植物臭辣树 *Euodia fargesii* Dode 的果实。蓇葖果 4~5 个,常单个脱落;外表面红棕色至暗棕色,具众多突起的油点;内表面类白色,密被细毛;内果皮常与果皮分离脱出,呈翼状,黄白色;种子卵形,黑色有光泽;具不适臭气,味辛而麻。②马桑子:为马桑科植物马桑 *Coriaria sinica* Maxim. 的近成熟果实。果实略呈球形或扁球形,棱角较明显;表面暗棕色、黄色或黑褐色,顶端有五角形星状的裂隙,基部残留黄绿色至黑褐色花萼和被有黄绿色细茸毛的果梗;质硬而脆,搓之种子易脱落,果肉较薄;子房 5 室,剖开后有椭圆形种子 5 枚;气微香,味微甘、辛。本品有毒,应注意鉴别。③毛椕:为山茱萸科植物毛椕 *Swida walteri* (Wanger.) Sojak 的干燥成熟果实。核果球形,多已开裂,常分为 5 瓣,每瓣分内外两层。外果皮棕褐色,顶端细尖,内果皮黄白色,反卷,与外果皮分离。种子椭圆形,黑色。④三桠苦:为芸香科植物三桠苦 *Euodia lepta* (Spreng.) Merr. 的干燥果实。多已成熟,开裂或不开裂,分果瓣 1~3,每一分果具一粒种子,类球形。气淡,嚼之味苦。

鸦胆子 (Bruceae Fructus)

为苦木科植物鸦胆子 *Brucea javanica* (L.) Merr. 的干燥成熟果实。主产广西、广东等地。秋季果实成熟时采收,除去杂质,晒干。

【性状鉴别】　①呈卵形,长 6~10mm,直径 4~7mm。②表面黑色或棕色,有隆起的网状皱纹,网眼呈不规则的多角形,两侧有明显的棱线,顶端渐尖,基部有凹陷的果梗痕。③果壳质硬而脆,种子卵形,表面类白色或黄白色,具网纹,种皮薄,子叶乳白色,富油性。④气微,味极苦。以粒大、饱满、种仁色白、油性足者为佳(图 7-40)。

图 7-40　鸦胆子原植物及药材图
1.原植物(示果实)　2.药材

【成分】　含油酸、鸦胆子苦味素、鸦胆子苦醇、鸦胆子苷、鸦胆子毒素等。按气相色谱法测定,本品含油酸($C_{18}H_{34}O_2$)不得少于 8.0%。

【功能主治】　清热解毒,截疟,止痢,外用腐蚀赘疣。主治痢疾、疟疾;外治赘疣、鸡眼。用量 0.5~2g,用龙眼肉包裹或装入胶囊吞服;外用适量。

川楝子(Toosendan Fructus)

川楝子的性状观察

为楝科植物川楝 *Melia toosendan* Sieb. et Zucc. 的干燥成熟果实。主产甘肃、四川等地。冬季果实成熟时采收,除去杂质,干燥。

【性状鉴别】

1. 药材　①呈类球形,直径 2~3.2cm。②表面金黄色至棕黄色,微有光泽,少数凹陷或皱缩,具深棕色小点;顶端有花柱残痕,基部凹陷,有果梗痕。③外果皮革质,与果肉间常成空隙,果肉松软,淡黄色,遇水润湿显黏性。④果核球形或卵圆形,质坚硬,两端平截,有 6~8 条纵棱,内分 6~8 室,每室含黑棕色长圆形的种子 1 粒。⑤气特异,味酸、苦。以个大、外皮金黄色、果肉淡黄色、饱满、有弹性者为佳(图 7-41)。

图 7-41　川楝子原植物及药材图
1. 原植物(示果实)　2. 药材

2. 炒川楝子　呈半球状、厚片或不规则碎块,表面焦黄色,偶见焦斑;气焦香,味酸、苦(图 7-42)。

【成分】　果实含驱蛔有效成分川楝素、异川楝素等。按高效液相色谱 - 质谱法测定,含川楝素($C_{30}H_{38}O_{11}$),药材应为 0.060%~0.20%;饮片应为 0.040%~0.20%。

【功能主治】　疏肝泄热,行气止痛,杀虫。主治肝郁化火、胸胁脘腹胀痛、疝气疼痛、虫积腹痛等。用量 5~10g;外用适量。

【附药】　苦楝子:为同属植物楝 *Melia azedarach* L. 的干燥成熟果实。果实呈椭圆形,似酸枣而稍大;直径 1~2cm;表面红褐色间有黄棕色,具光泽,多皱缩,有多数棕色小点;一端可见果柄残痕,另一端有一圆形凹点;果皮革质,易剥离;果核长椭圆形,具 5~6 条纵棱,内含种子 4~6 枚;种子扁棱

川楝素

图 7-42　炒川楝子饮片图

形,紫红色,皮薄,子叶两片,黄白色,富油性;气微,味酸而后苦。

巴豆(Crotonis Fructus)

为大戟科植物巴豆 *Croton tiglium* L. 的干燥成熟果实。主产四川、云南等地,多系栽培。秋季果实成熟时采收,堆置 2~3 天,摊开,干燥。

【性状鉴别】　①呈卵圆形,一般具三棱,长 1.8~2.2cm,直径 1.4~2cm。②表面灰黄色或稍深,粗糙,有纵线 6 条,顶端平截,基部有果柄痕。③破开果壳,可见 3 室,每室含种子 1 粒,种子呈略扁的椭圆形,表面棕色或灰棕色,一端有小点状的种脐及种阜的疤痕,另一端有微凹的合点,其间有隆起的种脊;外种皮薄而脆,内种皮呈白色薄膜;种仁黄白色,油质。④气微,味辛辣。有毒,不宜口尝(图 7-43)。

图 7-43　巴豆原植物及药材图
1.原植物(示果实)　2.药材

【显微鉴别】　横切面:①外果皮为 1 列表皮细胞,有气孔及星状毛;星状毛多细胞,壁厚,多由 6~15 个细胞呈放射状排列,层纹明显,胞腔线形,近基部略膨大,具孔沟。②中果皮外侧为 10 余列薄壁细胞,散有石细胞、草酸钙方晶或簇晶;中部有约 4

列纤维状石细胞组成的环带;内侧为数列薄壁细胞。③内果皮为3~5列纤维状厚壁细胞。④种皮表皮细胞由1列径向延长的长方形细胞组成,其下为1列厚壁性栅状细胞,胞腔线性,外端略膨大。⑤胚乳细胞类圆形,内含脂肪油滴、糊粉粒及草酸钙簇晶。⑥子叶细胞类多角形(图7-44)。

图7-44　巴豆果皮及种子横切面简图(含果皮星状毛)

A. 横切面简图　B. 果皮星状毛

1. 星状毛　2. 外果皮　3. 草酸钙簇晶　4. 维管束　5. 石细胞　6. 纤维层
7. 种皮表皮　8. 栅状层　9. 胚乳　10. 子叶

【成分】　含脂肪油(巴豆油)、巴豆苷、蛋白质(主要含巴豆毒蛋白)等。巴豆油有强刺激性和促致癌作用;巴豆毒素为一种毒性球蛋白。本品含脂肪油不得少于22.0%;按 HPLC 法测定,本品含巴豆苷($C_{10}H_{13}N_5O_5$)不得少于0.80%。

【功能主治】　外用蚀疮。主治恶疮疥癣、疣痣。孕妇禁用。不宜与牵牛子同用。

【附药】　巴豆霜:为巴豆的炮制加工品。为粒度均匀、疏松的淡黄色粉末,显油性。含脂肪油应为18.0%~20.0%;含巴豆苷不得少于0.80%。功能峻下冷积,逐水退肿,豁痰利咽;外用蚀疮。

巴豆苷

使君子(Quisqualis Fructus)

为使君子科植物使君子 *Quisqualis indica* L. 的干燥成熟果实。主产四川、广东等地。秋季果皮变紫黑色时采收,除去杂质,干燥。

【性状鉴别】

1. 药材　①呈椭圆形或卵圆形,多具5条纵棱,偶有4~9棱,顶端狭尖,基部钝圆,有明显圆形的果梗痕,长2.5~4cm,直径约2cm。②表面黑褐色至紫黑色,平滑,微具光泽。③质坚硬,横切面多呈五角星形,棱角处壳较厚,中间呈类圆形空腔。④内含

图 7-45　使君子原植物及药材图
1. 原植物　2. 药材

长椭圆形或纺锤形种子 1 枚。⑤气微香,味微甜(图 7-45)。

2. 饮片　①使君子仁:呈长椭圆形或纺锤形;表面棕褐色或黑褐色,有多数纵皱纹;种皮易剥离,子叶 2 片,黄白色,有油性,断面有裂隙;气微香,味微甜。②炒使君子仁:形如使君子仁,表面黄白色,有多数纵皱纹;有时可见残留有棕褐色种皮;气香,味微甜。

胡芦巴碱

【成分】　含使君子氨酸、胡芦巴碱、苹果酸等。按 HPLC 法测定,本品种子含胡芦巴碱($C_7H_7NO_2$)不得少于 0.20%。

【功能主治】　杀虫消积。主治蛔虫病、蛲虫病、虫积腹痛、小儿疳积等。使君子 9~12g,捣碎入煎剂;使君子仁6~9g,入丸、散或单用,作 1~2 次分服。小儿每岁 1~1.5 粒,炒香嚼服,1 日总量不超过 20 粒。服药时忌饮浓茶。

诃子(Chebulae Fructus)

为使君子科植物诃子 *Terminalia chebula* Retz. 或绒毛诃子 *Terminalia chebula* Retz. var. *tomentella* Kurt. 的干燥成熟果实。主产广东、云南等地。秋、冬二季果实成熟时采收,除去杂质,晒干。

【性状鉴别】　①长圆形或卵圆形,长 2~4cm,直径 2~2.5cm。②表面黄棕色或暗棕色,略具光泽,有 5~6 条纵棱线及不规则的皱纹,基部有圆形果梗痕。③质坚实,果肉厚 0.2~0.4cm,黄棕色或黄褐色;果核浅黄色,粗糙,坚硬。④种子狭长纺锤形,种皮黄棕色,子叶 2 片,白色,相互重叠卷旋。⑤气微,味酸涩后甜。以个大、质坚实、表面黄棕色、有光泽、气味浓者为佳(图 7-46)。

【成分】　含诃子酸、诃黎勒酸、原诃子酸、鞣花酸及没食子酸等。

【功能主治】　涩肠止泻,敛肺止咳,降火利咽。主治久泻久痢、便血脱肛、肺虚喘咳、久嗽不止、咽痛音哑。用量 3~10g。

图 7-46　诃子原植物及药材图
1.原植物　2.药材

【附药】

1. 西青果　又称藏青果，为使君子科植物诃子 *Terminalia chebula* Retz. 的干燥幼果。呈长卵形，略扁，长 1.5~3cm，直径 0.5~1.2cm；表面黑褐色，具有明显的纵皱纹，一端较大，另一端略小，钝尖，下部有一果梗痕；质坚硬。断面褐色，有胶质样光泽，果核不明显，常有空心，小者黑褐色，无空心。气微，味苦涩，微甘。本品功能清热生津，解毒（图 7-47）。

图 7-47　西青果药材图

2. 毛诃子　系藏族习用药材，为使君子科植物毗黎勒 *Terminalia bellirica* (Gaertn.) Roxb. 的干燥成熟果实。呈卵形或椭圆形，表面棕褐色，被细密绒毛，具 5 棱脊；质坚硬；果肉厚 2~5mm，暗棕色或浅绿黄色；果核淡棕黄色；种子 1 枚，种皮棕黄色，种仁黄白色，有油性；气微，味涩、苦。功能清热解毒，收敛养血，调和诸药。

小茴香（Foeniculi Fructus）

为伞形科植物茴香 *Foeniculum vulgare* Mill. 的干燥成熟果实。全国各地均有栽培。秋季果实初熟时采割植株，晒干，打下果实，除去杂质。

【性状鉴别】

1. 药材　①为双悬果，呈圆柱形，有的稍弯曲，长 4~8mm，直径 1.5~2.5mm。②表面黄绿色或淡黄色，两端略尖，顶端残留有黄棕色突起的柱基，基部有时有细小的果梗。③分果呈长椭圆形，背面有纵棱 5 条，接合面平坦而较宽。④横切面略呈五边形，背面的四边约等长。⑤有特异香气，味微甜、辛。以果实饱满、色黄绿、身干、杂质少（不得过 4%）、气味浓者为佳（图 7-48）。

图 7-48　小茴香原植物及药材图
1. 原植物　2. 药材

2. 盐小茴香　微鼓起，色泽加深，偶有焦斑，味微咸。余同药材。

【显微鉴别】

1. 分果横切面　①外果皮为 1 列扁平细胞，外被角质层。②中果皮纵棱处有维管束，其周围有木化网纹细胞；背面纵棱间各有大的椭圆形棕色油管 1 个，接合面有油管 2 个，共 6 个。③内果皮为 1 列扁平薄壁细胞，细胞长短不一。④种皮细胞扁长，含棕色物。⑤胚乳细胞多角形，含多数糊粉粒，每个糊粉粒中含有细小草酸钙簇晶（图 7-49）。

2. 粉末　绿黄色或黄棕色。①网纹细胞：类长方形或类长圆形，棕色，壁颇厚，木化，壁孔呈卵圆形，网状排列。②油管：显黄棕色至深红棕色，常已破碎，分泌细胞呈扁平多角形。③镶嵌状细胞：为内果皮细胞，5~8 个狭长细胞为 1 组，以其长轴相互作不规则嵌列。④内胚乳细胞：多角形，无色，壁颇厚，含多数直径约 10μm 的糊粉粒，每一糊粉粒中含细小簇晶 1 个，直径约 7μm（图 7-50）。

图 7-49　小茴香分果横切面图
A. 简图　B. 详图

1. 外果皮　2. 维管束　3. 内果皮　4. 油管　5. 胚　6. 内胚乳　7. 种脊维管束　8. 网纹细胞
9. 木质部　10. 韧皮部　11. 种皮　12. 糊粉粒

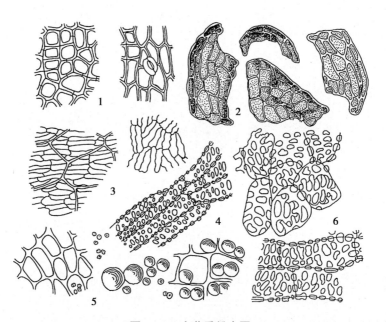

图 7-50　小茴香粉末图
1. 果皮表皮碎片　2. 油管碎片　3. 镶嵌状细胞　4. 木薄壁细胞
5. 内胚乳细胞　6. 网纹细胞

【成分】　含挥发油、脂肪油、甾醇及糖苷、三萜、鞣质、氨基酸等,油中主要成分为反式茴香脑、茴香醛等。照挥发油测定法测定,本品含挥发油不得少于 1.5%(ml/g)。照气相色谱法测定,含反式茴香脑,药材不得少于 1.4%;饮片不得少于 1.3%。

反式茴香脑

【理化鉴别】

1. 薄层色谱　以茴香醛对照品为对照,进行 TLC 鉴别(表 7-5)。

表 7-5 小茴香的 TLC 鉴别

项目	操作方法
供试品溶液的制备	取本品粉末 2g,加乙醚 20ml,超声处理 10 分钟,滤过,滤液挥干,残渣加三氯甲烷 1ml 使溶解,即得
对照品溶液的制备	取茴香醛对照品,加乙醇制成每 1ml 含 1μl 的溶液,即得
薄层色谱试验	吸取供试品溶液 5μl、对照品溶液 1μl,分别点于同一硅胶 G 薄层板上,以石油醚(60~90℃)-乙酸乙酯(17:2.5)为展开剂,展至 8cm,取出,晾干,喷以二硝基苯肼试液
结果判断	供试品色谱中,在与对照品色谱相应的位置上,应显相同的橙红色斑点

2. 检查　药材总灰分不得过 10.0%;盐小茴香不得过 12.0%。

3. 含量测定　照气相色谱法测定反式茴香脑的含量(表 7-6)。

表 7-6 小茴香中反式茴香脑的含量测定

项目	操作方法
色谱条件与系统适用性试验	聚乙二醇弹性石英毛细管柱(柱长 30m,内径 0.32mm,膜厚度 0.25μm);柱温为 145℃;理论板数按反式茴香脑峰计算,应不低于 5000
对照品溶液的制备	取反式茴香脑对照品适量,精密称定,加乙酸乙酯制成每 1ml 含 400μg 的溶液,即得
供试品溶液的制备	取本品粉末(过三号筛)约 0.5g,精密称定,精密加入乙酸乙酯 25ml,称定重量,超声处理(功率 300W,频率 40kHz)30 分钟,放冷,再称定重量,用乙酸乙酯补足减失的重量,摇匀,滤过,取续滤液,即得
GC 测定	分别精密吸取对照品溶液与供试品溶液各 2μl,注入气相色谱仪,测定,即得
结果判断	药材含反式茴香脑($C_{10}H_{12}O$),不得少于 1.4%;盐小茴香含反式茴香脑,不得少于 1.3%

【功能主治】　散寒止痛,理气和胃;主治寒疝腹痛、睾丸偏坠、痛经、少腹冷痛、脘腹胀痛、食少吐泻等。盐小茴香暖肾散寒止痛;主治寒疝腹痛、睾丸偏坠、经寒腹痛等。用量 3~6g。

知识链接

小茴香混淆品及其鉴别

　　小茴香的混淆品主要有:①莳萝子:为同科植物莳萝 *Anethum graveolens* L. 的干燥成熟果实。果实亦为双悬果,但多数裂成分果,呈扁平广椭圆形,长 3~4mm,宽 2~3mm,厚约 1mm;外表面棕色,背面有 3 条不甚明显的棱线,两侧棱线延伸作翅状,少数未分离的双悬果基部有残存的果柄,气微香。②葛缕子:为同科植物葛缕子 *Carum carvi* L. 的干燥成熟果实,又称"野茴香"。双悬果多分离成分果,呈小圆柱形,稍弯曲,两端略尖,长 3~4mm,直径约 1mm。表面棕褐色,有明显纵棱线 5 条,棱线色较浅。用手揉搓有特异而浓烈的香气,味凉而麻舌。此外曾发现有将同科植物孜然芹 *Cuminum cyminum* L、防风 *Saposhnidovia divaricata* Schischk 和毒芹 *Cicuta virosa* L. 的干燥成熟果实误作小茴香药用,应注意区别。

蛇床子（Cnidii Fructus）

为伞形科植物蛇床 *Cnidium monnieri*（L.）Cuss. 的干燥成熟果实。主产河北、山东等地。夏、秋二季果实成熟时采收，除去杂质，晒干。

【性状鉴别】　①为双悬果，呈椭圆形，长 2~4mm，直径约 2mm。②表面灰黄色或灰褐色，顶端有 2 枚向外弯曲的柱基，基部偶有细梗。③分果的背面有薄而突起的纵棱 5 条，接合面平坦，有 2 条棕色略突起的纵棱线。④果皮松脆，揉搓易脱落，种子细小，灰棕色，显油性。⑤气香，味辛凉，有麻舌感。以颗粒饱满、身干、杂质少、气味浓者为佳（图 7-51）。

图 7-51　蛇床子原植物及药材图
1. 原植物　2. 药材

【成分】　含蛇床子素、佛手柑内酯、甲氧基欧芹酚等。按 HPLC 法测定，本品含蛇床子素（$C_{15}H_{16}O_3$）不得少于 1.0%。

【功能主治】　燥湿祛风，杀虫止痒，温肾壮阳。主治阴痒带下、湿疹瘙痒、湿痹腰痛、肾虚阳痿、宫冷不孕等。用量 3~10g。外用适量。

蛇床子素

山茱萸的
性状观察

山茱萸（Corni Fructus）

为山茱萸科植物山茱萸 *Cornus officinalis* Sieb. et Zucc. 的干燥成熟果肉。主产浙江、河南等地。秋末冬初果红时采收，文火烘或置沸水中略烫后，除去果核，干燥（图 7-52）。

图 7-52　山茱萸原植物图

【性状鉴别】

1. 药材　①呈不规则的片状或囊状,长 1~1.5cm,宽 0.5~1cm。②表面紫红色至紫黑色(新货紫红色,陈货棕褐色),皱缩,有光泽,顶端有的有圆形宿萼痕,基部有果梗痕。③质柔软,不易碎。④气微,味酸、涩、微苦。⑤水浸后不变色。以无核、肉厚、色紫红、质柔软、有光泽、杂质少者为佳(图 7-53)。

2. 酒萸肉　表面紫黑色或黑色,质滋润柔软;微有酒香气。余同药材。

图 7-53　山茱萸药材图

【显微鉴别】　粉末红褐色。①果皮表皮细胞:橙黄色,表面观多角形或类长方形,垂周壁连珠状增厚,外平周壁颗粒状角质增厚,胞腔含橙黄色物。②中果皮细胞:橙棕色,多皱缩。③草酸钙簇晶:少数,直径12~32μm。④石细胞:类方形、卵圆形或长方形,纹孔明显,胞腔大(图7-54)。

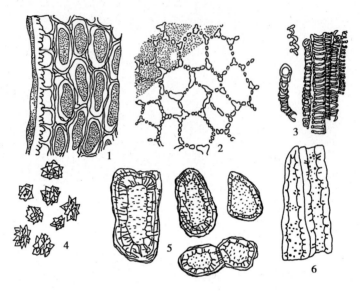

图7-54　山茱萸粉末图
1.果皮表皮细胞(断面观)　2.果皮表皮细胞(表面观)
3.导管　4.草酸钙簇晶　5.石细胞　6.纤维

【成分】　含马钱苷、莫诺苷、熊果酸、山茱萸苷、鞣质等。按 HPLC 法测定,药材含莫诺苷($C_{17}H_{26}O_{11}$)和马钱苷($C_{17}H_{26}O_{10}$)的总量不得少于1.2%;酒萸肉含莫诺苷($C_{17}H_{26}O_{11}$)和马钱苷的总量不得少于 0.70%。

熊果酸　　　　　　　　　　　　　马钱苷

【理化鉴别】　①检查:杂质(果核、果梗等)不得过3%;水分不得过 16.0%(烘干法);总灰分不得过 6.0%。②浸出物:按水溶性浸出物测定法(冷浸法)测定,不得少于50.0%。③薄层色谱:分别以熊果酸对照品、莫诺苷对照品、马钱苷对照品为对照,进行 TLC 鉴别(表7-7)。

表 7-7　山茱萸的 TLC 鉴别

	项目	操作方法
熊果酸的检识	供试品溶液的制备	取本品粉末 0.5g,加乙酸乙酯 10ml,超声处理 15 分钟,滤过,滤液蒸干,残渣加无水乙醇 2ml 使溶解,即得
	对照品溶液的制备	取熊果酸对照品,加无水乙醇制成每 1ml 含 1mg 的溶液,即得
	薄层色谱试验	吸取上述两种溶液各 5μl,分别点于同一硅胶 G 薄层板上,以甲苯 - 乙酸乙酯 - 甲酸(20∶4∶0.5)为展开剂,展开,取出,晾干,喷以 10% 硫酸乙醇溶液,在 105℃加热至斑点显色清晰
	结果判断	供试品色谱中,在与对照品色谱相应的位置上,应显相同的紫红色斑点;置紫外光灯(365nm)下检视,应显相同的橙黄色荧光斑点
马钱苷与莫诺苷的检识	供试品溶液的制备	取本品粉末 0.5g,加甲醇 10ml,超声处理 20 分钟,滤过,滤液蒸干,残渣加甲醇 2ml 使溶解,即得
	对照品溶液的制备	取马钱苷、莫诺苷对照品,加甲醇制成每 1ml 各含 2mg 的混合溶液,即得
	薄层色谱试验	吸取上述两种溶液各 2μl,分别点于同一硅胶 G 薄层板上,以三氯甲烷 - 甲醇(3∶1)为展开剂,展开,取出,晾干,喷以 10% 硫酸乙醇溶液,在 105℃加热至斑点显色清晰,置紫外光灯(365nm)下检视
	结果判断	供试品色谱中,在与对照品色谱相应的位置上,应显相同颜色的荧光斑点

【功能主治】　补益肝肾,收涩固脱。主治眩晕耳鸣、腰膝酸痛、阳痿遗精、遗尿尿频、崩漏带下、大汗虚脱、内热消渴等。用量 6~12g。

知识链接

山茱萸伪品及其鉴别

山茱萸伪品较多,主要有楝科苦楝 *Melia azedarach* L.、川楝 *Melia toosendan* Sieb.et Zucc.,鼠李科植物滇刺枣 *Zizyphus mauritiana* Lam.、酸枣 *Ziziphus jujuba* Mill.var.spinosa(Bunge)Hu ex H.F.Chow,葡萄科植物葡萄 *Vitis vinifera* L.、山葡萄 *Vitis amurensis* Rupr,蔷薇科植物雕核樱桃 *Cerasus pleiocerasus* Koehne *ruetli* Comb.Nov、山楂 *Crataegus pinnatifida* Bge、山里红 *Crataegus pinnatifida* Bge var. *major* N.E.Br、云南欧李 *Prunus cerasoides* D.Don、山荆子 *Malus baccata*(L.)Borkh,茄科植物宁夏枸杞 *Lycium barbarum* L,小檗科植物三颗针 *Berberis julianae* Schneid、小檗 *Berberis amurensis* Rupr,忍冬科植物鸡树条荚 *Viburnum sargentii* Koehne.、甘肃荚 *Vkausuense* Bata L 等植物的果皮经染色而成。伪品水浸后,水变成红色或棕红色;其显微特征、理化特征也与正品不同。掺入白糖或蜂蜜者,光泽油亮,柔软,有时可见白糖黏附在药材上,舔之味甜。

连翘(Forsythiae Fructus)

连翘的性状观察

为木犀科植物连翘 *Forsythia suspensa*(Thunb.) Vahl 的干燥果实。主产山西、陕西等地,多为栽培。秋季果实初熟尚带绿色时采收,除去杂质,蒸熟,晒干,习称"青翘";果实熟透时采收,晒干,除去杂质,习称"老翘"(图 7-55)。

图 7-55 连翘原植物图

【性状鉴别】 ①呈长卵形至卵形，稍扁，长 1.5~2.5cm，直径 0.5~1.3cm。②表面有不规则的纵皱纹及多数凸起的小斑点，两面各有 1 条明显的纵沟；顶端锐尖，基部有小果梗或已脱落。③青翘多不开裂，表面绿褐色，突起的灰白色小斑点较小且少，质硬；种子多数，黄绿色，细长，一侧有翅。④老翘自顶端开裂或裂成两瓣，表面黄棕色或红棕色，内表面多为浅黄棕色，平滑，具一纵隔；质脆，种子棕色，多已脱落。⑤气微香，味苦。青翘以色绿、不开裂、杂质少（不得过 3%）者为佳；老翘以色黄、瓣大、壳厚、杂质少（不得过 9%）者为佳（图 7-56）。

【显微鉴别】 粉末淡黄棕色。①纤维：呈短梭状，稍弯曲或不规则状，纤维束上下层纵横排列，壁不均匀增厚，具孔沟。②石细胞：甚多，长方形至多角形，直径

图 7-56 连翘药材图
1.青翘 2.老翘

35~50μm,有的细胞壁三面较厚,一面较薄,层纹及孔沟明显。③外果皮细胞:表面观呈多角形,有不规则或网状角质纹理,断面观呈类方形,有角质层,厚8~14μm。④中果皮细胞:类圆形,壁略呈念珠状增厚(图7-57)。

图 7-57　连翘粉末图

1. 外果皮表皮细胞(a.侧面观;b.表面观)　2. 纤维　3. 导管　4. 中果皮细胞　5. 石细胞

【成分】　含连翘酚、连翘苷、连翘酯苷 A 等。按 HPLC 法测定,本品含连翘苷($C_{27}H_{34}O_{11}$)不得少于 0.15%;含连翘酯苷 A($C_{29}H_{36}O_{15}$)不得少于 0.25%。

连翘苷　　　　　　　　　　　　　　　　　　连翘酯苷A

【功能主治】　清热解毒,消肿散结,疏散风热。主治痈疽、瘰疬、乳痈、丹毒、风热感冒、温病初起、温热入营、高热烦渴、神昏发斑、热淋涩痛等。用量6~15g。

　知识链接

连翘伪品及其鉴别

　　同属其他植物的果实因不含抗菌活性成分连翘酚,故不能混作连翘使用,应注意鉴别。主要有:①秦连翘 *Forsythia giraldiana* Lingelsh.:呈长椭圆形,长0.5~1.8cm,直径0.3~1.0cm,顶端锐尖,太多开裂,基部多连接,表面淡棕色,较光滑,突起的小斑点不明显,一瓣稍弯向内侧,另一瓣稍弯向外,形似鸡喙。内有两粒种子,浅棕色,呈偏长椭圆形,周围翅状,一面有3~5条较明显的纵棱,种子大多脱落,气微香,味苦。②金钟花(狭叶连翘) *Forsythia viridissma* Lind1.:呈卵形,长1.0~2.0cm,果皮稍薄,基部有皱折疣状突起,分布于中部至顶部纵沟两侧;质脆,种子金黄色,具三棱,种皮皱缩,有不规则纹理,捻碎后有丝相连。③卵形连翘 *Forsythia ovate* Nakki.:呈卵圆形,长0.8~1.1cm,果皮具小突起和不规则细密纵皱纹,质硬,种子淡黄色,具三棱,捻碎后种皮易脱落,无丝相连。④奇异连翘 *Forsythia mira* M.C.Chang.:呈卵形扁平,长约1.5cm左右,果皮黑褐色,具不规则纵皱纹,种子棕色,细长,稍弯曲,一侧有翼,半透明。

女贞子(Ligustri Lucidi Fructus)

　　为木犀科植物女贞 *Ligustrum lucidum* Ait. 的干燥成熟果实。主产浙江、江苏等地。冬季果实成熟时采收,除去枝叶,稍蒸或置沸水中略烫后,干燥;或直接干燥(图7-58)。

图7-58　女贞子原植物图

【性状鉴别】

　　1. 药材　①呈卵形、椭圆形或肾形,长6~8.5mm,直径3.5~5.5mm。②表面黑紫色或灰黑色,皱缩不平,基部有果梗痕或具宿萼及短梗。③体轻;外果皮薄;中果皮较松软,易剥离;内果皮木质,黄棕色,具纵棱,破开后种子通常为1粒,肾形,紫黑色,显油性。④气微,味甘、微苦涩。以粒大、饱满、色黑紫、质坚实、杂质少(不得过3%)者为佳(图7-59)。

图 7-59　女贞子药材图

2. 酒女贞子　表面黑褐色或灰褐色,常附有白色粉霜;微有酒香气。余同药材。

【成分】　含特女贞苷、齐墩果酸、乙酰齐墩果酸、熊果酸等。按 HPLC 法测定,本品含特女贞苷($C_{31}H_{42}O_{17}$)不得少于 0.70%。

特女贞苷

【功能主治】　滋补肝肾,明目乌发。主治肝肾阴虚、眩晕耳鸣、腰膝酸软、须发早白、目暗不明、内热消渴、骨蒸潮热等。用量 6~12g。

知识链接

女贞子掺伪品及其鉴别

女贞子掺伪品主要有:①鸦胆子:为苦木科植物鸦胆子 *Brucea javanica*(L.)Merr. 的果实。无臭,味极苦;②冬青子:为冬青科植物冬青 *Ilex purpurea* Hassk. 的果实。呈椭圆形,表面棕黑色,光亮,具细疣状突起,内果皮木质,无纵棱,核通常为 4 枚,少数 5 枚,表面具 1 深沟。

蔓荆子(Viticis Fructus)

为马鞭草科植物单叶蔓荆 *Vitex trifolia* L. var. *simplicifolia* Cham. 或蔓荆 *Vitex trifolia* L. 的干燥成熟果实。单叶蔓荆主产山东、江西等地;蔓荆主产广东、广西等地。秋季果实成熟时采收,除去杂质,晒干。

【性状鉴别】

1. 药材　①呈球形,直径4~6mm。②表面灰黑色或黑褐色,被灰白色粉霜状茸毛,有纵向浅沟4条,顶端微凹,基部有灰白色宿萼及短果梗;萼长为果实的1/3~2/3,先端5齿裂,其中2裂较深,密被茸毛。③体轻,质坚韧,不易破碎,横切面可见4室,每室有种子1枚。④气特异而香,味淡、微辛。以粒大、饱满、具灰白色粉霜、气辛香、杂质少(不得过2%)者为佳(图7-60)。

图 7-60　蔓荆子原植物及药材图
1.原植物(单叶蔓荆)　2.药材

2. 炒蔓荆子　表面黑色或黑褐色。余同药材。

【成分】　含挥发油、蔓荆子黄素、蔓荆子碱和维生素 A 等。按 HPLC 法测定,本品含蔓荆子黄素($C_{19}H_{18}O_8$)不得少于0.030%。

蔓荆子黄素

【功能主治】　疏散风热,清利头目。主治风热感冒头痛、牙龈肿痛、目赤多泪、目暗不明、头晕目眩等。用量5~10g。

知识链接

蔓荆子伪品及其鉴别

主要有:①同科黄荆 *Vitex negundo* Linnaeus 或牡荆 *Vitex negundo* L. var. *cannabifolia*(Sieb. et Zucc.) Hand-Mazz 的干燥成熟果实。较蔓荆子小,倒圆锥形,顶端稍大,萼片多紧抱果实。②同科荆条 *Vitex negundo* L.var. *heterophylla*(Franch.)Rehd. 的干燥成熟果实。较黄荆子稍大,宿萼包被果实约 4/5。

夏枯草 (Prunellae Spica)

为唇形科植物夏枯草 *Prunella vulgaris* L. 的干燥果穗。主产江苏、安徽等地。夏季果穗呈棕红色时采收,除去杂质,晒干。

【性状鉴别】 ①呈圆柱形,略扁,长 1.5~8cm,直径 0.8~1.5cm,淡棕色至棕红色。②全穗由数轮至 10 数轮宿萼与苞片组成,每轮有对生苞片 2 片,呈扇形,先端尖尾状,脉纹明显,外表面有白毛。③每一苞片内有花 3 朵,花冠多已脱落,宿萼二唇形,内有小坚果 4 枚,卵圆形,棕色,尖端有白色突起。④体轻;气微,味淡。以穗大、色棕红、摇之作响者为佳(图 7-61)。

图 7-61　夏枯草原植物及药材图
1. 原植物　2. 药材

【成分】 含迷迭香酸、熊果酸、夏枯草苷、齐墩果酸、挥发油等。迷迭香酸是一种酚酸类化合物,具有抗凝血、抗菌消炎、抗病毒和很强的抗氧化活性。按 HPLC 法测定,本品含迷迭香酸($C_{18}H_{16}O_8$)不得少于 0.20%。

【功能主治】 清肝泻火,明目,散结消肿。主治目赤肿痛、目珠夜痛、头痛眩晕、瘰疬、瘿瘤、乳痈、乳癖、乳房胀痛等。用量 9~15g。

迷迭香酸

紫苏子 (Perillae Fructus)

为唇形科植物紫苏 *Perilla frutescens* (L.) Britt. 的干燥成熟果实。主产江苏、河北等地。秋季果实成熟时采收,除去杂质,晒干。

【性状鉴别】

1. 药材　①呈卵圆形或类球形,直径约 1.5mm。②表面灰棕色或灰褐色,有微隆起的暗紫色网纹,基部稍尖,有灰白色点状果梗痕。③果皮薄而脆,易压碎;种子黄白色,种皮膜质,子叶 2,类白色,有油性。④压碎有香气,味微辛。以身干、饱满、均匀、

图 7-62　紫苏子与紫苏梗药材图
1. 紫苏子　2. 紫苏梗

灰棕色、无泥杂、不泛油者为佳（图 7-62）。

2. 炒紫苏子　表面灰褐色，有细裂口，有焦香气。余同药材。

【成分】　含脂肪油、迷迭香酸、维生素 B_1、氨基酸及多种微量元素。苏子脂肪油主要含有亚油酸和 α- 亚麻酸。α- 亚麻酸是人体必需的脂肪酸，可提高人体智力、延缓衰老、抑制癌细胞和预防脑血栓等。按 HPLC 法测定，本品含迷迭香酸（$C_{18}H_{16}O_8$），药材不得少于 0.25%；炒紫苏子不得少于 0.20%。

【功能主治】　降气化痰，止咳平喘，润肠通便。主治痰壅气逆、咳嗽气喘、肠燥便秘等。用量 3~10g。

知识链接

紫苏子伪品及其鉴别

主要为唇形科植物石荠苧 *Mosla scabra* (Thunb.) C.Y.Wu et H.W.Li 及小鱼仙草 *Mosla remotiflora* Su 等的果实。石荠苧的小坚果类球形，直径 0.75~1mm；表面黄褐色或棕褐色，具细网状凸起的皱纹，网眼凹入；果皮薄而脆，易压碎。小鱼仙草的小坚果类圆形，直径 1~1.2mm；表面灰褐色，网纹微隆起，网眼常具淡黄色腺点；果皮薄，易压碎。

【附药】

1. 紫苏梗　为紫苏的干燥茎。秋季果实成熟后采割，除去杂质，晒干，或趁鲜切片，晒干。呈方柱形，四棱钝圆，长短不一，直径 0.5~1.5cm；表面紫棕色或暗紫色，四面有纵沟及细纵纹，节部稍膨大，有对生的枝痕和叶痕；体轻，质硬，断面裂片状；切片厚 2~5mm，常呈斜长方形，木部黄白色，射线细密，呈放射状，髓部白色，疏松或脱落；气微香，味淡。本品含迷迭香酸（$C_{18}H_{16}O_8$）不得少于 0.10%。功能理气宽中，止痛，安胎（图 7-62）。

2. 紫苏叶　为紫苏的干燥叶（或带嫩枝）。夏季枝叶茂盛时采收，除去杂质，晒干。叶片多皱缩卷曲、破碎，完整者呈卵圆形；先端长尖或急尖，基部圆形或宽楔形，边缘具圆锯齿；两面紫色或上表面绿色，下表面紫色，疏生灰白色毛，下表面有多数凹点状的腺鳞；叶柄长 2~7cm，紫色或紫绿色；嫩枝紫绿色，断面中部有髓；气清香，味微辛。以叶片大、色紫、不带枝梗、香气浓郁者为佳。叶表面制片：表皮细胞中某些细胞内含有紫色素，滴加 10% 盐酸溶液，立即显红色；或滴加 5% 氢氧化钾溶液，即显鲜绿色，后变为黄绿色。主要含挥发油，油中主要为 L- 紫苏醛、香薷酮、紫苏酮等。本品含挥发油

图 7-63　紫苏原植物与紫苏叶图

1. 紫苏原植物　2. 紫苏叶药材

不得少于 0.40（ml/g）。功能解表散寒，行气和胃（图 7-63）。

枸杞子（Lycii Fructus）

　　为茄科植物宁夏枸杞 *Lycium barbarum* L. 的干燥成熟果实。主产宁夏、甘肃等地。夏、秋二季果实呈红色时采收，热风烘干，除去果梗，或晾至皮皱后，晒干，除去果梗。

　　【性状鉴别】　①呈类纺锤形或椭圆形，长 6~20mm，直径 3~10mm。②表面红色或暗红色，顶端有小凸起状的花柱痕，基部有白色的果梗痕。③果皮柔韧，皱缩；果肉肉质，柔润，种子 20~50 粒，类肾形，扁而翘，长 1.5~1.9mm，宽 1~1.7mm，表面浅黄色或棕黄色。④气微，味甜。以粒大、身干、肉厚、色红、质柔润、味甜者为佳（图 7-64）。

图 7-64　枸杞子药材图

知识链接

如何鉴别熏硫枸杞?

熏硫枸杞鉴别方法:一看果蒂,正品枸杞顶端有白色的果梗痕;硫熏品则无白色部分。二看色泽,正品枸杞呈红色或暗红色,皮干而肉满;硫熏品呈均匀的鲜红色,偏湿润而重。三品气味,正品枸杞味甜;熏硫枸杞有明显的酸味或刺激性。此外,正品枸杞热水浸泡后呈淡黄色,味甜;熏硫枸杞热水浸泡后呈砖红色,有酸味或辣味。

【成分】　含甜菜碱、胡萝卜素、玉蜀黍黄素、枸杞子多糖等。按 UV 法测定,本品含枸杞子多糖以葡萄糖($C_6H_{12}O_6$)计,不得少于1.8%;按薄层扫描法测定,本品含甜菜碱($C_5H_{11}NO_2$)不得少于0.30%。

甜菜碱

【功能主治】　滋补肝肾,益精明目。主治虚劳精亏、腰膝酸痛、眩晕耳鸣、阳痿遗精、内热消渴、血虚萎黄、目昏不明等。用量 6~12g。

知识链接

枸杞子混用品及其鉴别

主要混用品有:①土枸杞子:为同属植物枸杞 *Lycium chinensis* Mill. 的干燥成熟果实。药材略瘦小;表面红色至暗红色,具不规则的皱纹,无光泽,质柔软而略滋润;味甜,微酸。②甘枸杞:为同属植物土库曼枸杞 *Lycium turcomanicum* Turcz.、西北枸杞 *Lycium potaninii* Pojank 或毛蕊枸杞 *Lycium dasystemum* Pojark 的干燥成熟果实。主产甘肃、新疆。果实粒小,长不足1cm,直径 2~4mm,表面暗红色,无光泽;质略柔软;气微,味甘而酸。③九里香果:为芸香科植物九里香 *Murraya paniculata* (L.)Jack 的干燥果实。果实分为 2 室,每室有种子 1 枚,偶可见 3 枚,种子较大,略呈半球形,类白色;气香,味苦、辛,有麻舌感。

锦灯笼(Physalis Calyx seu Fructus)

锦灯笼的
性状观察

为茄科植物酸浆 *Physalis alkekengi* L. var. *franchetii*(Mast.)Makino 的干燥宿萼或带果实的宿萼。秋季果实成熟、宿萼呈红色或橙红色时采收,干燥。

【性状鉴别】　①宿萼略呈灯笼状,多压扁长 3~4.5cm,宽 2.5~4cm;表面橙红色或橙黄色,有 5 条明显的纵棱,棱间有网状的细脉纹;顶端渐尖,微 5 裂,基部略平截,中心凹陷有果梗;体轻,质柔韧,中空,或内有棕红色或橙红色果实。②果实球形,多压扁,直径 1~1.5cm,果皮皱缩,内含种子多数。③气微,宿萼味苦,果实味甘、微酸。以个大、完整、色红者为佳(图 7-65)。

【成分】　含酸浆苦味素、木犀草苷等。按 HPLC 法测定,本品含木犀草苷($C_{21}H_{20}O_{11}$)不得少于 0.10%。

木犀草苷

图 7-65　锦灯笼原植物及药材图
1.原植物　2.药材

【功能主治】　清热解毒,利咽化痰,利尿通淋。主治咽痛音哑、痰热咳嗽、小便不利、热淋涩痛等;外治天疱疮、湿疹。用量 5~9g。

栀子(Gardeniae Fructus)

为茜草科植物栀子 *Gardenia jasminoides* Ellis 的干燥成熟果实。主产湖南、江西、湖北、浙江等地。9~11 月果实成熟呈红黄色时采收,除去果梗及杂质,蒸至上气或置沸水中略烫,取出,干燥。

栀子的
性状观察

【性状鉴别】

1. 药材　①呈长卵圆形或椭圆形,长 1.5~3.5cm,直径 1~1.5cm。②表面红黄色或棕红色,具 6 条翅状纵棱,棱间常有 1 条明显的纵脉纹,并有分枝;顶端残存萼片,基部稍尖,有残留果梗。③果皮薄而脆,略有光泽;内表面色较浅,有光泽,具 2~3 条隆起的假隔膜;种子多数,扁卵圆形,集结成团,深红色或红黄色,表面密具细小疣状突起。④气微,味微酸而苦。以果实完整、种子饱满者为佳(图 7-66)。

2. 饮片　①栀子碎块:呈不规则的碎块;果皮表面红黄色或棕红色,可见翅状纵棱;种子多数,扁卵圆形,深红色或红黄色;气微,味微酸而苦。②炒栀子:形如栀子碎块,黄褐色。

【成分】　含栀子苷、绿原酸、栀子素等。按 HPLC 法测定,本品含栀子苷($C_{17}H_{24}O_{10}$),生品不得少于 1.8%;炒栀子不得少于 1.5%。

栀子苷

【功能主治】　泻火除烦,清热利湿,凉血解毒;外用消肿止痛。主治热病心烦、湿热黄疸、淋证涩痛、血热吐衄、目赤肿痛、火毒疮疡等;外治扭挫伤痛。用量 6~10g;外用生品适量。

【附药】　水栀子:为同属植物大花栀子 *Gardenia jasminoides* Ellis var. *grandiflora* Nakai 的干燥果实。又称大栀子,部分地区混作栀子使用。与栀子的主要区别为:果大,长圆形,长 3~7cm,棱高。不作内服,外敷作伤科药;主要用作工业染料(图 7-67)。

图 7-66　栀子原植物及药材图

图 7-67　水栀子与栀子的比较鉴别
1. 水栀子　2. 栀子

罗汉果(*Siraitiae* Fructus)

为葫芦科植物罗汉果 *Siraitia grosvenorii* (Swingle) C. Jeffrey ex A. M. Lu et Z. Y. Zhang 的干燥果实。主产广西、江西、广东等地。秋季果实由嫩绿变深绿色时采收,晾数天后,低温干燥。

【性状鉴别】 ①呈卵形、椭圆形或球形,长 4.5~8.5cm。②表面褐色、黄褐色或绿褐色,有深色斑块及黄色柔毛,有的具 6~11 条纵纹;顶端有花柱残痕,基部有果梗痕。
③体轻,质脆,果皮薄,易破;果瓤(中、内果皮)海绵状,浅棕色;种子扁圆形,多数,长约 1.5cm,宽约 1.2cm,浅红色至棕红色,两面中部微凹陷,四周有放射状沟纹,边缘有槽。④气微,味甜。以个大、形圆、色泽黄褐、手摇不响、果壳不破不焦、甜味浓者为佳(图 7-68)。

图 7-68　罗汉果原植物及药材图

【成分】　罗汉果苷、维生素 C、葡萄糖、果糖、氨基酸、黄酮、锰、铁、镍、硒、锡、碘、钼等。罗汉果皂苷 V 的甜度是蔗糖的 256~344 倍,罗汉果皂苷 IV 的甜度为蔗糖的 126 倍。按 HPLC 法测定,本品含罗汉果皂苷 V（$C_{60}H_{102}O_{29}$）不得少于 0.50%。

【功能主治】　清热润肺,利咽开音,润肠通便。主治肺热燥咳、咽痛失音、肠燥便秘。用量 9~15g。

瓜蒌（Trichosanthis Fructus）

为葫芦科植物栝楼 *Trichosanthes kirilowii* Maxim. 或双边栝楼 *Trichosanthes rosthornii* Harms 的干燥成熟果实。栝楼主产山东、河北等地;双边栝楼主产江西、湖北等地。秋季果实成熟时,连果梗剪下,置通风处阴干。

【性状鉴别】　①呈类球形或宽椭圆形,长 7~15cm,直径 6~10cm。②表面橙红色或橙黄色,皱缩或较光滑,顶端有圆形的花柱残基,基部略尖,具残存的果梗,轻重不一。③质脆,易破开,内表面黄白色,有红黄色丝络,果瓤橙黄色,黏稠,与多数种子黏结成团。④具焦糖气,味微酸、甜。以完整、果皮厚、皱缩、糖分足者为佳(图 7-69)。

【成分】　含栝楼酸、三萜皂苷、树脂、糖类及色素等。

【功能主治】　清热涤痰,宽胸散结,润燥滑肠。主治肺热咳嗽、痰浊黄稠、胸痹心痛、结胸痞满、乳痈、肺痈、肠痈、大便秘结等。用量 9~15g。不宜与川乌、制川乌、草乌、制草乌、附子同用。

图 7-69　瓜蒌药材图

1.鲜瓜蒌切面　2.全瓜蒌　3.瓜蒌饮片　4.瓜蒌子

【附药】

1. 瓜蒌皮　为栝楼或双边栝楼的干燥成熟果皮。秋季采摘成熟果实,剖开,除去果瓤及种子,阴干。药材常切成 2 至数瓣,边缘向内卷曲;外表面橙红色或橙黄色,皱缩,有的残存果梗,内表面黄白色;质较脆,易折断;具焦糖气,味淡、微酸。功能清热化痰,利气宽胸。

2. 瓜蒌子　为栝楼或双边栝楼的干燥成熟种子。秋季采摘成熟果实,剖开,取出种子,洗净,晒干。①栝楼:呈扁平椭圆形,长 12~15mm,宽 6~10mm,厚约 3.5mm;表面浅棕色至棕褐色,平滑,沿边缘有 1 圈沟纹;顶端较尖,有种脐,基部钝圆或较狭;种皮坚硬;内种皮膜质,灰绿色,子叶 2 片,黄白色,富油性;气微,味淡。②双边栝楼:较大而扁,长 15~19mm,宽 8~10mm,厚约 2.5mm;表面棕褐色,沟纹明显而环边较宽,顶端平截。功能润肺化痰,滑肠通便。

 知识链接

瓜蒌伪品及其鉴别

曾发现有同属多种植物的果实、果皮或种子混充瓜蒌、瓜蒌皮或瓜蒌子药用,应注意鉴别。主要有:①王瓜 *Trichosanthes cucumeroides* Maxim.:主产江苏、浙江等地。果实椭圆形,表面橙红色,果瓤橙黄色;果皮薄,稍皱缩,质脆易碎;种子略成十字形,中部隆起一宽带,俗称"玉带缠腰",表面黄棕色,有细皱纹;种皮破开后可见 3 室,两端室内中空,各有 1 孔,中间一室较大,内有 2 片长方形子叶。②湖北栝楼 *Trichosanthes hupehensis* C. Y. Cheng et C. H. Yueh:主产湖北、湖南、江西等地。果实小,果皮薄,果瓤绿色,味苦。有毒性。③大子栝楼 *Trichosanthes truncata* Clarke:主产广西、云南等地。果皮稍厚,皱缩;外表面橙棕色至紫棕色,内表面浅灰棕色,味淡略苦;种子椭圆形,稍不对称,长 2~3cm,宽 1.5~2cm,厚 4~6mm;表面黄棕色,光滑。④南方栝楼 *Trichosanthes damiaoshanensis* C. Y. Cheng et Yueh:主产广西、贵州、四川等地。果皮橙黄色或带棕色,稍皱缩;种子宽椭圆形,长 1.4~1.8cm,宽 0.8~1.1cm;表面深棕色,稍有细皱纹,两端钝圆。

鹤虱（Carpesii Fructus）

为菊科植物大名精 *Carpesium abrotanoides* L. 的干燥成熟果实。习称"北鹤虱"，主产河南、山西等地。秋季果实成熟时采收，晒干，除去杂质。

【性状鉴别】　①呈圆柱状，细小，长 3~4mm，直径不及 1mm。②表面黄褐色或暗褐色，具多数纵棱；顶端收缩呈细喙状，先端扩展成灰白色圆环；基部稍尖，有着生痕迹。③果皮薄，纤维性，种皮菲薄透明，子叶 2 片，类白色，稍有油性。④气特异，味微苦。以颗粒饱满、均匀、气味浓者为佳（图 7-70）。

图 7-70　北鹤虱与南鹤虱原植物与药材图
1. 天名精　2. 野胡萝卜　3. 北鹤虱　4. 南鹤虱

【成分】　主要含挥发油。油中主成分为天名精内酯、天名精酮等。

【功能主治】　杀虫消积。主治蛔虫病、蛲虫病、绦虫病、虫积腹痛、小儿疳积等。用量 3~9g。

【附药】　南鹤虱：为伞形科植物野胡萝卜 *Daucus carota* L. 的干燥成熟果实。秋季果实成熟时割取果枝，晒干，打下果实，除去杂质。为双悬果，呈椭圆形，多裂为分果，分果长 3~4mm，宽 1.5~2.5mm；表面淡绿棕色或棕黄色，顶端有花柱残基，基部钝圆，背面隆起，具 4 条窄翅状次棱，翅上密生 1 列黄白色钩刺，刺长约 1.5mm，次棱之间的凹下处有不明显的主棱，其上散生短柔毛；接合面平坦，有 3 条脉纹，上具柔毛；种仁类白色，有油性；体轻；搓碎时有特异香气，味微辛、苦（图 7-70）。含挥发油，油中主成分为细辛醚、细辛醛、甜没药烯等。性味功能同鹤虱。

知识链接

鹤虱伪品及混淆品

据调查,各地以鹤虱入药的品种比较混乱。我国唐以前药用鹤虱系菊科植物蝇蒿,宋、元、明时代为同科植物天名精,清代则用伞形科植物野胡萝卜。现今各地应用情况如下:①华南鹤虱:为伞形科植物窃衣 *Torilis japonica* (Houtt.) DC. 的干燥成熟果实,在福建、广东、湖南、四川、甘肃等省部分地区作鹤虱使用。分果背面密生钩刺,刺长短和排列均不整齐;接合面凹陷成槽状,中央有 1 条脉纹。②南鹤虱:为伞形科植物野胡萝卜 *Davcus carota* L. 的干燥成熟果实。呈广椭圆形,多裂为分果。表面浅绿棕色或棕黄色,先端有花柱残基,基部钝圆;背面隆起,具 4 条突起的棱线,沿棱线密生 1 列黄白色的钩刺,长至 1.5mm,棱线间的凹下处散生短柔毛;接合面平坦,有 3 条脉纹,上具柔毛;体轻,质韧;横切面呈半圆形,种仁黄白色,显油性,每一棱线的内方有 1 个油管,接合面有 2 个油管。搓碎时有特异香气,味微辛、苦。③东北鹤虱:为紫草科植物东北鹤虱 *Lappusa echinata* Gilib. 的干燥成熟果实。多为分离的小坚果,呈卵状球形或圆锥形,分果呈卵状三面体,表面棕褐色,密布瘤状突起,背面边缘有 2 列锚状钩刺,不等长;味苦,微辛。

苍耳子 (Xanthii Fructus)

为菊科植物苍耳 *Xanthium sibiricum* Patr. 的干燥成熟带总苞的果实。秋季果实成熟时采收,干燥,除去梗、叶等杂质。

【性状】

1. 药材 ①呈纺锤形或卵圆形,长 1~1.5cm,直径 0.4~0.7cm。②表面黄棕色或黄绿色,全体有钩刺,顶端有 2 枚较粗的刺,分离或相连,基部有果梗痕。③质硬而韧,横切面中央有纵隔膜,2 室,各有 1 枚瘦果;瘦果略呈纺锤形,一面较平坦,顶端具 1 突起的花柱基,果皮薄,灰黑色,具纵纹;种皮膜质,浅灰色,子叶 2 片,有油性。④气微,味微苦。

2. 炒苍耳子 形如苍耳子,表面黄褐色,有刺痕;微有香气(图 7-71)。

【成分】 含苍耳子苷、苍术苷、脂肪油、蜡醇、谷甾醇、卵磷脂、氨基酸等。

【功能主治】 散风寒,通鼻窍,祛风湿。主治风寒头痛、鼻塞流涕、鼻衄、鼻渊、风疹瘙痒、湿痹拘挛。用量 3~10g。

牛蒡子 (Arctii Fructus)

为菊科植物牛蒡 *Arctium lappa* L. 的干燥成熟果实。主产东北、浙江等地。秋季果实成熟时采收果序,晒干,打下果实,除去杂质,再晒干。

【性状鉴别】

1. 药材 ①呈长倒卵形,略扁,微弯曲。②表面灰褐色,带紫黑色斑点,有数条纵棱,通常中间 1~2 条较明显;顶端钝圆,稍宽,顶面有圆环,中间具点状花柱残迹,基部略窄,着生面色较淡。③果皮较硬,子叶 2 片,淡黄白色,富油性。④气微,味苦后微辛而稍麻舌。以粒大、饱满、身干、杂质少、色灰褐者为佳(图 7-72)。

2. 炒牛蒡子 色泽加深,略鼓起;微有香气。余同药材。

图 7-71　苍耳子原植物及药材图
1. 原植物　2. 药材

图 7-72　牛蒡子原植物及药材图
1. 原植物　2. 药材

【成分】　含牛蒡苷、牛蒡子酚、牛蒡子酮等。按 HPLC 法测定,本品含牛蒡苷($C_{27}H_{34}O_{11}$)不得少于 5.0%。

【功能主治】　疏散风热,宣肺透疹,解毒利咽。主治风热感冒、咳嗽痰多、麻疹、风疹、咽喉肿痛、痄腮、丹毒、痈肿疮毒等。用量 6~12g。

牛蒡苷

砂仁（Amomi Fructus）

为姜科植物阳春砂 Amomum villosum Lour.、绿壳砂 Amomum villosum Lour. var. xanthioides T. L. Wu et Senjen 或海南砂 Amomum longiligulare T. L. Wu 的干燥成熟果实。阳春砂主产广东省，多为栽培；绿壳砂主产云南；海南砂主产海南省。夏、秋二季果实成熟时采收，晒干或低温干燥。

【性状鉴别】

1. 阳春砂、绿壳砂　①呈椭圆形或卵圆形，有不明显的三棱，长 1.5~2cm，直径 1~1.5cm。②表面棕褐色，密生刺状突起，顶端有花被残基，基部常有果梗，果皮薄而软。③种子集结成团，具三钝棱，中有白色隔膜，将种子团分成 3 瓣，每瓣有种子 5~26 粒；种子为不规则多面体，直径 2~3mm；表面棕红色或暗褐色，有细皱纹，外被淡棕色膜质假种皮，质硬，胚乳灰白色。④气芳香而浓烈，味辛凉、微苦（图 7-73）。

图 7-73　砂仁（阳春砂）药材图

2. 海南砂　①呈长椭圆形或卵圆形，有明显的三棱，长 1.5~2cm，直径 0.8~1.2cm。②表面被片状、分枝的软刺，基部具果梗痕，果皮厚而硬。③种子团较小，每瓣有种子 3~24 粒，种子直径 1.5~2mm。④气味稍淡。

以个大、饱满、坚实、香气浓、味辛凉浓厚者为佳。

【显微鉴别】

1. 阳春砂种子横切面　①假种皮有时残存。②种皮表皮细胞 1 列，径向延长，壁稍厚;下皮细胞1列,含棕色或红棕色物。③油细胞层为1列油细胞,长76~106μm,宽16~25μm,含黄色油滴。④色素层为数列棕色细胞,细胞多角形。⑤内种皮为1列栅状厚壁细胞,黄棕色,内壁及侧壁极厚,细胞小,内含硅质块。⑥外胚乳细胞含淀粉粒,并有少数细小草酸钙方晶。⑦内胚乳细胞含细小糊粉粒及脂肪油滴(图7-74)。

2. 粉末　灰棕色。①内种皮厚壁细胞:红棕色或黄棕色,表面观多角形,壁厚,非木化,胞腔内含硅质块;断面观为1列栅状细胞,内壁及侧壁极厚,胞腔偏外侧,内含硅质块。②种皮表皮细胞:淡黄色,表面观长条形,常与下皮细胞上下层垂直排列;下皮细胞含棕色或红棕色物。③色素层细胞:皱缩,界限不清楚,含红棕色或深棕色物。④外胚乳细胞:类长方形或不规则形,充满细小淀粉粒集结成的淀粉团,有的包埋有细小草酸钙方晶。⑤内胚乳细胞:含细小糊粉粒及脂肪油滴。⑥油细胞:无色,壁薄,偶见油滴散在(图7-75)。

【成分】　含挥发油,油中主成分为乙酸龙脑酯、芳樟醇、龙脑、樟脑等。阳春砂及绿壳砂的种子团含挥发油不得少于3.0%(ml/g);海南砂种子团含挥发油不得少于1.0%(ml/g)。按GC法测定,本品含乙酸龙脑酯($C_{12}H_{20}O_2$)不得少于0.90%。

【理化鉴别】　①检查:水分不得过15.0%(甲苯测定法)。②薄层色谱:以乙酸龙脑酯对照品为对照,进行TLC鉴别(表7-8)。

图 7-74　砂仁(阳春砂种子)横切面图

1. 假种皮　2. 表皮细胞　3. 下皮细胞层　4. 油细胞层　5. 色素层　6. 硅质块　7. 内种皮　8. 外胚乳

乙酸龙脑酯

表 7-8　砂仁的 TLC 鉴别

项目	操作方法
供试品溶液的制备	取本品粉末,按挥发油测定法提取挥发油,取挥发油,加乙醇制成每1ml含20μl的溶液,即得
对照品溶液的制备	取乙酸龙脑酯对照品,加乙醇制成每1ml含10μl的溶液,即得
薄层色谱试验	吸取上述两种溶液各1μl,分别点于同一硅胶G薄层板上,以环己烷-乙酸乙酯(22:1)为展开剂,展开,取出,晾干,喷以5%香草醛硫酸溶液,加热至斑点显色清晰
结果判断	供试品色谱中,在与对照品色谱相应的位置上,应显相同的紫红色斑点

【功能主治】　化湿开胃,温脾止泻,理气安胎。主治湿浊中阻、脘痞不饥、脾胃虚寒、呕吐泄泻、妊娠恶阻、胎动不安等。用量3~6g,后下。

【附药】　进口砂仁:又称缩砂,原植物与绿壳砂一致。产于越南、缅甸、印度尼西亚等地。

图 7-75　砂仁（阳春砂）粉末图

1. 下皮细胞　2. 种皮表皮细胞（a. 表面观；b. 断面观）　3. 油细胞　4. 色素层细胞
5. 外胚乳细胞及淀粉团　6. 假种皮及草酸钙结晶
7. 内种皮细胞（a. 表面观；b. 断面观）

知识链接

砂仁伪品及其鉴别

　　主要有：①砂仁属植物红壳砂仁 *Amomum aurantiacum* H. T. Tsai et S. W. Zhao 等数种植物的果实在我国云南等地亦作砂仁入药。其蒴果近球形，表面暗红色至棕褐色，疏生柔刺；果柄短，长 3~4mm，被淡锈色柔毛；花萼宿存，被毛；子房 3 室，中轴胎座，每室有种子 11~15 粒，紧密排列成 2~3 行；种子多数，方形或多角形，红褐色；气香，味微苦。②山姜属植物山姜 *Alpinia japonica* Miq.、华山姜 *Alpinia chinensis* Rosc. 等植物的种子团，习称"土砂仁""建砂仁"或"川砂仁"。在福建、四川、贵州等地使用。药材多为种子团或散落的种子，并常残留棕黄色光滑的果皮碎片。该属植物的果实或种子团，不宜作砂仁使用，应注意鉴别。

草果（Tsaoko Fructus）

　　为姜科植物草果 *Amomum tsao-ko* Crevost et Lemaire 的干燥成熟果实。主产云南、广西等地，多为栽培。秋季果实成熟时采收，除去杂质，晒干或低温干燥。

　　【性状鉴别】　①呈长椭圆形，具三钝棱，长 2~4cm，直径 1~2.5cm。②表面灰棕色至红棕色，具纵沟及棱线，顶端有圆形突起的柱基，基部有果梗或果梗痕；果皮质坚韧，易纵向撕裂；剥去外皮，中间有黄棕色隔膜，将种子团分成 3 瓣，每瓣有种子多为 8~11 粒。③种子呈圆锥状多面体，直径约 5mm，表面红棕色，外被灰白色膜质的假种皮，种脊为 1 条纵沟，尖端有凹状的种脐；质硬，胚乳灰白色。④有特异香气，味辛、微苦。以个大、饱满、色红棕、气味浓者为佳（图 7-76）。

图 7-76　草果药材图

【成分】　含挥发油。油中主成分为 1,8- 桉油精、牻牛儿醛、反 -2- 十一烯醛等。按挥发油测定法测定，本品种子团含挥发油不得少于 1.4%（ml/g）。

【功能主治】　燥湿温中，截疟除痰。主治寒湿内阻、脘腹胀痛、痞满呕吐、疟疾寒热、瘟疫发热。用量 3~6g。

豆蔻（Amomi Fructus Rotundus）

为姜科植物白豆蔻 *Amomum kravanh* Pierre ex Gagnep. 或爪哇白豆蔻 *Amomum compactum* Soland ex Maton 的干燥成熟果实，前者习称"原豆蔻"，主产柬埔寨、泰国、越南、缅甸等国，我国海南和云南有栽培；后者习称"印尼白蔻"，主产印度尼西亚，我国海南和云南有栽培。夏、秋间采收成熟果实，晒干或低温干燥。

【性状鉴别】

1. 原豆蔻　①呈类球形，直径 1.2~1.8cm。②表面黄白色至淡黄棕色，有 3 条较深的纵向槽纹，顶端有突起的柱基，基部有凹下的果柄痕，两端均具有浅棕色绒毛。③果皮体轻，质脆，易纵向裂开，内分 3 室，每室含种子约 10 粒；种子呈不规则多面体，背面略隆起，直径 3~4mm，表面暗棕色，有皱纹，并被有残留的假种皮。④气芳香，味辛凉略似樟脑。

2. 印尼白蔻　①个略小。②表面黄白色，有的微显紫棕色。③果皮较薄，种子瘦瘪。④气味较弱（图 7-77）。

均以个大、完整、饱满、果皮薄而洁白、杂质少（原豆蔻不得过 1%，印尼白蔻不得过 2%）、气味浓者为佳。

图 7-77　豆蔻（白豆蔻）药材图

【成分】　含挥发油、皂苷、色素及脂肪油等。按挥发油测定法测定,原豆蔻仁含挥发油不得少于 5.0%(ml/g);印尼白蔻仁不得少于 4.0%(ml/g)。按 GC 法测定,豆蔻仁含桉油精（$C_{10}H_{18}O$）不得少于 3.0%。

【功能主治】　化湿行气,温中止呕,开胃消食。主治湿浊中阻、湿温初起、胸闷不饥、寒湿呕逆、胸腹胀痛、食积不消等。用量 3~6g,后下。

桉油精

红豆蔻（Galangae Fructus）

为姜科植物大高良姜 *Alpinia galanga* Willd. 的干燥成熟果实。主产广东、广西、云南等地。秋季果实变红时采收,除去杂质,阴干。

【性状鉴别】　①呈长球形,中部略细,长 0.7~1.2cm,直径 0.5~0.7cm。②表面红棕色或暗红色,略皱缩,顶端有黄白色管状宿萼,基部有果梗痕。③果皮薄,易破碎,种子 6 粒,扁圆形或三角状多面形,黑棕色或红棕色,外被黄白色膜质假种皮,胚乳灰白色。④气香,味辛辣。以果实色红棕、种子粒大饱满、不破碎、气香、味辛辣者为佳（图 7-78）。

图 7-78　红豆蔻药材图

【成分】　含挥发油,尚含槲皮素、山奈酚、槲皮素 -3- 甲醚、高良姜素等。按挥发油测定法测定,本品种子含挥发油不得少于 0.40%(ml/g)。

【功能主治】　散寒燥湿,醒脾消食。主治脘腹冷痛、食积胀满、呕吐泄泻、饮酒过多等。用量 3~6g。

益智（Alpiniae Oxyphyllae Fructus）

为姜科植物益智 *Alpinia oxyphylla* Miq. 的干燥成熟果实。主产广东、海南、广西等地。夏、秋间果实由绿变红时采收,晒干或低温干燥。

【性状鉴别】　①呈椭圆形,两端略尖,长 1.2~2cm,直径 1~1.3cm。②表面棕色或灰棕色,有纵向凹凸不平的突起棱线 13~20 条,顶端有花被残基,基部常残存果梗。③果皮薄而稍韧,与种子紧贴,种子集结成团,中有隔膜将种子团分为 3 瓣,每瓣有种子 6~11 粒。④种子呈不规则扁圆形,略有钝棱,直径约 3mm,表面灰褐色或灰黄色,外被淡棕色膜质假种皮,质硬,胚乳白色。⑤有特异香气,味辛、微苦。以粒大饱满、气味浓者为佳（图 7-79）。

【成分】　主要含挥发油。种子含挥发油不得少于 1.0%(ml/g)。

图 7-79　益智药材图
1. 果实　2. 种子

【功能主治】　暖肾固精缩尿,温脾止泻摄唾。主治肾虚遗尿、小便频数、遗精白浊、脾寒泄泻、腹中冷痛、口多唾涎等。用量 3~10g。

第二节　种子类中药的鉴定

种子类中药采用成熟种子入药,包括种皮和种仁。多用完整的种子,如沙苑子;少数为种子的一部分,如肉豆蔻衣、龙眼肉用假种皮;绿豆衣、花生衣用种皮;肉豆蔻用除去种皮的种仁;莲子芯用胚;有的为种子的加工品,如大豆黄卷用发芽的种子;淡豆豉则为种子的发酵品。

一、性状鉴别

种子类中药的性状鉴别,重点观察其形状、大小、颜色、表面纹理、种脐、合点、种脊、质地、剖面及气味等特征。种子多呈类球形、扁圆形、线形、纺锤形或肾形,少数呈扁心脏形(如苦杏仁)、马蹄形(如决明子)、鸡心形(如槟榔)或纽扣状(如马钱子)。表面常有各种纹理,如王不留行具颗粒状突起,蓖麻子有色泽鲜艳的花纹;有的具毛茸,如马钱子;有的具翅状物,如木蝴蝶;表面常可见种脐、合点、种脊等,有的可见种阜,如千金子。剥去种皮可见种仁,有的种子胚乳发达,如马钱子;无胚乳种子的子叶常特别肥厚,如苦杏仁。有的种子水浸后种皮显黏液,如葶苈子、车前子;有的种子水浸后种皮呈龟裂状,如牵牛子。

二、显微鉴别

种子的构造包括种皮、胚乳和胚三部分。

1. 种皮　种皮的构造因植物的种类而异。种子通常只有 1 层种皮,但有的种子有内、外两层种皮。种皮通常由下列 1 种或数种组织组成。

（1）表皮层：多数种子的种皮表皮细胞由 1 列薄壁细胞组成，有的表皮细胞充满黏液质，如芥子；有的部分或全部分化成非腺毛，如牵牛子、马钱子；有的表皮细胞中单独或成群地散列着石细胞，如苦杏仁、桃仁；有的表皮层全由石细胞组成，如天仙子；有的表皮细胞为狭长的栅状细胞，其细胞壁常木化增厚，如青葙子及一般豆科植物的种子；有的表皮细胞中含有色素，如青葙子、牵牛子。

（2）栅状细胞层：位于某些植物种子的表皮内侧，由 1~3 列狭长的细胞排列而成，其细胞壁多木化增厚。有的栅状细胞内壁和侧壁增厚，而外壁菲薄，如白芥子；有的在栅状细胞的外缘处，可见一条折光率较强的光辉带，如牵牛子、菟丝子。

（3）油细胞层：某些种子的表皮层下有油细胞层，内贮挥发油，使种子具有香气，如白豆蔻、砂仁等。

（4）色素层：具有颜色的种子，除表皮层可含色素外，内层细胞或内种皮细胞中也可含色素，如豆蔻。

（5）石细胞层：除种子的表皮有时为石细胞外，有的表皮内层几乎全由石细胞组成，如瓜蒌子；或内种皮为石细胞层，如豆蔻、阳春砂、草果等。

（6）营养层：在种皮的中层或内层，胚乳细胞的外侧，常有数列贮有淀粉粒的薄壁细胞，称为营养层。在种子发育过程中，营养层的淀粉常被消耗，成为颓废的薄层，如牵牛子；有的营养层中尚包括一层含糊粉粒的细胞。

2. 胚乳　分外胚乳和内胚乳，通常由薄壁细胞组成，其内贮藏有大量脂肪油和糊粉粒。外胚乳组织大多颓废，少数种子有发达的外胚乳。大多数种子具有内胚乳，在无胚乳的种子中，也残存 1~2 列内胚乳细胞，如苦杏仁。个别种子的外胚乳或外胚乳与种皮的折合层不规则地伸入内胚乳中，形成错入组织，如肉豆蔻、槟榔。胚乳细胞中有时含草酸钙结晶；有的糊粉粒中有小簇晶存在，如小茴香。

3. 胚　包括胚根、胚轴、胚芽及子叶四部分。子叶常占胚的大部分，其构造与叶相似，表皮下方常可见明显的栅栏组织，胚的其他部分一般全由薄壁细胞组成。鉴别时应注意子叶中有无分泌组织及后含物。如牵牛子的子叶中含有草酸钙结晶。

胚乳和胚中贮藏的营养物质，主要为脂肪油、蛋白质和淀粉粒。种子中的贮藏蛋白质，常以糊粉粒的形式存在。在植物器官中只有种子含有糊粉粒。因此，糊粉粒是确定种子类中药粉末的重要标志。

白果（Ginkgo Semen）

白果的性状观察

为银杏科植物银杏 *Ginkgo biloba* L. 的干燥成熟种子。全国各地广为栽培。秋季种子成熟时采收，除去肉质外种皮，洗净，稍蒸或略煮后，烘干。

【性状鉴别】　①略呈椭圆形，一端稍尖，另端钝。②表面黄白色或淡棕黄色，平滑，具 2~3 条棱线。③中种皮（壳）骨质，坚硬。④内种皮膜质，种仁宽卵球形或椭圆形，一端淡棕色，另一端金黄色，横断面外层黄色，胶质样，内层淡黄色或淡绿色，粉性，中间有空隙。⑤气微，味甘、微苦。以身干、粒大、壳色黄白、种仁饱满、断面色淡黄者为佳（图 7-80）。

【成分】　含银杏内酯、槲皮素、芦丁、白果素、银杏素、白果酸、白果酚、银杏醇、钙、磷、铁、胡萝卜素等；尚含少量氰苷、赤霉素等。

【功能主治】　敛肺定喘，止带缩尿。主治痰多喘咳、带下白浊、遗尿尿频。用量

图 7-80　白果原植物及药材图
1. 原植物　2. 药材

5~10g。生食有毒。

柏子仁（Platycladi Semen）

为柏科植物侧柏 *Platycladus orientalis* (L.) Franco 的干燥成熟种仁。主产山东、河南、河北等地。秋、冬二季采收成熟种子,晒干,除去种皮,收集种仁。

【性状鉴别】　①呈长卵形或长椭圆形,长 4~7mm,直径 1.5~3mm。②表面黄白色或淡黄棕色,外包膜质内种皮,顶端略尖,有深褐色的小点,基部钝圆。③质软,富油性。④气微香,味淡。以粒饱满、色黄白、油性大而不泛油、无杂质者为佳(图 7-81)。

【成分】　含脂肪油、挥发油、皂苷、蛋白质、钙、磷、铁及多种维生素等。

图 7-81　柏子仁药材图

【功能主治】 养心安神,润肠通便,止汗。主治阴血不足,虚烦失眠,心悸怔忡,肠燥便秘,阴虚盗汗。用量3~10g。

【附药】 侧柏叶:为侧柏的枝梢及叶。多在夏秋二季采收,阴干。小枝扁平,多分枝;叶细小鳞片状,交互对生,贴伏于枝上,深绿色或黄绿色;质脆,易折断;气清香,味苦涩、微辛。本品性寒,味苦涩;功能凉血止血,化痰止咳,生发乌发(图7-82)。

图 7-82 侧柏叶原植物及药材图
1. 原植物 2. 药材

榧子(Torreyae Semen)

为红豆杉科植物榧 *Torreya grandis* Fort. 的干燥成熟种子。秋季种子成熟时采收,除去肉质假种皮,洗净,晒干。

【性状】 ①呈卵圆形或长卵圆形,长2~3.5cm,直径1.3~2cm。②表面灰黄色或淡黄棕色,有纵皱纹,一端钝圆,可见椭圆形的种脐,另一端稍尖。③种皮质硬,厚约1mm。种仁表面皱缩,外胚乳灰褐色,膜质;内胚乳黄白色,肥大,富油性。④气微,味微甜而涩(图7-83)。

【成分】 含脂肪油、草酸、葡萄糖、多糖、鞣质、挥发油等。

【功能主治】 杀虫消积,润肺止咳,润燥通便。主治钩虫病、蛔虫病、绦虫病,虫积腹痛,小儿疳积,肺燥咳嗽,大便秘结。用量9~15g。

图 7-83　榧子药材图

王不留行（Vaccariae Semen）

为石竹科植物麦蓝菜 *Vaccaria segetalis* (Neck.) Garcke 的干燥成熟种子。主产江苏、河北等地。夏季果实成熟、果皮尚未开裂时采割植株,晒干,打下种子,除去杂质,再晒干。

【性状鉴别】

1. 药材　①呈球形,直径约 2mm。②表面黑色,少数红棕色,略有光泽,有细密颗粒状突起,一侧有 1 凹陷的纵沟。③质硬;胚乳白色,胚弯曲成环,子叶 2。④气微,味微涩、苦。以粒饱满、身干、杂质少、色黑者为佳(图 7-84)。

2. 炒王不留行　呈类球形爆花状,表面白色,质松脆(图 7-85)。

图 7-84　王不留行药材图

图 7-85　炒王不留行药材图

【成分】　含王不留行黄酮苷、王不留行皂苷、棉籽糖等。按 HPLC 法测定,含王不留行黄酮苷($C_{32}H_{38}O_{19}$),药材不得少于 0.40%;饮片不得少于 0.15%。

王不留行黄酮苷

【功能主治】 活血通经,下乳消肿,利尿通淋。主治经闭,痛经,乳汁不下,乳痈肿痛,淋证涩痛。用量 5~10g。

知识链接

王不留行伪品及其鉴别

主要为豆科植物野豌豆 *Vicia sativa* L. 或窄叶野豌豆 *Vicia angustifolia* L. 的种子。前者呈扁球形,表面黑色或黑棕色,放大镜下观察,无突起和纹理,也无纵沟,破开后种脐呈白色,线形;后者近圆球形,表面灰绿色或暗绿色,放大镜下观察,有黑色花斑纹,种脐白色,线形。

莲子 (Nelumbinis Semen)

为睡莲科植物莲 *Nelumbo nucifera* Gaertn. 的干燥成熟种子。主产浙江、湖南、江苏、安徽等地。秋季果实成熟时采割莲房,取出果实,除去果皮,干燥。

【性状鉴别】 ①略呈椭圆形或类球形,长 1.2~1.8cm,直径 0.8~1.4cm。②表面红棕色,表面有细纵纹和较宽的脉纹;一端中心呈乳头状突起,棕褐色,多有裂口,其周边略下陷。③质硬,种皮薄,不易剥离。子叶 2 片,黄白色,肥厚,中有空隙,具绿色莲子心。④气微,味甘、微涩;莲子心味苦。以个大、饱满者为佳(图 7-86)。

【成分】 含淀粉、β- 谷甾醇、生物碱、维生素及钙、磷、铁等。

【功能主治】 补脾止泻,止带,益肾涩精,养心安神。主治脾虚泄泻,带下,遗精,心悸失眠。用量 6~15g。

【附药】 莲一身皆宝,除莲子外,尚有莲子心、莲房(成熟花托)、荷叶、荷梗(叶柄或花梗)、荷蒂(莲叶的中央连接荷梗的部分)、荷花(花瓣)、莲须(雄蕊)、藕(肥大根茎)供药用。此外,该药材应注意与芡实区别使用。

1. 莲子心 为莲成熟种子中的干燥幼叶及胚根。秋季采收莲子,取出幼叶及胚根,干燥。呈细圆柱形,长 1~1.4cm,直径约 0.2cm;幼叶绿色,一长一短,卷成箭形,先端向下反折,两幼叶间可见细小胚芽;胚根圆柱形,长约 3mm,黄白色;质脆,易折断,断面有数个小孔;气微,味苦。本品功能清心安神,交通心肾,涩精止血(图 7-87)。

2. 荷叶 为莲的干燥叶。夏、秋二季采收,晒至七八成干时,除去叶柄,折成半圆形或折扇形,干燥。呈半圆形或折扇形;展开后呈类圆形,全缘或稍呈波状;上表面深绿色或黄绿色,较粗糙;下表面淡灰棕色,较光滑,有粗脉 21~22 条,自中心向四周射出;质脆,易破碎;稍有清香气,味微苦。本品功能清暑化湿,升发清阳,凉血止血(图 7-88)。

图 7-86　莲子与芡实原植物及药材图

1. 莲子原植物　2. 芡实原植物　3. 莲子药材　4. 芡实药材

图 7-87　莲子心药材图

图 7-88　荷叶原植物及药材图

1. 原植物　2. 药材

425

3. 藕节　为莲的干燥根茎节部。秋、冬二季挖取根茎(藕)，洗净，切取节部，除去须根，晒干。呈短圆柱形，中部稍膨大；表面灰黄色至灰棕色，有残存须根或须根痕，偶见暗红棕色的鳞叶残基，两端有残留的藕，表面皱缩有纵纹；质硬，断面有多数类圆形的孔；气微，味微甘、涩。本品功能收敛止血，化瘀(图7-89)。

图 7-89　藕节与芡实药材图

4. 芡实　为睡莲科植物芡 Euryale ferox Salisb. 的干燥成熟种仁。秋末冬初采收成熟果实，除去果皮，取出种子，洗净，再除去硬壳(外种皮)，晒干。本品呈类球形，多为破粒，完整者直径 5~8mm。表面有棕红色或红褐色内种皮，一端黄白色，约占全体 1/3，有凹点状的种脐痕，除去内种皮显白色。质较硬，断面白色，粉性。气微，味淡。功能益肾固精，补脾止泻，除湿带。主治遗精滑精，遗尿尿频，脾虚久泻，白浊，带下。用量 9~15g(图7-89)。

肉豆蔻(Myristicae Semen)

为肉豆蔻科植物肉豆蔻 Myristica fragrans Houtt. 的干燥种仁。主产马来西亚、印度尼西亚、斯里兰卡等国；我国广东、广西、云南有栽培。4~6 月及 11~12 月摘取成熟果实，剖开果皮，剥去假种皮，再敲开壳状的种皮，取出种仁用石灰乳浸一天后，低温烘干，或不浸石灰乳直接烘干。

【性状鉴别】

1. 药材　①呈卵圆形或椭圆形，长 2~3cm，直径 1.5~2.5cm。②表面灰棕色或灰黄色，有不规则网状沟纹，有时外被白色石灰粉；种脐位于宽端，呈浅色圆形突起；合点呈暗色凹陷；种脊呈纵沟状，连接两端。③质坚实，断面显棕黄色相杂的大理石样花纹，宽端可见皱缩的胚，富油性。④气香浓烈，味辛。以个大、身干(水分 ≤ 10.0%)、体重、质坚实、香气浓烈者为佳(图7-90)。

图 7-90　肉豆蔻药材图

2. 麸煨肉豆蔻　表面棕褐色,有裂隙;气香,味辛。余同药材。

【显微鉴别】　横切面:①外胚乳组织由 10 余列扁平皱缩细胞组成,内含棕色物,偶见小方晶,错入组织有小维管束,暗棕色的外胚乳伸入于浅黄色的内胚乳中,形成大理石样花纹,内含多数油细胞。②内胚乳细胞壁薄,类圆形,充满淀粉粒、脂肪油及糊粉粒,内有疏散的浅黄色细胞。③淀粉粒多为单粒,复粒由 2~6 分粒组成,脐点明显。④以碘液染色,甘油装片,立即观察,可见在众多蓝黑色淀粉粒中杂有较大的糊粉粒。⑤以水合氯醛装片观察,可见脂肪油呈块片状或鳞片状,加热即成油滴状(图 7-91)。

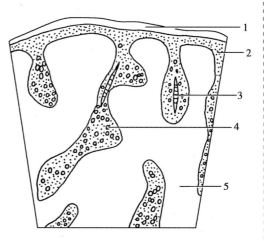

图 7-91　肉豆蔻横切面简图
1. 外层外胚乳　2. 内层外胚乳　3. 维管束
4. 油细胞　5. 内胚乳

【成分】　含挥发油、齐墩果酸、脂肪油等。挥发油主要为肉豆蔻醚、黄樟醚、丁香油酚、α-蒎烯等,其毒性成分主要为肉豆蔻醚。本品含挥发油,药材不得少于 6.0% (ml/g);饮片不得少于 4.0%(ml/g)。按 HPLC 法测定,本品含去氢二异丁香酚($C_{20}H_{22}O_4$),药材不得少于 0.10%;饮片不得少于 0.080%。

【功能主治】　温中行气,涩肠止泻。主治脾胃虚寒,久泻不止,脘腹胀痛,食少呕吐。用量 3~10g。

肉豆蔻伪品及其鉴别

常见的有 2 种:①同属植物长形肉豆蔻 *Myristica argentea* Warb. 的干燥种仁,产于印度尼西亚。种仁棕色狭长,含挥发油 4.5% 左右,香味弱且味辣。②同属植物孟买肉豆蔻 *Myristica malabarica* Lam. 的干燥种仁。种仁狭长,无香气(图 7-92)。

图 7-92 肉豆蔻伪品

【附药】 肉豆蔻衣:又称"肉豆蔻花"或"玉果花",为肉豆蔻的干燥假种皮。呈扁分枝状,棕红色,质脆易碎;气芳香。

葶苈子(Descurainiae Semen;Lepidii Semen)

为十字花科植物播娘蒿 *Descurainia sophia*(L.)Webb.ex Prantl. 或独行菜 *Lepidium apetalum* Willd. 的干燥成熟种子。前者习称"南葶苈子",后者习称"北葶苈子"。播娘蒿主产华东、中南等地区;独行菜主产华北、东北等地区。夏季果实成熟时采割植株,晒干,搓出种子,除去杂质。

【性状鉴别】

1. 药材 ①南葶苈子:呈长圆形略扁,长 0.8~1.2mm,宽约 0.5mm;表面棕色或红棕色,微有光泽,具纵沟 2 条,其中 1 条较明显;一端钝圆,另端微凹或较平截;种脐类白色,位于凹入端或平截处;气微,味微辛、苦,略带黏性。②北葶苈子:呈扁卵形,长约 1~1.5mm,宽 0.5~1mm;一端钝圆,另一端尖而微凹,种脐位于凹入端;味微辛辣,黏性较强。均以籽粒饱满、身干、黏性强、杂质少者为佳(图 7-93)。

2. 炒葶苈子 形如葶苈子,微鼓起,表面棕黄色;有油香气,不带黏性。

【显微鉴别】 北葶苈子横切面:①表皮细胞:外壁向外特化成黏液层,由许多黏液细胞组成,厚达 216μm,内壁为未液化的纤维素柱,呈乳头状突起。②栅状细胞层:侧壁及内壁增厚,木化,宽 26~34μm。③色素层细胞:颓废,色深。④胚乳细胞:1 列,内含糊粉粒。⑤子叶及胚根细胞:壁厚,呈不规则多边形,内含糊粉粒(图 7-94)。

【成分】 含强心苷类、异硫氰酸类、环硫丁烷衍生物、丁烯腈、二烯丙基二硫化物等。从南葶苈子中分离得到槲皮素 -3-*O*-β-D- 葡萄糖 -7-*O*-β-D- 龙胆双糖苷。按 HPLC 法测定,南葶苈子含槲皮素 -3-*O*-β-D- 葡萄糖 -7-*O*-β-D- 龙胆双糖苷($C_{33}H_{40}O_{22}$),药材不得少于 0.075%;炒南葶苈子不得少于 0.080%。

【理化鉴别】 ①水分(烘干法):药材不得过 9.0%;饮片不得过 5.0%。②总灰分:不得过 8.0%。③酸不溶性灰分:不得过 3.0%。④膨胀度:称取本品约 0.6g,称定重量,按膨胀度测定法测定,南葶苈子不得低于 3;北葶苈子不得低于 12。⑤黏液层检查:

图 7-93　葶苈子药材图
1.南葶苈子　2.北葶苈子

图 7-94　葶苈子(北葶苈子)横切面图
A.简图　B.种皮详图
1.黏液层　2.未黏液化的纤维素条　3.表皮　4.栅状细胞层
5.色素层　6.内胚乳　7.胚乳　8.子叶

取本品加水浸泡后,用放大镜观察。南葶苈子透明状黏液层厚度为种子宽度的 1/5 以下;北葶苈子透明状黏液层厚度多超过种子宽度的 1/2 以上。⑥薄层色谱:以槲皮素 -3-O-β-D- 葡萄糖 -7-O-β-D- 龙胆双糖苷对照品为对照,进行南葶苈子 TLC 鉴别(表 7-9)。

表 7-9　南葶苈子的 TLC 鉴别

项目	操作方法
供试品溶液的制备	取本品粉末 1g,加 70% 甲醇 20ml,加热回流提取 1 小时,滤过,取续滤液,即得
对照品溶液的制备	取槲皮素 -3-O-β-D- 葡萄糖 -7-O-β-D- 龙胆双糖苷对照品,加 30% 甲醇制成每 1ml 含 90μg 的溶液,即得
薄层色谱试验	吸取上述两种溶液各 1μl,分别点于同一聚酰胺薄膜上,以乙酸乙酯 - 甲醇 - 水(7∶2∶1)为展开剂,展开,取出,晾干,喷以 2% 三氯化铝乙醇溶液,热风吹干,置紫外光灯(365nm)下检视
结果判断	供试品色谱中,南葶苈子在与对照品色谱相应的位置上,应显相同的黄色荧光斑点

【功能主治】 泻肺平喘,行水消肿。主治痰涎壅肺、喘咳痰多、胸胁胀满、胸腹水肿等。用量 3~10g,包煎。

知识链接

葶苈子混用品及其鉴别

主要有:①桂竹糖芥子:为十字花科植物桂竹糖芥 *Erysimum cherianthoides* L. 的干燥成熟种子。椭圆形,略呈 3 棱,长 0.8~1mm,宽 0.5~0.8mm,顶端圆或平截,基部略尖或具微凹,种脐位于凹入处;表面黄棕色或黄褐色,具微细网状瘤点样纹理及 2 条浅纵槽;气微,味苦。水浸后无黏液层。②薄菜子:为十字花科植物薄菜 *Rorippa montana*(Wal1.)Small 的干燥成熟种子。圆形而扁,基部具小凹;表面暗褐色,有细微网状瘤点样纹理及浅纵槽 1 条;水浸后无黏液层。③宽叶独行菜:为十字花科植物宽叶独行菜 *Lepidium latifolium* L. 的干燥成熟种子。呈椭圆形或倒卵形;顶端圆,基部略尖,具不明显小凹;表面黄褐色,有微细的网点状纹理及纵行浅槽 1 条;水浸后无黏液层。④芝麻菜子(金堂葶苈):为十字花科植物芝麻菜 *Eruca sativa* Mill. 的干燥成熟种子。呈卵圆形,长 1.2~2.2mm,宽 1~1.5mm,表面黄棕色至棕褐色,较光滑,仅一端扁略尖,微凹入,种脐位于凹入处;气微,味微辛;水浸后有黏性。⑤菥蓂子(苦葶苈):为十字花科植物菥蓂 *Thlaspi arvense* L. 的干燥成熟种子。呈卵圆形而略扁,长 2~2.8mm,宽 1~1.2mm;表面紫黑色或黑色,一端钝圆,另一端略尖而微凹,种脐位于凹入处;全体具明显 U 形纹;气微,味淡;水浸后无黏液层。

芥子(Sinapis Semen)

为十字花科植物白芥 *Sinapis alba* L. 或芥 *Brassica juncea*(L.)Czern. et Coss. 的干燥成熟种子。前者习称"白芥子",主产安徽、河南、四川等地;后者习称"黄芥子",全国各地均有栽培。夏末秋初果实成熟时采割植株,晒干,打下种子,除去杂质。

【性状鉴别】

1. 药材 ①白芥子:呈球形,直径 1.5~2.5mm;表面灰白色至淡黄色,具细微的网纹,有明显的点状种脐;种皮薄而脆,破开后内有白色折叠的子叶,有油性;气微,味辛辣。②黄芥子:较小,直径 1~2mm。表面黄色至棕黄色,少数呈暗红棕色。研碎后加水浸湿,有辛烈的特异臭气。以颗粒均匀、饱满、身干、无杂质者为佳(图 7-95)。

2. 炒芥子 形如芥子,表面淡黄色至深黄色(炒白芥子)或深黄色至棕褐色(炒黄芥子),偶有焦斑;有香辣气。

【成分】 芥子碱、芥子苷、芥子酶、芥子酸等。按 HPLC 法测定,本品含芥子碱以芥子碱硫氰酸盐($C_{16}H_{24}NO_5 \cdot SCN$)计,药材不得少于 0.50%;饮片(炒芥子)不得少于 0.40%。

【功能主治】 温肺豁痰利气,散结通络止痛。主治寒痰咳嗽、胸胁胀痛、痰滞经络、关节麻木、疼痛等。用量 3~9g;外用适量。

芥子碱硫氰酸盐

图 7-95 芥子药材图

苦杏仁 (Armeniacae Semen Amarum)

为蔷薇科植物山杏 *Prunus armeniaca* L. var. *ansu* Maxim.、西伯利亚杏 *Prunus sibirica* L.、东北杏 *Prunus mandshurica* (Maxim.) Koehne 或杏 *Prunus armeniaca* L. 的干燥成熟种子。山杏主产辽宁、河北等地,多野生,亦有栽培;西伯利亚杏主产东北、华北等地,野生;东北杏主产东北各地,野生;杏主产东北、华北及西北等地,系栽培。夏季采收成熟果实,除去果肉及核壳,取出种子,晒干(图 7-96)。

图 7-96 山杏原植物图

431

【性状鉴别】

1. 药材　①呈扁心形，长 1~1.9cm，宽 0.8~1.5cm，厚 0.5~0.8cm。②表面黄棕色至深棕色，一端尖，另一端钝圆，肥厚，左右不对称，尖端一侧有短线形种脐，圆端合点处向上具多数深棕色的脉纹。③种皮薄，子叶 2 片，乳白色，富油性。④气微，味苦。以颗粒饱满、完整、味苦者为佳（图 7-97）。

图 7-97　苦杏仁药材图

2. 饮片　①焯苦杏仁：呈扁心形，表面乳白色或黄白色；有特异香气，味苦。②炒苦杏仁：形如焯苦杏仁，表面黄色至棕黄色，微带焦斑；有香气，味苦。

【显微鉴别】横切面：①种皮表皮细胞 1 列，散有近圆形或类多角形的橙黄色石细胞，内为多层薄壁细胞，有小型维管束通过。②外胚乳为 1 层颓废细胞。③内胚乳为 1 至数列方形细胞，含糊粉粒及脂肪油滴。④子叶细胞多角形，含糊粉粒及脂肪油滴，并有细小的草酸钙簇晶（图 7-98）。

【成分】含苦杏仁苷、苦杏仁酶、脂肪油等。苦杏仁苷经水解后产生氢氰酸、苯甲醛及葡萄糖。按 HPLC 法

图 7-98　苦杏仁横切面图
1. 石细胞　2. 表皮　3. 薄壁细胞　4. 外胚乳
5. 内胚乳　6. 子叶细胞

测定，本品含苦杏仁苷（$C_{20}H_{27}NO_{11}$），药材不得少于 3.0%；焯苦杏仁不得少于 2.4%；炒苦杏仁不得少于 2.1%。

苦杏仁苷

【理化鉴别】 ①检查:过氧化值不得过 0.11。②薄层色谱:以苦杏仁苷对照品为对照,进行 TLC 鉴别(表 7-10)。

表 7-10　苦杏仁的 TLC 鉴别

项目	操作方法
供试品溶液的制备	取本品粉末 2g,置索氏提取器中,加二氯甲烷适量,加热回流 2 小时,弃去二氯甲烷液,药渣挥干,加甲醇 30ml,加热回流 30 分钟,放冷,滤过,取滤液,即得
对照品溶液的制备	取苦杏仁苷对照品,加甲醇制成每 1ml 含 2mg 的溶液,即得
薄层色谱试验	吸取上述两种溶液各 3μl,分别点于同一硅胶 G 薄层板上,以三氯甲烷 - 乙酸乙酯 - 甲醇 - 水(15:40:22:10)5~10℃放置 12 小时的下层溶液为展开剂,展开,取出,立即用 0.8% 磷钼酸的 15% 硫酸乙醇溶液浸板,在 105℃加热至斑点显色清晰
结果判断	供试品色谱中,在与对照品色谱相应的位置上,应显相同颜色的斑点

【功能主治】 降气止咳平喘,润肠通便。主治咳嗽气喘,胸满痰多,肠燥便秘。用量 5~10g,生品入煎剂宜后下;内服不宜过量,以免中毒。

知识链接

被提取脂肪油后的苦杏仁

苦杏仁经提取脂肪油后不影响其止咳成分氢氰酸的含量,但其润肠通便的作用已不复存在;被"提油"后的苦杏仁易变质,不利于储存,影响疗效。其特征为无种皮,不富油性,种子分开为乳白色的子叶,每枚子叶扁平,厚度为原来子叶的 2/3,质地坚硬,略显角质,嚼之有蜡样感,苦味弱。

桃仁 (Persicae Semen)

为蔷薇科植物桃 *Prunus persica* (L.) Batsch 或山桃 *Prunus davidiana* (Carr.) Franch. 的干燥成熟种子。主产四川、陕西等地。果实成熟后采收,除去果肉及核壳,取出种子,晒干。

【性状鉴别】

1. 药材　①桃仁(图 7-99):呈扁长卵形,长 1.2~1.8cm,宽 0.8~1.2cm,厚 0.2~0.4cm;

桃仁的
性状观察

图 7-99 桃仁原植物及药材图
1. 原植物 2. 药材

表面黄棕色至红棕色,密布颗粒状突起;一端尖,中部膨大,另端钝圆稍偏斜,边缘较薄,尖端一侧有短线形种脐,圆端有颜色略深不甚明显的合点,自合点处散出多数纵向维管束;种皮薄,子叶 2 片,类白色,富油性;气微,味微苦。②山桃仁:呈类卵圆形,较小而肥厚,长约 0.9cm,宽约 0.7cm,厚约 0.5cm。

2. 饮片 ①燀桃仁:呈扁长卵形;表面浅黄白色;子叶 2 片,富油性;气微香,味微苦。②燀山桃仁:呈类卵圆形,较小而肥厚。③炒桃仁:表面黄色至棕黄色,可见焦斑;气微香,味微苦。④炒山桃仁:2 枚子叶多分离,完整者呈类卵圆形,较小而肥厚。

【显微鉴别】 取种皮粉末或组织解离制片,观察种皮石细胞特征(表 7-11)。

表 7-11 桃仁与山桃仁种皮石细胞特征一览表

品名	色泽	侧面观	表面观
桃仁	黄色或黄棕色	贝壳形、盔帽形、弓形或椭圆形,高 54~153μm,底部宽约至 180μm,壁一边较厚,层纹细密	类圆形、圆多角形或类方形,底部壁上纹孔大而较密
山桃仁	淡黄色、橙黄色或橙红色	贝壳形、矩圆形、椭圆形或长条形,高 81~198μm,底部宽约至 128μm	类圆形、类六角形、长多角形或类方形,底部壁厚薄不匀,纹孔较小

【成分】 含苦杏仁苷、苦杏仁酶、尿囊素酶等。按 HPLC 法测定,含苦杏仁苷($C_{20}H_{27}NO_{11}$),药材不得少于 2.0%,燀桃仁不得少于 1.50%,炒桃仁不得少于 1.60%。

【功能主治】 活血祛瘀,润肠通便,止咳平喘。主治经闭痛经、癥瘕痞块、肺痈肠痈、跌仆损伤等。用量 5~10g。孕妇慎用。

【附药】 瘪桃干:又名碧桃干,为桃的干燥未成熟果实。呈长卵形,先端尖,基部不对称;表面黄绿色至棕色,具网状皱缩的纹理,并密被黄白色柔毛;质坚硬,击开后内果皮厚而光滑,内含种子 1 枚;气微,味微酸。功能止汗,止血。

如何区分桃仁、山桃仁、苦杏仁与甜杏仁?

杏仁分苦杏仁和甜杏仁,桃仁有家桃仁和山桃仁。它们皆属蔷薇科植物,药用皆为其干燥成熟的种子。因其基原相似,因而性状也很相似,特别是焯去种皮后更是不易区分。但苦杏仁的功效为降气止咳平喘,润肠通便;桃仁及山桃仁为活血祛瘀,润肠通便,止咳平喘;甜杏仁多作副食品使用,不可混淆。它们在商品中的价格由高到低分别是桃仁、山桃仁、苦杏仁、甜杏仁。掺假方式都是用价格低的向价格高的中掺,即甜杏仁向苦杏仁中掺、杏仁往桃仁里掺。那么如何区分桃仁、山桃仁、苦杏仁与甜杏仁?

郁李仁(Pruni Semen)

为蔷薇科植物欧李 *Prunus humilis* Bge.、郁李 *Prunus japonica* Thunb. 或长柄扁桃 *Prunus pedunculata* Maxim. 的干燥成熟种子。前两者习称"小李仁",后一种习称"大李仁"。欧李主产辽宁、黑龙江等地;郁李主产华东及河北等地;长柄扁桃主产内蒙古等地。夏、秋二季采收成熟果实,除去果肉及核壳,取出种子,干燥。

【性状鉴别】 ①小李仁:呈卵形,长 5~8mm,直径 3~5mm;表面黄白色或浅棕色,一端尖,另一端钝圆,尖端一侧有线形种脐,圆端中央有深色合点,自合点处向上具多条纵向维管束脉纹;种皮薄,子叶 2 片,乳白色,富油性;气微,味微苦。②大李仁:长 6~10mm,直径 5~7mm,表面黄棕色。均以颗粒饱满、完整者为佳(图 7-100)。

图 7-100　郁李仁(小李仁)药材图

【成分】 含苦杏仁苷、脂肪油等。按 HPLC 法测定,本品含苦杏仁苷不得少于 2.0%。

【功能主治】 润肠通便,下气利水。主治津枯肠燥、食积气滞、腹胀便秘等。用量 6~10g。孕妇慎用。

郁李仁伪品及其鉴别

主要有:①李仁:为同属植物李 *Prunus salicina* Lindl. 的种子。外形较长,可达 10mm;上部尖端及基部合点常偏向一侧;味不苦,似甜杏仁。②大李仁:为同属植物毛樱桃 *Prunus tomentosa* Thunb. 或榆叶梅 *Prunus triloba* Lindl. 的种子。种子圆锥形,稍大,长 7~10mm,宽 4~7mm,表面黄棕色或黄白色。③小李仁:为同属植物长梗郁李 *Prunus triloba* Lindl. (Levl.) Rehd. 的种子,在黑龙江、吉林省使用。

沙苑子(Astragali Complanati Semen)

为豆科植物扁茎黄芪 *Astragalus complanatus* R. Br. 的干燥成熟种子。主产陕西、河北等地。秋末冬初果实成熟尚未开裂时采割植株,晒干,打下种子,除去杂质。

【性状鉴别】

1. 药材　①略呈肾形而稍扁,长 2~2.5mm,宽 1.5~2mm,厚约 1mm。②表面光滑,褐绿色或灰褐色,边缘一侧微凹处具圆形种脐。③质坚硬,不易破碎,子叶 2 片,淡黄色,胚根弯曲,长约 1mm。④气微,味淡,嚼之有豆腥味。以颗粒饱满、身干、无杂质、色绿褐者为佳(图 7-101)。

图 7-101　沙苑子药材图

2. 盐沙苑子　形如沙苑子,表面鼓起,深褐绿色或深灰褐色;味微咸,嚼之有豆腥味。

【显微鉴别】　横切面:①种皮表皮层为 1 列径向延长的栅状细胞,内含棕色物质,外附角质层。②下皮细胞 1 列,内含棕色物质。③营养层常为数列压缩的颓废细胞层。④其内为残留的内胚乳薄壁组织,细胞类圆形,2 至数层不等,外层细胞整齐,略呈径向延长,内含细小糊粉粒。⑤子叶细胞为类圆形薄壁细胞,内含大量细小糊粉粒及脂肪油滴(图 7-102)。

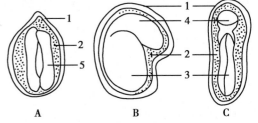

图 7-102　沙苑子横切面、纵切面图
A. 横切面　B、C. 纵切面
1. 种皮　2. 内胚乳残留物　3. 子叶　4. 胚根　5. 胚

【成分】　含沙苑子苷、杨梅皮素、紫云英苷等。按 HPLC 法测定,本品含沙苑子苷($C_{28}H_{32}O_{16}$),药材不得少于 0.060%;饮片(盐沙苑子)不得少于 0.050%。

沙苑子苷

【功能主治】　补肾助阳,固精缩尿,养肝明目。主治肾虚腰痛,遗精早泄,遗尿尿频,白浊带下,眩晕,目暗昏花。用量9~15g。

决明子 (Cassiae Semen)

　　为豆科植物决明 *Cassia obtusifolia* L. 或小决明 *Cassia tora* L. 的干燥成熟种子。主产安徽、江苏、广东等地。秋季采收成熟果实,晒干,打下种子,除去杂质。

【性状鉴别】

　　1. 药材　①决明:略呈菱方形或短圆柱形,两端平行倾斜,长3~7mm,宽2~4mm;表面绿棕色或暗棕色,平滑有光泽,一端较平坦,另端斜尖,背腹面各有1条突起的棱线,棱线两侧各有1条斜向对称而色较浅的线形凹纹;质硬不易破碎,种皮薄,子叶2片,黄色,呈"S"形折曲并重叠;气微,味微苦。②小决明:呈短圆柱形,较小,长3~5mm,宽2~3mm;表面棱线两侧各有1片宽广的浅黄棕色带(图7-103)。

图 7-103　决明子(决明)药材图

　　2. 炒决明子　微鼓起,表面绿褐色或暗棕色,偶见焦斑;微有香气。余同药材。

【成分】　含大黄酚、大黄素、决明苷等。按 HPLC 法测定,本品含橙黄决明素($C_{17}H_{14}O_7$),药材不得少于0.080%,炒决明子不得少于0.12%;含大黄酚($C_{15}H_{10}O_4$),药材不得少于0.20%;炒决明子不得少于0.12%。

橙黄决明素　　　　　　　　　　　大黄酚

【功能主治】　清热明目,润肠通便。主治目赤涩痛,羞明多泪,头痛眩晕,目暗不明,大便秘结。用量 9~15g。

知识链接

决明子伪品及其鉴别

主要有:①同属植物望江南 *Cassia occidentalis* L. 的种子,习称"圆决明"。呈扁圆形,一端具突尖,长 3~5mm,宽 2~4mm,厚 1~2mm;表面灰绿色或灰棕色,四周有薄膜包被,两面平,中央有 1 椭圆形凹陷;质硬不易破碎;气微,味淡。②为豆科植物刺田菁 *Sesbania aculeata* Pers. 的种子。呈短圆柱形,长 2~4mm,宽约 1~2mm;表面光滑,两端钝圆,无棱线;种脐位于腹侧中部,呈淡黄色或淡黄白色。

胡芦巴(Trigonellae Semen)

为豆科植物胡芦巴 *Trigonella foenum-graecum* L. 的干燥成熟种子。主产安徽、四川、河南等地。夏季果实成熟时采割植株,晒干,打下种子,除去杂质。

【性状鉴别】

1. 药材　①略呈斜方形或矩形,长 3~4mm,宽 2~3mm,厚约 2mm。②表面黄绿色或黄棕色,平滑,两侧各有一深斜沟,相交处有点状种脐。③质坚硬,不易破碎;种皮薄,胚乳呈半透明状,具黏性;子叶 2 片,淡黄色,胚根弯曲。④气香,味微苦。以粒大、饱满、干燥、无杂质者为佳(图 7-104)。

2. 盐胡芦巴　形如胡芦巴,表面黄棕色至棕色,偶见焦斑;略有香气,味微咸。

图 7-104　胡芦巴药材图

胡芦巴碱

【成分】　含胡芦巴碱、胆碱、皂苷、牡荆素、异牡荆素、胡芦巴苷等。

【功能主治】　温肾助阳,祛寒止痛。主治肾阳不足、寒湿脚气等。用量 5~10g。

白扁豆 (Lablab Semen Album)

为豆科植物扁豆 *Dolichos lablab* L. 的干燥成熟种子。全国各地均有栽培。秋、冬二季采收成熟果实,晒干,取出种子,再晒干。

【性状鉴别】 ①呈扁椭圆形或扁卵圆形。②表面淡黄白色或淡黄色,平滑,略有光泽,一侧边缘有隆起的白色眉状种阜。③质坚硬。种皮薄而脆,子叶2片,肥厚,黄白色。④气微,味淡,嚼之有豆腥气。以粒大、饱满、色白者为佳(图7-105)。

【成分】 含棕榈酸、亚油酸、反油酸、油酸、硬脂酸、花生酸、胡芦巴碱、蛋氨酸、亮氨酸、苏氨酸、维生素 B_1 及维生素 C、胡萝卜素等。

图 7-105 白扁豆药材图

【功能主治】 健脾化湿,和中消暑;主治脾胃虚弱,食欲不振,大便溏泻等。炒白扁豆健脾化湿;主治脾虚泄泻等。用量 9~15g。

淡豆豉 (Sojae Semen Praeparatum)

为豆科植物大豆 *Glycine max* (L.) Merr. 的成熟种子的发酵加工品。取桑叶、青蒿各 70~100g,加水煎煮,滤过,煎液拌入净大豆 1000g 中,待吸尽后,蒸透,取出,稍凉,再置容器内,用煎过的桑叶、青蒿渣覆盖,闷使发酵至黄衣上遍时,取出,除去药渣,洗净,置容器内再闷 15~20 天,至充分发酵、香气溢出时,取出,略蒸,干燥,即得。

【性状鉴别】 呈椭圆形,略扁,长 0.6~1cm,直径 0.5~0.7cm;表面黑色,皱缩不平;质柔软,断面棕黑色;气香,味微甘(图7-106)。

【成分】 含维生素 B_1、维生素 B_2、菸酸、钙、铁、磷、氨基酸、四甲基吡嗪等。

图 7-106 淡豆豉药材图

【功能主治】 解表除烦,宣发郁热。主治感冒、寒热头痛等。用量 6~12g。

千金子 (Euphorbiae Semen)

为大戟科植物续随子 *Euphorbia lathyris* L. 的干燥成熟种子。主产河北、河南等地。夏、秋二季果实成熟时采收,除去杂质,干燥。

【性状鉴别】　①呈椭圆形或倒卵形,长约5mm,直径约4mm。②表面灰棕色或灰褐色,具不规则网状皱纹,网孔凹陷处灰黑色,形成细斑点,一侧有纵沟状种脊,顶端为突起的合点,下端为线形种脐,基部有类白色突起的种阜或脱落后的疤痕。③种皮薄脆,种仁白色或黄白色,富油性。④气微,味辛(图7-107)。

图7-107　千金子药材图

【成分】　主要含脂肪油及千金子甾醇等。本品含脂肪油不得少于35.0%;按HPLC法测定,本品含千金子甾醇($C_{32}H_{40}O_8$)不得少于0.35%。

【功能主治】　泻下逐水,破血消癥,外用疗癣蚀疣。主治二便不通、水肿、痰饮等;外治顽癣,赘疣。用量1~2g;去壳,去油用,多入丸、散服。外用适量。孕妇禁用。

【附药】　千金子霜:为千金子的炮制加工品。为均匀、疏松的淡黄色粉末,微显油性。味辛辣。本品含脂肪油应为18.0%~20.0%。

酸枣仁(Ziziphi Spinosae Semen)

为鼠李科植物酸枣 *Ziziphus jujuba* Mill. var. *spinosa*(Bunge)Hu ex H. F. Chou 的干燥成熟种子。主产河北、陕西等地。秋末冬初采收成熟果实,除去果肉及核壳,收集种子,晒干(图7-108)。

图7-108　酸枣仁原植物图

【性状鉴别】

1. 药材　①呈扁圆形或扁椭圆形,长5~9mm,宽5~7mm,厚约3mm。②表面紫红色或紫褐色,平滑有光泽,有的有裂纹。有的两面均呈圆隆状突起;有的一面较平坦,中间有1条隆起的纵线纹;另一面稍突起。一端凹陷,可见线形种脐,另一端有细小突起的合点。③种皮较脆,胚乳白色,子叶2片,浅黄色,富油性。④气微,味淡。以粒大饱满、外皮紫红、有光泽、杂质少(含核壳等杂质不得过5%)者为佳(图7-109)。

2. 炒酸枣仁　形如酸枣仁,表面微鼓起,微具焦斑;略有焦香气,味淡(图7-110)。

图 7-109　酸枣仁药材图

图 7-110　炒酸枣仁药材图

【显微鉴别】

1. 横切面　①种皮外层为1列黄色或棕黄色的栅状细胞,壁厚,木化,外侧有1条明显的光辉带,角质层较厚,营养层细胞颓废,棕色;最内1列细胞长方形,垂周壁增厚;种脊维管束明显。②胚乳细胞类多角形,具较多的糊粉粒及脂肪油;黏液层厚20~30μm。③子叶薄壁细胞中常含草酸钙小簇晶、糊粉粒和脂肪油(图7-111)。

2. 粉末　棕红色。①种皮栅状细胞:棕红色,表面观多角形,直径约15μm,壁厚,木化,胞腔小;侧面观呈长条形,外壁增厚,侧壁上、中部甚厚,下部渐薄;底面观呈类多角形或圆多角形。②种皮内表皮细胞:棕黄色,表面观长方形或类方形,垂周壁连珠状增厚,木化。③子叶表皮细胞:含细小草酸钙簇晶及方晶(图7-112)。

【成分】　含酸枣仁皂苷A、酸枣仁皂苷B、斯皮诺素、白桦脂酸、白桦脂醇等。按HPLC法测定,本品含酸枣仁皂苷A($C_{58}H_{94}O_{26}$)不得少于0.030%;含斯皮诺素($C_{28}H_{32}O_{15}$)不得少于0.080%。

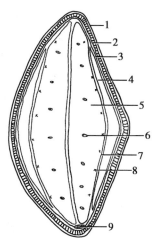

图 7-111　酸枣仁横切面简图
1. 角质层　2. 种皮　3. 营养层
4. 胚乳　5. 子叶　6. 维管束
7. 黏液层　8. 草酸钙簇晶
9. 种脊维管束

图 7-112　酸枣仁粉末图

1. 种皮栅状细胞(a. 侧面观;b. 表面观)
2. 内种皮细胞　3. 内胚乳及子叶细胞
4. 棕色薄壁细胞　5. 导管
6. 草酸钙方晶及簇晶

斯皮诺素

酸枣仁皂苷A

【功能主治】　养心补肝,宁心安神,敛汗,生津。主治虚烦不眠,惊悸多梦,体虚多汗,津伤口渴。用量 10~15g。

知识链接

酸枣仁伪品及其鉴别

常见伪品有:①滇枣仁(图 7-113):又称缅枣仁、理枣仁,为鼠李科植物滇刺枣 *Ziziphus mauritiana* Lam. 的干燥成熟种子。呈扁圆形或略呈扁心形,长 4~8mm,宽 4~8mm,厚 1~3mm;表面光滑,有光泽,淡黄色至棕黄色,可见色较淡的麻点。有的中间略显钝纵棱;腹面略平坦,边缘隆起,中间具宽约 1mm 的纵棱;气微,味淡。②枳椇子:为鼠李科植物枳椇 *Hovenia acerba* Lindl. 的干燥成熟种子。鉴别要点:类圆形,较小;背面微隆起,腹面较平坦,有纵行隆起种脊;表面红棕色、棕黑色或绿棕色,平滑,有强烈的光泽。

图 7-113　滇枣仁药材图

胖大海 (Sterculiae Lychnophorae Semen)

为梧桐科植物胖大海 *Sterculia lychnophora* Hance 的干燥成熟种子。主产越南、泰国、印尼和马来西亚等国。4~6 月摘取成熟的种子,晒干。

图 7-114　胖大海药材图

【性状鉴别】　①呈纺锤形或椭圆形;先端钝圆,基部略尖而歪,具浅色的圆形种脐。②表面棕色或暗棕色,微有光泽,具不规则皱纹。③外层种皮极薄,质脆,易脱落;中层种皮较厚,黑褐色,质松易碎,遇水膨胀成海绵状(体积增大 5~8 倍);内层种皮可与中层种皮剥离,稍革质,内有 2 片肥厚胚乳,广卵形;子叶 2 枚,菲薄,紧贴于胚乳内侧,与胚乳等大。④气微,味淡,嚼之有黏性。⑤取本品加沸水适量,放置数分钟即吸水膨胀成棕色半透明的海绵状物(图 7-114)。

【成分】　含聚戊糖、黏液质、胖大海素、脂肪油等。

【功能主治】　清热润肺,利咽开音,润肠通便。用于肺热声哑,干咳无痰,咽喉干痛,热结便闭,头痛目赤。用量 2~3 枚,沸水泡服或煎服。

胖大海伪品及其鉴别

　　在进口胖大海商品中时有混入梧桐科植物圆粒苹婆 *Sterculia scaphigera* Wall. 的种子。呈类圆球型；表面皱纹细密；长 1.3~1.8cm，直径 1.1~1.3cm；表面棕黄色或黄褐色，具光泽和较紧密的皱纹；子叶肥厚；无胚乳；手摇有响声；水浸泡膨胀较慢，可膨胀至原体积的 2~4 倍。

马钱子（Strychni Semen）

　　为马钱科植物马钱 *Strychnos nux-vomica* L. 的干燥成熟种子，又称"番木鳖"。主产印度、越南、泰国等国。冬季采收成熟果实，取出种子，晒干。

　　【性状鉴别】　①呈纽扣状圆板形，常一面隆起，一面稍凹下，直径 1.5~3cm，厚 0.3~0.6cm。②表面密被灰棕或灰绿色绢状茸毛，自中间向四周呈辐射状排列，有丝样光泽。③边缘稍隆起，较厚，有突起的珠孔，底面中心有突起的圆点状种脐。④质坚硬，平行剖面可见淡黄白色胚乳，角质状，子叶心形，叶脉 5~7 条。⑤气微，味极苦（图 7-115）。

图 7-115　马钱子药材图
1. 马钱种子　2. 云南马钱种子　3. 马钱种子纵剖面（放大）

　　【显微鉴别】　粉末灰黄色。①非腺毛：单细胞，平直不扭曲，毛肋不分散；基部膨大似石细胞，壁极厚，多碎断，木化。②胚乳细胞：多角形，壁厚，内含脂肪油及糊粉粒（图 7-116）。

　　【成分】　含士的宁（番木鳖碱）、马钱子碱等。按 HPLC 法测定，本品含士的宁（$C_{21}H_{22}N_2O_2$）应为 1.20%~2.20%；含马钱子碱（$C_{23}H_{26}N_2O_4$）不得少于 0.80%。

盐酸士的宁

　　【功能主治】　通络止痛，散结消肿。主治跌打损伤，骨折肿痛，风湿顽痹，麻木瘫

图 7-116 马钱子粉末图
1. 非腺毛 2. 胚乳细胞 3. 色素层

痪,痈疽疮毒,咽喉肿痛。用量 0.3~0.6g。炮制后入丸、散用。孕妇禁用,不宜多服久服及生用。运动员慎用。

知识链接

马钱子习用品及其鉴别

为同属植物云南马钱 *Strychnos pierriana* A. W. Hill 的干燥成熟种子。种子呈扁椭圆形或扁圆形,边缘较薄而微翘,子叶卵形,叶脉 3 条;种子表皮毛茸平直或多少扭曲,毛肋常分散。

【附药】 木鳖子:为葫芦科植物木鳖 *Momordica cochinchinensis*（Lour.）Spreng. 的干燥成熟种子。本品呈扁平圆板状,中间稍隆起或微凹陷;表面灰棕色至黑褐色,有网状花纹,在边缘较大的一个齿状突起上有浅黄色的种脐;外种皮质硬而脆,内种皮灰绿色,绒毛样;子叶 2 片,黄白色,富油性;有特殊的油腻气,味苦。本品含丝石竹皂苷元 3-*O*-β-D- 葡萄糖醛酸甲酯不得少于 0.25%;功能散结消肿,攻毒疗疮。

木鳖子的
性状观察

课堂互动

生马钱子、生巴豆在我国都是作为毒性中药管理,其有毒化学成分各有什么特点? 使用时应注意哪些问题?

菟丝子（Cuscutae Semen）

为旋花科植物南方菟丝子 *Cuscuta australis* R.Br. 或菟丝子 *Cuscuta chinensis* Lam.

的干燥成熟种子。主产江苏、辽宁等地。秋季果实成熟时采收植株,晒干,打下种子,除去杂质。

【性状鉴别】 ①呈类球形,直径 1~2mm。②表面灰棕色至棕褐色,粗糙,种脐线形或扁圆形,微凹。③质坚实,不易以指甲压碎。④气微,味淡。⑤取本品少量,加沸水浸泡后,表面有黏性;加热煮至种皮破裂时,可露出黄白色卷旋状的胚,形如吐丝。以颗粒饱满、身干、无杂质者为佳(图 7-117)。

【成分】 含金丝桃苷、胆甾醇、槲皮素、紫云英苷、菟丝子苷等。按 HPLC 法测定,本品含金丝桃苷($C_{21}H_{20}O_{12}$)不得少于 0.10%。

金丝桃苷

图 7-117　菟丝子药材图

【功能主治】 补益肝肾,固精缩尿,安胎,明目,止泻;外用消风祛斑。主治肝肾不足、腰膝酸软、阳痿遗精等;外治白癜风。用量 6~12g。

知识链接

菟丝子伪品及其鉴别

　　主要有:①同属植物欧洲菟丝子 Cuscuta europaea L. 的干燥成熟种子。种子多两粒黏结在一起,单粒呈卵圆形或不规则多面体,直径约 1mm;表面灰棕色或灰绿色,常有 2~3 个深凹陷;种子一端有黑色小圆点,圆点中央有白色线状种脐;两粒种子黏结于一体时,种脐位于同侧且相对;加热煮至种皮破裂,露出黄白色卷旋状的胚,形如吐丝;气微,味微苦。②同属植物日本菟丝子(金灯藤) Cuscuta japonica Choisy 的干燥成熟种子。呈类椭圆形,有明显的喙状突起,直径 2~3mm;表面淡褐色或黄棕色,具光泽,可见条纹状纹理;种脐下陷,线形,乳白色,胚黄色,螺旋状,无胚根及子叶,内胚乳坚硬,半透明状;沸水煮之不易破裂;气微,味苦,微甘。③禾本科植物粟 Setaria italica (L.) Beauv. 的干燥成熟种子。呈类球形,直径 1.2~1.6mm,表面淡黄白色,腹面有 1 条黄棕色的纵沟槽,放大镜下可见表面光滑;种子水煮后无"吐丝"现象;质硬,断面白色,富粉性;气微,味微甘。④十字花科植物芜菁 Brassica rapa L. 的干燥成熟种子。呈球形,直径约 1mm;表面褐色或淡棕褐色,具有细网纹,一侧有一条隆起的胚根,一端有点状突起的种脐;质坚实,气微,味辛。此外,尚有人为制造的大小、颜色和正品很近似的泥土球掺伪者,可将样品平铺在硬板上,用手碾搓,正品菟丝子坚硬不易碾碎,泥土球易碎。

牵牛子（Pharbitidis Semen）

为旋花科植物裂叶牵牛 *Pharbitis nil*（L.）Choisy 或圆叶牵牛 *Pharbitis purpurea*（L.）Voigt 的干燥成熟种子。主产辽宁、山东等地。秋末果实成熟、果壳未开裂时采割植株，晒干，打下种子，除去杂质。

【性状鉴别】

1. 药材 ①似橘瓣状，长 4~8mm，宽 3~5mm。②表面灰黑色（黑丑）或淡黄白色（白丑），背面有浅纵沟 1 条，腹面棱线的下端有一点状种脐，微凹。③质硬，横切面可见淡黄色或黄绿色皱缩折叠的子叶，微显油性。④气微，味辛、苦，有麻感。⑤取本品，加水浸泡后种皮呈龟裂状，手捻有明显的黏滑感。以颗粒饱满、身干、杂质少者为佳（图 7-118）。

图 7-118 牵牛子药材图
1. 黑丑 2. 白丑

2. 炒牵牛子 形如牵牛子，表面黑褐色或黄棕色，稍鼓起；微具香气。

【成分】 含牵牛子苷、咖啡酸、咖啡酸乙酯、脂肪油等。

【功能主治】 泻水通便，消痰涤饮，杀虫攻积。主治水肿胀满、二便不通、痰饮积聚等。用量 3~6g；入丸、散服，每次 1.5~3g。孕妇禁用。不宜与巴豆、巴豆霜同用。

天仙子（Hyoscyami Semen）

为茄科植物莨菪 *Hyoscyamus niger* L. 的干燥成熟种子。主产河南、内蒙古等地。夏、秋二季果皮变黄色时，采摘果实，暴晒，打下种子，筛去果皮、枝梗，晒干。

【性状鉴别】 ①呈类扁肾形或扁卵形，直径约 1mm。②表面棕黄色或灰黄色，有细密的网纹，略尖的一端有点状种脐。③剖面灰白色，油质，有胚乳，胚弯曲。④气微，味微辛。以个大、颗粒饱满、身干、杂质少者为佳（图 7-119）。

【成分】 含莨菪碱、东莨菪碱、阿托品、脂肪油等。按 HPLC 法测定，本品含东莨菪碱（$C_{17}H_{21}NO_4$）与莨菪碱（$C_{17}H_{23}NO_3$）的总量不得少于 0.08%。

东莨菪碱

莨菪碱

图 7-119 天仙子药材图

【功能主治】 解痉止痛,平喘,安神。主治胃脘挛痛,喘咳,癫狂。用量 0.06~0.6g。心脏病、心动过速、青光眼患者及孕妇禁用。

知识链接

天仙子伪品及其鉴别

主要有:①爵床科植物水蓑衣 *Hygrophila salicifolia*(Vahl)Nees 的干燥成熟种子,在广东、广西等地作"南天仙子"用。种子类圆形而扁平,一端略尖,直径约 1mm,表面暗红色而平滑,种脐明显,边缘有一圈灰黄色透明物,遇水则呈黏液状,干后黏液状物变硬;气微、味淡。②石竹科植物麦瓶草 *Silene conoidea* L. 的干燥成熟种子,在陕西、河北等地区作天仙子使用。种子呈肾形而厚;表面灰棕色,中部有一凹沟;在放大镜下观察,可见表面有小点状突起,呈偏心性圆圈状整齐排列,种脐明显;种子纵切面,子叶两片,弯曲呈环状,胚乳白色,粉性。

课堂互动

曾有误把天仙子误作菟丝子而引起的中毒事件,天仙子和菟丝子该如何区别?

木蝴蝶(Oroxyli Semen)

为紫葳科植物木蝴蝶 *Oroxylum indicum*(L.)Vent. 的干燥成熟种子。主产云南、广西、贵州等地。秋、冬二季采收成熟果实,暴晒至果实开裂,取出种子,晒干。

【性状鉴别】 ①为蝶形薄片,除基部外三面延长成宽大菲薄的翅。②表面浅黄白色,翅半透明,有绢丝样光泽,上有放射状纹理。③体轻,剥去种皮,可见一层薄膜状的胚乳紧裹于子叶之外;子叶 2 片,蝶形,黄绿色或黄色。④气微,味微苦(图 7-120)。

图 7-120　木蝴蝶药材图

【成分】　含油酸、苯甲酸、木蝴蝶苷、黄芩苷、木蝴蝶素等。

【功能主治】　清肺利咽,疏肝和胃。主治肺热咳嗽、喉痹、音哑等。用量 1~3g。

薏苡仁 (Coicis Semen)

为禾本科植物薏苡 *Coix lacryma-jobi* L. var. *mayuen* (Roman.) Stapf 的干燥成熟种仁。主产河北、福建等地。秋季果实成熟时采割植株,晒干,打下果实,再晒干,除去外壳、黄褐色种皮及杂质,收集种仁。

【性状鉴别】

1. 药材　①呈宽卵形或长椭圆形。②表面乳白色,光滑,偶有残存的黄褐色种皮,一端钝圆,另端较宽而微凹,有一淡棕色点状种脐,背面圆凸,腹面有 1 条较宽而深的纵沟。③质坚实,断面白色,粉性。④气微,味微甜。以粒大饱满、身干、杂质少(不得过 2%)、无破碎、色白者为佳(图 7-121)。

2. 麸炒薏苡仁　形如薏苡仁,微鼓起,表面微黄色(图 7-122)。

图 7-121　薏苡仁药材图

图 7-122　麸炒薏苡仁

【成分】　含甘油三油酸酯、薏苡素、薏苡多糖等。按 HPLC 法测定,本品含甘油三油酸酯($C_{57}H_{104}O_6$),生品不得少于 0.50%;麸炒品不得少于 0.40%。

【功能主治】　利水渗湿,健脾止泻,除痹,排脓,解毒散结。主治水肿、脚气、小便不

甘油三油酸酯

利、脾虚泄泻等。用量 9~30g。孕妇慎用。

槟榔（Arecae Semen）

为棕榈科植物槟榔 *Areca catechu* L. 的干燥成熟种子。主产海南、云南、广东等地。春末至秋初采收成熟果实，水煮后干燥，除去果皮（大腹皮），取出种子，干燥。

【性状鉴别】

1. 药材 ①呈扁球形或圆锥形，高 1.5~3.5cm，底部直径 1.5~3cm。②表面淡黄棕色或淡红棕色，具微凹下的网状沟纹，底部中心有圆形凹陷的珠孔，其旁有一明显瘢痕状种脐。③质坚硬，不易破碎，断面可见棕色种皮与白色胚乳相间的大理石花纹。④气微，味涩、微苦。以个大、体重、坚实、断面颜色鲜艳、无破裂者为佳（图 7-123）。

图 7-123 槟榔与大腹皮药材图
1. 槟榔个子 2. 槟榔饮片 3. 大腹皮

2. 饮片 ①槟榔片：为类圆形薄片，切面可见棕色种皮与白色胚乳相间的大理石样花纹；余同药材。②炒槟榔：表面微黄色；余同槟榔片。③焦槟榔：表面焦黄色；质脆，易碎；余同槟榔片（图 7-124）。

图 7-124 焦槟榔药材图

课堂互动

观察槟榔药材标本,说出槟榔的大理石样花纹为什么组织。

【显微鉴别】

1. 横切面 ①种皮组织分内、外层,外层为数列切向延长的扁平石细胞,内含红棕色物,内层为数列薄壁细胞,含棕红色物,并散在有少数维管束。②外胚乳较狭窄,种皮内层与外胚乳常伸入内胚乳中,形成错入组织;内胚乳细胞白色,多角形,壁厚,纹孔大,含油滴及糊粉粒(图 7-125)。

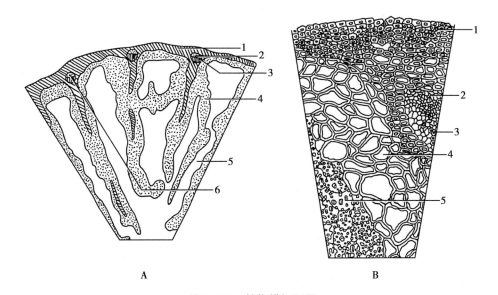

图 7-125 槟榔横切面图
A. 简图 B. 详图
1. 种皮外层 2. 韧皮部 3. 木质部 4. 种皮内层与外胚乳的折合层(错入组织)
5. 内胚乳 6. 种皮维管束

2. 粉末 红棕色至棕色。①内胚乳碎片:众多,近无色,完整细胞呈不规则多角形或类方形,胞间层不甚明显,细胞壁厚 6~11μm,有类圆形大纹孔。②种皮石细胞:纺锤形、长方形、多角形或长条形,直径 24~64μm,壁不甚厚,有的内含红棕色物。③外胚乳细胞:长方形、类多角形,内含红棕色或深棕色物。④糊粉粒:直径 5~40μm,含拟晶体 1 粒(图 7-126)。

【成分】 含生物碱,主为槟榔碱、槟榔次碱、去甲基槟榔碱等。按 HPLC 法测定,本品含槟榔碱($C_8H_{13}NO_2$)不得少于 0.20%。

【功能主治】 杀虫,消积,行气,利水,截疟。主治绦虫病、蛔虫病、姜片虫病、虫积腹痛等;焦槟榔消食导滞。主治食积不消,泻痢后重。用量 3~10g;驱绦虫、姜片虫 30~60g。据报道,嚼食槟榔易诱发口腔癌。

槟榔碱   槟榔次碱

图 7-126　槟榔粉末图
1.内胚乳细胞　2.种皮石细胞　3.外胚乳细胞

【附药】

1. 大腹皮　为槟榔的干燥果皮。冬季至次春采收未成熟的果实,煮后干燥,纵剖两瓣,剥取果皮,习称"大腹皮";春末至秋初采收成熟果实,煮后干燥,剥取果皮,打松,晒干,习称"大腹毛"。①大腹皮:略呈椭圆形或长卵形瓢状;外果皮深棕色至近黑色,具不规则的纵皱纹及隆起的横纹;内果皮凹陷,褐色或深棕色,光滑呈硬壳状;体轻,质硬,纵向撕裂后可见中果皮纤维;气微,味微涩。②大腹毛:略呈椭圆形或瓢状;中果皮棕毛状,黄白色或淡棕色,疏松质柔;内果皮硬壳状,黄棕色至棕色,内表面光滑,有时纵向破裂;气微,味淡。功能下气宽中,行水消肿(图 7-125)。

2. 枣儿槟　为槟榔的干燥未成熟或近成熟种子。药材呈压扁状,似干瘪的红枣;表面暗红棕色,具皱纹;气微,味微涩、微甘。功能消痰止咳,消食醒酒,宽胸止呕。

韭菜子(Allii Tuberosi Semen)

为百合科植物韭菜 *Allium tuberosum* Rottl. ex Spreng. 的干燥成熟种子。秋季果实成熟时采收果序,晒干,搓出种子,除去杂质。

【性状鉴别】　①呈半圆形或半卵圆形,略扁,长 2~4mm,宽 1.5~3mm。②表面黑色,一面突起,粗糙,有细密的网状皱纹,另一面微凹,皱纹不甚明显。③顶端钝,基部稍尖,有点状突起的种脐。④质硬;气特异,味微辛(图 7-127)。

【成分】　含硫化物、苷类、维生素 C 等。

图 7-127　韭菜子药材图

【功能主治】 温补肝肾,壮阳固精。主治肝肾亏虚,腰膝酸痛,阳痿遗精,遗尿尿频,白浊带下。用量 3~9g。

【附药】 葱子:为百合科植物葱 *Allium fistulosum* L. 的干燥成熟种子。呈三角状卵形,一面微凹,另一面隆起,隆起面有 1~2 条棱线;长 2.5~3mm,宽 1.5~2mm;表黑色,光滑,下端有两个小突起,一为种脐,一为珠孔;内有白色胚乳,富油性;解剖镜下观察表面有明显的覆瓦状纹理;气特异,味辛,嚼之有葱味。功能温肾明目。

草豆蔻(Alpiniae Katsumadai Semen)

为姜科植物草豆蔻 *Alpinia katsumadai* Hayata 的干燥近成熟种子。主产广东、广西。夏、秋二季采收,晒至九成干,或用水略烫,晒至半干,除去果皮,取出种子团,晒干。

【性状鉴别】 ①为类球形的种子团,直径 1.5~2.7cm。②表面灰褐色,中间有黄白色的隔膜,将种子团分成 3 瓣,每瓣有种子多数,粘连紧密,种子团略光滑。③种子为卵圆状多面体,长 3~5mm,直径约 3mm,外被淡棕色膜质假种皮,种脊为 1 条纵沟,一端有种脐;质硬,将种子沿种脊纵剖两瓣,纵断面观呈斜心形,种皮沿种脊向内伸入部分约占整个表面积的 1/2,胚乳灰白色。④气香,味辛、微苦。以种子饱满、气味浓者为佳(图 7-128)。

图 7-128 草豆蔻药材图

【成分】 主要含挥发油及黄酮类成分。本品含挥发油不得少于 1.0%(ml/g);按 HPLC 法测定,本品含黄酮以山姜素($C_{16}H_{14}O_4$)、乔松素($C_{15}H_{12}O_4$)、小豆蔻明($C_{16}H_{14}O_4$)总量不得少于 1.35%,含桤木酮($C_{19}H_{18}O$)不得少于 0.50%。

山姜素

乔松素

小豆蔻明

桤木酮

【功能主治】 燥湿行气,温中止呕。主治寒湿内阻,脘腹胀满冷痛,嗳气呕逆,不思饮食。用量 3~6g。

(李飞艳 郑佳 张凯)

复习思考题

1. 名词解释:错入组织;镶嵌细胞;栅状细胞;光辉带;玉带缠腰。
2. 试比较五味子与南五味子在来源及性状特征方面的不同点。
3. 从来源及性状特征两方面区别北葶苈子与南葶苈子。
4. 简述五味子粉末的显微鉴别要点。
5. 从来源及性状特征两方面区别:白芥子与黄芥子;光皮木瓜与皱皮木瓜。
6. 试比较枳壳、枳实、陈皮、青皮、橘红及化橘红的来源。
7. 试述马钱子与云南马钱子的来源并比较其性状不同点。

第八章

全草类中药的鉴定

 学习要点

1. 麻黄、金钱草、广藿香、薄荷、肉苁蓉、穿心莲、青蒿、石斛的来源、性状、显微鉴别主要特征、主要化学成分及与伪品的区别。

2. 鱼腥草、仙鹤草、紫花地丁、半枝莲、荆芥、益母草、泽兰、香薷、锁阳、半边莲、佩兰、茵陈、淡竹叶等的性状鉴别要点。

3. 金钱草与广金钱草、聚花过路黄，广藿香与藿香，肉苁蓉与锁阳等易混全草类中药的性状鉴别要点。

全草（herba）类中药大多以草本植物的干燥地上部分入药，如薄荷、益母草；亦有少数带有根及根茎，如紫花地丁、蒲公英；有的以草质茎或肉质茎入药，如麻黄、肉苁蓉等。全草类中药的鉴定，包括根、茎、叶、花、果实及种子的综合性鉴定，其原植物的特征一般能反映该药材性状的特征，因此，此类中药的来源鉴定尤为必要。

伸筋草（Lycopodii Herba）

为石松科植物石松 *Lycopodium japonicum* Thunb. 的干燥全草。夏秋二季茎叶茂盛时采收，除去杂质，晒干。

【性状鉴别】 ①茎呈细圆柱形，略弯曲，直径 1~3mm；直立茎二叉状分枝。②叶密生茎上，螺旋状排列，皱缩弯曲，线形或针形，黄绿色至淡黄棕色，无毛，先端芒状，全缘，易碎断。③质柔软，断面皮部浅黄色，中央类白色。④气微，味淡（图 8-1）。

【成分】 含石松碱、棒石松碱、石松灵碱、香荚兰酸、阿魏酸、石松宁等。

【功能主治】 祛风除湿，舒筋活络。主治关节酸痛，屈伸不利。用量 3~12g。

455

图 8-1　伸筋草原植物及药材图
1. 原植物　2. 药材

木贼 (Equiseti Hiemalis Herba)

木贼的性状
观察

为木贼科植物木贼 *Equisetum hyemale* L. 的干燥地上部分。主产东北、华北等地。夏秋二季采割,除去杂质,晒干或阴干。

【性状鉴别】　①呈长管状,不分枝,长 40~60cm,直径 0.2~0.7cm。②表面灰绿色或黄绿色,粗糙,有纵棱 18~30 条,棱上有多数细小光亮的疣状突起。③节明显,节上着生筒状鳞叶,叶鞘基部和鞘齿黑棕色,中部淡棕黄色。④体轻,质脆,易折断,断面中空,周边有多数圆形的小空腔,排列成环。⑤气微,味甘、淡、微涩,嚼之有沙粒感。以色绿、不脱节者为佳(图 8-2)

图 8-2　木贼原植物及药材图
1. 原植物　2. 药材

【成 分】　挥发油、山柰素、槲皮素、芹菜素、木犀草素、咖啡酸、阿魏酸等。按 HPLC 法测定,本品含山柰素($C_{15}H_{10}O_6$)不得少于 0.20%。

山柰素　　　　　　槲皮素

【功能主治】　疏散风热,明目退翳。主治风热目赤、目生云翳等。用量 3~9g。

木贼伪品及其鉴别

主要有:①笔管草:为木贼科植物笔管草 *Equisetum debile* Roxb 的干燥地上部分。茎呈圆管状,有分枝,表面黄绿色;节上叶鞘先端平截或有长芒,棕褐色,基部有一黑色细圈,主茎鞘筒长与径略等,鞘片背面较平坦,无沟,两边有棱角;断面环形空腔不明显,嚼之有砂石感;茎互擦无沙沙响声。②节节草:为木贼科植物节节草 *Equisetum ramosissimum* Desf. 的干燥地上部分。茎呈圆管状,主茎较细,有分枝,表面灰绿色;叶鞘为长圆形,长约两倍于宽,仅鞘齿有一黑色圈、膜质;断面环形空腔明显;茎互擦有沙沙响声。

麻黄（Ephedrae Herba）

为麻黄科植物草麻黄 *Ephedra sinica* Stapf、木贼麻黄 *Ephedra equisetina* Bge. 或中麻黄 *Ephedra intermedia* Schrenk et C. A. Mey. 的干燥草质茎。主产东北、华北、西北地区。秋季采割绿色的草质茎,晒干(图 8-3)。

麻黄的鉴定

图 8-3　麻黄原植物图
1. 草麻黄　2. 木贼麻黄　3. 中麻黄

【性状鉴别】

1. 药材

(1) 草麻黄:①呈细长圆柱形,少分枝,直径 1~2mm,有的带少量棕色木质茎。②表面淡绿色至黄绿色,有细纵脊线,触之微有粗糙感。③节明显,节间长 2~6cm,节上有膜质鳞叶,长 3~4mm,常 2 裂(稀 3 裂),锐三角形,先端灰白色,反曲,基部联合成筒状,红棕色。④体轻,质脆,易折断;断面略呈纤维性,周边绿黄色,髓部红棕色,近圆形。⑤气微香,味涩、微苦。

　　（2）中麻黄：①多分枝，直径1.5~3mm。②表面有粗糙感。③膜质鳞叶长2~3mm，常3裂（稀2裂），先端锐尖。④断面髓部呈三角状圆形（图8-4）。

　　（3）木贼麻黄：①较多分枝，直径1~1.5mm。②表面无粗糙感。③节间长1.5~3cm，膜质鳞叶长1~2mm，常2裂（稀3裂），上部为短三角形，灰白色，先端多不反曲，基部棕红色至棕黑色（图8-4）。

图8-4 麻黄药材图
1.草麻黄 2.木贼麻黄 3.麻黄饮片

　　以茎粗、杂质少、色淡绿或黄绿、髓部色红棕、味苦涩者为佳。

　　2. 饮片　①麻黄段：呈圆柱形的段。表面淡黄绿色至黄绿色，粗糙，有细纵脊线，节上有细小鳞叶；切面中心显红黄色；气微香，味涩、微苦。②蜜麻黄：形如麻黄段。表面深黄色，微有光泽，略有黏性。有蜜香气，味甜。

　　【显微鉴别】

　　1. 横切面　①草麻黄：表皮细胞外被较厚的角质层；脊线较密，有蜡质疣状凸起，两脊线间有内陷的气孔；下皮纤维束位于脊线处，壁厚，非木化；皮层较宽，纤维成束散在；中柱鞘纤维束新月形；维管束外韧型，8~10个，形成层环类圆形；木质部呈三角状；髓部薄壁细胞含棕色块；偶有环髓纤维；表皮细胞外壁、皮层薄壁细胞及纤维均有多数微小草酸钙砂晶或方晶。②中麻黄：维管束12~15个；形成层环类三角形；环髓纤维成束或单个散在。③木贼麻黄：维管束8~10个；形成层环类圆形；无环髓纤维（图8-5）。

图8-5 麻黄（草麻黄）横切面简图
1.角质层 2.表皮 3.气孔 4.皮层
5.皮层纤维 6.下皮纤维 7.形成层 8.韧皮部
9.中柱鞘纤维 10.木质部 11.髓部

2. **粉末**　草麻黄粉末棕色或绿色。①表皮组织碎片：甚多，细胞呈长方形，含颗粒状晶体；气孔特异，内陷，保卫细胞侧面观呈哑铃形或电话听筒状；角质层常破碎呈不规则条块状。②纤维：多而壁厚，木化或非木化，狭长，胞腔狭小，常不明显，附有众多细小的草酸钙砂晶和方晶。③髓部薄壁细胞：常含红紫色或棕色物质，多散出。④导管分子：端壁具麻黄式穿孔板（图 8-6）。

图 8-6　麻黄（草麻黄）粉末图

1. 表皮细胞、气孔及角质层　2. 纤维上附小晶体　3. 韧皮纤维　4. 木纤维
5. 皮层薄壁细胞　6. 棕色块　7. 导管

【成分】　含麻黄碱、伪麻黄碱、苄甲胺、儿茶酚、鞣质及挥发油等。生物碱主要存在于麻黄茎的髓部。按 HPLC 法测定，本品含盐酸麻黄碱（$C_{10}H_{15}NO \cdot HCl$）与盐酸伪麻黄碱（$C_{10}H_{15}NO \cdot HCl$）的总量不得少于 0.80%。

麻黄碱　　　　　伪麻黄碱

【理化鉴别】　①化学定性：取本品粉末约 0.2g，加水 5ml 与稀盐酸 1~2 滴，煮沸2~3 分钟，滤过；滤液置分液漏斗中，加氨试液数滴使呈碱性，再加三氯甲烷 5ml，振摇提取；分取三氯甲烷液，置 2 支试管中，一管加氨制氯化铜试液与二硫化碳各 5 滴，振摇，静置，三氯甲烷层显深黄色；另一管为空白，以三氯甲烷 5 滴代替二硫化碳 5滴，振摇后三氯甲烷层无色或显微黄色。②检查：杂质不得过 5%；水分不得过 9.0%（烘干法）；总灰分不得过 10%。③薄层色谱：以盐酸麻黄碱对照品为对照，进行 TLC鉴别（表 8-1）。

表 8-1　麻黄的 TLC 鉴别

项目	操作方法
供试品溶液的制备	取本品粉末 1g,加浓氨试液数滴,再加三氯甲烷 10ml,加热回流 1 小时,滤过,滤液蒸干,残渣加甲醇 2ml 充分振摇,滤过,取滤液,即得
对照品溶液的制备	取盐酸麻黄碱对照品,加甲醇制成每 1ml 含 1mg 的溶液,即得
薄层色谱试验	吸取上述两种溶液各 5μl,分别点于同一硅胶 G 薄层板上,以三氯甲烷 - 甲醇 - 浓氨试液(20∶5∶0.5)为展开剂,展开,取出,晾干,喷以茚三酮试液,在 105℃加热至斑点显色清晰
结果判断	供试品色谱中,在与对照品色谱相应的位置上,应显相同的红色斑点

【功能主治】　发汗散寒,宣肺平喘,利水消肿。主治风寒感冒,胸闷喘咳,风水浮肿。蜜麻黄润肺止咳,多用于表证已解,气喘咳嗽。用量 2~10g。运动员慎用。

知识链接

含麻黄碱类药品的特殊管理规定

麻黄主要含麻黄碱和伪麻黄碱。麻黄碱对感冒引发的鼻痒、鼻塞等过敏性疾病有很好的疗效,因此众多感冒药中含有麻黄碱。在我国麻黄碱属于重点监控物品范围的易制毒化学品。在很早以前我国便对含麻黄碱的药品,从生产到销售进行了严格的管理。然而毒品的巨大利益诱惑使有些人铤而走险。2005 年,我国多名留学生就因携带大量"康泰克"和"新康泰克"药物进入新西兰,被查扣和依法起诉判刑就因康泰克中的盐酸伪麻黄碱,可提取制造冰毒。2008 年,国家食品药品监督管理局发布《关于进一步加强含麻黄碱类复方制剂管理的通知》《易制毒化学品管理条例》等法律法规、规章,对从事含麻黄碱类复方制剂的批发业务提出了资质要求。

【附药】　麻黄根:为草麻黄或中麻黄的干燥根及根茎。呈圆柱形,略弯曲,直径 0.5~1.5cm;表面红棕色或灰棕色,有纵皱纹及支根痕;外皮粗糙,易成片状剥落;根茎具节,表面有横长突起的皮孔;体轻,质硬而脆,断面皮部黄白色,木部淡黄色或黄色,射线放射状,中心有髓;气微,味微苦。主要含麻黄新碱、麻黄考宁等。功能固表止汗;主治自汗、盗汗(图 8-7)。

0　　　　　2cm

图 8-7　麻黄根药材图

鱼腥草 (Houttuyniae Herba)

为三白草科植物蕺菜 *Houttuynia cordata* Thunb. 的新鲜全草或干燥地上部分。主产江苏、浙江。鲜品全年可采;干品夏季茎叶茂盛、花穗多时采割,除去杂质,晒干。

【性状鉴别】 ①鲜鱼腥草:茎呈圆柱形,上部绿色或紫红色,下部白色,节明显,下部节上生有须根,无毛或被疏毛;叶互生,叶片心形,先端渐尖,全缘;上表面绿色,密生腺点,下表面常紫红色;叶柄细长,基部与托叶合生成鞘状;穗状花序顶生;具鱼腥气,味涩。②干鱼腥草:茎扁圆柱形,表面黄棕色,有纵棱;叶片卷折皱缩,展平后呈心形,上表面暗黄绿色至暗棕色,下表面灰绿色或灰棕色,可见穗状花序;搓碎有鱼腥气,味涩(图 8-8)。

图 8-8　鱼腥草原植物及药材图
1.原植物　2.蕺菜花　3.地下根茎　4.药材

【成分】 主要含挥发油,油中主成分为癸酰乙醛、甲基正壬酮及月桂醛等。

【功能主治】 清热解毒,消痈排脓,利尿通淋;用于肺痈吐脓,痰热喘咳,热痢,热淋,痈肿疮毒。用量 15~25g,不宜久煎;鲜品用量加倍,水煎或捣汁服。

课堂互动

鱼腥草的主要性状特征是什么?它的鱼腥气味是由什么成分产生的?

瞿麦 (Dianthi Herba)

为石竹科植物瞿麦 *Dianthus superbus* L. 或石竹 *Dianthus chinensis* L. 的干燥地上部分。主产河北、河南等地。夏秋二季花果期采割,除去杂质,干燥。

【性状鉴别】 ①瞿麦:茎呈圆柱形,上部有分枝;表面淡绿色或黄绿色,光滑无毛,节明显,略膨大,断面中空;叶对生,多皱缩,展平后呈条形至条状披针形;枝端具花及果实,花萼筒状,长 2.7~3.7cm;苞片数量 4~6,宽卵形,长约为萼筒的 1/4;花瓣棕紫色或棕黄色,卷曲,先端深裂成丝状;蒴果长筒形,与宿萼等长;种子细小,多数;气微,味淡。②石竹:萼筒长1.4~1.8cm,苞片长约为萼筒的1/2;花瓣先端浅齿裂。均以色绿、无杂质、无根、花未开放者为佳(图8-9)。

图8-9 瞿麦原植物及药材图
1.瞿麦 2.石竹 3.药材

【成分】 瞿麦含皂苷、糖类及微量生物碱;石竹含皂苷、挥发油等。

【功能主治】 利尿通淋,活血通经。主治热淋,血淋,石淋,小便不通,淋沥涩痛,经闭瘀阻。用量9~15g。孕妇慎用。

萹蓄 (Polygoni Avicularis Herba)

为蓼科植物萹蓄 *Polygonum aviculare* L. 的干燥地上部分。全国各地均产,以河南、四川等地产量较大。夏季叶茂盛时采收,除去根和杂质,晒干。

【性状鉴别】 ①茎呈圆柱形而略扁,有分枝。②表面灰绿色或棕红色,有细密微突起的纵纹;节部稍膨大,有浅棕色膜质的托叶鞘。③质硬,易折断,断面髓部白色。④叶片多皱缩、破碎,完整者展平后呈披针形,全缘,两面均呈棕绿色或灰绿色。⑤气微,味微苦。以色绿、叶多、质嫩、无杂质者为佳(图8-10)。

图8-10 萹蓄原植物及药材图
1.原植物 2.药材

【成分】 含杨梅苷、没食子酸、咖啡酸、绿原酸等。按 HPLC 法测定,本品含杨梅苷($C_{21}H_{20}O_{12}$)不得少于 0.030%。

杨梅苷   没食子酸

【功能主治】 利尿通淋,杀虫,止痒。主治热淋涩痛,小便短赤,虫积腹痛,皮肤湿疹,阴痒带下。用量 9~15g。

仙鹤草 (Agrimoniae Herba)

为蔷薇科植物龙牙草 *Agrimonia pilosa* Ledeb. 的干燥地上部分。全国各地均产。夏秋二季茎叶生长茂盛时采割,除去杂质,干燥。

【性状鉴别】 ①全体被白色柔毛。②茎下部圆柱形,红棕色,上部方柱形,四面略凹陷,绿褐色,有纵沟及棱线,有节;体轻,质硬,易折断,断面中空。③单数羽状复叶互生,暗绿色,皱缩卷曲;质脆,易碎;叶片有大小 2 种,相间生于叶轴上,顶端小叶较大;完整小叶片展平后呈卵形或长椭圆形,先端尖,基部楔形,边缘有锯齿;托叶 2 枚,抱茎,斜卵形。④总状花序细长,花萼下部呈筒状,萼筒上部有钩刺,先端 5 裂,花瓣黄色。⑤气微,味微苦。以茎红棕色、质嫩、叶多、杂质少者为佳(图 8-11)。

【显微鉴别】 叶粉末暗绿色。①表皮细胞:上表皮细胞多角形;下表皮细胞壁波状弯曲,气孔不定式或不等式。②非腺毛:单细胞,长短不一,壁厚,木化,具疣状突起,少数有螺旋纹理。③小腺毛:头部 1~4 细胞,卵圆形,柄 1~2 细胞。④腺鳞:头部单细胞,

图 8-11 仙鹤草原植物及药材图
1.原植物 2.药材

直径约至 68μm，含油滴，柄单细胞。⑤草酸钙簇晶：众多（图 8-12）。

【成分】　含仙鹤草酚、仙鹤草内酯、木犀草素 -7- 葡萄糖苷等。

【功能主治】　收敛止血，截疟，止痢，解毒，补虚。主治咯血、吐血、崩漏下血、疟疾、血痢等。用量 6~12g。

紫花地丁 (Violae Herba)

为堇菜科植物紫花地丁 *Viola yedoensis* Makino 的干燥全草。主产江苏、浙江等地。春、秋二季采收，除去杂质，晒干。

【性状鉴别】　①多皱缩成团。②主根长圆锥形，淡黄棕色，有细纵皱纹。③叶基生，灰绿色，展开后叶片披针形或卵状披针形，先端钝，基部截形或稍心形，边缘具钝锯齿；两面有毛；叶柄细，上部具明显狭翅。④花茎纤细；花瓣 5 个，紫堇色或淡棕色；花距细管状。⑤蒴果椭圆形或 3 裂，种子多数，淡棕色。⑥气微，味微苦而稍黏。以叶绿、根黄、大而完整、杂质少者为佳（图 8-13）。

图 8-12　仙鹤草叶粉末图
1. 上表皮细胞　2. 下表皮细胞及气孔
3. 非腺毛　4. 草酸钙簇晶　5. 腺毛

图 8-13　紫花地丁原植物及药材图
A. 原植物　B. 药材

【成分】　含有机酸、黄酮类、香豆素类、氨基酸等。

【功能主治】　清热解毒，凉血消肿。主治疔疮肿毒、毒蛇咬伤等。用量 15~30g。

【附药】

1. 甜地丁　为豆科植物米口袋 *Gueldenstaedtia verna*（Georgi）A.Bor. 的干燥全草。根呈长圆锥形，略扭曲；表面红棕色，有纵皱纹；质坚硬，不易折断，断面有放射状纹理，边缘乳白色，绵毛状；单数羽状复叶多皱缩破碎,完整小叶片椭圆形,灰绿色,被白色柔毛;花紫色;荚果圆筒状,被白色柔毛,花萼多宿存;种子细小,多皱缩;气微,味淡而后微甜。功能清热解毒,凉血消肿。

2. 苦地丁　为罂粟科植物紫堇 *Corydalis bungeana* Turcz. 的干燥全草。药材多皱缩成团;主根圆锥形,表面棕黄色;茎细,多分枝,表面灰绿色或黄绿色,具 5 纵棱,质软,断面中空;叶多皱缩破碎,暗绿色或灰绿色,完整叶片 2~3 回羽状全裂;花少见,淡紫色,花冠唇形,有距。蒴果扁长椭圆形,呈荚果状。种子扁心形,黑色,有光泽。气微,味苦。含多种生物碱,主要有紫堇灵、乙酰紫堇灵、四氢黄连碱等。性寒,味苦;功能清热解毒,消肿散结(图 8-14)。

图 8-14　甜地丁与苦地丁原植物图
1. 米口袋　2. 紫堇

金钱草 (Lysimachiae Herba)

为报春花科植物过路黄 *Lysimachia christinae* Hance 的干燥全草。主产四川、浙江等省。夏秋二季采收,除去杂质,晒干。

【性状鉴别】　①常缠结成团,无毛或被疏柔毛。②茎扭曲,表面棕色或暗棕红色,有纵纹,断面实心。③叶对生,多皱缩,展平后呈宽卵形或心形,长 1~4cm,宽 1~5cm,基部微凹,全缘;上表面灰绿色或棕褐色,下表面色较浅,主脉明显突起,用水浸后,对光透视可见黑色或褐色条纹;叶柄长 1~4cm。④偶见黄色花,单生叶腋,具长梗。⑤蒴果球形。⑥气微,味淡。以色绿、叶多、大而完整、须根及杂质少者为佳(图 8-15)。

课堂互动

民间金钱草混淆品较多,注意观察过路黄原植物形态和金钱草药材标本,说说其主要特征是什么?

【显微鉴别】

1. 茎横切面　①表皮细胞外被角质层,有时可见腺毛,头部单细胞,柄 1~2 细胞。②皮层宽广,细胞中有的含红棕色分泌物;分泌道散在,周围分泌细胞 5~10 个,内含

图 8-15　金钱草原植物及药材图
1. 原植物　2. 药材

红棕色块状分泌物;内皮层明显;中柱鞘纤维断续排列成环。③韧皮部狭窄,木质部连接成环,髓常成空腔。④薄壁细胞中含淀粉粒(图 8-16)。

　　2. 粉末　灰黄色。①淀粉粒:单粒类圆形、半圆形或盔帽状,脐点裂隙状或点状;复粒由为 2~3 单粒组成。②腺毛:红棕色,头部单细胞,类圆形,柄单细胞。③非腺毛:由 1~17 细胞组成,有的细胞呈缢缩状,表面可见角条纹,胞腔内含黄棕色物。④表皮细胞:上表皮细胞垂周壁弯曲,可见角质纹理和腺毛脱落后的圆形痕,含红棕色物;下表皮细胞垂周壁波状弯曲,气孔为不等式或不定式。⑤薄壁细胞碎片:有的含有红棕色块状或长条状物质。⑥纤维:腔大而木化。⑦导管:多为螺纹、网纹或孔纹(图 8-17)。

图 8-16　金钱草茎横切面图
1. 腺毛　2. 表皮　3. 厚角组织　4. 分泌道
5. 淀粉粒　6. 内皮层　7. 中柱鞘纤维
8. 韧皮部　9. 木质部　10. 髓部

图 8-17　金钱草粉末图
1. 腺毛　2. 淀粉粒　3. 红棕色块状
4. 气孔碎片　5. 中柱鞘纤维　6. 导管

【成分】 含槲皮素、山柰素、槲皮素 -3-O- 葡萄糖苷等。按 HPLC 法测定,本品含槲皮素（$C_{15}H_{10}O_7$）和山柰素（$C_{15}H_{10}O_6$）的总量不得少于 0.10%。

槲皮素

山柰素

【理化鉴别】 ①检查:杂质不得过 8%;水分不得过 13.0%(以烘干法测定);总灰分不得过 13.0%;酸不溶性灰分不得过 5.0%。②浸出物:按醇溶性浸出物测定法(热浸法)测定,用 75% 乙醇作溶剂,不得少于 8.0%。③薄层色谱:以槲皮素对照品、山柰素对照品为对照,进行 TLC 鉴别(表 8-2)。

表 8-2 金钱草的 TLC 鉴别

项目	操作方法
供试品溶液的制备	取本品粉末 1g,加 80% 甲醇 50ml,加热回流 1 小时,放冷,滤过,滤液蒸干,残渣加水 10ml 使溶解,用乙醚振摇提取 2 次,每次 10ml,弃去乙醚液,水液加稀盐酸 10ml,置水浴中加热水解 1 小时,取出,迅速冷却,用乙酸乙酯振摇提取 2 次,每次 20ml,合并乙酸乙酯液,用水 30ml 洗涤,弃去水洗液,乙酸乙酯液蒸干,残渣加甲醇 1ml 使溶解,即得
对照品溶液的制备	取槲皮素对照品、山柰素对照品,加甲醇制成每 1ml 各含 0.5mg 的溶液,作为对照品溶液
薄层色谱试验	吸取上述供试品溶液 5μl、对照品溶液各 2μl,分别点于同一硅胶 G 薄层板上,以甲苯 - 甲酸乙酯 - 甲酸(10∶8∶1)为展开剂,展开,取出,晾干,喷以 3% 三氯化铝乙醇溶液,在 105℃加热数分钟,置紫外光灯(365nm)下检视
结果判断	供试品色谱中,在与对照品色谱相应的位置上,应显相同颜色的荧光斑点

【功能主治】 利湿退黄,利尿通淋,解毒消肿。用于湿热黄疸、石淋、热淋、痈肿疔疮、蛇虫咬伤等。用量 15~60g。

知识链接

金钱草伪品及其鉴别

主要有:①同属植物点腺过路黄 *Lysimachia hemsleyana* Maxim. 的干燥全草:全株被短毛,枝端延伸成细长鞭状,叶片用水浸后,对光透视有淡黄色或橘红色颗粒状的腺点,无黑色或褐色条纹。②同属植物聚花过路黄 *Lysimachia congestiflora* Hemsl. 的干燥全草:全株被长柔毛,叶片卵形至宽卵形,具红色或黑色颗粒状的腺点,主侧脉均明显,用水浸后,对光透视无黑色或褐色短条纹;花通常 2~4 朵集生于茎端。本品祛风、清热、止咳化痰、消积、解毒,无治疗结石作用。③伞形科植物积雪草 *Centella asiatica* (L.) Urb. 的干燥全草:茎、叶被长柔毛,叶片多皱缩,展平后呈近圆形或肾形,叶脉为掌状网脉,边缘有粗钝齿;伞形花序腋生,短小;双悬果扁圆形,有明显隆起的纵棱及细网纹,果梗甚短;气微,味淡。

【附药】

1. **广金钱草**　为豆科植物广金钱草 *Desmodium styracifolium*（Osb.）Merr. 的干燥地上部分。主产广东、广西等地。茎呈圆柱形，密被黄色伸展的短柔毛；质稍脆，断面中部有髓。叶互生，小叶1或3，圆形或矩圆形；先端微凹，基部心形或钝圆，全缘；上表面黄绿色或灰绿色，无毛，下表面具灰白色紧贴的绒毛，侧脉羽状；叶柄长1~2cm；托叶1对，披针形。气微香，味微甘。含生物碱、黄酮苷、酚类、鞣质、氨基酸等。本品含夏佛塔苷（$C_{26}H_{28}O_{14}$）不得少于0.13%。功能利湿退黄，利尿通淋（图8-18）。

图 8-18　广金钱草原植物及药材图

1. 原植物　2. 药材

2. **连钱草**　为唇形科植物活血丹 *Glechoma longituba*（Nakai）Kupr. 的干燥地上部分。全体疏被短柔毛；茎呈方柱形，细而扭曲；表面黄绿色或紫红色，节上有不定根；质脆，易折断，断面常中空；叶对生，叶片多皱缩，展平后呈肾形或近心形，灰绿色或绿褐色，边缘具圆齿；叶柄纤细；轮伞花序腋生，花冠二唇形；搓之气芳香，味微苦。含挥发油、木犀草素、熊果酸、琥珀酸等。功能利湿通淋，清热解毒，散瘀消肿（图8-19）。

图 8-19　连钱草原植物图

马鞭草（Verbenae Herba）

为马鞭草科植物马鞭草 *Verbena officinalis* L. 的干燥地上部分。全国大部分地区均产。6~8月花开时采割，除去杂质，晒干。

【性状鉴别】　①茎呈方柱形，多分枝，四面有纵沟，长0.5~1m；表面绿褐色，粗糙，质硬而脆，断面有髓或中空。②叶对生，皱缩，多破碎，绿褐色，完整者展平后叶片3深裂，边缘有锯齿。③穗状花序细长，有小花多数。④气微，味苦。以色绿、带花穗、无根者为佳（图8-20）。

图 8-20　马鞭草原植物及药材图
1. 原植物　2. 药材

【成分】　含齐墩果酸、熊果酸、马鞭草苷、挥发油等。按 HPLC 法测定,本品含齐墩果酸($C_{30}H_{48}O_3$)和熊果酸($C_{30}H_{48}O_3$)的总量不得少于 0.30%。

齐墩果酸　　　　　　　　熊果酸

【功能主治】　活血散瘀,解毒,利水,退黄,截疟。主治癥瘕积聚、痛经经闭、喉痹、痈肿、水肿等。用量 5~10g。

广藿香 (Pogostemonis Herba)

为唇形科植物广藿香 *Pogostemon cablin* (Blanco) Benth. 的干燥地上部分。主产广东、海南等地,分别习称"石牌广藿香"及"海南广藿香"。枝叶茂盛时采割,日晒夜闷,反复至干(图 8-21)。

【性状鉴别】　①茎略呈方柱形,多分枝,枝条稍曲折;表面被柔毛;质脆,易折断,断面中部有髓;老茎类圆柱形,被灰褐色栓皮。②叶对生,皱缩成团,展平后叶片呈卵形或椭圆形;两面均被灰白色绒毛;先端短尖或钝圆,基部楔形或钝圆,边缘具大小不规则的钝齿;叶柄细,被柔毛。③气香特异,味微苦。以茎粗壮、叶多、杂质少、香气浓厚者为佳(图 8-22)。

【显微鉴别】　叶片粉末淡棕色。①叶表皮细胞:不规则形,气孔直轴式。②非腺毛:1~6 细胞,平直或先端弯曲,壁具刺状突起,有的胞腔含黄棕色物。③腺鳞:头部 8

图 8-21　广藿香原植物图

图 8-22　广藿香药材图

细胞,柄单细胞,极短。④间隙腺毛:存在于叶肉组织的细胞间隙中,头部单细胞,呈不规则囊状,柄短,单细胞。⑤小腺毛:头部 2 细胞;柄 1~3 细胞,甚短。⑥草酸钙针晶:细小,散在于叶肉细胞中(图 8-23)。

【成分】　含挥发油,油中主成分为百秋李醇(广藿香醇)、广藿香酮、丁香酚、桂皮醛等。按 GC 法测定,本品含百秋李醇($C_{15}H_{26}O$)不得少于 0.10%。

百秋李醇

【理化鉴别】　①检查:杂质不得过 2%;水分不得过 14.0%(以甲苯法测定);总灰分不得过 11.0%;酸不溶性灰分不得过 4.0%;叶不得少于 20%。②浸出物:按醇溶性浸出物测定法(冷浸法)测定,用乙醇作溶剂,不得少于 2.5%。③薄层色谱:以百秋李醇对照品为对照,进行 TLC 鉴别(表 8-3)。

图 8-23 广藿香叶粉末图
1.非腺毛   2.表皮细胞及气孔   3.腺鳞   4.小腺毛
5.针晶   6.间隙腺毛

表 8-3 广藿香的 TLC 鉴别

项目	操作方法
供试品溶液的制备	取本品粗粉适量,照挥发油测定法测定,分取挥发油 0.5ml,加乙酸乙酯稀释至 5ml,即得
对照品溶液的制备	取百秋李醇对照品,加乙酸乙酯制成每 1ml 含 2mg 的溶液,即得
薄层色谱试验	吸取上述两种溶液各 1~2μl,分别点于同一硅胶 G 薄层板上,以石油醚(30~60℃)-乙酸乙酯 - 冰醋酸(95∶5∶0.2)为展开剂,展开,取出,晾干,喷以 5% 三氯化铁乙醇溶液,供试品色谱中应显一黄色斑点;加热至斑点显色清晰
结果判断	供试品色谱中,在与对照品色谱相应的位置上,应显相同的紫蓝色斑点

【功能主治】 芳香化浊,和中止呕,发表解暑。主治湿浊中阻、脘痞呕吐、暑湿表证、湿温初起、发热倦怠、胸闷不舒、寒湿闭暑、腹痛吐泻等。3~10g,后下。

【附药】

1. 藿香 为唇形科植物藿香 *Agastache rugosa* (Fisch. et Mey.) O. Ktze. 的干燥地上部分,主产四川、江苏等地。茎方柱形,多分枝,直径 0.2~1cm,老茎坚硬,质脆,易折断,断面白色,髓部中空;叶对生,叶片灰绿色,多皱缩破碎,完整者展平后呈卵形或三角状长卵形,先端急尖或渐尖,基部圆形或心形,边缘有钝锯齿,两面微具毛茸;穗状轮伞花序顶生;气芳香,味淡、微凉。功能祛暑解表,化湿和中,理气开胃。

2. 广藿香油 为广藿香的干燥地上部分经水蒸气蒸馏提取的挥发油。为红棕色或绿棕色的澄清液体;气香特异,味辛、微温。主要含百秋李醇。功能芳香化浊,开胃止呕,发表解暑。

半枝莲（Scutellariae Barbatae Herba）

为唇形科植物半枝莲 *Scutellaria barbata* D. Don 的干燥全草。主产河北、河南等地。夏秋二季茎叶茂盛时采挖，洗净，晒干。

【性状鉴别】 ①本品长 15~35cm，无毛或花轴上疏被毛。②根纤细。③茎丛生，较细，方柱形，表面暗紫色或棕绿色。④叶对生，有短柄；叶片多皱缩，展平后呈三角状卵形或披针形，长 1.5~3cm，宽 0.5~1cm；先端钝，基部宽楔形，全缘或有少数不明显的钝齿；上表面暗绿色，下表面灰绿色。⑤花单生于茎枝上部叶腋，花萼裂片钝或较圆；花冠二唇形，棕黄色或浅蓝紫色，长约 1.2cm，被毛。⑥果实扁球形，浅棕色。⑦气微，味微苦。以色绿、叶多者为佳（图 8-24）。

图 8-24　半枝莲原植物及药材图
1. 原植物　2. 药材

【成分】 含黄酮类化合物，主要有黄芩素、野黄芩苷等。按 UV-VIS 法测定，本品含总黄酮以野黄芩苷（$C_{21}H_{18}O_{12}$）计，不得少于 1.50%；按 HPLC 法测定，本品含野黄芩苷（$C_{21}H_{18}O_{12}$）不得少于 0.20%。

【功能主治】　清热解毒，化瘀利尿。用于疔疮肿毒，咽喉肿痛，跌仆伤痛，水肿，黄疸，蛇虫咬伤。用量 15~30g；鲜品 30~60g。

荆芥（Schizonepetae Herba）

为唇形科植物荆芥 *Schizonepeta tenuifolia* Briq. 的干燥地上部分。主产河北、江苏等地。夏秋二季花开到顶、穗绿时采割，除去杂质，晒干。

【性状鉴别】　①茎呈方柱形，上部有分枝，长 50~80cm，直径 0.2~0.4cm；表面淡黄绿色或淡紫红色，被短柔毛；体轻，质脆，断面类白色。②叶对生，多已脱落，叶片 3~5 羽状分裂，裂片细长。③穗状轮伞花序顶生，长 2~9cm，直径约 0.7cm；花冠多脱落，宿萼钟状，先端 5 齿裂，淡棕色或黄绿色，被短柔毛。④小坚果棕黑色。⑤气芳香，味微涩而辛凉。以身干、色黄绿、穗密而长、气味浓、杂质少者为佳（图 8-25）。

图 8-25　荆芥及荆芥穗药材图
1. 荆芥梗　2. 荆芥穗

【成分】　含挥发油。油中主成分为薄荷酮、胡薄荷酮等。本品含挥发油不得少于 0.60%（ml/g）；按 HPLC 法测定，本品含胡薄荷酮（$C_{10}H_{16}O$）不得少于 0.020%。

【功能主治】解表散风，透疹，消疮。主治感冒、头痛、麻疹、风疹、疮疡初起等。用量 5~10g。

【附药】　荆芥穗：为荆芥的干燥花穗。穗状轮伞花序呈圆柱形，长 3~15cm，直径约 7mm；花冠多脱落，宿萼黄绿色，钟形，质脆易碎，内有棕黑色小坚果；气芳香，味微涩而辛凉。本品含挥发油不得少于 0.40%（ml/g）；含胡薄荷酮（$C_{10}H_{16}O$）不得少于 0.080%。性味功能同荆芥。

益母草（Leonuri Herba）

为唇形科植物益母草 *Leonurus japonicus* Houtt. 的新鲜或干燥地上部分。鲜品春季幼苗期至初夏花前期采割；干品夏季茎叶茂盛、花未开或初开时采割，晒干，或切段晒干。

【性状鉴别】

1. 鲜益母草 ①幼苗期无茎,基生叶圆心形,边缘 5~9 浅裂,每裂片有 2~3 钝齿。②花前期茎呈方柱形,上部多分枝,四面凹下成纵沟,长 30~60cm,直径 0.2~0.5cm;表面青绿色;质鲜嫩,断面中部有髓。③叶交互对生,有柄;叶片青绿色,质鲜嫩,揉之有汁;下部茎生叶掌状 3 裂,上部叶羽状深裂或浅裂成 3 片,裂片全缘或具少数锯齿。④气微,味微苦(图 8-26)。

2. 干益母草 ①茎表面灰绿色或黄绿色;体轻,质韧,断面中部有髓。②叶片灰绿色,多皱缩、破碎,易脱落。③轮伞花序腋生,小花淡紫色,花萼筒状,花冠二唇形。④切段者长约 2cm。以质嫩、叶多、色灰绿者为佳(图 8-27)。

图 8-26 益母草原植物图

图 8-27 干益母草药材图

【显微鉴别】 茎横切面:①表皮细胞外被角质层,有毛茸;腺鳞头部 4、6 或 8 细胞,柄单细胞;非腺毛 1~4 细胞。②下皮厚角细胞在棱角处较多。③皮层为数列薄壁细胞;内皮层明显;中柱鞘纤维束微木化。④韧皮部较窄。形成层不明显;木质部在棱角处较发达。⑤髓部薄壁细胞较大。⑥鲜品近表皮部分的皮层薄壁细胞含叶绿体;薄壁细胞内含细小草酸钙针晶及小方晶(图 8-28)。

【成分】 含益母草碱、水苏碱等。按 HPLC 法测定,干益母草含盐酸水苏碱($C_7H_{13}NO_2 \cdot HCl$)不得少于 0.50%;含盐酸益母草碱($C_{14}H_{21}O_5N_3 \cdot HCl$)不得少于 0.050%。

【功能主治】 活血调经,利尿消肿,清热解毒。主治月经不调,痛经经闭,恶露不尽,水肿尿少,疮疡肿毒。用量 9~30g;鲜品 12~40g。孕妇慎用。

图 8-28 益母草茎横切面简图
1. 表皮 2. 厚角组织 3. 皮层
4. 内皮层 5. 韧皮部 6. 木质部
7. 髓 8. 非腺毛 9. 腺毛

【附药】 茺蔚子:为益母草的干燥成熟果实。呈三棱形,一端稍宽,平截状;另一端渐窄而钝尖;长 2~3mm,宽约 1.5mm;表面灰棕色至灰褐色,有深色斑点;果皮薄,子叶类白色,富油性;气微,味苦。功能活血调经,清肝明目。

薄荷（Menthae Haplocalycis Herba）

实验 薄荷
的显微鉴定

为唇形科植物薄荷 *Mentha haplocalyx* Briq. 的干燥地上部分。主产江苏、安徽等地。夏秋二季茎叶茂盛或花开至三轮时，选晴天，分次采割，晒干或阴干。

【性状鉴别】

①茎呈方柱形，有对生分枝，长 15~40cm，直径 0.2~0.4cm；表面紫棕色或淡绿色，棱角处具茸毛，节间长 2~5cm；质脆，断面白色，髓部中空。②叶对生，有短柄；叶片皱缩卷曲，完整者展平后呈宽披针形、长椭圆形或卵形，长 2~7cm；宽 1~3cm；上表面深绿色，下表面灰绿色，稀被茸毛，有凹点状腺鳞。③轮伞花序腋生，花萼钟状，先端 5 齿裂，花冠淡紫色。④揉搓后有特异清凉香气，味辛凉。以叶多、色深绿、气味浓者为佳(图 8-29)。

图 8-29　薄荷原植物及药材图
1. 原植物　2. 药材

课堂互动

薄荷除药用外，尚有其他一些用途，请同学们列举日常生活中使用薄荷的见闻。

【显微鉴别】

1. 茎横切面　①表皮细胞 1 列，外被角质层，有腺鳞、小腺毛及非腺毛。②皮层薄壁细胞数列，排列疏松，四棱角处有 10 数列厚角细胞；内皮层 1 列，凯氏点明显。③维管束于四角处较发达，韧皮部狭窄；形成层成环；木质部在四棱处发达。④髓薄壁细胞大，中心常呈空洞。⑤茎各部细胞内有时含有针簇状橙皮苷结晶(图 8-30)。

2. 叶粉末　①腺鳞：头部 8 细胞，直径约至 $90\mu m$，柄单细胞。②小腺毛：头部及柄部均为单细胞。③非腺毛：1~8 细胞，常弯曲，壁厚，微具疣突。④气孔：直轴式。⑤橙皮苷结晶：存在于薄壁细胞中，呈针簇状(图 8-31)。

【成分】　含挥发油，又称薄荷素油，主要存在于叶表皮的腺鳞及腺毛中。油中主要含 l- 薄荷醇、l- 薄荷酮等。叶中尚含多种游离氨基酸、树脂及少量鞣质等。

图 8-30　薄荷茎横切面图

1. 表皮　　2. 厚角组织　　3. 皮层　　4. 内皮层　　5. 形成层　　6. 髓　　7. 木质部
8. 韧皮部　　9. 橙皮苷结晶　　10. 腺鳞　　11. 非腺毛

图 8-31　薄荷叶粉末图

1. 腺鳞顶面观　　2. 腺鳞侧面观　　3. 气孔　　4. 小腺毛
5. 非腺毛　　6. 橙皮苷结晶

【理化鉴别】　①化学定性:取本品叶的粉末少量,经微量升华得油状物,加硫酸 2 滴及香草醛结晶少量,初显黄色至橙黄色,再加水 1 滴,即变紫红色。②检查:叶不得少于 30%;水分不得过 15.0%(以甲苯法测定);总灰分不得过 11.0%;酸不溶性灰分不得过 3.0%。③含量测定:取本品约 5mm 的短段适量,每 100g 供试品加水 600ml,按挥发油测定法保持微沸 3 小时测定,本品含挥发油不得少于 0.80%(ml/g)。④薄层色谱:以薄荷对照药材、薄荷脑对照品为对照,进行 TLC 鉴别(表 8-4)。

表 8-4　薄荷的 TLC 鉴别

项目	操作方法
供试品溶液的制备	取本品粉末 0.5g,加石油醚(60~90℃)5ml,密塞,振摇数分钟,放置 30 分钟,滤过,滤液挥发至约 1ml,即得
对照药材溶液的制备	取薄荷对照药材 0.5g,同法制成对照药材溶液
对照品溶液的制备	取薄荷脑对照品,加石油醚(60~90℃)制成每 1ml 含 2mg 的溶液,即得
薄层色谱试验	吸取上述供试品溶液 10~20μl、对照药材溶液和对照品溶液各 10μl,分别点于同一硅胶 G 薄层板上,以甲苯 - 乙酸乙酯(19∶1)为展开剂,展开,取出,晾干,喷以香草醛硫酸试液 - 乙醇(1∶4)的混合溶液,在 100℃加热至斑点显色清晰
结果判断	供试品色谱中,在与对照药材和对照品色谱相应的位置上,应显相同颜色的斑点

【功能主治】 疏散风热,清利头目,利咽,透疹,疏肝行气。主治风热感冒,风温初起,头痛,目赤,喉痹,口疮,风疹,麻疹,胸胁胀闷。用量 3~6g,后下。

【附药】

1. 薄荷素油　为薄荷的新鲜茎和叶经水蒸气蒸馏、冷冻、部分脱脑加工制得的挥发油。为无色或淡黄色的澄清液体;有特殊清凉香气,味初辛,后凉。存放日久,色渐变深。为芳香药、调味药及驱风药。

2. 薄荷脑　为薄荷的新鲜茎和叶经水蒸气蒸馏、冷冻、重结晶得到的一种饱和的环状醇。又名薄荷醇、薄荷冰。为无色针状或棱柱状结晶或白色结晶性粉末;有薄荷的特殊香气,味初灼热后清凉。功能同薄荷素油。

泽兰 (Lycopi Herba)

为唇形科植物毛叶地瓜儿苗 *Lycopus lucidus* Turcz. var. *hirtus* Regel 的干燥地上部分。夏秋二季茎叶茂盛时采割,晒干。

【性状鉴别】 ①茎呈方柱形,少分枝,四面均有浅纵沟,长 50~100cm,直径 0.2~0.6cm;表面黄绿色或带紫色,节处紫色明显,有白色茸毛;质脆,断面黄白色,髓部中空。②叶对生,有短柄或近无柄;叶片多皱缩,展平后呈披针形或长圆形,长 5~10cm;上表面黑绿色或暗绿色,下表面灰绿色,密具腺点,两面均有短毛;先端尖,基部渐狭,边缘有锯齿。③轮伞花序腋生,花冠多脱落,苞片及花萼宿存,小苞片披针形,有缘毛,花萼钟形,5 齿。④气微,味淡。以身干、质嫩、色绿、叶多、不破碎者为佳(图 8-32)。

【成分】 含挥发油、熊果酸、鞣质、黄酮类、酚类、氨基酸、有机酸等。

【功能主治】 活血调经,祛瘀消痈,利水消肿。主治月经不调、经闭、痛经、疮痈肿毒等。用量 6~12g。

图 8-32　泽兰原植物及药材图

1. 原植物　2、3. 药材

 知识链接

泽兰混用品及其鉴别

主要有：①地瓜儿苗：为唇形科植物地瓜儿苗 *Lycopus lucidus* Turcz. 的干燥地上部分。外观与正品泽兰相似，主要区别为茎节明显，茎的节上疏生小硬毛；叶两面无毛，下面有下陷的腺点。②石吊兰：为苦苣苔科植物吊石苣苔 *Lysionotus Pauciflorus* Maxim. 的全草。茎呈圆柱形，茎基部有的节上具须根；叶轮生或对生，叶片楔形、狭卵形或倒卵形，叶缘中部以上呈牙齿状，无毛。③佩兰：为菊科植物佩兰 *Eupatorium fortunei* Turcz. 的干燥地上部分。茎呈圆柱形，表面黄棕色或黄绿色，有明显的节及纵棱线；叶对生，无毛，叶片 3 裂或不分裂。④泽兰：为菊科植物泽兰 *Eupatorium japonicum* Thunb. 的干燥地上部分。茎呈圆柱形，有细纵纹理及柔毛，节明显；叶对生，叶片呈椭圆形或披针形，两面均有柔毛，下表面有腺点，叶边缘有粗锯齿。

香薷 (Moslae Herba)

为唇形科植物石香薷 *Mosla chinensis* Maxim. 或江香薷 *Mosla chinensis* 'Jiangxiangru' 的干燥地上部分。前者习称"青香薷"，后者习称"江香薷"。主产江西、广西等地。夏季茎叶茂盛、花盛时择晴天采割，除去杂质，阴干。

【性状鉴别】

1. 青香薷　①长 30~50cm，基部紫红色，上部黄绿色或淡黄色，全体密被白色茸毛。②茎方柱形，基部类圆形，直径 1~2mm，节明显，节间长 4~7cm；质脆，易折断。③叶对生，多皱缩或脱落，叶片展平后呈长卵形或披针形，暗绿色或黄绿色，边缘有 3~5 个疏浅锯齿。④穗状花序顶生及腋生；苞片圆卵形或圆倒卵形；花萼宿存，钟状，先端 5 裂，密被茸毛。⑤小坚果 4，近圆球形，直径 0.7~1.1mm，表面具网纹，网眼内呈深凹状雕纹。⑥气清香而浓，味微辛而凉（图 8-33）。

图 8-33　香薷原植物及药材图

1. 原植物　2. 药材

2. 江香薷　①长 55~66cm。②表面黄绿色,质较柔软。③叶边缘有疏浅锯齿 5~9个。④果实直径 0.9~1.4 mm,表面具疏网纹。

以枝嫩、穗多、身干、杂质少、香气浓者为佳。

【成分】　含挥发油,挥发油中主要含麝香草酚、香荆芥酚等。本品含挥发油不得少于 0.60%(ml/g);按 GC 法测定,本品含麝香草酚($C_{10}H_{14}O$)与香荆芥酚($C_{10}H_{14}O$)的总量不得少于 0.16%。

【功能主治】　发汗解表,化湿和中,利水消肿。主治暑湿感冒,恶寒发热,头痛无汗,腹痛吐泻,水肿,小便不利。用量 3~10g。

白花蛇舌草 (Hedyotidis Diffusae Herba)

为茜草科植物白花蛇舌草 *Hedyotis diffusa* Willd. 的干燥全草。主产长江以南各省。夏秋二季采收,除去杂质,晒干。

【性状鉴别】　①全草扭缠成团状,灰绿色或灰棕色。②主根 1 条,须根纤细。③茎纤细,质脆,易折断。④单叶对生,叶片多破碎皱缩,完整叶片线形,无柄,全缘,托叶细小,顶端有细齿。⑤花通常单生于叶腋,无梗或具短梗。⑥蒴果扁球形,顶端具 4枚宿存的萼齿。⑦气微,味淡。以茎叶完整、色灰绿、带果实、无杂质者为佳(图 8-34)。

图 8-34　白花蛇舌草原植物及药材图

1. 原植物　2. 药材

【成分】　含齐墩果酸、熊果酸、对 - 香豆酸、豆甾醇等。

【功能主治】　清热解毒，散结消肿，利湿通淋。主治痈肿疮毒，肠痈腹痛，癥积痞块，热淋涩痛，湿热黄疸，蛇虫咬伤。用量 6~30g；外用鲜品适量，捣烂敷患处。

　　　　　　　　　　　知识链接

白花蛇舌草伪品及其鉴别

主要有：①伞房花耳草 *Hedyotis corymbosa* L. 的全草：茎呈四棱形，两侧纵棱明显，中间有凹陷的沟槽；叶条形或条状披针形，长 1~2cm；托叶合生成鞘状，顶端近截形，有刚毛；花 2~5 朵，排列成伞房状花序；花梗细长毛发状；蒴果球形，略扁，2~5 个腋生；种子细小卵形；气微，味淡。②纤花耳草 *Hedyotis tenelliflora*（Bl.）Kuntze 的全草：茎纤细，扁圆形；小叶披针形，革质；花无柄，1~3 朵生于叶腋中；全草干后呈黑色。③石竹科植物雀舌草 *Stellaria alsine* Grimm 的全草：长 10~30cm，直径 0.1~0.2cm；表面灰绿色，有分枝；叶膜质，对生，披针形，形似雀舌，全缘无柄；花单生于叶腋，或顶生聚伞花序，花白色；蒴果卵形，种子肾形，棕褐色，极细小；气微，味淡。④石竹科植物漆姑草 *Sagina japonica*（Sw.）Ohwi 的全草：茎呈细丝状，长 5~15cm，直径 0.2~0.3cm；表面黄绿色或灰绿色；叶对生，线形，基部抱茎，易脱落；花小，单生于枝端或叶腋；蒴果卵形，具宿萼；种子细小，长圆形，呈瘤状突起，棕褐色；气微，味淡。

肉苁蓉（Cistanches Herba）

为列当科植物肉苁蓉 *Cistanche deserticola* Y. C. Ma 或管花肉苁蓉 *Cistanche tubulosa*（Schenk）Wight 的干燥带鳞叶的肉质茎。主产内蒙古、新疆等地。春季苗刚出土时或秋季冻土之前采挖，除去茎尖，切段，晒干。

【性状鉴别】　①肉苁蓉（图 8-35）：扁圆柱形，稍弯曲；长 3~15cm，直径 2~8cm。

图 8-35　肉苁蓉原植物及药材图

表面棕褐色或灰棕色,密被覆瓦状排列的肉质鳞叶,通常鳞叶先端已断;体重,质硬,微有柔性,不易折断;断面棕褐色,有淡棕色点状维管束,排列成波状环纹;气微,味甜、微苦。②管花肉苁蓉:呈类纺锤形、扁纺锤形或扁柱形,稍弯曲;长 5~25cm,直径 2.5~9cm;表面棕褐色至黑褐色;断面颗粒状,灰棕色至灰褐色,散生点状维管束。以条粗壮、密被鳞叶、色棕褐、质柔润者为佳。

【显微鉴别】　肉苁蓉横切面:①表皮为 1 列扁平细胞,外被角质层,外侧细胞含淡黄棕色色素。②皮层由数十层薄壁细胞组成。③中柱维管束排列成波状弯曲的环。④木质部导管多数,成群。⑤髓射线明显,髓部呈星状。⑥薄壁细胞中充满淀粉粒(图 8-36)。

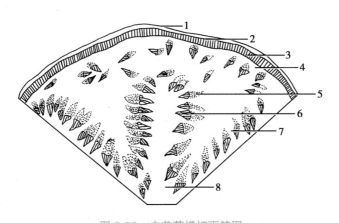

图 8-36　肉苁蓉横切面简图

1.角质层　2.表皮　3.皮层色素细胞　4.皮层　5.韧皮部
6.木质部　7.射线　8.髓

【成分】含松果菊苷、毛蕊花糖苷、6- 甲基吲哚、甜菜碱、肉苁蓉多糖、麦角甾苷等。按 HPLC 法测定本品,含松果菊苷($C_{35}H_{46}O_{20}$)和毛蕊花糖苷($C_{29}H_{36}O_{15}$)的总量,肉苁蓉不得少于 0.30%;管花肉苁蓉不得少于 1.5%。

【功能主治】补肾阳,益精血,润肠通便。主治肾阳不足,精血亏虚,阳痿不孕,腰膝酸软,筋骨无力,肠燥便秘。用量 6~10g。

知识链接

肉苁蓉伪品及其鉴别

近年来由于肉苁蓉药源紧缺,市场上有同科多种植物带鳞叶的肉质茎混作肉苁蓉使用,应注意鉴别。主要有:①盐生肉苁蓉 *Cistanche salsa* (C. A. Mey) G. Beck:主产内蒙古、甘肃、青海等地。呈细小圆柱形,鳞叶卵形至矩圆状披针形,表面黄褐色;质硬无柔性,断面有淡棕色维管束,排列为菊花状纹;气微,味微咸苦。②草苁蓉 *Boschniakia rossica* (Cham.et Schlecht.) Fedtsch:主产内蒙古。茎单一,挺直,暗黄褐色或褐色,有纵棱沟纹和白色短绒毛;叶互生,鳞片状或披针形,略皱缩,黄褐色;茎上部为穗状花序,有绒毛,下部花较疏散,上部花密集,花干缩,展平后呈唇形;质硬脆,易折断,断面类白色,中间有一不规则的棕色环纹;气微,味淡。③沙苁蓉 *Cistanche sinensis* G.Beck:主产内蒙古、甘肃、宁夏等地。其鳞叶狭窄;中柱点状维管束排成浅波状。

锁阳（Cynomorii Herba）

为锁阳科植物锁阳 *Cynomorium songaricum* Rupr. 的干燥肉质茎。主产内蒙古、宁夏、新疆等地。春季采挖,除去花序,切段,晒干。

【性状鉴别】 ①呈扁圆柱形,微弯曲,长 5~15cm,直径 1.5~5cm。②表面棕色或棕褐色,粗糙,具明显纵沟及不规则凹陷,有的残存三角形的黑棕色鳞片。③体重,质硬,难折断,断面浅棕色或棕褐色,有黄色三角状维管束。④气微,味甘而涩。以体肥大、色红、质坚实、身干、杂质少（不得过 2%）为佳（图 8-37）。

图 8-37 锁阳原植物及药材图
A. 原植物 B. 药材（1. 个子；2. 饮片）

【成分】 含熊果酸、挥发油、锁阳萜、氨基酸及糖类等。

【功能主治】 补肾阳,益精血,润肠通便。主治肾阳不足,精血亏虚,腰膝痿软,阳痿滑精,肠燥便秘。用量 5~10g。

穿心莲（Andrographis Herba）

为爵床科植物穿心莲 *Andrographis paniculata*（Burm. f.）Nees 的干燥地上部分。主产广西、广东等地。秋初茎叶茂盛时采割,晒干。

【性状鉴别】 ①茎呈方柱形,多分枝,长 50~70cm；节稍膨大；质脆,易折断。②单叶对生,叶柄短或近无柄,叶片皱缩,易碎；完整者展开后呈披针形或卵状披针形,长 3~12cm,宽 2~5cm；先端渐尖,基部楔形下延,全缘或波状；上表面绿色,下表面灰绿色,两面光滑。③气微,味极苦。以色绿、身干、杂质少、叶多（不得少于 30%）者为佳（图 8-38）。

【显微鉴别】

1. 叶横切面 ①上表皮细胞类方形或长方形,下表皮细胞较小,上、下表皮均有含圆形、长椭圆形或棒状钟乳体的晶细胞；并有腺鳞,有的可见非腺毛。②栅栏组织为 1~2 列细胞,贯穿于主脉上方；海绵组织排列疏松。③主脉维管束外韧型,呈凹槽状,木质部上方薄壁组织内亦有晶细胞（图 8-39）。

图 8-38　穿心莲原植物及药材图
1. 原植物　2. 药材

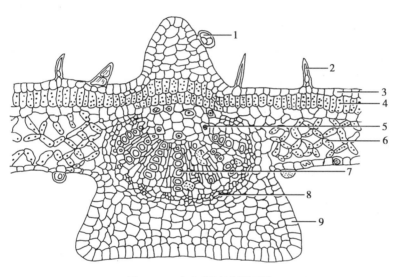

图 8-39　穿心莲叶横切面图
1. 腺毛　2. 非腺毛　3. 上表皮细胞　4. 栅栏组织　5. 钟乳体
6. 海绵组织　7. 木质部导管　8. 韧皮部　9. 下表皮细胞

2. 叶表面制片　①上、下表皮均有增大的晶细胞,内含大型螺状钟乳体,直径约至 36μm,长约至 180μm,较大端有脐样点痕,层纹波状。②下表皮气孔密布,直轴式,副卫细胞大小悬殊,少数为不定式。③腺鳞头部扁球形,4、6 或 8 细胞,柄极短。④非腺毛 1~4 细胞,长约至 160μm,基部直径约至 40μm,表面有角质纹理(图 8-40)。

【成分】　含穿心莲内酯、脱水穿心莲内酯和去氧穿心莲内酯等。按 HPLC 法测定,本品含穿心莲内酯($C_{20}H_{30}O_5$)和脱水穿心莲内酯($C_{20}H_{28}O_4$)的总量不得少于 0.80%。

【功能主治】　清热解毒,凉血,消肿。主治感冒发热、咽喉肿痛、口舌生疮等。用量 6~9g。

图 8-40　穿心莲叶表面图
1. 晶细胞　2. 气孔　3. 腺鳞　4. 非腺毛

车前草 (Plantaginis Herba)

为车前科植物车前 *Plantago asiatica* L. 或平车前 *Plantago depressa* Willd. 的干燥全草。车前产全国各地；平车前主产东北、华北、西北等地。夏季采挖，除去泥沙，晒干。

【性状鉴别】　①车前（图 8-41）：根丛生，须状；叶基生，具长柄；叶片皱缩，展平后为卵状椭圆形或宽卵形，长 6~13cm，宽 2.5~8cm，表面灰绿色或污绿色，具明显弧形脉 5~7 条；先端钝或短尖，基部宽楔形，全缘或有不规则波状浅齿；穗状花序数条，花茎长；蒴果盖裂，萼宿存；气微香，味微苦。②平车前：主根直而长；叶片较狭，长椭圆形或椭圆状披针形，长 5~14cm，宽 2~3cm。

图 8-41　车前草原植物及药材图
1. 原植物　2. 药材

【成分】　含大车前苷、木犀草苷等。本品含大车前苷（$C_{29}H_{36}O_{16}$）不得少于 0.10%。

【功能主治】　清热利尿通淋，祛痰，凉血，解毒。主治热淋涩痛，水肿尿少，暑湿泄泻，痰热咳嗽，吐血衄血，痈肿疮毒。用量 9~30g。

【附药】 车前子:为车前或平车前的干燥成熟种子。呈椭圆形、不规则长圆形或三角状长圆形,略扁,少具棱角;长约 2mm,宽约 1mm;表面黄棕色至黑褐色,有细皱纹,一面有灰白色凹点状种脐;质硬;气微,味淡。功能清热利尿通淋,渗湿止泻,明目,祛痰。用量 9~15g,包煎(图 8-42)。

半边莲(Lobeliae Chinensis Herba)

为桔梗科植物半边莲 *Lobelia chinensis* Lour. 的干燥全草。主产湖南、湖北等地。夏季采收,除去泥沙,洗净,晒干。

【性状鉴别】 ①本品常缠结成团;根茎极短,直径 1~2mm,表面淡棕黄色,平滑或有细纵纹。②根细小,黄色,侧生纤细须根。③茎细长,有分枝,灰绿色,节明显,有的可见附生的细根。④叶互生,无柄,叶片多皱缩,绿褐色,展平后叶片呈狭披针形,长 1~2.5cm,宽 0.2~0.5cm,边缘具疏而浅的齿或全缘。⑤花梗细长,花小,单生于叶腋,花冠基部筒状,上部 5 裂,偏向一边,浅紫红色,花冠筒内有白色茸毛。⑥气微特异,味微甘而辛。以身干、杂质少、气味浓者为佳(图 8-42)。

图 8-42 半边莲原植物及药材图
1. 原植物 2. 药材

【成分】 含山梗菜碱、山梗菜酮碱、皂苷及黄酮类化合物等。

【功能主治】 清热解毒,利尿消肿。主治痈肿疔疮,蛇虫咬伤,臌胀水肿,湿热黄疸,湿疹湿疮。用量 9~15g。

佩兰(Eupatorii Herba)

为菊科植物佩兰 *Eupatorium fortunei* Turcz. 的干燥地上部分。主产河北、山东等地。夏秋二季分两次采割,除去杂质,晒干。

【性状鉴别】 ①茎呈圆柱形,长 30~100cm,直径 0.2~0.5cm;表面黄棕色或黄绿色,有的带紫色,有明显的节及纵棱线;质脆,断面髓部白色或中空。②叶对生,有柄,叶片多皱缩破碎,绿褐色;完整叶片 3 裂或不分裂,分裂者中间裂片较大,展平后呈披针形或长圆状披针形,基部狭窄,边缘有锯齿;不分裂者展平后呈卵圆形、卵状披针形或椭圆形。③气芳香,味微苦。以质嫩、身干、杂质少、叶多、色绿、香气浓者为佳(图 8-43)。

【成分】 含挥发油、蒲公英甾醇、豆甾醇等。本品含挥发油,药材不得少于 0.30%

图 8-43　佩兰原植物及药材图
A. 原植物　B. 药材（1. 个子　2. 饮片）

（ml/g）；饮片不得少于 0.25%（ml/g）。

【功能主治】　芳香化湿，醒脾开胃，发表解暑。主治湿浊中阻，脘痞呕恶，口中甜腻，口臭，多涎，暑湿表证，湿温初起，发热倦怠，胸闷不舒。用量 3~10g。

豨莶草（Siegesbeckiae Herba）

为菊科植物豨莶 *Siegesbeckia orientalis* L.、腺梗豨莶 *Siegesbeckia pubescens* Makino 或毛梗豨莶 *Siegesbeckia glabrescens* Makino 的干燥地上部分。主产湖南、福建等地。夏秋二季花开前及花期采割，除去杂质，晒干。

【性状鉴别】　①茎略呈方柱形，多分枝，直径 0.3~1cm；表面灰绿色、黄棕色或紫棕色，有纵沟及细纵纹，被灰色柔毛；节明显，略膨大；质脆，易折断，断面黄白色或带绿色，髓部宽广，类白色，中空。②叶对生，叶片多皱缩、卷曲，展平后呈卵圆形，灰绿色，边缘有钝锯齿，两面皆有白色柔毛，主脉 3 出。③有的可见黄色头状花序，总苞片匙形。④气微，味微苦。以身干、叶多、枝嫩、色深绿、杂质少者为佳（图 8-44）。

图 8-44　豨莶草原植物及药材图
1. 原植物　2. 药材

【成分】　含豨莶苦味苷、奇壬醇等。按 HPLC 法测定,本品含奇壬醇($C_{20}H_{34}O_4$)不得少于 0.050%。

【功能主治】　祛风湿,利关节,解毒。主治风湿痹痛,筋骨无力,腰膝酸软,四肢麻痹等。用量 9~12g。

茵陈(Artemisiae Scopariae Herba)

为菊科植物滨蒿 *Artemisia scoparia* Waldst.et Kit. 或茵陈蒿 *Artemisia capillaris* Thunb. 的干燥地上部分。滨蒿主产东北、河北等地;茵陈蒿主产陕西、山西等地。春季幼苗高 6~10cm 时采收或秋季花蕾长成至花初开时采割,除去杂质及老茎,晒干。春季采收的称"绵茵陈",秋季采割的称"花茵陈"。

【性状鉴别】

1. 绵茵陈　①多卷曲成团,灰白色或灰绿色,全体密被白色茸毛,绵软如绒。②茎细小,长 1.5~2.5cm,直径 0.1~0.2cm,除去表面白色茸毛后可见明显纵纹;质脆,易折断。③叶具柄;展平后叶片呈一至三回羽状分裂,叶片长 1~3cm,宽约 1cm;小裂片卵形或稍呈倒披针形、条形,先端锐尖。④气清香,味微苦。

2. 花茵陈　①茎呈圆柱形,多分枝,长 30~100cm,直径 2~8mm;表面淡紫色或紫色,有纵条纹,被短柔毛;体轻,质脆,断面类白色。②叶密集,或多脱落;下部叶二至三回羽状深裂,裂片条形或细条形,两面密被白色柔毛;茎生叶一至二回羽状全裂,基部抱茎,裂片细丝状。③头状花序卵形,多数集成圆锥状,长 1.2~1.5mm,直径 1~1.2mm,有短梗;总苞片 3~4 层,卵形,苞片 3 裂;外层雌花 6~10 个,可多达 15 个,内层两性花 2~10 个。④瘦果长圆形,黄棕色。⑤气芳香,味微苦(图 8-45)。

以质嫩、绵软、色灰白、香气浓者为佳。

【成分】　含滨蒿内酯、绿原酸、挥发油、茵陈色酮等。滨蒿内酯又名蒿属香豆精,是茵陈中利胆的主要有效成分之一,不同生长时期、不同部位茵陈药材滨蒿内酯含量

图 8-45　茵陈原植物及药材图
1.原植物　2.药材

487

差异明显:花期>花前期;带花枝梢>枝干。按HPLC法测定,绵茵陈含绿原酸($C_{16}H_{18}O_9$)不得少于0.50%;花茵陈含滨蒿内酯($C_{11}H_{10}O_4$)不得少于0.20%。

【功能主治】 清利湿热,利胆退黄。主治黄疸尿少,湿温暑湿,湿疮瘙痒。用量6~15g;外用适量,煎汤熏洗。

青蒿(Artemisiae Annuae Herba)

为菊科植物黄花蒿 *Artemisia annua* L. 的干燥地上部分。秋季花盛开时采割,除去老茎,阴干。

【性状鉴别】 ①茎呈圆柱形,上部多分枝,直径0.2~0.6cm;表面黄绿色或棕黄色,具纵棱线;质略硬,易折断,断面中部有髓。②叶互生,暗绿色或棕绿色,卷缩易碎,完整者展平后为三回羽状深裂,裂片及小裂片矩圆形或长椭圆形,两面被短毛。③气香特异,味微苦。以身干、色绿、叶多、杂质少、香气浓者为佳(图8-46)。

图8-46 青蒿原植物(黄花蒿)及药材图
A.原植物 B.药材

【成分】 含挥发油、青蒿素、青蒿酸、青蒿内酯、青蒿醇等。青蒿素是从植物青蒿中提取的抗疟疾药,具有高效、速效、低毒的特点。

【功能主治】 清虚热,除骨蒸,解暑热,截疟,退黄。主治温邪伤阴,夜热早凉,阴虚发热,骨蒸劳热,暑邪发热,疟疾寒热,湿热黄疸。用量6~12g,后下。

马齿苋(Portulacae Herba)

为马齿苋科植物马齿苋 *Portulaca oleracea* L. 的干燥地上部分。夏、秋二季采收,除去残根和杂质,洗净,略蒸或烫后晒干。

【性状鉴别】 ①本品多皱缩卷曲,常结成团。②茎圆柱形,长可达30cm,直径0.1~0.2cm,表面黄褐色,有明显纵沟纹。③叶对生或互生,易破碎,完整叶片倒卵形,长1~2.5cm,宽0.5~1.5cm;绿褐色,先端钝平或微缺,全缘。④花小,3~5朵生于枝端,花瓣5个,黄色。蒴果圆锥形,长约5mm,内含多数细小种子。⑤气微,味微酸(图8-47)。

图 8-47 马齿苋原植物及药材图

【成分】 含有大量维生素、矿物质、不饱和脂肪酸、微量元素和丰富的柠檬酸、苹果酸、氨基酸等。

【功能主治】 清热解毒,凉血止血,止痢。主治热毒血痢,痈肿疔疮,湿疹,丹毒,蛇虫咬伤等。用量 9~5g。

垂盆草 (Sedi Herba)

为景天科植物垂盆草 *Sedum sarmentosum* Bunge 的干燥全草。夏、秋二季采收,除去杂质,干燥。

【性状鉴别】 ①本品茎纤细,长可达 20cm 以上,部分节上可见纤细的不定根。②3 叶轮生,叶片倒披针形至矩圆形,绿色,肉质,长 1.5~2.8cm,宽 0.3~0.7cm,先端近急尖,基部急狭,有距。③气微,味微苦(图 8-48)。

【成分】 含有氰苷类化合物垂盆草苷,尚含 N- 甲基异石榴皮碱,二氢 -N- 甲基异

图 8-48 垂盆草原植物及药材图
1. 原植物 2. 药材

石榴皮碱及多种糖类物质。

【功能主治】 利湿退黄,清热解毒。主治湿热黄疸,小便不利,痈肿疮疡。用量15~30g。

淡竹叶(Lophatheri Herba)

为禾本科植物淡竹叶 *Lophatherum gracile* Brongn. 的干燥茎叶。产于浙江、江苏等地。夏季未抽花穗前采割,晒干。

【性状鉴别】 ①本品长25~75cm。②茎呈圆柱形,有节,表面淡黄绿色,断面中空。③叶鞘开裂,叶片披针形,有的皱缩卷曲,长5~20cm,宽1~3.5cm,表面浅绿色或黄绿色,叶脉平行,具横行小脉,形成长方形的网格状,下表面尤为明显。④体轻,质柔韧。⑤气微,味淡。以叶多、质软、色青绿、不带根及花穗者为佳(图8-49)。

图 8-49 淡竹叶原植物及药材图
1. 原植物 2. 药材

【显微鉴别】 叶表面观:①上表皮细胞长方形或类方形,垂周壁薄,波状弯曲。②下表皮长细胞与短细胞交替排列或数个相连,长细胞长方形,垂周壁波状弯曲;短细胞为哑铃形的硅质细胞和类方形的栓质细胞,于叶脉处短细胞成串。③气孔较多,保卫细胞哑铃形,副卫细胞近圆三角形。④非腺毛有3种:一种单细胞长非腺毛;一种单细胞短非腺毛,呈短圆锥形;另一种为双细胞短小毛茸,偶见(图8-50)。

【成分】 含芦竹素、白茅素、蒲公英萜醇、酚性成分、氨基酸、有机酸、糖类等。

【功能主治】 清热泻火,除烦止渴,利尿通淋。主治热病烦渴,小便短赤涩痛,口舌生疮。用量6~10g。

知识链接

淡竹叶掺伪品及其鉴别

有人将禾本科植物芦苇 *Phragmites communis* (L.) Trin. 的叶,切段后掺入淡竹叶中,应注意鉴别。本品叶呈线状披针形,宽2~4cm,表面灰绿色或蓝绿色,脉平行,无横行小脉,也无长方形的网格。质较淡竹叶韧,触之有糙手感,味淡。

图 8-50 淡竹叶(叶)表面显微图

1.上表皮细胞 2.下表皮细胞 3.非腺毛

石斛(Dendrobii Caulis)

为兰科植物金钗石斛 *Dendrobium nobile* Lindl.、鼓槌石斛(黄草石斛)*Dendrobium chrysotoxum* Lindl.、流苏石斛(马鞭石斛)*Dendrobium fimbriatum* Hook. 的栽培品及其同属植物近似种的新鲜或干燥茎。主产广西、贵州、广东、云南等地。全年均可采收,鲜用者除去根及泥沙;干用者采收后,除去杂质,用开水略烫或烘软,再边搓边烘晒,至叶鞘搓净,干燥(图 8-51)。

图 8-51 石斛原植物图

1.金钗石斛 2.鼓槌石斛 3.马鞭石斛 4.束花石斛 5.金耳石斛

图 8-51（续）

6. 美花石斛　7. 球花石斛　8. 喇叭唇石斛　9. 叠鞘石斛　10. 麝香石斛　11. 黑毛石斛
12. 长距石斛　13. 翅萼石斛　14. 翅梗石斛　15. 霍山石斛（米斛）　16. 高山石斛
17. 竹枝石斛　18. 束唇石斛

【性状鉴别】　鲜石斛、金钗石斛、鼓槌石斛、流苏石斛等的性状比较见表 8-5，图 8-52。

表 8-5　几种石斛的性状比较

	鲜石斛	金钗石斛	鼓槌石斛	流苏石斛等
性状	圆柱形或扁圆柱形	呈扁圆柱形	呈粗纺锤形	呈长圆柱形
大小 (cm)	长约30,直径0.4~1.2	长20~40,直径0.4~0.6,节间长2.5~3	中部直径1~3,具3~7节	长20~150,直径0.4~1.2,节明显,节间长2~6
表面	表面黄绿色,光滑或有纵纹,节明显,色较深,节上有膜质叶鞘	表面金黄色或黄中带绿色,有深纵沟	表面光滑,金黄色,有明显凸起的棱	表面黄色至暗黄色,有深纵槽
质地断面	肉质多汁,易折断	质硬而脆,断面较平坦而疏松	质轻而松脆,断面海绵状	质疏松,断面平坦或呈纤维性
气味	气微,味微苦而回甜,嚼之有黏性	气微,味苦	气微,味淡,嚼之有黏性	味淡或微苦,嚼之有黏性

图 8-52　石斛药材图

1. 鲜石斛　2. 黄草石斛　3. 马鞭石斛　4. 环草石斛　5. 铁皮枫斗　6. 饮片

【显微鉴别】　金钗石斛横切面:①表皮细胞1列,扁平,外被鲜黄色角质层。②基本组织细胞大小较悬殊,有壁孔;散在多数外韧型维管束,排成7~8圈。③维管束外侧纤维束新月形或半圆形,其外侧薄壁细胞有的含类圆形硅质块,木质部有1~3个导管直径较大。④含草酸钙针晶细胞多见于维管束旁(图8-53)。

【成分】　主要含石斛碱、石斛次碱、黏液质及多糖等。按GC法测定,金钗石斛含石斛碱($C_{16}H_{25}NO_2$)不得少于0.40%。按HPLC法测定,鼓槌石斛含毛兰素($C_{18}H_{22}O_5$)不得少于0.030%。

【功能主治】　益胃生津,滋阴清热。主治热病津伤、口干烦渴、胃阴不足、食少干呕、病后虚热不退、阴虚火旺、骨蒸劳热等。用量6~12g;鲜品15~30g。

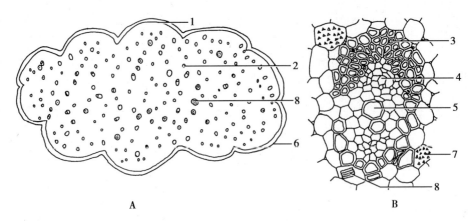

图 8-53　金钗石斛横切面图

A. 简图　B. 维管束详图（1. 表皮　2. 维管束　3. 纤维束　4. 韧皮部　5. 木质部
6. 角质层　7. 硅质块　8. 针晶束）

　　　　知识链接

石斛伪品及其鉴别

在商品石斛中曾多次发现有兰科金石斛属（*Ephemerantha*）或石仙桃属（*Pholidota*）等植物的根状茎及假鳞茎混作石斛入药，商品称"有瓜石斛"。金石斛属植物具长的匍匐根状茎，茎呈假单轴分枝，每一分枝顶端膨大成扁纺锤形的假鳞茎。石仙桃属植物根状茎圆柱形，每节下有残留的根，节上生假鳞茎，肉质而干瘪，具纵皱纹（图 8-54）。

图 8-54　石斛伪品 - 有瓜石斛

【附药】　铁皮石斛:同属植物铁皮石斛 *Dendrobium officinale* Kimura et Migo 的干燥茎。于 11 月至翌年 3 月采收,除去杂质,剪去部分须根,边加热边扭成螺旋形或弹簧状,烘干;或切成段,干燥或低温烘干,前者习称铁皮枫斗(耳环石斛);后者习称铁皮石斛。①铁皮枫斗:呈螺旋形,通常 2~6 个旋纹,茎拉直后长 3.5~8cm,直径 0.2~0.4cm;表面灰绿色、黄绿色或略带金黄色,有细纵皱纹,节明显,节上有时可见残留的灰白色叶鞘;一端可见茎基部留下的短须根;质坚实,易折断,断面平坦,灰白色至灰绿色,略角质状;气微,味淡,嚼之有黏性。②铁皮石斛:为圆柱形的段,长短不等(图 8-55)。

图 8-55　铁皮石斛原植物及药材
1.原植物　2.铁皮枫斗　3.铁皮石斛

（李飞艳　张　凯）

复习思考题

1. 简述麻黄的正品来源、主要成分及横切面显微特征。
2. 简述金钱草、广金钱草及连钱草的来源及性状区别点。
3. 简述金钱草粉末的显微鉴别特征。
4. 金钱草常见的伪品有哪几种?如何进行真伪鉴别?
5. 简述广藿香的来源、主产地、主要性状特征及显微鉴别要点。
6. 如何区分佩兰与泽兰?

课件
09章PPT

扫一扫
知重点

第九章

藻、菌、地衣类中药的鉴定

学习要点

1. 绿藻、红藻、褐藻门及真菌(子囊菌、担子菌)的主要特征及代表药材。
2. 藻、菌、地衣类中药的性状与显微鉴别要点。
3. 冬虫夏草、茯苓、猪苓、灵芝的来源、性状、显微特征及理化鉴别方法。
4. 冬虫夏草正品与混淆品、伪品的主要区别点。

藻类、菌类和地衣类均为低等植物,它们在形态上无根、茎、叶的分化,是单细胞或多细胞的叶状体或菌丝体。在构造上一般无组织的分化;无维管束和胚胎。

一、藻类

藻类植物种类繁多,资源丰富。我国利用藻类供药用,历史悠久。藻类植物多水生;常含各种色素,能进行光合作用,营养方式为自养型。常含有多聚糖、糖醇、糖醛酸、氨基酸、胆碱、蛋白质、甾醇、叶绿素、胡萝卜素、碘、钾、钙等成分。具有广泛的药理作用,如螺旋藻有抗衰老、抗缺氧、抗疲劳、抗辐射、降血脂、降血压、养肝护胃等作用;盐藻素有抗氧化、清除自由基、提高免疫力等作用;鼠尾藻多糖有抗溃疡作用;海带氨酸有降压、平喘镇咳等作用;碘可防治甲状腺肿瘤、颈淋巴结肿大等。我国药用藻类有 30 余种,主要来自绿藻门、红藻门和褐藻门。

1. 绿藻　多生活在淡水中。藻体蓝绿色;贮存养分主要为多糖类;细胞壁内层为纤维素,外层为果胶质,少数具有膜质鞘。药用绿藻有石莼(海白菜)、孔石莼等。

2. 红藻　多生活在海水中。藻体红色至紫色;贮存养分为红藻淀粉或红藻糖。红藻淀粉是一种肝糖类多糖,常呈小颗粒状存在于细胞质中,遇碘液呈葡萄红色至紫色。细胞壁内层坚韧,由纤维素构成;外层为藻胶层,由特有的果胶化合物藻胶构成。植物体多为假薄壁组织体,少数为丝状体。药用红藻有紫菜、石花菜、鹧鸪菜、海人草等。

3. 褐藻　多生活在海水中。藻体常呈褐色;为较高级的藻类;主要含褐藻淀粉和甘露醇,细胞中常含有碘,如干海带含碘量 0.3%~0.5%,有的高达 1%,比海水中的碘浓度提高约 10 万倍。细胞壁内层为纤维素,外层为胶质,由特有的果胶化合物褐藻

496

胶构成。供药用的有昆布、海藻等。

中国药用藻类资源

中国藻类植物有数千种,其中药用藻类有42科、53属、114种,较重要的是红藻、绿藻和褐藻。红藻门药用种数较多的科有江蓠科、石花菜科、红毛菜科、松节藻科、红翎菜科、仙菜科等;绿藻门主要有石莼科和双星藻科等;褐藻门主要为马尾藻科。药用藻类植物主要是海洋藻类,如海带、昆布、马尾藻、羊栖菜、海蒿子、石花菜、蜈蚣藻、石莼、海萝、鹿角菜、裙带菜、鸡毛菜、皱紫菜、海黍子、宣藻、肠浒苔、美舌藻(鹤鸪菜)、海人草、巨藻等;药用淡水藻类主要有脆轮藻、普通水绵和小球藻等。药用陆生藻类主要有念珠藻(葛仙米)和发状念珠藻(发菜)等。

二、菌类

菌类一般不含光合作用色素,不能进行光合作用,营养方式是异养型;常含多糖、氨基酸、生物碱、蛋白质、蛋白酶、甾醇和抗生素等成分。其中,多糖类成分具有增强免疫力及抗肿瘤作用,如灵芝多糖、茯苓多糖、猪苓多糖、银耳多糖、云芝多糖等。与药用关系密切的有细菌门和真菌门,目前供药用的真菌已达百余种。

1. 细菌　为单细胞植物,有细胞壁,无细胞核。细胞壁主要由蛋白质、类脂质和多糖复合物组成,一般不具纤维素壁。放线菌是抗生素的主要产生菌,迄今已知的抗生素中,约2/3是由放线菌产生的,如氯霉素、四环素等。

2. 真菌　为有细胞核、细胞壁的异养植物。细胞壁的成分大多为壳多糖(又称几丁质)),少数为纤维素。除少数单细胞种类外,真菌的营养体一般是菌丝交织形成的菌丝体,菌丝通常为圆管状,直径常在 $10\mu m$ 以下。贮存的养分主要为肝糖、油脂和菌蛋白,不含淀粉。真菌的菌丝组织有两种形式:一种是近平行排列的长条形菌丝组织,称为“疏丝组织”;另一种是椭圆形、类圆形或类多角形的菌丝组织,称为“拟薄壁组织”。当环境不良或繁殖时,菌丝相互密结,菌丝体变态成菌丝组织体,常见的有菌核、子座、子实体等。菌核是菌丝紧密缠结在一起组成的坚硬团块状休眠体,如猪苓、茯苓、雷丸、马勃等;子实体是某些高等真菌在生殖时期形成的,具有一定形态和结构,能产生孢子的菌丝体,如灵芝、冬虫夏草等;子座是容纳子实体的菌丝褥座,是从营养阶段到繁殖阶段的一种过渡的菌丝组织体。子座形成后,常在其内或其上产生子实体。真菌类中药多分布于子囊菌纲和担子菌纲。前者的有性生殖产生子囊,子囊中形成子囊孢子,如冬虫夏草、蝉花等;后者由担子形成担孢子繁殖,如灵芝。

三、地衣类

地衣是藻类和真菌高度共生的复合体,具独特的生物学特性。组成地衣的真菌多为子囊菌,少数为担子菌;藻类多为蓝藻及绿藻。我国药用地衣有 9 科、17 属、71 种。常分布于梅衣科、松萝科和石蕊科。常用药用地衣有松萝、长松萝、石蕊、亚洲树发等。

按形态不同,可将地衣分为壳状、叶状和枝状地衣 3 种类型。壳状地衣常呈壳状,菌丝与基质紧密相连;叶状地衣呈叶片状,叶片下有假根或"脐"附着于基质上,易与基质分离;枝状地衣呈分枝状,其基部附着于基质上,如松萝科地衣。

地衣类植物含有地衣酸、地衣色素、地衣多糖、蒽醌类和地衣淀粉。其中,地衣酸为地衣类的特有成分,多具抗菌活性,如抗菌消炎的松萝酸,对革兰阳性细菌和结核杆菌有高度抗菌活性的小红石蕊酸等。

昆布 (Laminariae Thallus;Eckloniae Thallus)

为海带科植物海带 *Laminaria japonica* Aresch. 或翅藻科植物昆布 *Ecklonia kurome* Okam. 的干燥叶状体。前者主产山东、辽宁沿海;后者主产福建、浙江沿海。夏秋二季采捞,晒干。

【性状鉴别】 ①海带:卷曲折叠成团状,或缠结成把;全体呈黑褐色或或绿褐色,表面附有白霜;用水浸软则膨胀成扁平的长带状,长 50~150cm,宽 10~40cm,中部较厚,边缘较薄而呈波状,类革质,残存柄部扁圆柱状;气腥,味咸;以水浸泡即膨胀,表面黏滑,附着透明黏液质,手捻不分层。②昆布:卷曲皱缩成不规则团状;全体呈黑色,表面附有白霜,质较薄;用水浸软则膨胀呈扁平的叶状,长宽约为 16~26cm,厚约 1.6mm;两侧呈羽状深裂,裂片呈长舌状,边缘有小齿或全缘;质柔滑,用手捻之可剥离为二层(图 9-1)。

【成分】 海带含藻胶酸、昆布素、甘露醇、碘等。其含碘量,海带不得少于 0.35%;昆布不得少于 0.20%。

【理化鉴别】 取本品约 10g,剪碎,加水 200ml,浸泡数小时,滤过,滤液浓缩至约 100ml。取浓缩液 2~3ml,加硝酸 1 滴与硝酸银试液数滴,即生成黄色乳状沉淀,在氨试液中微溶解,在硝酸中不溶解。

图 9-1 昆布原植物及药材图
A.海带原植物 B.昆布原植物 C.药材(海带)

【功能主治】 消痰软坚散结,利水消肿。主治瘿瘤、瘰疬、睾丸肿痛、痰饮水肿等。用量 6~12g。

海藻(Sargassum)

为马尾藻科植物海蒿子 *Sargassum pallidum*(Turn.)C. Ag. 或羊栖菜 *Sargassum fusiforme*(Harv.)Setch. 的干燥藻体。前者称"大叶海藻",主产山东、辽宁沿海;后者称"小叶海藻",主产浙江、福建沿海。夏秋二季采捞,除去杂质,洗净,晒干(图 9-2)。

【性状鉴别】 ①大叶海藻:多皱缩卷曲,黑褐色,有的被白霜,长 30~60cm;主干呈圆柱状,具圆锥形突起,主枝自主干两侧生出,侧枝自主枝叶腋生出,具短小的刺状突起;初生叶(基部的叶)披针形或倒卵形,长 5~7cm,宽约 1cm,全缘或有粗锯齿;次生叶(上部的叶)条形或披针形,叶腋间有着生条状叶的小枝;气囊球形或卵圆形,黑褐色,顶端钝圆,有的具细短尖,有的有柄;质脆,潮润时柔软;水浸后膨胀,肉质,黏滑;气腥,味微咸。②小叶海藻:较小,长 15~40cm。主干粗糙,分枝互生,无刺状突起;叶条形或细匙形,先端稍膨大,中空;气囊腋生,纺锤形或球形,囊柄较长;质较硬。以条长、色黑、身干、无杂质者为佳(图 9-3)。

【成分】 含藻胶酸、粗蛋白、甘露醇、钾、碘、马尾藻多糖等。

【理化鉴别】 取本品 1g,剪碎,加水 20ml,冷浸数小时,滤过,滤液浓缩至 3~5ml,加三氯化铁试液 3 滴,生成棕色沉淀。

【功能主治】 消痰软坚散结,利水消肿。主治瘿瘤、瘰疬、睾丸肿痛、痰饮水肿等。用量 6~12g。不宜与甘草同用。

图 9-2 海藻原植物图
1. 海蒿子 2. 羊栖菜

图 9-3 大叶海藻药材图
1. 药材 2. 气囊

海藻的混用品-野海藻

部分地区将同属植物闽奥马尾藻 *Sargassum vachellianum* Greville、鼠尾藻 *Sargassum thunbergii* (Mert.) O.Kuntze 等的干燥藻体,习称"野海藻",混充海藻药用,应注意鉴别。前者主枝长达 90cm;枝纤细,无刺,无钩;叶长披针形,具疏齿;气囊球形,固着器盘状。后者主枝长 50~70cm,生有多数短分枝,棕褐色;叶鳞片状或丝状,气囊小;固着器扁平盘状;质柔韧。

冬虫夏草(Cordyceps)

冬虫夏草鉴定

为麦角菌科真菌冬虫夏草菌 *Cordyceps sinensis* (Berk.) Sacc. 寄生在蝙蝠蛾科昆虫幼虫上的子座及幼虫尸体的干燥复合体。主产四川、青海、西藏等地。夏初子座出土,孢子未发散时挖取,晒至六七成干,除去似纤维状的附着物及杂质,晒干或低温干燥。

【性状鉴别】　由虫体及从虫体头部长出的真菌子座相连而成。①虫体似蚕,长 3~5cm,直径 0.3~0.8cm。②外表深黄色至黄棕色,有环纹 20~30 条,近头部环纹较细,头部黄红色;腹部有足 8 对,近头部 3 对,中部 4 对,近尾部 1 对,中部 4 对尤为明显;尾如蚕尾。③质脆易折断,断面略平坦,淡黄白色。④子座呈细长圆柱形,长 4~7cm,直径约 0.3cm;表面深棕色至棕褐色,有细的纵皱纹,上部稍膨大,放大镜下可见有多数疣状突起(子囊)密布,先端有一段光滑的不育柄;质柔韧,断面黄白色。⑤气微腥,味微苦。以完整、虫体肥大、外表黄亮、断面色白、子座短者为佳(图 9-4)。

图 9-4　冬虫夏草原植物及药材图
A.原植物　B.药材

（真菌子座）
（头部明显的颜色突变）
（平而不鼓的棕红色眼睛）
（近头部 3 对退化的足）
（背部环纹 20~30 条）
（中部 4 对足）
（近尾部 1 对足）

【显微鉴别】

1.虫体横切面　虫体躯壳外被长短不一的锐刺毛和长绒毛,有的似分枝状;躯壳内为大量菌丝,其间有裂隙。

2. 子座横切面　①子座周围有卵形至椭圆形的子囊壳 1 列,囊壳下半部埋于凹陷的子座内。②囊壳内有线形子囊多数,每个子囊内有线形、具横隔的子囊孢子 2~8个。③子座中央充满菌丝,其间有裂隙(图 9-5)。

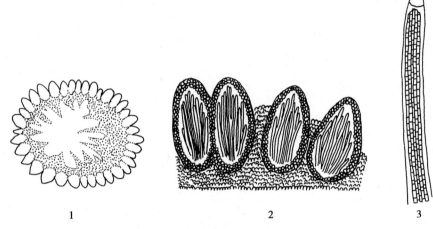

图 9-5　冬虫夏草子实体组织图
1.子实体横切面　2.子囊壳　3.子囊及子囊孢子

【成分】　含虫草素、腺苷、腺嘌呤、腺嘌呤核苷、D- 甘露醇、粗蛋白、氨基酸类、虫草多糖、麦角甾醇、生物碱、维生素 B_{12}、多种微量元素等。按 HPLC 法测定,本品含腺苷($C_{10}H_{13}N_5O_4$)不得少于 0.010%。

课堂互动

民间对灵芝的传说有哪些? 是否具有起死回生,延年益寿,长生不老之功效?

【功能主治】　补肾益肺,止血化痰。主治肾虚精亏,阳痿遗精,腰膝酸痛,久咳虚喘等。用量 3~9g。

知识链接

冬虫夏草与其混用品及伪劣品的比较鉴别

1. 混用品:我国部分地区以虫草属多种植物的干燥子座及虫体误作冬虫夏草药用,应注意鉴别:①亚香棒虫草 *Cordyceps hawkesii* Gray:虫体可见稍明显环纹,表面黄棕色或黄白色,头部棕褐色,有的为双子座,子座无不孕端;断面中央有稍明显灰棕色"一"字纹;气微腥,味微苦(图9-6)。②凉山虫草 *Cordyceps liangshanensis* Zang Liu et Hu.:虫体表面棕褐色,有众多环纹,外被棕色绒毛,足9~10 对,不甚明显;子座长,具明显纵皱纹,上部不膨大;味淡。③蛹虫草 *Cordyceps militaris* (L.) Link. 寄生在夜蛾科昆虫的蛹上形成的子座及虫体,习称"北虫草"或"蛹草"。虫体为椭圆形的蛹,子座橙黄色,顶端钝圆,柄细长圆柱形(图9-7)。

图 9-6　冬虫夏草伪品 - 亚香棒虫草

图 9-7　冬虫夏草伪品 - 蛹虫草

2. 伪劣品　主要有：①地蚕：为唇形科植物地蚕 *Stachys geobombycis* C. Y. Wu 的块茎加工品。呈纺锤形或长梭形，两端渐尖，略弯曲；表面皱缩不平，有凹陷，环节明显；断面类白色，可见淡棕色形成层；气微，味甜，有黏性（图 9-8）。②草石蚕：为唇形科植物草石蚕 *Stachys sieboldii* Miq. 的块茎加工品。呈纺锤形或长梭形，两端稍尖，略弯曲；表面褐棕色或淡黄棕色，具 4~8 个环节，有纵凹陷；断面淡黄色，有棕色形成层环；气

图 9-8　冬虫夏草伪品 - 地蚕

微，味微甜，有黏性。③模型压制伪造品：为淀粉、豆粉、石膏等压制后，再染色雕刻加工而成。似冬虫夏草，但质地坚实，假子座质脆易断，遇水软化，加碘液显蓝紫色（图 9-9）。④掺伪加重品：如用泥掺和金属粉涂抹在虫草的子座和虫体上，或在虫体内插入金属，或浸明矾水等以增加重量，应注意鉴别。

图 9-9　冬虫夏草伪品 - 模型压制伪造品

灵芝（Ganoderma）

为多孔菌科真菌赤芝 *Ganoderma lucidum*（Leyss. ex Fr.）Karst. 或紫芝 *Ganoderma sinense* Zhao,Xu et Zhang 的干燥子实体。前者主产华东、西南、河北、山西等地；后者主产浙江、江西、湖南、广西等地。全年可采，除去杂质，剪除附有朽木、泥沙或培养基质的下端菌柄，阴干或在 40~50℃烘干。

【性状鉴别】①赤芝：呈伞状，菌盖半圆形、肾形或近圆形，直径 10~18cm，厚 1~2cm；皮壳坚硬，黄褐色至红褐色，有光泽，具环状棱纹和辐射状皱纹，边缘薄而平截，稍内卷，菌肉白色至淡棕色；菌柄圆柱形，侧生，少偏生，长 7~15cm，直径 1~3.5cm；红褐色至紫褐色，光亮；孢子细小，黄褐色；气微香，味苦、涩。②紫芝：皮壳紫黑色，有漆样光泽；菌肉锈褐色；菌柄长 17~23cm。③栽培品：子实体较粗壮，肥厚，直径 12~22cm，厚 1.5~4cm；皮壳外常被有大量粉尘样的黄褐色孢子。以个大、完整、菌盖厚、色紫红、有漆样光泽者为佳（图 9-10）。

图 9-10　灵芝药材图
1. 赤芝　2. 紫芝

【显微鉴别】 粉末浅棕色、棕褐色至紫褐色。①菌丝:散在或黏结成团,无色或淡棕色,细长,稍弯曲,有分枝,直径 2.5~6.5μm。②孢子:褐色,卵形,顶端平截,外壁光滑,内壁有疣状突起,长 8~12μm,宽 5~8μm。

实验 灵芝
的鉴定

【成分】 含灵芝多糖、灵芝酸、腺苷、赤芝孢子内脂、赤芝孢子酸 A、灵芝碱、腺嘌呤核苷、腺嘌呤、灵芝总碱、麦角甾醇、灵芝多肽、氨基酸类、甘露醇、海藻糖、甜菜碱等。按 UV 法测定,本品含灵芝多糖以无水葡萄糖($C_6H_{12}O_6$)计,不得少于 0.50%。

【功能主治】 补气安神,止咳平喘。主治心神不宁,失眠心悸,肺虚咳喘,虚劳短气,不思饮食。用量 6~12g。

【附药】 云芝:为多孔菌科真菌彩绒革盖菌 *Coriolus versicolor* (L. ex Fr.) Quel 的干燥子实体。全年均可采收,除去杂质,晒干。菌盖单个呈扇形、半圆形或贝壳形,常数个叠生成覆瓦状或莲座状,直径 1~10cm,厚 1~4mm;表面密生灰、褐、蓝、紫、黑等色的绒毛(菌丝),构成多色的狭窄同心性环带,边缘薄;腹面灰褐色或黄棕色,无菌管处呈白色,菌管密集,管口近圆形至多角形,部分管口开裂成齿;革质,不易折断,断面菌肉类白色,厚约 1mm;菌管单层,长 0.5~2mm,多为浅棕色,每 1mm 有 3~5个;气微,味淡。含云芝多糖以无水葡萄糖($C_6H_{12}O_6$)计,不得少于 3.2%。功能:健脾利湿,清热解毒;用于湿热黄疸,胁痛,纳差,倦怠乏力;用量 9~27g(图 9-11)。

图 9-11 云芝药材图

茯苓(Poria)

为多孔菌科真菌茯苓 *Poria cocos* (Schw.) Wolf. 的干燥菌核。主产湖北、安徽、云南、贵州等地。多于 7~9 月采挖,挖出后除去泥沙,堆置"发汗"后,摊开晾至表面干燥,再"发汗",反复数次至现皱纹、内部水分大部散失后,阴干,称为"茯苓个";或将鲜茯苓按不同部位切制,阴干,分别称为"茯苓块"及"茯苓片"。

【性状鉴别】 ①茯苓个:呈类球形、椭圆形或不规则的块状;外皮薄而粗糙,棕褐色至黑褐色,有明显的皱缩纹理;体重,质坚实,不易破碎,断面颗粒性,有的具裂隙,外层淡棕色,内部白色,少数淡红色;有的中间抱有松根;气微,味淡,嚼之粘牙。②茯苓块:为去皮后切制的茯苓,呈立方块状或方块状厚片;白色(习称"白茯苓")、淡红色或淡棕色(习称"赤茯苓"),有的附有切断的一块松根(习称"茯神")。③茯苓片:为去皮后切制的茯苓,呈不规则厚片;白色、淡红色或淡棕色。以体重坚实、外皮色棕褐、无裂隙、断面细腻、黏牙力强者为佳(图 9-12)。

图 9-12　茯苓药材图
1. 茯苓个　2. 茯苓皮　3. 茯苓块　4. 茯苓片　5. 茯神

实验 茯苓
的鉴定

【显微鉴别】 粉末灰白色。①菌丝团块:用水或稀甘油装片,可见无色不规则颗粒状团块或末端钝圆的分枝状团块,遇水合氯醛试液逐渐溶化。②菌丝:用 5% 氢氧化钾溶液装片,团块溶化露出菌丝,菌丝细长,稍弯曲,有分枝,无色或淡棕色,直径 3~8μm,稀至 16μm(图 9-13)。

【成分】 主要含茯苓聚糖、茯苓酸、麦角甾醇、β - 谷甾醇、胆碱、腺嘌呤、卵磷脂、组氨酸、β - 茯苓聚糖分解酶、蛋白酶等。

【理化鉴别】 ①化学定性:取茯苓粉末少许,加碘化钾 - 碘试液 1 滴,显深红色。②检查:水分不得过 18.0%(烘干法);总灰分不得过 2.0%。③浸出物:按醇溶性浸出物测定法(热浸法)测定,用稀乙醇作溶剂,不得少于 2.5%。④薄层色谱:以茯苓对照药材为对照,进行 TLC 鉴别(表 9-1)。

图 9-13　茯苓粉末图
1. 颗粒状团块　2. 分枝状团块　3. 无色菌丝
4. 棕色菌丝

表 9-1 茯苓的 TLC 鉴别

项目	操作方法
供试品溶液的制备	取本品粉末 1g,加乙醚 50ml,超声处理 10 分钟,滤过,滤液蒸干,残渣加甲醇 1ml 使溶解,即得
对照药材溶液的制备	取茯苓对照药材 1g,同法制得对照药材溶液
薄层色谱试验	吸取上述两种溶液各 2μl,分别点于同一硅胶 G 薄层板上,以甲苯 - 乙酸乙酯 - 甲酸(20∶5∶0.5)为展开剂,展开,取出,晾干,喷以 2% 香草醛硫酸 - 乙醇(4∶1)混合溶液,在 105℃加热至斑点显色清晰
结果判断	供试品色谱中,在与对照药材色谱相应的位置上,应显相同颜色的主斑点

【功能主治】 利水渗湿,健脾,宁心。主治水肿尿少,痰饮眩悸,脾虚食少,便溏泄泻,心神不宁等。用量 10~15g。

【附药】 茯苓皮:为加工"茯苓块"或"茯苓片"时,削下的茯苓外皮,多于 7~9 月采集,阴干。呈长条形或不规则块片;外表棕褐色至黑褐色,有疣状突起,内面淡棕色,常带有白色或淡红色的皮下部分;质较松软,略具弹性;气微、味淡,嚼之粘牙。本品粉末棕褐色;菌丝淡棕色,细长,直径 3~8μm,密集成团。按醇溶性浸出物测定法(热浸法)测定,用稀乙醇作溶剂,不得少于 6.0%。本品性平,味甘、淡;功能利水消肿;主治水肿,小便不利。《中国药典》将本品单列(图 9-12)。

猪苓(Polyporus)

为多孔菌科真菌猪苓 *Polyporus umbellatus*(Pers.)Fries 的干燥菌核。主产陕西、云南、河南、甘肃等地。春、秋二季采挖,除去泥沙,干燥。

【性状鉴别】 ①呈不规则条形、类圆形或扁块状,有的有分枝,长 5~25cm,直径 2~6cm。②表面黑色、灰黑色或棕黑色,皱缩或有瘤状突起。③体轻质硬,能浮于水面;断面类白色或黄白色,略呈颗粒状。④气微,味淡。以个大、身干、体重、质坚、断面色白、无黑心空洞、杂质少者为佳(图 9-14)。

0   2cm

图 9-14 猪苓药材图
1. 个子药材 2. 饮片

实验 猪苓
的显微鉴定

【显微鉴别】 粉末灰黄白色。①菌丝团:菌丝交织成团,不易分离,大多无色(内部菌丝),少数棕色(外层菌丝)。②菌丝:直径 2~10μm,无色或棕色,细长弯曲,有分枝或呈结节状膨大,有的可见横隔。③草酸钙结晶:呈正方八面体形、双锥八面体形或不规则多面体,直径 3~60μm,长至 68μm,有时可见数个结晶聚集在一起(图 9-15)。

图 9-15 猪苓粉末图
1.菌丝团　2.无色菌丝　3.棕色菌丝　4.草酸钙晶体

课堂互动

猪苓与茯苓在来源、性状及粉末显微特征上有何异同点?

【成分】 含猪苓多糖、猪苓酮、麦角甾 -7,22- 二烯 -3- 酮、麦角甾醇、α - 羟基二十四碳酸、维生素 H 等。猪苓多糖有利尿、抗肿瘤、免疫调节、保肝、抗辐射和抗菌作用。按 HPLC 法测定,含麦角甾醇($C_{28}H_{44}O$)不得少于 0.07%。

课堂互动

1. 茯苓药材有茯苓个、茯苓皮、茯苓块、赤茯苓、白茯苓、茯神之分,说说其药用部位和主要区别?
2. 猪苓与茯苓在来源、性状特征、显微特征和功效应用上有何异同点?

【理化鉴别】 ①检查:水分不得超过 14.0%(烘干法);总灰分不得过 12.0%;酸不溶性灰分不得过 5.0%。②薄层色谱:以麦角甾醇对照品为对照,进行 TLC 鉴别(表9-2)。

表 9-2 猪苓的 TLC 鉴别

项目	操作方法
供试品溶液的制备	取本品粉末 1g,加甲醇 20ml,超声处理 30 分钟,滤过,取滤液,即得
对照品溶液的制备	取麦角甾醇对照品,加甲醇制成每 1ml 含 1mg 的溶液,即得
薄层色谱试验	吸取供试品溶液 20μl、对照品溶液 4μl,分别点于同一硅胶 G 薄层板上,以石油醚(60~90℃) - 乙酸乙酯(3∶1)为展开剂,展开,取出,晾干,喷以 2% 香草醛硫酸溶液,在 105℃加热至斑点显色清晰
结果判断	供试品色谱中,在与对照品色谱相应的位置上,显相同颜色的斑点

【功能主治】 利水渗湿。主治小便不利,水肿,泄泻,淋浊,带下。用量 6~12g。

雷丸(Omphalia)

为白蘑科真菌雷丸 *Omphalia lapidescens* Schroet. 的干燥菌核。主产四川、云南等地。秋季采挖,洗净,晒干。

【性状鉴别】 ①呈不规则块状或类球形,直径 1~3cm。②表面黑褐色或灰褐色,具略隆起的网状皱纹。③质坚实而重,不易破碎,破碎面不平坦,类白色或浅灰黄色,呈颗粒状,常有黄棕色大理石样花纹。④气微,味微苦,嚼之有颗粒感,微带黏性,久嚼无渣。以个大、质坚实、断面色白为佳;断面褐色呈角质样者,不可供药用(图 9-16)。

0   2cm

图 9-16 雷丸药材图

【成分】 含驱绦虫有效成分雷丸素约 3%,为蛋白酶类成分,遇热易破坏失效。按 UV 法测定,含雷丸素以牛血清白蛋白计,不得少于 0.60%。

【功能主治】 杀虫消积。主治绦虫病,钩虫病,蛔虫病,虫积腹痛等。用量 15~21g,不宜入煎剂。

课堂互动

如何区分茯苓、猪苓与雷丸粉末? 雷丸为何不宜入煎剂?

马勃（Lasiosphaera；Calvatia）

为灰包科真菌脱皮马勃 *Lasiosphaera fenzlii* Reich.、大马勃 *Calvatia gigantea*（Batsch ex Pers.）Lloyd 或紫色马勃 *Calvatia lilacina*（Mont.et Berk.）Lloyd 的干燥子实体。全国多数地区均产。夏、秋二季子实体成熟时及时采收，除去泥沙，晒干。

【性状鉴别】
1. 脱皮马勃　①呈扁球形或类球形，直径 15~20cm；无不孕基部。②包被灰棕色至黄褐色，纸质，常破碎成块片状，或已全部脱落。③孢体呈灰褐色或浅褐色，紧密，有弹性，用手撕之，内有灰褐色棉絮状的丝状物，触之则孢子呈尘土样飞扬，手捻有细腻感。④气似尘土，味淡。⑤取本品置火焰上，轻轻抖动，即可见微细的火星飞扬，熄灭后，产生大量白色浓烟。

2. 大马勃　①呈扁球形或已压扁呈不规则块状物，直径 15cm 以上；不孕基部小或无。②残留的包被由黄棕色的膜状外包被和较厚的灰黄色内包被所组成，光滑，质硬而脆，易成块脱落。③孢体浅青褐色，手捻有润滑感（图 9-17）。

3. 紫色马勃　①呈扁球形或陀螺形，直径 5~12cm；不孕基部发达。②包被薄，两层，紫褐色，有粗皱，有圆形凹陷，外翻，上部常裂成小块或已部分脱落。③孢体紫色。

均以个大而饱满、质轻、按之如棉絮、弹之有粉尘飞出、气浓呛鼻者为佳。

图 9-17　马勃（大马勃）药材图

【成分】　脱皮马勃含亮氨酸、酪氨酸、麦角甾醇、马勃素等；大马勃含大秃马勃素、过氧化酶、氨基酸等；紫色马勃含马勃酸、甾族化合物二聚体等。

【功能主治】　性平，味辛；归肺经。功能清肺利咽，止血。主治风热郁肺咽痛，音哑，咳嗽；外治鼻衄，创伤出血。用量 2~6g；外用适量。

松萝（Usnea）

为松萝科植物松萝 *Usnea diffracta* Vain. 和长松萝 *Usnea longissima* Ach. 的干燥地衣体。松萝主产湖北、湖南、贵州等地，习称"节松萝"；长松萝主产广西、四川、云南等地，习称"蜈蚣松萝"。全年可采，去杂质，晒干。

【性状鉴别】　①松萝：体长 10~40cm，呈二叉状分枝；表面灰绿色或黄绿色，粗枝表面有明显的环状裂纹；质柔韧，略有弹性，不易折断，断面可见中央有线状强韧的中轴；气微，味酸。②长松萝：呈丝状，长达 1.3m，主轴单一，不分枝，主枝两侧密生细短的侧枝，灰绿色，柔软。以身干、色灰绿、拉之有弹性、无杂质者为佳（图 9-18）。

【成分】　含松萝酸、地衣酸等。

【功能主治】　止咳平喘，活血通络，清热解毒。主治头痛，目赤，咳嗽痰多，疟疾，

图 9-18　松萝原植物及药材图

1. 松萝原植物　2. 长松萝原植物　3. 松萝药材　4. 长松萝药材

瘰疬,白带,崩漏,外伤出血,痈肿,毒蛇咬伤。用量 6~9g。

(李红芳　赵宝林　孙煜铮)

复习思考题

1. 试比较大叶海藻与小叶海藻的来源、产地及性状特征。

2. 如何鉴别冬虫夏草与亚香棒虫草、凉山虫草、蛹虫草、地蚕及模型压制伪造品?

3. 试比较茯苓、猪苓与雷丸的来源、产地及性状特征。

4. 试比较茯苓、猪苓与雷丸的粉末特征。

5. 解释下列名词术语:菌核;子实体;子座。

第十章

树脂类中药的鉴定

学习要点

1. 树脂的化学组成、性质与分类方法。
2. 树脂类中药的性状及理化鉴别要点。
3. 乳香、没药、血竭的来源、性状特征及理化鉴别方法。

一、树脂的来源与采收

1. **树脂的来源**　树脂通常是植物体的分泌物,具有活血祛瘀、消肿止痛、抗菌消炎、芳香开窍等功效。多存在于种子植物根、茎、果实等器官的树脂道、分泌细胞、导管或细胞间隙中,如松科植物的松油脂、松香;金缕梅科植物的苏合香、枫香脂;橄榄科植物的乳香、没药;伞形科植物的阿魏;安息香科植物的安息香;藤黄科植物的藤黄;棕榈科植物的血竭等。根据产生树脂的方式不同,可分为正常代谢产物和非正常代谢产物两类。前者是植物体在生长发育过程中所产生的分泌物,如血竭、阿魏;后者是植物体受到外来损伤后产生的分泌物,如安息香、苏合香;有的植物受损伤后,会增加树脂的分泌,如松油脂。

2. **树脂的采收**　通常是将含有树脂的植物器官用刀切割后引流或直接加工处理而得。有的植物经一次切割后,可持续数日或数月不断产生树脂,有的则需经常切割才能不断流出树脂。切割的方法依植物的大小和种类而定,多为自下而上作等距离切口,在切口下端收集树脂,必要时可在刀口处插竹片或其他引流物,引导树脂流入接收器中。

二、树脂的化学组成、性质及分类

1. **树脂的化学组成**　树脂是由树脂烃、树脂酸、树脂醇、树脂酯等成分组成的混合物。根据化学组成的不同,可将树脂分为四类:

(1) 树脂酸类:通常为二萜酸、三萜酸及其衍生物,常具酚羟基或羧基,能溶于碱性水溶液形成肥皂样乳液。多游离存在于植物体中,如松香中含有 90% 以上的二萜树脂酸(松香酸);乳香中含有大量的三萜树脂酸(α - 乳香酸)。

(2) 树脂醇类:可分为树脂醇和树脂鞣醇两类。前者为无色物质,遇三氯化铁试液不变色;后者含有酚羟基,遇三氯化铁试液变蓝黑色。多与苯甲酸、水杨酸、肉桂酸、阿魏酸等芳香酸结合成酯而存在于植物体中,仅少数呈游离状态。

（3）树脂酯类：为树脂醇或树脂鞣醇与树脂酸或芳香酸结合而成的酯类物质。在树脂中以游离形式存在的芳香酸，称为"香脂酸"，为香树脂的主要活性成分，具有与氢氧化钾的醇溶液共沸而皂化的性质，如枫香脂。

（4）树脂烃类：为含氧中性倍半萜烯及多萜烯的衍生物或氧化物。其化学性质稳定，不与大多数化学试剂反应，不溶于碱或不被碱分解，不形成盐或酯，无导电性，常可作为丸剂或硬膏剂的原料；利用其能形成坚固薄膜的性质，可作为油漆或涂料。

2. 树脂的性质　多为无定形固体，少数为半固体或流体。固体树脂表面微有光泽，质硬而脆；不溶于水或吸水膨胀，易溶于醇、乙醚、三氯甲烷等有机溶剂，能部分或完全溶解于碱性溶液，而不溶于酸性溶液；加热至一定的温度则软化熔融，并具黏性，冷却后变硬；燃烧时有浓烟及明亮的火焰，并产生特异香气或臭气；将树脂的乙醇溶液蒸干则形成薄膜状物质。我国常将树脂与树胶名称混淆，如将"加拿大树脂"称为"加拿大树胶"，实际上树胶与树脂截然不同。树胶为多糖类，能溶于水、吸水膨胀或在水中成为混悬液，而不溶于有机溶剂；加热至一定的温度，易焦化而分解，产生焦糖样臭气，无一定的熔点。

3. 药用树脂的分类　树脂常与挥发油、树胶及游离芳香酸等成分共存。依其组成不同，常将树脂分为：①单树脂类：为不含或很少含挥发油及树胶的树脂，如松香、枫香脂、血竭。②胶树脂类：含树脂和树胶，如藤黄。③油树脂类：含树脂和挥发油，如松香脂、加拿大油树脂。④油胶树脂类：含树脂、树胶和挥发油，如乳香、没药、阿魏。⑤香树脂类：含树脂、挥发油和游离芳香酸，如苏合香、安息香。

三、树脂类中药的鉴定

树脂类中药的鉴定，主要采用性状和理化鉴定法。首先应注意观察其形状、大小、颜色、表面特征、质地、破碎面、光泽、透明度、气味等特征；其次可采用化学分析或仪器分析的方法对其主成分或特征性成分进行定性或定量分析。由于商品树脂中常混有树皮、木片、泥沙等杂质，应特别注意其纯度检查，如溶解度、水分、灰分、浸出物、酸值、皂化值、碘值、醇不溶物、黏稠度、比旋度、折光率等。确定树脂的类别，一般可对其进行提取分离，将分离所得的各组分干燥后称量，计算其百分含量，并可进一步确定树脂的化学组成。对树脂类中药的质量控制，通常测定浸出物、醇不溶物和总香脂酸等成分的含量。

苏合香（Styrax）

为金缕梅科植物苏合香树 *Liquidambar orientalis* Mill. 的树干渗出的香树脂，经加工精制而成。主产土耳其、叙利亚、埃及、索马里等国；我国广西、云南有栽培。夏初将 3~4 年树龄的苏合香树皮切割至木部，使其分泌树脂并渗入树皮，秋季割下树皮及外层边材，水煮后，用布袋压榨滤过，残渣加水煮后再榨取，除去杂质和水分，即得苏合香粗品；将苏合香粗品用乙醇溶解，滤过，滤液蒸去乙醇，则得精制苏合香。常置于铁桶中，并灌以清水浸之，以防香气走失，置阴凉处贮藏。

【性状鉴别】　①为半流动性的浓稠液体，用针或棒挑起时呈丝状，连绵不断。②棕黄色或暗棕色，半透明，质黏稠，较水重。③气芳香，味苦辛，嚼之黏牙。④不溶于水，易溶于90%乙醇、二硫化碳、三氯甲烷或冰醋酸中，微溶于乙醚。以黏稠、挑之成丝、质细腻、半透明、香气浓、无杂质者为佳（图10-1）。

图 10-1　苏合香药材图

【成分】　粗品含树脂约 36%，其余为油状液体。树脂以苏合香树脂醇为主，一部分游离，一部分与肉桂酸结合；油状液体中含苏合香烯、肉桂酸、肉桂酸甲酯、肉桂酸乙酯、桂皮醛等。为肉桂酸含量最高的树脂。精制品总香脂酸含量可达 47%。按 HPLC 法测定，本品含肉桂酸（$C_9H_8O_2$）不得少于 5.0%。

肉桂酸　　　　　　　　桂皮醛　　　　　　苏合香醇

α-甲基苏合香烯　　　　乙酸苏合香脂

【理化鉴别】　①化学定性：取本品 1g 与细沙 3g 混合后，置试管中，加高锰酸钾试液 5ml，微热，即产生显著的苯甲醛香气。②薄层色谱：检查肉桂酸和桂皮醛成分。③检查：酸值应为 52~76；皂化值应为 160~190。④检查是否掺有松香：取本品 2g，置试管中，加石油醚 5~10ml，振摇后静置，取石油醚层，加等量 0.5% 醋酸铜试液，振摇，石油醚层不得显绿色。

【功能主治】　开窍，辟秽，止痛。主治中风痰厥，惊痫，胸腹冷痛，心绞痛，疥疮，冻疮。用量 0.3~1g。

乳香（Olibanum）

为橄榄科植物乳香树 Boswellia carterii Birdw. 及同属植物 Boswellia bhaw-dajiana Birdw. 树皮渗出的树脂。主产红海沿岸的索马里、埃塞俄比亚及阿拉伯半岛南部等地，我国广西等地有引种。商品分为索马里乳香和埃塞俄比亚乳香，每种又分为乳香珠和原乳香。春、夏二季，将树干皮部自下而上顺序切伤，开一条狭沟，使树脂从伤口处渗出，流入沟中，数天后凝成硬块，即可采取；落于地上者常黏附泥沙杂质，品质较次。

【性状鉴别】 ①为长卵形滴乳状、类圆形颗粒或大小不等的块状物。大者长达 2cm(乳香珠)或5cm(原乳香)。②表面黄白色,半透明,被有黄白色粉末,久贮颜色加深。③质脆,遇热软化;破碎面有玻璃样或蜡样光泽。④香气特异,味微苦。⑤燃烧时显油性,冒黑烟,有香气(但无松香气)。⑥加水研磨成白色或黄白色乳状液。以颗粒状、半透明、色黄白、有光泽、气芳香、无杂质者为佳(图10-2)。

乳香的性状观察

图 10-2 乳香药材图

【成分】 含树脂、树胶及挥发油。树脂含量为60%~70%,主要为 α-乳香酸、β-乳香酸、α-香树脂素、β-香树脂素、乙酸辛酯(主要存在于埃塞俄比亚乳香中)等;树胶含量为27%~35%,主要为多聚糖类、西黄芪胶黏素等。挥发油含量为3%~8%,主要为 α-蒎烯(主存在于索马里乳香)、α-水芹烯、二戊烯等。本品含挥发油,索马里乳香不得少于6.0%(ml/g),埃塞俄比亚乳香不得少于2.0%(ml/g)。

α-蒎烯　　　　　　　　乙酸辛酯

【理化鉴别】 ①气相色谱鉴别:检识索马里乳香中 α-蒎烯及埃塞俄比亚乳香中乙酸辛酯。②检查:乳香珠杂质不得过2%,原乳香杂质不得过10%。

【功能主治】 活血定痛,消肿生肌。主治胸痹心痛、胃脘疼痛、痛经经闭、产后瘀阻、风湿痹痛、跌打损伤、痈肿疮疡等。用量3~5g,煎汤或入丸、散。

知识链接

洋乳香

为漆树科植物黏胶乳香树 *Pistacia lentiscus* L. 的树干或树枝切伤后流出的干燥树脂。主产希腊。与乳香相似,但颗粒较小而圆,直径约3~8mm;鲜品表面有光泽,半透明;质脆,断面透明,玻璃样;气微香,味苦,嚼时先碎成砂样粉末,后软化成可塑性团状,不粘牙齿;与水共研,不形成乳状液体。含树脂酸约43%、树脂烃约50%、挥发油约2%。常作硬膏剂的原料或填齿料。

没药 (Myrrha)

为橄榄科植物地丁树 (没药树) *Commiphora myrrha* Engl. 或哈地丁树 *Commiphora molmol* Engl. 树干皮部渗出的油胶树脂。分为天然没药和胶质没药。主产索马里、埃塞俄比亚、阿拉伯半岛等地。11 月至次年 2 月采收,树脂可由树皮裂缝自然渗出,或自切口处流出,流出液初为淡黄白色黏稠液体,在空气中渐变成红棕色硬块。

【性状鉴别】　①天然没药:呈不规则颗粒性团块,大小不等,大者直径常达 6cm 以上;表面黄棕色至红棕色,近半透明部分呈棕黑色,被有黄色粉尘;质坚脆,破碎面不整齐,无光泽;有特异香气,味苦、微辛;与水共研,形成黄棕色乳状液。②胶质没药:呈不规则块状及颗粒,多黏结成大小不等的团块;表面棕黄色至棕褐色,不透明;质坚实或疏松;香气特异,味苦,嚼之有黏性。以半透明、香气浓、杂质少者为佳(图 10-3)。

图 10-3　没药药材图

【成分】　含树脂 25%~35%、树胶 57%~65%、挥发油 2.5%~9%。树脂部分含没药酸、没药尼酸、没药帖醇等;挥发油中主成分为丁香油酚、蒎烯、柠檬烯、桂皮醛等。树胶水解得阿拉伯糖、半乳糖和木糖。本品含挥发油,天然没药不得少于 4.0%(ml/g),胶质没药不得少于 2.0%(ml/g)。

丁香油酚　　　　　柠檬烯　　　　桂皮醛(肉桂醛)

【理化鉴别】　①化学定性:取本品粉末 0.1g,加乙醚 3ml,振摇,滤过,滤液置蒸发皿中,挥尽乙醚,残留的黄色液体加硝酸数滴,显褐紫色;取本品粉末少量,加香草醛试液数滴,天然没药立即显红色,继而变为红紫色,胶质没药立即显紫红色,继而变为蓝紫色。②检查:天然没药杂质不得过 10%,胶质没药杂质不得过 15%;总灰分不得过 15.0%;酸不溶性灰分不得过 10.0%。

试说明乳香和没药的来源、树脂类型、功效及性状特征的异同点。

【功能主治】 散瘀定痛,消肿生肌。主治胸痹心痛、胃脘疼痛、痛经经闭、产后瘀阻、风湿痹痛、跌打损伤、痈肿疮疡等。用量 3~5g,炮制去油,多入丸、散用。

知识链接

没药掺伪品

主要是掺入树皮、松香、细沙等并拌炒,以增重。掺伪没药整体松散;体重,质硬不易碎;嚼之有砂粒感;可见砂粒和树皮碎屑。掺松香者松节油气浓厚;燃烧有松香臭(图 10-4)。

图 10-4 掺伪没药

阿魏(Ferulae Resina)

为伞形科植物新疆阿魏 *Ferula sinkiangensis* K. M. Shen 或阜康阿魏 *Ferula fukanensis* K. M. Shen 的油胶树脂。春末夏初盛花期至初果期,分次由茎上部往下斜割,收集渗出的乳状树脂,阴干。

【性状鉴别】 ①呈不规则的块状或脂膏状。块状者体轻,质地似蜡,断面稍有孔隙,新鲜切面颜色较浅,放置后色渐深;脂膏状者黏稠,灰白色。②表面蜡黄色至棕黄色,深浅不一。③具强烈而持久的蒜臭气,味辛辣,嚼之有灼烧感。④与水共研,形成白色乳状液。以块状、气味浓厚、无杂质者为佳(图 10-5)。

图 10-5　阿魏药材图

【成分】　含树脂、挥发油及树胶等。树脂类主要为阿魏酸、阿魏树脂鞣酸等；挥发油由萜烯及多种二硫化物等组成，硫化物含量约 16.37%，其中，仲丁基丙烯基二硫化物是本品蒜臭气的主要成分。按挥发油测定法测定，本品含挥发油不得少于 10.0%。

阿魏酸

伞形花内酯

阿魏廧醇A

阿魏廧醇B

阿魏廧醇C

【理化鉴别】　①检查:水分不得过 8.0%;总灰分不得过 5.0%。②浸出物:按醇溶性浸出物热浸法测定,用乙醇作溶剂,不得少于 20.0%。

【功能主治】　消积,化癥,散痞,杀虫。主治肉食积滞,瘀血癥瘕,腹中痞块,虫积腹痛。用量 1~1.5g。

知识链接

新疆阿魏资源概况

阿魏是传统中药,早在唐代《新修本草》中就有药用记载,但商品全部依赖进口。1958 年,在中药资源调查中发现新疆野生阿魏属植物 25 种,具蒜样臭气的 5 种。其中,新疆阿魏和阜康阿魏 2 种被收入《中国药典》供作药用。从此结束了我国药用阿魏完全依赖进口的历史。

阿魏是多年生一次性开花植物,在我国仅见于新疆西部伊宁县。由于分布集中,其生长地素有阿魏滩之称。由于阿魏树生长缓慢,显花周期长(8 年左右方能开花结实),而采集期宜在盛花期,影响了其后代繁衍。其野生资源已被严重破坏,濒临灭绝,被列为国家三级重点保护濒危植物,二级保护重要野生药材物种。新疆阿魏资源的产地保护与资源开发,已迫在眉睫。目前,有关部门已投资建设原生境保护点,原有的生态环境有望逐步得到恢复。

安息香(Benzoinum)

为安息香科植物白花树 *Styrax tonkinensis*(Pierre)Craib. ex Hart. 的干燥香树脂。主产云南、广西等地。树干经自然损伤或于夏、秋二季割裂树干,收集流出的树脂,阴干。

【性状鉴别】　①呈不规则的扁平块状,常黏结成团块,表面橙黄色,具蜡样光泽(自然出脂);或为不规则的圆柱状、扁平块状,表面灰白色至淡黄白色(人工割脂)。②质脆,易碎,断面平坦,白色,放置后渐变为淡黄棕色至红棕色。③加热则软化熔融。④气芳香,味微辛,嚼之有沙粒感。以油性大、外色红棕、香气浓、无杂质者为佳(图 10-6)。

图 10-6　安息香原植物及药材图
1.原植物　2.药材

【成分】　含树脂 70%~80%、总香脂酸 28%、游离香脂酸 15.8%。主成分为泰国树脂酸、苯甲酸松柏醇脂、苯甲酸、苯甲酸桂皮醇脂、香荚兰醛等。本品不含肉桂酸。按 HPLC 法测定，含总香脂酸以苯甲酸（$C_7H_6O_2$）计，不得少于 27.0%。

苯甲酸

【理化鉴别】　①微量升华：取本品约 0.25g，置干燥试管中，缓缓加热，即发生刺激性香气，并产生多数棱柱状结晶的升华物。②化学定性：取本品约 0.1g，加乙醇 5ml，研磨，滤过，滤液加 5% 三氯化铁乙醇溶液 0.5ml，即显亮绿色，后变为黄绿色。③干燥失重：取本品粗粉，置硫酸减压干燥器内，干燥至恒重，减失重量不得过 2.0%。④总灰分：不得过 0.50%。⑤醇中不溶物检查：取本品细粉约 2.5g，精密称定，置索氏提取器中，加乙醇适量，加热回流提取至提取液无色，弃去乙醇液，残渣蒸干，在 105℃ 干燥 4 小时，精密称定，计算供试品中所含乙醇中不溶物，不得过 2.0%。⑥薄层色谱：以安息香对照药材、苯甲酸对照品为对照，进行 TLC 鉴别（表 10-1）。

表 10-1　安息香的 TLC 鉴别

项目	操作方法
供试品溶液的制备	取本品粉末 0.1g，加甲醇 2ml，超声处理 5 分钟，取上清液，即得
对照药材溶液的制备	取安息香对照药材 0.1g，同法制成对照药材溶液
对照品溶液的制备	取苯甲酸对照品，加甲醇制成每 1ml 含 4mg 的溶液，即得
薄层色谱试验	吸取上述三种溶液各 5μl，分别点于同一硅胶 GF_{254} 薄层板上，以石油醚（60~90℃）- 正己烷 - 乙酸乙酯 - 冰醋酸（6：4：3：0.5）为展开剂，展开，取出，晾干，置紫外光灯（254nm）下检视
结果判断	供试品色谱中，在与对照药材色谱和对照品色谱相应的位置上，应显相同颜色的斑点

【功能主治】　开窍醒神，行气活血，止痛。主治中风痰厥，气郁暴厥，心腹疼痛，小儿惊风等。用量 0.6~1.5g。

知识链接

进口安息香

进口安息香主要有泰国安息香与苏门答腊安息香两种。前者原植物与国产安息香相同，主产泰国、越南等地。为扁球形颗粒或黏结团块；外表黄棕色，内面乳白色；质地坚脆，加热则软化；气芳香，味微辛。含树脂 70%~80%，总香脂酸含量约 39%，其中绝大部分为苯甲酸。后者原植物为同属植物苏门答腊安息香 *Styrax benzoin* Dryand.。主产印度尼西亚。为球形颗粒黏结成的团块；外表红棕色至灰棕色，嵌有黄白色及灰白色不透明的杏仁样颗粒，表面粗糙，不平坦；质坚而脆，加热即软化；气芳香，味微辛。含树脂约 90%，总香脂酸含量为 26%~35%。其中大部分为肉桂酸。

血竭 (Draconis Sanguis)

实验 血竭
的鉴定

为棕榈科植物麒麟竭 *Daemonorops draco* Bl. 的果实渗出的树脂经加工而成。主产印度尼西亚、印度、马来西亚等地。

【性状鉴别】 ①呈类圆四方形或方砖形。②表面暗红色,有光泽,附有因摩擦而成的红粉。③质硬而脆,破碎面红色,研粉为砖红色。④气微,味淡。⑤取粉末少许,置白纸上,用火隔纸烘烤即熔化,但无扩散的油迹,对光照视,呈鲜艳的红色;以火燃烧则产生呛鼻的烟气。⑥在水中不溶,在热水中软化。以表面黑红色、粉末鲜红色、燃烧呛鼻、无松香气、无杂质者为佳(图 10-7)。

图 10-7 血竭药材图

【成分】 含血竭红素、血竭素等。按 HPLC 法测定,本品含血竭素($C_{17}H_{14}O_3$)不得少于 1.0%。

血竭素

【理化鉴别】 ①检查松香:取本品粉末 0.1g,置具塞试管中,加石油醚(60~90℃)10ml,振摇数分钟,滤过,取滤液 5ml,置另一试管中,加新配制的 0.5% 醋酸铜溶液 5ml,振摇后,静置分层,石油醚层不得显绿色。②醇不溶物检查:取本品粉末约 2g,精密称定,置于已知重量的滤纸筒中,置索氏提取器内,加乙醇 200~400ml,回流提取至提取液无色,取出滤纸筒,挥去乙醇,于 105℃ 干燥 4 小时,精密称定,计算,不得过 25.0%。③薄层色谱:以血竭对照药材、血竭素高氯酸盐对照品为对照,进行 TLC 鉴别(表 10-2)。

521

表 10-2 血竭的 TLC 鉴别

项目	操作方法
供试品溶液的制备	取本品粉末 0.1g，加乙醚 10ml，密塞，振摇 10 分钟，滤过，取滤液，即得
对照药材溶液的制备	取血竭对照药材 0.1g，同法制成对照药材溶液
对照品溶液的制备	精密称取血竭素高氯酸盐对照品 9mg，置 50ml 棕色量瓶中，加 3% 磷酸甲醇溶液使溶解并稀释至刻度，摇匀，精密量取 1ml，置 5ml 棕色瓶中，加甲醇至刻度，摇匀，即得每 1ml 含血竭素 26μg 的溶液(血竭素重量＝血竭素高氯酸盐重量 /1.337)，即得
薄层色谱试验	吸取供试品溶液、对照药材溶液及血竭素高氯酸盐对照品溶液各 10~20μl，分别点于同一硅胶 G 薄层板上，以三氯甲烷 - 甲醇(19∶1)为展开剂，展开，取出，晾干
结果判断	供试品色谱中，在与对照药材和对照品色谱相应的位置上，应显相同的橙色斑点

【功能主治】 活血定痛，化瘀止血，生肌敛疮。主治跌打损伤，心腹瘀痛，外伤出血，疮疡不敛。用量 1~2g，研末。

知识链接

国产血竭及血竭伪劣品

1. 国产血竭　血竭为传统名贵中药，有"活血之圣药"的美誉。为改变我国长期依靠进口的状况，自上世纪 70 年代起，我国先后在云南和广西发现了剑叶龙血树[*Dracaena Cochinchinensis* (Lour.) S. C. Chen]，在海南发现了海南龙血树(*Dracaena cambodiana* Pierre ex Gagnep)。经临床研究证实，其疗效与进口血竭相似。随着市场对血竭需求的不断扩大，国内龙血树野生资源受到掠夺性采伐，国产血竭资源日趋枯竭，被国家列入二级珍稀濒危保护植物。国产血竭为上述植物的含脂木质部提取的树脂。粗制品呈不规则块状，精制品呈片状；表面紫褐色，具光泽；断面平滑，有玻璃样光泽；气微，味微涩，嚼之有粘牙感。

2. 常见伪制品　血竭为名贵药材，市场掺伪品多见。掺入物主要有松香、石粉、泥土、达玛胶等。掺伪品用纸烘烤，易熔化变黑或成块状，常有油迹扩散。掺松香者以火燃之，有松香气，冒黑烟；有颜料者入水，水被染色；掺石粉及泥土者，将粉末溶于石油醚或乙醇中呈黄色或淡红色，残留物较多，呈灰白色，此残留物不溶于浓盐酸或氢氧化钠溶液；掺达玛胶者，可取样品粉末 5g，加乙醚 25ml，回流 30 分钟，放冷，滤过，滤液浓缩至约 15ml，加无水乙醇 25ml，放置 1 小时，发生白色沉淀(图 10-8)。

图 10-8　各种掺伪血竭

（李红芳　赵宝林　孙煜铮）

复习思考题

1. 树胶与树脂有何不同？
2. 简述血竭及安息香中醇不溶物的测定方法。
3. 如何检查苏合香中是否有松香掺杂？
4. 简述安息香的来源及主要性状特征。
5. 如何鉴别血竭中掺有松香？
6. 试比较乳香与没药的来源及性状特征。

第十一章

其他类中药的鉴定

学习要点

1. 其他类中药的范围及鉴别要点。

2. 海金沙、松花粉与蒲黄的比较鉴别。

3. 五倍子、冰片、儿茶、青黛的来源与鉴别要点。

本类中药包括：①蕨类植物的孢子：如海金沙。②虫瘿：如五倍子。③某些植物器官的加工品：如儿茶、青黛、天然冰片。④某些植物的叶汁浓缩品：如芦荟。⑤化学合成品：如机制冰片。⑥植物的树脂化石：如琥珀。

本类中药的鉴定方法依品种而异。不具有生物组织结构的，可使用性状及理化鉴定法；具有生物组织结构的，可加用显微鉴定法。在进行性状鉴定时，应注意观察药材的形状、大小、颜色、质地、气味等，必要时配合水试与火试法，如海金沙；对孢子类中药进行显微鉴别时，应从正面、侧面、顶面、底面等不同方向观察；对于提取物及分泌物类中药，可采用化学或仪器分析的方法进行鉴定。

海金沙(Lygodii Spora)

为海金沙科植物海金沙 *Lygodium japonicum* (Thunb.) Sw. 的干燥成熟孢子。主产湖北、湖南等地。秋季孢子未脱落时采割藤叶，晒干，搓揉或打下孢子，除去藤叶。

【性状鉴别】 ①呈粉末状，棕黄色或浅棕黄色。②体轻，手捻有光滑感，置手中易从指缝滑落。③气微，味淡。④撒在水中浮于水面，加热则逐渐下沉。⑤取本品少量，撒于火上，即发出轻微爆鸣声及明亮的火焰。以身干、色黄棕、体轻、手捻光滑、杂质少者为佳(图 11-1)。

【显微鉴别】 本品粉末棕黄色或浅棕黄色。孢子为四面体或三角状圆锥形，直径 60~85μm，外壁有颗粒状雕纹。顶面观三面锥形，可见三叉状裂隙；侧面观类三角形；底面观类圆形(图 11-2)。

【成分】 含咖啡酸、香豆素类、海金沙素、脂肪油、棕榈酸等。

【功能主治】 清利湿热，通淋止痛。主治热淋，石淋，血淋，膏淋，尿道涩痛。用量 6~15g。包煎。

524

图 11-1 海金沙原植物及药材图
1.原植物;2.药材

图 11-2 海金沙孢子特征图
1.孢子 2.非腺毛

青黛 (Indigo Naturalis)

实验　青黛
的鉴定

为爵床科植物马蓝 *Baphicacanthus cusia*（Nees）Bremek.、蓼科植物蓼蓝 *Polygonum tinctorium* Ait. 或十字花科植物菘蓝 *Isatis indigotica* Fort. 的叶或茎叶经加工制得的干燥粉末、团块或颗粒。主产福建、河北、云南、江苏等地。夏、秋二季茎叶生长茂盛时,割取茎叶,置容器中,加入清水,浸泡 2~3 昼夜至叶腐烂、茎脱皮时,捞出茎叶残渣,每 50kg 加石灰 4~5kg,充分搅拌,待浸液由乌绿色变为紫红色时,捞取液面蓝色泡沫状物,晒干。

【性状鉴别】　①为深蓝色粉末,体轻,易飞扬;或不规则多孔性团块、颗粒,手捻易成细末。②微有草腥气,味淡。③取本品少量,用微火灼烧,有紫红色的烟雾产生。以色蓝、体轻能浮于水面、火烧紫红色烟雾发生时间长者为佳(图 11-3)。

0 ──────── 5cm

图 11-3　青黛药材图

【成分】　含靛蓝、靛玉红、靛黄、靛棕等。按 HPLC 法测定,本品含靛蓝($C_{16}H_{10}N_2O_2$)不得少于 2.0%;含靛玉红($C_{16}H_{10}N_2O_2$)不得少于 0.13%。

靛蓝　　　　　　　　　　　　　靛玉红

【理化鉴别】 ①化学定性:取本品少量,滴加硝酸,产生气泡并显棕红色或黄棕色。②水分及水溶性色素检查:水分不得过 7.0%(烘干法);取本品 0.5g,加水 10ml,振摇后放置片刻,水层不得显深蓝色。③薄层色谱:以靛蓝和靛玉红对照品为对照,进行 TLC 鉴别(表 11-1)。

表 11-1 青黛的 TLC 鉴别

项目	操作方法
供试品溶液的制备	取本品粉末 50mg,加三氯甲烷 5ml 充分搅拌,滤过,取滤液,即得
对照品溶液的制备	取靛蓝和靛玉红对照品,加三氯甲烷制成每 1ml 各含 1mg 和 0.5mg 的混合溶液,即得
薄层色谱试验	吸取上述三种溶液各 5~10μl,分别点于同一硅胶 G 薄层板上,以甲苯 - 三氯甲烷 - 丙酮(5∶4∶1)为展开剂,展开,取出晾干
结果判断	供试品色谱中,在与对照品色谱相应的位置上,显相同的蓝色和浅紫红色斑点

【功能主治】 清热解毒,凉血消斑,泻火定惊。主治温毒发斑,血热吐衄,胸痛咳血,口疮等。用量 1.5~3g,宜入丸、散用;外用适量。

儿茶(Catechu)

为豆科植物儿茶 *Acacia catechu* (L. f.) Willd. 的去皮枝、干的干燥煎膏。主产云南西双版纳。冬季采收枝、干,除去外皮,砍成大块,加水煎煮,浓缩,干燥。习称"儿茶膏"或"黑儿茶"。

实验 儿茶的鉴定

【性状鉴别】 ①呈方形或不规则块状,大小不一。②表面棕褐色或黑褐色,光滑而稍有光泽。③质硬,易碎,断面不整齐,具光泽,有细孔,遇潮有黏性。④气微,味涩、苦,略回甜。以黑色带棕,不糊不碎,口尝收涩性强者为佳(图 11-4)。

【显微鉴别】 粉末呈棕褐色。水装片可见针状结晶及黄棕色块状物。

【成分】 含儿茶鞣质、儿茶素、表儿茶素、儿茶酸等。按 HPLC 法测定,本品含儿茶素($C_{15}H_{14}O_6$)和表儿茶素($C_{15}H_{14}O_6$)的总量不得少于 21.0%。

儿茶素　　　　　　　　　　　　表儿茶素

【理化鉴别】 ①化学定性:将火柴杆浸于本品水浸液中,使轻微着色,待干燥后,再浸入盐酸中立即取出,置火焰附近烘烤,杆上即显深红色(检查儿茶素)。②检查:水分不得过 17.0%。③薄层色谱:以儿茶素和表儿茶素对照品为对照,进行 TLC 鉴别(表 11-2)。

图 11-4 儿茶药材图

表 11-2 儿茶的 TLC 鉴别

项目	操作方法
供试品溶液的制备	取本品粉末 0.5g,加乙醚 30ml,超声处理 10 分钟,滤过,滤液蒸干,残渣加甲醇 5ml 使溶解,即得
对照品溶液的制备	取儿茶素和表儿茶素对照品,加甲醇制成每 1ml 各含 0.2mg 的混合溶液,即得
薄层色谱试验	吸取供试品溶液 5μl、对照品溶液 2μl,分别点于同一纤维素预制薄层板上,以正丁醇 - 醋酸 - 水(3∶2∶1)为展开剂,展开,取出,晾干,喷以 10% 硫酸乙醇溶液,加热至斑点显色清晰
结果判断	供试品色谱中,在与对照品色谱相应的位置上,应显相同的红色斑点

【功能主治】 活血止痛,止血生肌,收湿敛疮,清肺化痰。主治跌仆伤痛,外伤出血,吐血衄血,疮疡不敛,湿疹、湿疮,肺热咳嗽。用量 1~3g,包煎;多入丸、散服。

【附药】 方儿茶:又称棕儿茶、进口儿茶。为茜草科植物儿茶钩藤 Uncaria gambier Roxb. 的带叶嫩枝的干燥煎膏。主产缅甸、印度、马来西亚及印度尼西亚。呈方块状,边长约 2cm,各边均凹缩,棱角多偏斜或破碎;表面棕褐色至黑褐色,无光泽;质坚实或较松脆,断面浅棕红色。气微,味苦、涩。所含成分与儿茶相似,但含有儿茶荧光素。取本品粉末少许,溶于乙醇,滤过,于滤液中加少许氢氧化钠溶液,振摇后,加石油醚适量,石油醚层显亮绿色荧光(检查儿茶荧光素)。

冰片 (合成龙脑 Borneolum Syntheticum)

为经化学合成制得的消旋龙脑结晶,习称"机制冰片"或"合成龙脑"。

【性状鉴别】 ①为无色透明或白色半透明的片状结晶。②质松脆,可剥离成薄片,手捻易碎。③气清香,味辛凉。④具挥发性,点燃发生浓烟,并有带光的火焰。⑤在水中几乎不溶,易溶于乙醇、三氯甲烷或乙醚。⑥熔点为 205~210℃。以片大、菲薄、色洁白、质松脆、气味浓厚者为佳(图 11-5)。

图 11-5　冰片药材图

【成分】　含消旋龙脑、樟脑、异龙脑等。含龙脑（$C_{10}H_{18}O$）不得少于 55.0%。

【理化鉴别】

1. 化学定性　①取本品 10mg，加乙醇数滴使溶解，加新制的 1% 香草醛硫酸溶液 1~2 滴，即显紫色。②取本品 3g，加硝酸 10ml，即产生红棕色的气体，待气体产生停止后，加水 20ml，振摇，滤过，滤渣用水洗净后，有樟脑臭。

2. 检查　①重金属：不得过 5mg/kg。②砷盐：不得过 2mg/kg。③水分：取本品 1g，加石油醚 10ml，振摇使溶解，溶液应澄清。④不挥发物：取本品 10g，置称定重量的蒸发皿中，置水浴上加热挥发后，在 105℃ 干燥至恒重，遗留残渣不得过 3.5mg（0.035%）。⑤樟脑：含樟脑（$C_{10}H_{16}O$）不得过 0.50%。

【功能主治】　开窍醒神，清热止痛。用于热病神昏、惊厥，中风痰厥，胸痹心痛，目赤，口疮，咽喉肿痛等。用量 0.15~0.3g，多入丸、散用。

【附药】　天然冰片、艾片、梅片：冰片产品除上述机制冰片外，尚有天然冰片、艾片、梅片三种，性味功能同冰片。①天然冰片：为樟科植物樟 *Cinnamomum camphora*（L.）Presl 的新鲜枝、叶经提取加工制成的右旋龙脑结晶。为白色结晶性粉末或片状结晶；气清香，味辛凉；具挥发性，点燃时冒黑烟，火焰呈黄色；含樟脑不得过 3.0%；含右旋龙脑不得少于 96.0%。②艾片：为菊科植物艾纳香 *Blumea balsamifera* DC. 的叶中提取的左旋龙脑结晶。为白色半透明状结晶，直径 2~8mm，厚 2~3mm；气清香，味辛凉浓烈；烧之有浓黑烟；主要含左旋龙脑及少量桉油精、左旋樟脑、倍半萜醇等成分。③梅片：为龙脑香科植物龙脑香 *Dryobalanops aromatica* Gaertn.f. 的树干提取的右旋龙脑结晶，习称"龙脑冰片"。主产印度尼西亚。为半透明块状、片状或颗粒状结晶；直径 1~7mm，厚 1~2mm；类白色至淡灰棕色；气清香，味辛凉；烧之微冒黑烟；主要含右旋龙脑、桉油精及龙脑香二醇酮等成分。

天竺黄（Bambusae Concretio Silicea）

为禾本科植物青皮竹 *Bambusa textilis* McClure 或华思劳竹 *Schizostachyum chinense* Rendle 等秆内的分泌液干燥后的块状物。主产云南、广东、广西等地。秋、冬二季采收，砍取有蜂洞的老病竹，剖取竺黄，晒干。

【性状鉴别】　①为不规则的片块或颗粒，大小不一。②表面灰蓝色、灰黄色、灰白色或洁白色,半透明,略带光泽。③体轻,质硬而脆,易破碎,吸湿性强。④气微,味淡。以块大、色洁白、半透明、有光泽、吸湿性强者为佳(图11-6)。

图 11-6　天竺黄药材与伪品白矾图
1.天竺黄药材　2.伪品白矾

【成分】　含氢氧化钾、二氧化硅、胆碱、甜菜碱、氰苷、核酸酶、尿素酶、解朊酶、糖化酶、乳化酶、氧化酶、氧化铅、氢氧化钾、氧化铁、氧化钙、氨基酸、有机酸等。

【理化鉴别】　①取本品适量,炽灼灰化后,残渣中加醋酸 2 滴使湿润,滴加钼酸铵试液 1 滴,振摇,再加硫酸亚铁试液 1 滴,残渣即显蓝色。②取本品粉末 2g,加盐酸 10ml,振摇 2 分钟,滤过,取滤液备用;取滤纸 1 片,加亚铁氰化钾试液 1 滴,待干后,同一斑点上滴加滤液 1 滴,再缓缓滴加水 10 滴与 0.1% 茜素红的乙醇溶液 1 滴,置氨蒸气中熏后,滤纸上可见紫色或蓝紫色斑中有红色的环。③体积比检查:取本品中粉 10g,轻轻装入量筒内,体积不得少于 24ml。④吸水量检查:取本品 5g,加水 50ml,静置片刻,用湿润后的滤纸滤过,所得滤液不得过 44ml。

【功能主治】　清热豁痰,凉心定惊。主治热病神昏、中风痰迷、小儿痰热惊痫等。用量 3~9g。

【附药】　竹黄:为肉座菌科真菌竹黄 *Shiraia bambusicola* Henn. 的干燥子座。呈椭圆形或纺锤形,背部隆起,有不规则的横沟,基部凹陷;表面粉红色,有细密纹理及针状灰色斑点;质疏松,易折断,横断面略呈扇形,外层粉红色,内层及基部色浅;气特异,味淡。本品性寒,味甘,归心、肝经。功能化痰止咳,祛风除湿,活血止痛;用于咳嗽痰多,百日咳,小儿惊风,风湿痹痛,四肢麻木,白带过多,胃痛,牙痛,跌打损伤。与天竺黄不同,不应混淆。

芦荟(Aloe)

为百合科植物库拉索芦荟 *Aloe barbadensis* Miller、好望角芦荟 *Aloe ferox* Miller 或其他同属近缘植物叶的汁液浓缩干燥物。前者习称"老芦荟",主产非洲北部、南美洲及西印度群岛;后者习称"新芦荟",主产非洲南部。我国南方有引种。全年可采,割取叶片,收集叶的汁液,加热浓缩至适当稠度,冷却凝固,即得。

【性状鉴别】　①老芦荟(图 11-7):呈不规则块状,常破裂为多角形,大小不一;表面呈暗红褐色或深褐色,无光泽;体轻,质硬,不易破碎,断面粗糙或显麻纹;富吸湿性;有特殊臭气,味极苦。②新芦荟(图 11-8):表面呈暗褐色,略显绿色,有光泽;体轻,质松,易碎,断面玻璃样,有层纹。以质脆、有光泽、气味浓者为佳。

【成分】　含芦荟苷、异芦荟苷、芦荟大黄素等。按 HPLC 法测定,本品按干燥品计算,含芦荟苷($C_{21}H_{22}O_9$)库拉索芦荟不得少于 16.0%,好望角芦荟不得少于 6.0%。

图 11-7　老芦荟药材图

图 11-8　新芦荟药材图

芦荟苷

【功能主治】　泻下通便,清肝泻火,杀虫疗疳。用于热结便秘、惊痫抽搐等;外治癣疮。用量 2~5g,宜入丸、散。外用适量。

五倍子(Galla Chinensis)

为五倍子蚜 *Melaphis chinensis*(Bell)Baker 寄生在漆树科植物盐肤木 *Rhus*

chinensis Mill.、青麸杨 *Rhus potaninii* Maxim. 或红麸杨 *Rhus punjabensis* Stew. *var. sinica* (Diels) Rehd. et Wils. 叶上的虫瘿。主产四川、贵州等地。秋季虫瘿由绿色转为黄褐色时采摘,置沸水中略煮或蒸至表面呈灰色,杀死蚜虫,干燥。按外形不同,分为"肚倍"和"角倍"(图 11-9)。

图 11-9　五倍子的形成

【性状鉴别】　①肚倍:呈长圆形或纺锤形囊状,长 2.5~9cm,直径 1.5~4cm;表面灰褐色或灰棕色,微有柔毛;质硬而脆,易破碎,断面角质样,有光泽,壁厚 0.2~0.3cm,内壁平滑,有黑褐色死蚜虫及灰色粉状排泄物;气特异,味涩。②角倍:呈菱形,具不规则钝角状分枝,柔毛较明显,壁较薄。以个大、完整、壁厚、色灰褐者为佳(图 11-10)。

没食子酸

【成分】　含五倍子鞣质 50%~78%,肚倍高于角倍;另含没食子酸、脂肪、树脂等。按鞣质含量测定法测定,本品含鞣质不得少于 50.0%;按 HPLC 法测定,本品含鞣质以没食子酸($C_7H_6O_5$)计,不得少于 50.0%。

【功能主治】　敛肺降火,涩肠止泻,敛汗,止血,收湿敛疮。主治肺虚久咳、肺热

图 11-10 五倍子药材图
1.肚倍 2.角倍 3.角倍断面

痰嗽、久泻久痢、自汗盗汗、消渴、便血痔血、痈肿疮毒、皮肤湿烂等。用量 3~6g。

 知识链接

五倍子产生的三个要素

五倍子的产生有三个要素:五倍子蚜虫、寄主盐肤木类植物及过冬寄主提灯藓属植物。因蚜虫种类及营瘿部位不同,而致五倍子的外形各异。早春,迁移蚜从提灯藓属植物飞至盐肤木类植物上,产生无翅雌、雄蚜虫,交配后产生无翅单性雌虫干母吸取嫩叶液汁生活,并分泌唾液刺激细胞增生,渐形成外壁绿色、内部中空的囊状瘿,虫藏其中。囊中雌虫反复进行单性生殖,并由无翅蚜虫发育成有翅蚜虫,不再摄取植物液汁。秋季虫瘿外壁由绿色渐转为黄褐色时,鞣质含量最高,即为五倍子。若不及时采收,则虫瘿成熟,成虫飞出,寄生在提灯藓属植物上进行单性生殖,胎生无翅蚜虫,同时分泌蜡状物覆盖虫体以越冬,次春进行下一次生殖过程。

琥珀(Succinum)

为古代松科松属多种植物的树脂埋藏地下经年久转化而成的化石样物质。产于煤层中的习称"煤珀",其他出处的称"琥珀"。主产云南、广西、贵州等地。全年可采,从地层或煤层中挖选,除掉砂土、煤屑等杂质。

【性状鉴别】

1. 琥珀 ①呈不规则块状、颗粒状或多角形。②表面黄色、血红色或黑棕色,常相间排列,透明至微透明,有树脂样光泽。③质硬而脆,易破碎,断面光亮平滑,具玻璃样光泽。④摩擦带电,能吸灯草或薄纸。⑤手捻有涩感。⑥气微,味淡,嚼之无沙砾感。⑦燃之易熔,稍冒黑烟,刚熄灭时冒白烟,微有松香气。⑧以水煮沸不得溶化变软(图 11-11)。

图 11-11　琥珀药材图

2. 煤珀　①呈不规则多角形块状或颗粒状,有的呈乳滴状。②淡黄色、红褐色至黑褐色,有光泽。③质坚硬,不易破碎,断面有玻璃样光泽。④有煤油气,味淡。⑤以火燃之,冒黑烟,有似煤油的臭气。⑥以水煮沸不得溶化变软。

【成分】　主要含二松香醇酸的聚酯化合物,其分解产物有琥珀酸、龙脑等;尚含挥发油及镁、钙、铁等微量元素。

【理化鉴别】　①物理常数:硬度 2~2.5,相对密度 1.05~1.09。②检查松香:取本品粉末 1g,加石油醚 10ml,振摇滤过,取滤液 5ml,加醋酸铜试液 10ml,振摇,石油醚层不得显绿色。③紫外光谱:取本品粉末 1g,加石油醚(60~90℃)10ml 浸渍 4 小时,滤过,滤液用石油醚稀释至每 1ml 含药材 0.1~1mg,以紫外分光光度计测定,在 228nm 处有最大吸收。

【功能主治】　安神镇惊,活血利尿。主治心悸失眠,惊风抽搐,癫痫,小便不利,尿血,尿痛。用量 1.5~3g。

(李红芳　赵宝林　孙煜铮)

复习思考题

1. 简述其他类中药的范围及鉴别要点。
2. 简述青黛的采收加工方法与性状特征。
3. 如何鉴别海金沙、蒲黄与松花粉?
4. 说出青黛、儿茶、冰片、五倍子和芦荟的主要化学成分。

第十二章

动物类中药的鉴定

 学习要点

1. 环节动物门、软体动物门、节肢动物门、棘皮动物门、脊索动物门的特征及常见药用动物。

2. 脊椎动物亚门鱼纲、两栖纲、爬行纲、鸟纲、哺乳纲的特征及常见药用动物。

3. 下列品种的来源、鉴别特征、主要化学成分及理化鉴别方法:石决明、珍珠、全蝎、土鳖虫、斑蝥、蟾酥、蛤蚧、金钱白花蛇、蕲蛇、乌梢蛇、麝香、鹿茸、牛黄、羚羊角。

4. 下列品种的来源及主要性状特征:地龙、水蛭、牡蛎、瓦楞子、僵蚕、蜂蜜、龟甲、鳖甲、熊胆粉、海马、海龙、哈蟆油。

一、动物类中药的发展概况

动物药的药用部位主要包括动物的干燥全体、除去内脏的干燥体、动物的某一部分(如骨骼、角、鳞甲、贝壳、皮、脏器等)、动物的生理或病理产物、动物的排泄物、动物加工品等。

(一)动物药在我国的应用概况

动物药在我国的应用历史悠久。早在 2000 多年前,我国就开始了蜂蜜、鹿茸、麝香、阿胶、蕲蛇等的药用和珍珠、牡蛎等的养殖,动物药以其独特的生理活性而在疾病防治中发挥着重要作用。《神农本草经》载有动物药 65 种;《新修本草》载有 128 种;《本草纲目》和《本草纲目拾遗》载有 600 余种。现代的《中药大辞典》载有动物药 740 种;《中华本草》载有 1050 种;《中国药用动物志》收载药用动物 832 种;《中国药用动物名录》收载药用动物 1157 种;《中国动物药》收载动物药 564 种;《中国动物药志》收载动物药 975 种,药用动物 1546 种;《动物本草》收载动物药 1731 种,药用动物 1567 种;《中国药用动物志》(第二版,2013 年)收载药用动物 2341 种(亚种)。据统计,我国现有药用动物约 1850 种。近年来,动物药的开发应用,取得很大进展。如对斑蝥的抗癌与刺激骨髓产生白细胞作用的研究;对鹿鞭、鹿胎、鹿茸血、鹿角胶等的开发应用;对藏药塞隆骨的研究,开发出具有散寒止痛、舒筋活络、强筋健骨作用的虎骨代用品;多烯康胶丸、蚓激酶、灵猫香、龙涎香等动物药产品也深受社会欢迎。

（二）动物药的养殖与生产

由于药用动物多为野生,变野生为家养是防止野生动物资源减少的重要途径。目前,人工养殖的动物药已达 30 多种,并已成为商品药材的主要来源。如人工养麝、活体取香;鹿的驯化和鹿茸的生产;河蚌的人工育珠;蛤蚧、金钱白花蛇、蕲蛇、全蝎等的养殖等。在利用现代科学技术,进行动物药的人工培植或合成方面也成果显著。如人工培植牛黄;活体引流熊胆汁;人工合成麝香酮;人工合成抗癌成分斑蝥素等。在药用动物的驯化技术、饲料生产技术、繁育技术以及动物药工程化生产等方面也取得了重大进展。如从珍珠、僵蚕的人工培养到蝎、蜈蚣、蛇类的电刺激采毒;从鹿的控光增茸到麝的激素增香,使产量翻了几番。鹿茸、麝香等细胞的组织培养,使动物药生产进入了生物工程时期。

（三）动物药成分的研究

由于某些动物药所含的化学成分,常与人体中某些物质相似,因而可直接用于改善和调节人体的生理功能,具有较强的生理活性。近年来陆续从药用动物中发现了一些疗效显著的物质,如蟾酥中的脂蟾毒配基(蟾力苏)具有升压、强心、兴奋呼吸作用,已用于呼吸、循环衰竭和失血性低血压休克;甲壳纲动物及昆虫中含丰富的甲壳质,有降胆固醇、降血脂作用;鹿茸中多胺类化合物是刺激核酸和蛋白质合成的有效成分;地龙的解热作用与其游离氨基酸含量成正比;中华大蟾蜍的糖蛋白具有强心、利尿作用;乌贼墨中的黑色素蛋白有止血作用等。常见的动物药活性成分主要有:蛋白质及其水解产物,包括蛋白质、动物毒肽、酶及糖蛋白,如蛇毒、蜂毒、水蛭素等;生物碱类:如乌贼墨的主要成分黑色素蛋白中的黑色素、地龙中的次黄嘌呤、麝香中的麝香吡啶等;甾体化合物:这类成分在动物界中广泛存在,具有生物活性的较多,如性激素、胆汁酸、蟾毒、蜕皮激素及甾体皂苷等;酮类和酸类成分,如麝香中的麝香酮、广地龙中的琥珀酸、蜂王浆中的王浆酸等。

（四）海洋动物药的开发

我国海洋药用生物资源极为丰富,《中国海洋药物辞典》载有海洋动物药 1431 种,以海洋生物为原料生产的各种成药近 200 种。现代研究证明,海洋动物药多具有不同程度的抗肿瘤、抗真菌、抗病毒作用,并在防治心血管疾病方面有确切疗效。如从棘皮动物的刺参中分离出的刺参黏多糖,具有抗凝血、抗肿瘤、抗氧化作用;海参的活性成分除黏多糖外,主要是海参皂苷类,如海参素 A、B 等均具有明显的抗肿瘤和抗真菌活性。

（五）动物药代用品的寻找

在我国 33 种因资源稀少而紧缺的中药材中,动物药多达 25 种。动物药资源代用品的研究是解决动物药资源匮乏的重要措施之一。通过品种鉴定、理化分析和药效学、临床研究,在扩大新药源、寻找类同品方面取得了一定的成绩。如人工牛黄、鹅喉羚羊角、人工引流熊胆、人工培植牛黄与新阿胶(猪皮胶)等已为临床所采用。不仅开辟了动物药的商品来源,也有力地保护了多种珍稀濒危药用动物。

二、药用动物的分类

动物分类学是一门识别动物种类、研究动物系统的科学。依据动物细胞的分化、胚层的形成、体腔的发展、对称的形式、体节的有无、骨骼的性质、附肢的特点及其他各器官系统的发生与发展等,将动物界划分为若干个等级,即门、纲、目、科、属、种,而以种为分类的基本单位。与药用动物有关的 10 个门,由低等到高等依次为:原生动物门、多孔动物门、腔肠动物门、扁形动物门、线形动物门、环节动物门、软体动物门、节肢动物门、棘皮动物门、脊索动物门。自原生动物门至棘皮动物门的各门动物都没有脊索(或脊椎),故统称无脊索动物(或无脊椎动物)。

（一）多孔动物门

又称海绵动物门,为最原始、最低等的多细胞动物。体形多不对称或辐射对称,体表多孔(故名多孔动物),体壁由钙质或硅质的骨针或类蛋白质的海绵丝所支持,无器官系统和明显的组织,具特有的水沟系。全为水生,营固着生活,如脆针海绵。

（二）腔肠动物门

为低等后生动物。体形辐射对称,具内外两胚层,有原始消化腔,有口无肛门,行细胞外和细胞内消化;有组织分化,具原始的肌肉结构和神经系统(神经网),有刺细胞;有骨骼时,为钙质或角质。全为水生,营固着或漂浮生活,如海蜇、珊瑚等。

（三）环节动物门

本门是高等无脊椎动物的开始,约有9000种。为真体腔动物,体圆柱形或扁平形,由相似的环节(体节)组成;具三胚层;除蛭纲外,有真体腔及闭管式循环系统,多数具运动器官刚毛或疣足;消化道发达,有口和肛门;具有排泄器官后肾管,有链状神经系统。多为自由生活,如水蛭、地龙等。

（四）软体动物门

为动物界第二大门,有 10 万余种,仅次于节肢动物门。除腹足纲外,体形一般为左右对称,体不分节而具次生体腔;身体柔软,由头、足、内脏团三部分组成;身体具次生体腔,且被体壁延伸而成的外套膜覆盖,并由它分泌出 1~2 个保护柔软体部的贝壳,分 3 层:外层是角质层,又称壳皮;中层为棱柱层,又称壳层;内层是珍珠层,又称壳底,具彩色光泽。均由外套膜分泌而成,当异物刺激双壳纲动物外套膜组织时,外套膜分泌珍珠质包裹异物而形成珍珠。消化道完全,有心脏及血管,除头足纲外,为开放式循环,有栉状鳃或类似肺的构造,为专司呼吸的器官。多为水生,少数陆生。共分为 7 纲,其中瓣鳃纲,腹足纲、头足纲种类多,分布广,药用价值大。药用动物如长牡蛎、大连湾牡蛎、褶纹冠蚌、三角帆蚌、杂色鲍、金乌贼等。

（五）节肢动物门

为动物界种类最多的门,现存种类已达 100 余万种,占已知动物种类的85%。身体多有头部、胸部和腹部的区分,附肢常分节,体表被有几丁质外骨骼,生长发育过程需蜕皮,肌肉为横纹肌,常成束,消化系统完整,口器适于咀嚼或吸吮,形式多样。体腔为混合腔,循环系统为开放式,用鳃、气管或书肺司呼吸。水生或陆生。一般分 3 个亚门、7 个纲。与药用关系大的 4 个纲为甲壳纲、蛛形纲、多足纲和昆虫纲。其形态特征比较如下(表 12-1):

表 12-1　节肢动物 4 个纲的特征比较

特点	甲壳纲	蛛形纲	多足纲	昆虫纲
体躯	分头胸部及腹部两部分	分头胸部及腹部两部分	分头部及躯干两部分	分头、胸、腹三部分
触角	2 对	无	1 对	1 对
口器	大颚 1 对,小颚 2 对	螯肢 1 对,脚须 1 对	大颚 1 对,小颚 2 对或 1 对	大颚 1 对,小颚 1 对,下唇 1 片
步足	一般每体节 1 对	共 4 对,在头胸部	每体节 1 对	共 3 对,在胸部
呼吸器	鳃和体壁	书肺或气管	气管	气管
生殖孔	2 个,在胸部后端	1 个,在腹部前端	1 个,在腹部末端	1 个,在腹部末端
发生	一般有幼虫期	一般直接发生	直接发生	大多有幼虫期
习性	多水生,少陆生	多陆生	全陆生	多陆生
举例	鼠妇	蜘蛛,东亚钳蝎	少棘巨蜈蚣	地鳖,家蚕

以上 4 纲中,又以昆虫纲种类最多,有近 100 万种,占节肢动物的 90% 以上,药用种类也最多。重要的药用动物有大刀螂、蝉、南方大斑蝥、家蚕、蜜蜂、蚂蚁等。

（六）棘皮动物门

全为海产。其形态常呈星形、球形、圆柱形、树枝形等;成体辐射对称,幼体两侧对称,体表有棘状突起。体腔发达,体腔的一部分形成独有的水管系统,另一部分形成围血系统。在发育过程中,有原口（肛门）及后口（口）,故属无脊索动物中后口动物类群。已知现存棘皮动物有 5 纲 1242 属 6413 种,化石棘皮动物 21 纲 2013 属 14 328种。药用动物如海参、海胆、海星等。

（七）脊索动物门

为最高等的动物类群,主要特征为有脊索。它是位于背部的一条支持身体纵轴的棒状结构。低等脊索动物终生存在脊索,高等脊索动物只在胚胎期间有脊索,成长时即由分节的脊柱取代。中枢神经系统呈管状,位于脊索背面,在高等种类中神经管分化成为脑和脊髓两部分。消化道前端咽部的两侧有咽鳃裂,在低等水生种类咽鳃裂终生存在,在高等种类中只见于某些幼体和胚胎时期,随后完全消失。本门动物亦属后口动物类群。现在世界上已经发现的脊索动物约有 7 万多种,分属于 3 个亚门,即尾索动物亚门、头索动物亚门和脊椎动物亚门。以脊椎动物亚门与药用关系最为密切。

脊椎动物亚门的主要特征是脊索只在胚胎发育中出现,成体以脊椎骨组成脊柱代替了脊索,脊柱加强了支持与运动的机能。神经管的前端膨大形成脑,并且出现眼、耳、鼻等感觉器官。脑和感觉器官的分化形成了明显头部,具有上、下颌,所以脊椎动物又称有头类。脊椎动物亚门是动物界进化地位最高的一大类群,可分为圆口纲、鱼纲、两栖纲、爬行纲、鸟纲、哺乳纲六个纲。现将药用价值较大的五个纲特征比较如下（表 12-2）。

表 12-2　脊椎动物亚门五个纲的特征比较

类别	特征	药用动物举例
鱼纲	全为水生;体表被鳞;以鳃呼吸,以鳍运动,有奇鳍和成对的偶鳍(即 1 对胸鳍和 1 对腹鳍);头不能活动;心脏有一心房一心室,血行为单循环	海龙、海马
两栖纲	水陆两栖,体表皮肤裸露无鳞,但富于腺体,能使皮肤湿润,具五趾型四肢。幼体水生,用鳃呼吸,经变态发育为成体,其成体陆生,以肺和皮肤呼吸。心脏具两心房一心室,为不完全的双循环(肺循环与体循环)	中国林蛙、中华大蟾蜍
爬行纲	为真正的陆栖动物。皮肤干燥,体表被角质鳞片或骨板;脊柱有颈椎、胸椎、腰椎、荐椎和尾椎的分化;四肢强大,趾端具爪;心脏有二心房一心室或近于二心室,以肺呼吸;在胚胎时期有羊膜结构,适应陆上繁殖	乌龟、鳖、蛤蚧、蛇类
鸟纲	体被羽毛,前肢特化为翼,营飞行生活;骨骼坚而轻;心脏分为四室,心房与心室完全分隔,为完全的双循环;有肺与发达的气囊,行双重呼吸;体温恒定	鸡
哺乳纲	体外被毛,皮肤腺发达,心脏四室,具完全的双循环,恒温,肺具肺泡;有横膈膜将体腔分隔为胸腔和腹腔;大脑皮层发达,小脑结构复杂,嗅觉及听觉敏锐;具肉质唇,异型齿;胎生,哺乳。本纲动物为最高等的脊椎动物,现存动物种类约有 3500种,可分为原兽亚纲、后兽亚纲和真兽亚纲三个亚纲。其中真兽亚纲(又称有胎盘类)是高等哺乳动物类群,具有真正的胎盘,胎儿在母体发育完善后再产出,体温一般恒定在 37℃左右。真兽亚纲占哺乳动物的 95%,现存种类可分为 17 个目	食虫目刺猬,翼手目蝙蝠,鳞甲目穿山甲,兔形目东北兔,啮齿目复齿鼯鼠,食肉目黑熊与棕熊,奇蹄目马和驴,偶蹄目鹿茸、麝香、牛黄

　　动物的学名大多数与植物一样,采用林奈首创的双名法。由两个拉丁字或拉丁化的文字,分别表示动物学名的属名和种名,在学名后附加定名人的姓氏,如意大利蜂 *Apis mellifera* Linnaeus。与植物命名不同之处在于种内如有不同的亚种时,则采用三名法,亚种名紧接在种名的后面,如中华大蟾蜍 *Bufo bufo gargarizans* Cantor;若属名改变,则在定名人外加括号,如马氏珍珠贝 *Pteria martensii*(Dunker)等。一般不用变种、变型。学名中的属名及定名人名的第一个字母必须大写,其余均小写。

三、动物类中药的鉴定

　　动物药的鉴定,主要采用来源、性状、显微、理化鉴定法。

（一）来源鉴定

　　对于完整的动物体,可根据其形态特征,进行动物分类学鉴定,确定其品种。

（二）性状鉴定

　　如果药材是动物的某一部分,主要通过性状鉴定以辨别真伪优劣。在进行性状鉴定时,应仔细观察药材的形态、大小、颜色、表面特征等。尤其应注意昆虫类的形状、大小、颜色、特征、气味,蛇类的鳞片特征,角的类型(角质角还是骨质角,洞角还是实角,有无骨环等),骨的解剖面特点,分泌物的气味、颜色,排泄物的形态、大小,贝壳的形状、大小、外表面的纹理等。再次应注意使用"看、尝、嗅、试"(手试、火试、水试)等传统经验鉴别法,如熊胆味苦回甜,有钻舌感;麝香的特异香气;麝香手握成团,轻揉即散,不沾手,不染手;哈蟆油水浸后可膨胀 10~15 倍,而伪品则仅膨胀 3~5(~7)倍;马宝粉置锡纸上加热,其粉聚集,发出马尿臭。

（三）显微鉴定

主要用于动物体的分泌物或生理、病理产物,以及蛇类的鳞片鉴定,近年来应用趋于广泛,如麝香、牛黄、羚羊角、鹿角、蕲蛇、乌梢蛇、金钱白花蛇、石决明、珍珠等。

1. 组织特征

（1）肌肉:可分为横纹肌、平滑肌及心肌三大类。动物药中以横纹肌为多,如脊椎动物和节肢动物的骨骼肌都是由横纹肌构成的。横纹肌的结构单位是肌纤维,由许多肌纤维组成肌纤维束,肌纤维呈圆柱状,具多核,外被肌纤维膜。

（2）皮肤:由表皮、真皮和皮下组织构成。表皮为复层角质化上皮,从内向外可分为基底层、棘状层、颗粒层及角质层;真皮在表皮下,较表皮厚,与表皮相接的真皮部分有多数乳头状突起嵌入表皮;皮下组织为连接真皮与肌肉间的疏松结缔组织,通常含有大量的脂肪细胞,其中有交织成网状的胶原纤维。

（3）毛发:为哺乳动物特有的表皮角质化产物,包括毛尖、杆及根 3 部分,由角化的上皮细胞组成,可分为髓质、皮质和毛小皮。

（4）角:为哺乳动物头部表皮及真皮特化的产物。表皮产生角质角,如牛、羊的角质鞘及犀的表皮角;真皮形成骨质角,如鹿角。除少数两性均具角(如驯鹿)或均不具角(如麝、獐)外,一般仅雄性具角,可分为洞角、实角、表皮角等类型(表 12-3)。

表 12-3 洞角、实角、表皮角的特征比较

类型	性状特征	横截面
洞角	由骨心和角质鞘组成,成双着生于额骨上,终生不更换,有不断增长的趋势,为牛科动物所特有	中央为骨组织,周围为角质部分,有明显而细密的波状纹理
实角	由真皮骨化后伸出皮肤形成,为分叉的骨质角,无角鞘;新生角在骨心上有嫩皮,称为茸角,如鹿茸;角长成后,茸皮逐渐老化、脱落,最后仅保留分叉的骨质角,如鹿角;每年周期性脱落和重新生长,为鹿科动物的特征	中央为骨组织,占横切面的极大部分,可分中央管及其周围的骨板,骨板间可见骨陷窝、骨小管,外为皮肤,毛茸基部(毛根)埋于真皮中
表皮角	完全由表皮角质层的毛状角质纤维所组成,无骨质成分,为犀科所特有。角的着生位置特殊,在鼻骨正中,双角种类的两角呈前后排列,前角生于鼻部,后角生长在额部	无骨组织,有圆形、椭圆形的鲕状纹结构,其长轴方向沿角壁平行展布,每一粒鲕状纹的内部都有一中空圆形"核心",周围环状分布有 2~3 层不等的同心层,由不同色泽的角蛋白纤维丝组成

2. 粉末特征

（1）横纹肌:横断面观可见单个肌纤维或纤维束的断面;纵断面观可见肌纤维的宽度、肌原纤维上明带和暗带的宽度,以及相邻肌原纤维明暗带的位置变化。

（2）皮肤:注意有无色素颗粒及其排列方式。

（3）毛发:不同种动物的毛,其髓质大小及网纹不同,应注意观察髓质连续与否、网状结构的形态、皮质梭形细胞的大小、有无色素颗粒及其颜色、分布方式等。

（4）角:注意观察角碎片的横断面特征,区分骨质角还是角质角,有无同心纹理、

波状纹理或色素颗粒等。

3. 扫描电镜观察 本法具有样品制备简单、分辨率高、可直接观察样品表面等优点,对于某些动物药的鉴定意义重大。如金钱白花蛇背鳞的表面密布横向波状排列的刺状纹饰,尖端指向基部,每个刺状饰纹有明显的三条纵沟;蕲蛇的背鳞表面密布乳头状突起,端窝处不明显,乳头表面有多数孔洞,有时孔洞间有浅沟相通,呈蜂窝状结构。

（四）理化鉴定

常用的理化鉴定方法有:

1. 有效成分分析 对于麝香、牛黄、熊胆等名贵动物药,或斑蝥、蟾酥等剧毒动物药,可对其有效成分或毒性成分进行定性定量分析,以控制其内在质量,如对牛黄胆酸、胆红素的分析。

2. 物理常数测定 某些动物药如蜂蜡、虫白蜡等,可测定其熔点、溶解度或酸值、皂化值等物理常数,以控制其质量。

3. 凝胶电泳检测 利用动物药所含蛋白质、氨基酸的组成和性质不同,用聚丙烯酰胺凝胶蛋白电泳可成功地将动物药与其类似品区别开来,如对蛇类药材、昆虫类药材等的鉴定。

4. 光谱和色谱 光谱和色谱技术的应用,提高了动物药鉴定的准确性。如运用红外光谱对 54 种动物药进行的鉴定研究表明,多数动物药鉴定特征明显,稳定性、重现性均好;应用高效液相色谱对熊胆等多种动物胆汁进行鉴定,发现也存在差异。

5. 基因鉴定 DNA 分子作为遗传信息体,信息含量大,在同种或同品种内具有高度的遗传稳定性,且不受外界环境因素和生物体发育阶段及器官组织差异的影响,因此,以 DNA 分子特征作为遗传标记进行动物药鉴别更为准确可靠,适用于近缘种、易混淆品种、珍稀品种的鉴定。

地龙（Pheretima）

为环节动物门钜蚓科动物参环毛蚓 *Pheretima aspergillum*（E. Perrier）、通俗环毛蚓 *Pheretima vulgaris* Chen、威廉环毛蚓 *Pheretima guillelmi*（Michaelsen）或栉盲环毛蚓 *Pheretima pectinifera* Michaelsen 的干燥体。前一种习称"广地龙",后三种习称"沪地龙"。广地龙主产广东、广西等地;沪地龙主产河南、山东等地。广地龙春季至秋季捕捉,沪地龙夏季捕捉,及时剖开腹部,除去内脏和泥沙,洗净,晒干或低温干燥。

【性状鉴别】

1. 广地龙 ①呈长条状薄片,弯曲,边缘略卷,体前端稍尖,尾端钝圆,长 15~20cm,宽 1~2cm。②全体具环节,背部棕褐色至紫灰色,腹部浅黄棕色。③生殖环带位于第 14~16 三节呈戒指状,色浅光亮,习称"白颈"。④每节有刚毛环生,刚毛圈粗糙而硬,色稍浅。⑤雄生殖孔在第 18 节腹侧刚毛圈一小孔突上,边缘有环绕的浅皮褶,内侧刚毛圈隆起,前面两边有横排（一排或二排）小乳突,每边 10~20 个不等。⑥受精囊孔 2 对,位于 7/8 至 8/9 环节间一椭圆形突起上,约占节周 5/11。⑦体轻,略呈革质,不易折断。⑧气腥,味微咸（图 12-1）。

2. 沪地龙 ①长 8~15cm,宽 0.5~1.5cm。②全体具环节,背部棕褐色至黄褐色,腹部浅黄棕色。③第 14~16 环节为生殖带,较光亮。④第 18 环节有 1 对雄生殖孔。通俗环毛蚓的雄交配腔能全部翻出,呈花菜状或阴茎状;威廉环毛蚓的雄交配腔呈纵向裂缝状;

图 12-1　地龙原动物及广地龙药材图

1.地龙原动物　（A.参环毛蚓　B.威廉环毛蚓）　2.广地龙药材

栉盲环毛蚓的雄生殖孔内侧有 1 或多个小乳突。⑤受精囊孔 3 对，在 6/7 至 8/9 环节间。

以条大、肥厚、不碎、身干、杂质少者为佳。

【显微鉴别】　粉末呈淡灰色或灰黄色：①斜纹肌纤维：无色或淡棕色，肌纤维散在相互绞结成片状，多稍弯曲，直径 4~26μm，边缘常不平整。②表皮细胞：呈棕黄色，细胞界限不明显，布有暗棕色的色素颗粒。③刚毛：少见，常碎断散在，淡棕色或黄棕色，直径 24~32μm，先端多钝圆，有的表面可见纵裂纹（图 12-2）。

图 12-2　广地龙粉末图

1.表皮　2.斜纹肌纤维　3.刚毛

【成分】　主要含次黄嘌呤、琥珀酸、蚯蚓解热碱、蚯蚓素、地龙毒素、多种微量元素及酶类成分。次黄嘌呤具平喘、降压作用；琥珀酸具平喘、利尿作用；蚯蚓解热碱具解热作用；蚯蚓素具溶血作用；地龙毒素有毒性；微量元素有 Zn、Fe、Ca、Mg、Cu 等；酶类有蚓激酶、纤溶酶、地龙溶栓酶等，有溶栓作用。

【功能主治】　清热定惊，通络，平喘，利尿。主治高热神昏、惊痫抽搐、头痛眩晕、关节痹痛等。用量 5~10g。

【附药】　土地龙：为正蚓科动物缩蚓蚓 *Allolobophora caliginosa trapezoides*（Duges）的干燥体。主产山东、河南等地。呈弯曲的圆柱形，长 5~10cm，直径 0.3~0.7cm；每节有刚毛 4 对；全体土黄色或灰棕色，腹部未剖开；口位于较尖的一端，肛门开口于钝圆的一端，生殖环带在第 13~20 节，共占 7 节，多不明显，为马鞍型，不闭合；雌性孔 1 对，在第 15 节腹侧；雌性孔 1 对，在第 14 节；受精囊孔 2 对，在第 9~10 节和第 10~11 节间；体轻质脆，易折断，体腔内含泥土。

水蛭（Hirudo）

为环节动物门水蛭科动物蚂蟥 *Whitmania pigra* Whitman、水蛭 *Hirudo nipponica* Whitman 或柳叶蚂蟥 *Whitmania acranulata* Whitman 的干燥全体。蚂蟥及水蛭产全国各地；柳叶蚂蟥主产河北、安徽等地。夏、秋二季捕捉，用沸水烫死，晒干或低温干燥。

【性状鉴别】

1. 药材　①蚂蟥：呈扁平纺锤形，背部稍隆起，腹面平坦，前端略尖，后端钝圆；长 4~10cm，宽 0.5~2cm。全体具 107 条环节，前吸盘不显著，后吸盘较大；背部黑褐色或黑棕色，水浸后，可见黑色斑点排成 5 条纵纹；体两侧及腹面均呈棕黄色；质脆，易折断，断面胶质状；气微腥。②水蛭：呈扁长圆柱形，体多弯曲扭转；长 2~5cm，宽 0.2~0.3cm。③柳叶蚂蟥：狭长而扁；长 5~12cm，宽 0.1~0.5cm。以整齐、黑棕色、断面有光泽、无杂质者为佳（图 12-3）。

2. 烫水蛭　呈不规则扁块状或扁圆柱形，略鼓起；表面棕黄色至黑褐色，附有少量白色滑石粉；断面松泡，灰白色至焦黄色；质酥脆，易碎；气微腥。

【成分】　含水蛭素、氨基酸、蛋白质、肝素、抗凝血酶、微量元素等。本品每 1g 含抗凝血酶活性水蛭应不低于 16.0U；蚂蟥、柳叶蚂蟥应不低于 3.0U。

【理化鉴别】　①水分：不得过 18.0%（烘干法）；烫水蛭不得过 14.0%。②总灰分：不得过 8.0%；烫水蛭不得过 10.0%。③酸不溶性灰分：不得过 2.0%；烫水蛭不得过 3.0%。④酸碱度：取本品粉末（过三号筛）约 1g，加入 0.9% 氯化钠溶液 10ml，充分搅拌，浸提 30 分钟，并时时振摇，离心，取上清液，照 pH 值测定法测定，pH 值应为 5.0~7.5。⑤重金属及有害元素：照铅镉、砷、汞、铜测定法测定，铅不得过 10mg/kg、镉不得过 1mg/kg、砷不得过 5mg/kg、汞不得过 1mg/kg。⑥黄曲霉毒素：照黄曲霉毒素测定法测定，本品每 1000g 含黄曲霉毒素 B_1 不得过 5μg，黄曲霉毒素 G_2、黄曲霉毒素 G_1、黄曲霉毒素 B_2 和黄曲霉毒素 B_1 的总量不得过 10μg。

【功能主治】　破血通经，逐瘀消癥。主治血瘀经闭，癥瘕痞块，中风偏瘫，跌仆损伤。用量 1~3g。

图 12-3　水蛭原动物及药材图
A. 蚂蟥　B. 水蛭　C. 柳叶蚂蟥　D. 水蛭药材

石决明 (Haliotidis Concha)

为软体动物门鲍科动物杂色鲍(九孔鲍)*Haliotis diversicolor* Reeve、皱纹盘鲍 *Haliotis discus hannai* Ino、羊鲍 *Haliotis ovina* Gmelin、澳洲鲍 *Haliotis ruber* (Leach)、耳鲍 *Haliotis asinina* Linnaeus. 或白鲍 *Haliotis laevigata* (Donovan)的贝壳。杂色鲍主产福建以南沿海,越南、印尼、菲律宾有分布;皱纹盘鲍主产辽宁、山东、江苏等沿海,朝鲜、日本有分布;羊鲍和耳鲍主产台湾、海南,澳大利亚、印尼、菲律宾有分布;澳洲鲍主产澳洲、新西兰;白鲍多混在澳洲鲍中。夏、秋二季捕捞,去肉,洗净,干燥。

【性状鉴别】

1. 杂色鲍　①呈长卵圆形,内面观略呈耳形,长 7~9cm,宽 5~6cm,高约 2cm。②表面暗红色,有多数不规则的螺肋和细密生长线,螺旋部小,体螺部大;从螺旋部顶处开始向右排列有 20 余个疣状突起,末端 6~9 个开孔,孔口与壳面平;内面光滑,具珍珠样彩色光泽。③壳较厚,质坚硬,不易破碎。④气微,味微咸。

2. 皱纹盘鲍　①呈长椭圆形,长 8~12cm,宽 6~8cm,高 2~3cm。②表面灰棕色,有多数粗糙而不规则的皱纹,生长线明显,常有苔藓或石灰虫等附着物,末端 4~5 个开孔,孔口突出壳面。③壳较薄(图 12-4)。

3. 羊鲍　①呈近圆形,长 4~8cm,宽 2.5~6cm,高 0.8~2cm。②壳顶位于近中部而高于壳面,螺旋部与体螺部各占 1/2,从螺旋部边缘有 2 行整齐的突起,尤以上部较为明显;末端 4~5 个开孔,呈管状。

图 12-4　石决明原动物及药材图

A.杂色鲍　B、1.皱纹盘鲍　C.羊鲍　D、2.澳洲鲍　E、3.耳鲍　F.白鲍

4. 澳洲鲍　①呈扁平卵圆形,长 13~17cm,宽 11~14cm,高 3.5~6cm。②表面砖红色,螺旋部约为壳面的 1/2,螺肋和生长线呈波状隆起;疣状突起 30 余个,末端 7~9 个开孔,孔口突出壳面(图 12-4)。

5. 耳鲍　①呈狭长耳状,略扭曲,长 5~8cm,宽 2.5~3.5cm,高约 1cm。②表面光滑,具翠绿色、紫色、褐色等多种颜色形成的斑纹;螺旋部小,体螺部大;末端 5~7 个开孔,孔口与壳面平,多为椭圆形。③壳薄,质较脆(图 12-4)。

6. 白鲍　①呈卵圆形,长 11~14cm,宽 8.5~11cm,高 3~6.5cm。②表面砖红色,光滑,壳顶高于壳面,生长线颇为明显;螺旋部约为壳面的 1/3,疣状突起 30 余个,末端 9 个开孔,孔口与壳面平。

【成分】　含碳酸钙、氨基酸、壳角质、胆素及微量元素等。本品含碳酸钙($CaCO_3$)生品不得少于 93.0%;煅石决明不得少于 95.0%。

【功能主治】 平肝潜阳,清肝明目。主治头痛眩晕,目赤翳障,视物昏花等。用量 6~20g,先煎。

珍珠(Margarita)

为软体动物门珍珠贝科动物马氏珍珠贝 *Pteria martensii* (Dunker)、蚌科动物三角帆蚌 *Hyriopsis cumingii* (Lca)或褶纹冠蚌 *Cristaria plicata* (Leach)等双壳类动物受刺激形成的珍珠。海水珍珠主产广东、广西等地;淡水养殖珍珠主产江苏、江西、安徽、浙江等地。自动物体内剖取珍珠,洗净,干燥。

【性状鉴别】 ①呈类球形、长圆形、卵圆形或棒状,直径1.5~8mm。②表面类白色、浅粉红色、浅黄绿色或浅蓝色,半透明,光滑或微有凹凸,具特有的彩色光泽。③质坚硬,破碎面显层纹。④无臭,味淡。⑤弹性试验:将珍珠在 60cm 高处落下至玻璃板上:海产珍珠弹跳高度为 15~25cm;淡水珍珠弹跳高度为 5~10cm。⑥取本品火烧,表面变黑色,有爆裂声,并可见层层剥落的银灰色小片。

以纯净、质坚、有彩色光泽者为佳(图 12-5)。

图 12-5 珍珠及珍珠母原动物及药材图
1.珍珠 2.珍珠母 3.珍珠母饮片

【显微鉴别】 ①磨片:可见粗细两种类型的同心环状层纹,粗层纹较明显,连续成环,细层纹多不甚明显。置暗视野下观察,可见珍珠特有的彩虹般的光环,又称"彩光",不易被丙酮所洗脱。②粉末:为不规则半透明碎块,具彩虹样光泽;表面显颗粒性,由数至十数薄层重叠,片状结构排列紧密,有细密的微波状纹理(图 12-6)。

【成分】 主要含碳酸钙、多种氨基酸、微量元素和牛磺酸等。

【理化鉴别】 ①取本品横剖面置紫外光灯(365nm)下观察,海水珍珠显浅蓝紫色

图 12-6　珍珠粉末图

荧光,淡水珍珠显亮黄绿色荧光,通常环周部分较明亮。②取本品粉末,加稀盐酸,即产生大量气泡;滤过,滤液显钙盐的鉴别反应。

【功能主治】　安神定惊,明目退翳,解毒生肌,润肤祛斑。主治惊悸失眠,惊风癫痫,目赤翳障,疮疡不敛,皮肤色斑。用量 0.1~0.3g;多入丸、散用,外用适量。

知识链接

仿制珍珠

可分为下列几种:①塑料珠:由塑料制成,其特点是手感很轻。②空心玻璃珠:用空心的玻璃珠子浸入酸性气体中,将玻璃的光泽除去,然后用珠颜料涂在珠子内部,再放入蜡或胶使珠子重量增加,这类仿制品在古老的首饰品中常出现。③实心玻璃珠:先用乳白色的玻璃制成核,然后在表面涂数层用鱼鳞制成的闪光薄膜,再使用一种特殊的化学浸液(醋酸纤维素和硝酸纤维素来聚合有机物质),使表面硬化。④贝壳(或矿石)珠:用珍珠母等动物贝壳或寒水石等矿石打磨成珠子,然后在珠子表面涂上珍珠颜料,制成贝壳(或矿石)珠。其特点是:断面无层纹,或层纹近平行,而不呈同心环状;珠光层可被丙酮洗脱。

【附药】　珍珠母:为软体动物门蚌科动物三角帆蚌 *Hyriopsis cumingii*(Lea)、褶纹冠蚌 *Cristaria plicata*(Leach)或珍珠贝科动物马氏珍珠贝 *Pteria martensii*(Dunker)的贝壳。主要含碳酸钙、碳酸镁、磷酸钙、角蛋白和多种微量元素等。功能平肝潜阳,安神定惊,明目退翳(图 12-5)。

牡蛎(Ostreae Concha)

为软体动物门牡蛎科动物长牡蛎 *Ostrea gigas* Thunberg、大连湾牡蛎 *Ostrea talienwhanensis* Crosse 或近江牡蛎 *Ostrea rivularis* Gould 的贝壳。长牡蛎主产山东以北至东北沿海;大连湾牡蛎主产辽宁、河北、山东等省沿海;近江牡蛎产沿海大部分地区。全年均可捕捞,去肉,洗净,晒干。

【性状鉴别】　共同点:贝壳为左右两片,左为下壳,较大而凹;右为上壳,较小平坦。外表面有多层鳞片,灰色,极粗糙;内表面类白色。质坚硬,断面层状。气微,味微咸。其主要区别为：长片状，背腹缘几平行(草鞋状)，壳长约为宽的 3 倍。

1. 长牡蛎　①呈长片状，背腹缘几平行(草鞋状)，壳长约为宽的 3 倍。②环生同心鳞片，层纹状。③右壳较小，鳞片坚厚；壳外面平坦或具数个凹陷，淡紫色、灰白色或黄褐色；内面瓷白色，壳顶两侧无小齿；左壳凹陷深，鳞片较右壳粗大，壳顶附着面小(图 12-7)。

图 12-7　牡蛎药材图
1. 长牡蛎　2. 大连湾牡蛎　3. 近江牡蛎　4. 饮片

2. 大连湾牡蛎　①呈类三角形，背腹缘呈"八"字形。②同心鳞片疏松，起伏成波浪状。③右壳外面淡黄色，内面白色；左壳同心鳞片坚厚，自壳顶部放射肋数个，明显，内面凹下呈盒状，铰合面小(图 12-7)。

3. 近江牡蛎　①呈圆形、卵圆形或三角形，大小厚薄不等。②右壳外面稍不平，环生灰、紫、棕、黄等色的同心鳞片环生，幼体鳞片薄而脆，多年生长后鳞片层层相叠，内面白色，边缘有的淡紫色；左壳较右壳坚硬，厚大(图 12-7)。

以质坚、内面光洁、色白者为佳。

【成分】　主要含碳酸钙、磷酸钙、微量元素及多种氨基酸。含碳酸钙不得少于 94.0%。

【功能主治】　重镇安神，潜阳补阴，软坚散结；主治惊悸失眠、眩晕、瘰疬痰核等。煅牡蛎收敛固涩，制酸止痛；主治自汗、盗汗、遗精、滑精等。用量 9~30g，先煎。

瓦楞子(Arcae Concha)

为软体动物门蚶科动物毛蚶 *Arca subcrenata* Lischke、泥蚶 *Arca granosa* Linnaeus. 或魁蚶 *Arca inflata* Reeve 的贝壳。主产于江苏、山东等沿海。秋冬至次年春捕捞，洗净，置沸水中略煮，去肉，干燥。

【性状鉴别】　①毛蚶：略呈三角形或扇形，长 4~5cm，高 3~4cm；壳外面隆起，有棕褐色茸毛或已脱落；壳顶突出，向内卷曲；自壳顶至腹面有延伸的放射肋 30~34 条；壳内面平滑，白色，壳缘有与壳外面直楞相对应的凹陷，铰合部具小齿 1 列；质坚；气微，味淡。②泥蚶:长 2.5~4cm,高 2~3cm;壳外面无棕褐色茸毛,放射肋 18~21 条,肋上有颗粒状突起。③魁蚶:长 7~9cm,高 6~8cm;壳外面放射肋 42~48 条。均以整齐、洁净、无沙土者为佳(图 12-8)。

图 12-8　瓦楞子原动物及药材图
1. 毛蚶　2. 魁蚶　3.瓦楞子药材

【成分】　含碳酸钙、磷酸钙等。

【功能主治】　消痰化瘀,软坚散结,制酸止痛。主治顽痰胶结、黏稠难咯、瘿瘤、瘰疬等。用量 9~15g,先煎。

海螵蛸(Sepiae Endoconcha)

为软体动物门乌贼科动物无针乌贼 Sepiella maindroni de Rochebrune 或金乌贼 Sepia esculenta Hoyle 的干燥内壳。前者主产浙江、江苏、广东沿海;后者主产辽宁、山东沿海。剥取乌贼的骨状内壳,洗净,干燥。

【性状鉴别】

1. 无针乌贼　①呈扁长椭圆形,中间厚,边缘薄,长 9~14cm,宽 2.5~3.5cm,厚约 1.3cm。②背面有磁白色脊状隆起,两侧略显微红色,有不甚明显的细小疣点。③腹面白色,自尾端到中部有细密波状横层纹。④角质缘半透明,尾部较宽平,无骨针。⑤体轻,质松易折断,断面粉质,显疏松层纹。⑥气微腥,味微咸(图 12-9)。

2. 金乌贼　①长 13~23cm,宽约 6.5cm。②背面疣点明显,略呈层状排列。③腹面的细密波状横层纹占全体大部分,中间有纵向浅槽。④尾部角质缘渐宽,向腹面翘起,末端有 1 骨针,多已断落(图 12-9)。

【成分】　含碳酸钙、甲壳质、磷酸钙、氯化钠、镁盐等。

【理化鉴别】　取本品粉末,滴加稀盐酸,产生气泡。

【功能主治】　收敛止血,涩精止带,制酸止痛,收湿敛疮。主治吐血、衄血、崩漏便血、遗精滑精、胃痛吞酸等;外治损伤出血、湿疹湿疮、溃疡不敛。用量 5~10g。外用

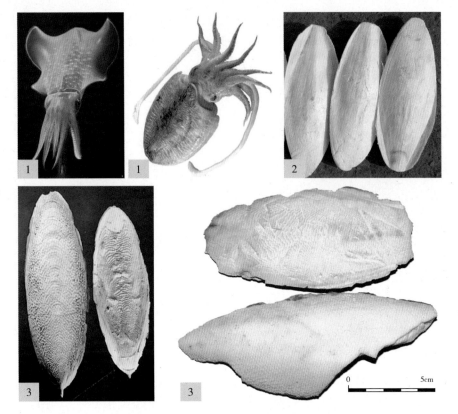

图 12-9　海螵蛸原动物及药材图
1.原动物　2.无针乌贼药材　3.金乌贼药材

适量,研末敷患处。

【附药】　乌贼墨:含黑色素,为全身性止血药,可用于消化道出血、功能失调性子宫出血和肺咳血的治疗;对急性放射病有预防作用。

全蝎(Scorpio)

为节肢动物门蛛形纲钳蝎科动物东亚钳蝎 *Buthus martensii* Karsch 的干燥体。主产山东、河南等地,野生或饲养。春末至秋初捕捉,除去泥沙,再置沸水或沸盐水中煮至全身僵硬,捞出,置通风处阴干(图 12-10)。

【性状鉴别】　①体长 3.5~6cm,分为前体部和后体部两部分。前体部包括头胸部和前腹部,后体部包括后腹部和剑尾。头胸部与前腹部呈扁平长椭圆形,后腹部呈尾状,皱缩弯曲。②头胸部呈绿褐色,前面有 1 对短小的螯肢及 1 对长大的钳状脚须,形如蟹螯,背面覆有梯形背甲。③腹面有足 4 对,均为 7 节,末端各具 2 爪钩。④前腹部由 7 节组成,第 7 节色深,背甲上有 5 条隆脊线。⑤后腹部棕黄色,6 节,节上均有纵沟,末节有锐钩状毒刺。⑥质脆,易折断。⑦气微腥,味咸。以身干、完整、绿褐色、无杂质者为佳(图 12-11)。

【显微鉴别】　粉末黄棕色或淡棕色。①体壁碎片:外表皮表面观呈多角形网络样纹理,表面密布细小颗粒,可见毛窝、细小圆孔和瘤状突起,内表皮无色,有横向条纹,内、外表皮纵贯许多长短不一的微细孔道。②横纹肌纤维:较多,无色或淡黄色,

图 12-10 全蝎的原动物(东亚钳蝎)

图 12-11 全蝎药材图

由波状的明暗带相间而成。③刚毛:红棕色,先端锐尖或钝圆,具纵直纹理,髓腔细窄。另具脂肪油滴(图 12-12)。

【成分】 主要含蝎毒素、牛磺酸、三甲胺、甜菜碱、卵磷脂、胆甾醇、氨基酸等。

【理化鉴别】 按醇溶性浸出物热浸法测定,用稀乙醇作溶剂,不得少于 20.0%。

【功能主治】 息风镇痉,通络止痛,攻毒散结。主治肝风内动、痉挛抽搐、小儿惊风、半身不遂、破伤风等。用量 3~6g。

知识链接

掺假全蝎

全蝎是一味常用的名贵中药。其市场价格不断持续走高,导致掺假情况比较严重,常见有以下情况:①水分超标:水分超标(不得超过13%)是最常见的掺假方式,用手挤压蝎子腹部,有的甚至可以挤出水来。②盐分增重:现在市场调剂使用的全蝎大多是盐水蝎,表面被有盐霜,严重者整体附有盐的颗粒,盐分占其重量的1/3~1/2左右。③腹内充异物增重:曾发现有人在全蝎腹部加入大量食盐、泥土、水泥或明矾等,重量可超过全蝎体重的三分之一以上,特征是腹部饱满、腹背向外凸起;质量重。④染色:正常干燥后的全蝎应头胸、背呈绿褐色,后腹部呈棕黄色;染色全蝎呈黄绿色,色泽鲜艳,不自然。

图 12-12　全蝎粉末图

1.体壁碎片　2.横纹肌纤维　3.刚毛　4.脂肪油滴

蜈蚣(Scolopendra)

为节肢动物门多足纲蜈蚣科动物少棘巨蜈蚣 *Scolopendra subspinipes mutilans* L. Koch 的干燥体。主产湖北、浙江等地。春、夏二季捕捉,用竹片插入头尾,绷直,干燥。

【性状鉴别】 ①呈扁平长条形,长 9~15cm,宽 0.5~1cm。②由头和躯干两部分组成,全体共 22 个环节。头部暗红色或红褐色,有集合眼 1 对、口器 1 个,颚肢及触角各 1 对;躯干部第 1 背板与头板同色,其余 20 个背板为棕绿色或墨绿色,具光泽,第 4~20 背板常有两条纵沟线;腹部淡黄色或棕黄色,皱缩;自第 2 节起,每体节两侧有步足 1 对,步足黄色或红褐色,偶有黄白色,呈弯钩形,最末 1 对步足尾状(故又称尾足),易脱落。③质脆,断面有裂隙。④气微腥,有特殊刺鼻的臭气,味辛微咸。以条长、身干、头红色、足黄色、身墨绿色、头足完整者为佳(图 12-13)。

【成分】 含组胺样物质、溶血性蛋白质、酪氨酸、亮氨酸、蚁酸、胆甾醇等。

【理化鉴别】 ①检查:水分不得过 15.0%;总灰分不得过 5.0%;黄曲霉毒素:照黄曲霉毒素测定法测定,本品每 1000g 含黄曲霉毒素 B_1 不得过 5μg,黄曲霉毒素 G_2、黄曲霉毒素 G_1、黄曲霉毒素 B_2 和黄曲霉毒素 B_1 的总量不得过 10μg。②浸出物:按醇溶

图 12-13 蜈蚣原动物及药材图
A. 原动物 B. 药材

性浸出物热浸法测定,用稀乙醇作溶剂,不得少于 20.0%。

【功能主治】 息风镇痉,通络止痛,攻毒散结。主治肝风内动、痉挛抽搐、小儿惊风、半身不遂、破伤风、风湿顽痹,偏正头痛等。用量 3~5g。

土鳖虫 (Eupolyphaga Steleophaga)

为节肢动物门鳖蠊科昆虫地鳖 *Eupolyphaga sinensis* Walker 或冀地鳖 *Steleophaga plancyi* (Boleny) 的雌虫干燥体。地鳖主产江苏、安徽等地;冀地鳖主产河北、山东等地。夏、秋二季捕捉,置沸水中烫死,晒干或烘干。

【性状鉴别】 ①地鳖:呈扁平卵形,长 1.3~3cm,宽 1.2~2.4cm;背部紫褐色,有光泽,无翅,前胸背板较发达,盖住头部;腹背板 9 节,呈覆瓦状排列;腹面红棕色;头部较小,有丝状触角 1 对,常脱落;胸部有足 3 对,具细毛和刺;腹部有横环节;质松脆,易碎;气腥臭,味微咸。②冀地鳖:呈长椭圆形,长 2.2~3.7cm,宽 1.4~2.5cm;背部黑棕色,通常在边缘带有淡黄褐色斑块及黑色小点。以完整、均匀、体肥、色紫褐、无杂质者为佳(图 12-14)。

【成分】 含挥发油、β - 谷甾醇、鲨肝醇、尿嘧啶和尿囊素等。

【理化鉴别】 ①检查:杂质不得过 5%;水分不得过 10.0%(烘干法);总灰分不得过 13.0%;酸不溶性灰分不得过 5.0%。②浸出物:按水溶性浸出物热浸法测定,不得少于 22.0%。

【功能主治】 破血逐瘀,续筋接骨。主治跌打损伤,筋伤骨折,血瘀经闭,产后瘀阻腹痛,癥瘕痞块。用量 3~10g。

图 12-14　土鳖虫药材图

1.原动物(地鳖背面与腹面)　2.地鳖药材　3.冀地鳖药材

知识链接

土鳖虫混用品

市场曾以姬蠊科昆虫东方后片蠊 *Opisthoplatia orientalis* (Burm.)混作土鳖虫药用,称"金边地鳖"。药材呈长卵形而扁;背面黑棕色,有光泽,呈甲壳状,有 10 个横节,第一节较宽,边缘有黄色狭边,以下 9 节边缘为红棕色,每节均有锯齿;第 2、3 节的两侧各有 1 对特异的翅状物;腹面红棕色;头部位于前胸之下,多脱落;足 3 对,生于胸部;体轻;气腥臭。

桑螵蛸(Mantidis Oötheca)

为节肢动物门螳螂科昆虫大刀螂 *Tenodera sinensis* Saussure、小刀螂 *Statilia maculata* (Thunberg)或巨斧螳螂 *Hierodula patellifera* (Serville)的干燥卵鞘,依次习称"团螵蛸""长螵蛸"及"黑螵蛸"。深秋至次春采收,除去杂质,蒸死虫卵后,干燥。

【性状鉴别】

1. 团螵蛸　①略呈圆柱形或半圆形,由多层膜状薄片叠成,长 2.5~4cm,宽 2~3cm。②表面浅黄褐色,上面带状隆起不明显,底面平坦或有凹沟。③体轻,质松而韧,横断面可见外层为海绵状,内层为许多放射状排列的小室,室内各有一细小椭圆形卵,深棕色,有光泽。④气微腥,味淡或微咸(图 12-15)。

2. 长螵蛸　①略呈长条形,一端较细,长 2.5~5cm,宽 1~1.5cm。②表面灰黄色,上面带状隆起明显,带的两侧各有一条暗棕色浅沟及斜向纹理。③质硬而脆(图 12-15)。

图 12-15 桑螵蛸原动物及药材图
A.原动物 B.药材(1.长螵蛸 2.团螵蛸 3.黑螵蛸)

3. 黑螵蛸 ①略呈平行四边形,长 2~4cm,宽 1.5~2cm。②表面灰褐色,上面带状隆起明显,两侧有斜向纹理,近尾端微向上翘。③质硬而韧(图 12-15)。

【成分】 含磷脂酰胆碱、磷脂酰乙醇胺、蛋白质、氨基酸、钙、铁等。

【功能主治】 固精缩尿,补肾助阳。主治遗精滑精、遗尿尿频等。用量 5~10g。

蝉蜕(Cicadae Periostracum)

为节肢动物门蝉科昆虫黑蚱 *Cryptotympana pustulata* Fabricius 的若虫羽化时脱落的皮壳。主产山东、河北等地。夏秋二季收集,去净泥沙,晒干。

【性状鉴别】 ①略呈椭圆形而弯曲。②表面黄棕色,半透明,有光泽;头部有丝状触角 1 对,多已断落,复眼突出;额部先端突出,口吻发达,上唇宽短,下唇伸长成管状;胸部背面呈十字形裂开,裂口向内卷曲,脊背两旁具小翅 2 对;腹面有足 3 对,被黄棕色细毛;腹部钝圆,共 9 节。③体轻,中空,易碎。④气微,味淡。以体轻、完整、色亮黄者为佳(图 12-16)。

【成分】 含甲壳质、多种氨基酸等。

【功能主治】 疏散风热,利咽,透疹,明目退翳,解痉。主治风热感冒、咽痛音哑、麻疹不透、风疹瘙痒等。用量 3~6g。

斑蝥(Mylabris)

为节肢动物门芫青科昆虫南方大斑蝥 *Mylabris phalerata* Pallas 或黄黑小斑蝥

图 12-16　蝉蜕原动物及药材图

1. 原动物　2. 药材

Mylabris cichorii Linnaeus. 的干燥体。主产河南、安徽等地。夏秋二季捕捉,闷死或烫死,晒干。

【性状鉴别】　①南方大斑蝥:呈长圆形,长 1.5~2.5cm,宽 0.5~1cm。头及口器下垂,有复眼和触角各 1 对,触角 11 节,末端数节膨大呈棒状,末节基部狭于前节,多已脱落;背部具革质鞘翅 1 对,黑色,有 3 条黄色或棕黄色的横带,鞘翅下有棕褐色膜质内翅 2 片;胸腹部乌黑色,胸部有步足 3 对,腹部有黑色绒毛;有特异臭气。②黄黑小斑蝥:体型较小,长 1~1.5cm;触角末节基部与前节等阔。以身干、个大、完整不碎、无败油气者为佳(图 12-17)。

图 12-17　斑蝥(南方大斑蝥)药材图

【成分】　含斑蝥素、蚁酸及多种微量元素等。斑蝥素对原发性肝癌、食管癌、肺癌等有效,但其毒性大,已有斑蝥酸钠、羟基斑蝥胺、甲基斑蝥胺和去甲斑蝥素等半合成衍生物用于临床,疗效好,毒副作用小。按 HPLC 法测定,本品含斑蝥素($C_{10}H_{12}O_4$),生品不得少于 0.35%;米斑蝥应为 0.25%~0.65%。

【功能主治】　破血逐瘀,散结消癥,攻毒蚀疮。主治癥瘕,经闭,顽癣,瘰疬,赘疣,痈疽不溃,恶疮死肌。用量 0.03~0.06g,炮制后多入丸、散用。外用适量,研末或浸酒醋,或制油膏涂敷患处,不宜大面积用。

【附药】

1. 青娘子(芫青)　为芫青科昆虫绿芫青 *Lytta caraganae* Pallas 的干燥虫体。呈长圆形,头略呈三角形,蓝紫色,光亮,眼小微突;鞘翅全部呈亮绿色、蓝紫色或红紫色;具光泽;膜翅淡棕色,有 4 条较明显的脉纹;胸部突起,腹部具 5 体节,足 3 对,多已脱落;气微臭。含斑蝥素 1%~2%。功能利水,祛瘀,解毒。

2. 红娘子　为蝉科昆虫黑翅红娘子 *Huechys sanguinea* De Geer 或褐翅红娘子 *Huechys philaemata* Fabricius 的干燥虫体。主产江苏、浙江。黑翅红娘子前翅黑色,后翅褐色;褐翅红娘子前翅褐色,后翅淡褐色,半透明。含斑蝥素等。功能攻毒、通瘀、破积;外用可治癣疮。

九香虫(Aspongopus)

为蝽科昆虫九香虫 *Aspongopus chinensis* Dallas 的干燥体。主产云南、四川等地。11 月至次年 3 月前捕捉,置适宜容器内,用酒闷死后阴干;或置沸水中烫死,取出,干燥。

【性状鉴别】　①略呈六角状扁椭圆形,长 1.6~2cm,宽约 1cm。②表面棕褐色或棕黑色,略有光泽;头部小,与胸部略呈三角形,复眼突出,卵圆状,单眼 1 对,触角 1 对各 5 节,多已脱落;背部有翅 2 对,外面的 1 对基部较硬,内部 1 对为膜质,透明;胸部有足 3 对,多已脱落;腹部棕红色至棕黑色,每节近边缘处有突起的小点。③质脆,折断后腹内有浅棕色的内含物。④气特异,味微咸。以虫体完整、具油性、色棕褐、发亮、无霉蛀者为佳(图 12-18)。

图 12-18　九香虫原动物及药材图

【成分】　含九香虫油、蛋白质、甲壳质等。

【功能主治】　理气止痛,温中助阳。用于胃寒胀痛、肝胃气痛、肾虚阳痿、腰膝酸痛等。用量 3~9g。

僵蚕（Bombyx Batryticatus）

为节肢动物门昆虫纲蚕蛾科昆虫家蚕 *Bombyx mori* Linnaeus. 4~5 龄的幼虫感染（或人工接种）白僵菌 *Beauveria bassiana*（Bals.）Vuillant 而致死的干燥体。主产江苏、浙江等地。多于春秋二季生产，将感染白僵菌致死的蚕干燥。

【性状鉴别】　①略呈圆柱形，多弯曲皱缩，长 2~5cm，直径 0.5~0.7cm。②表面灰黄色，被有白色粉霜状的气生菌丝和分生孢子，头部较圆，足 8 对，体节明显，尾部略呈二叉状分枝。③质硬而脆，易折断，断面平坦，外层白色，中间有亮棕色或亮黑色的丝腺环 4 个，有光泽，习称"胶口镜面"。④气微腥，味微咸。以条粗、色白、断面光亮、杂质少者为佳；表面无白色粉霜、中空者不可入药（图 12-19）。

图 12-19　僵蚕原动物及药材图
1. 原动物　2. 药材个子　3. 药材断面

【显微鉴别】　粉末：灰棕色或灰褐色。①菌丝体：近无色，细长卷曲缠结在体壁中。②气管壁碎片：略弯曲或弧状，具棕色或深棕色的螺旋丝。③表皮组织：表面具网格样皱缩纹理以及纹理突起形成的小尖突，有圆形毛窝，边缘黄色。④刚毛：黄色或黄棕色，表面光滑，壁稍厚。未消化的桑叶组织中大多含草酸钙簇晶或方晶（图 12-20）。

【成分】　含蛋白质、脂肪、甾体、氨基酸、羟基促蜕皮甾酮、3- 羟基犬尿素、棕榈酸、油酸、壳质酶等。体表白粉中含大量草酸铵。

【理化鉴别】　①检查：杂质不得过 3%；水分（烘干法）不得过 13.0%；总灰分不得过 7.0%；酸不溶性灰分不得过 2.0%；黄曲霉毒素：照黄曲霉毒素测定法测定，本品每 1000g 含黄曲霉毒素 B_1 不得过 5μg，黄曲霉毒素 G_2、黄曲霉毒素 G_1、黄曲霉毒素 B_2 和黄曲霉毒素 B_1 的总量不得过 10μg。②浸出物：按醇溶性浸出物热浸法测定，用稀乙醇作溶剂，不得少于 20.0%。

【功能主治】　息风止痉，祛风止痛，化痰散结。主治肝风夹痰，惊痫抽搐，小儿急惊，破伤风等。用量 5~9g。

图 12-20 僵蚕粉末图

1.菌丝体 2.气管壁碎片 3.脂肪油滴 4.表皮 5.刚毛
6.类晶体 7.未消化的桑叶组织(a.表皮细胞及气孔 b.钟乳
体 c.叶肉组织、导管及草酸钙结晶)

蜂蜜(Mel)

为节肢动物门昆虫纲蜜蜂科昆虫中华蜜蜂 *Apis cerana* Fabricius 或意大利蜂 *Apis mellifera* Linnaeus. 所酿的蜜。全国多数地区均产。春、夏、秋三季均可采收,滤过。

【性状鉴别】 ①为半透明、带光泽、浓稠的液体。②白色至淡黄色(白蜜),或橘黄色至黄褐色(黄蜜),放久或遇冷渐有白色颗粒状结晶析出。③气芳香,味极甜。以水分小、有油性、稠如凝脂、味甜而纯正、无异臭、无杂质者为佳(图 12-21)。

图 12-21 蜂蜜药材图

【成分】 主要含葡萄糖、果糖、蔗糖、有机酸、挥发油、蜡、维生素、酶类、氨基酸、生长刺激素、乙酰胆碱、烟酸、胡萝卜素、微量元素等。本品含还原糖不得少于64.0%。

【理化鉴别】 检查：①水分：不得过24.0%。②相对密度：本品如有结晶析出，可置于不超过60℃的水浴中，待结晶全部融化后，搅匀，冷至25℃，按相对密度测定法（韦氏比重秤法）测定，相对密度应在1.349以上。③酸度：取本品10g，加新沸过的冷水50ml，混匀，加酚酞指示液2滴与0.1mol/L氢氧化钠溶液4ml，应显粉红色，10秒钟内不消失。④淀粉和糊精：取本品2g，加水10ml，煮沸后放冷，加碘试液1滴，不得显蓝色、绿色或红褐色。

【功能主治】 补中，润燥，止痛，解毒；外用生肌敛疮。主治脘腹虚痛，肺燥干咳，肠燥便秘，解乌头类药毒；外治疮疡不敛，水火烫伤。用量15~30g。

【附药】 我国是世界养蜂大国，有蜜蜂700余万群，年产蜂蜜19万余吨，王浆900余吨，花粉2500余吨，蜂胶250余吨，蜂群数量和王浆产量均居世界首位。

1. 蜂王浆 又称"蜂乳"，是工蜂上颚分泌的专供蜂王和幼蜂食用的乳白色浆状物。呈乳白色或淡黄色，不易流动，有光泽；香气特异，味微甜、酸、涩而辛辣；pH 3.5~4.5。含蛋白质、脂肪、维生素、糖类、游离氨基酸、核酸、激素等多种营养物质。有延缓衰老、保护肝脏、健脑益智、调节血压和内分泌等作用。本品4℃可保存3个月，–5℃能保存1年，–18℃可保存2年。蜂王浆冻干粉是将其筛除杂质，低温快速冻干而成。

2. 蜂胶 为意大利蜂的干燥分泌物。多于夏季从蜂箱中收集，除去杂质。呈团块状或不规则碎块；棕黄色、棕褐色或黑褐色，具光泽；20℃以下性脆，30℃以上逐渐变软，有黏性；气芳香，味苦，有辛辣感。含树脂、挥发油、蜂蜡、花粉、白杨素、高良姜素、氨基酸类、酶类、维生素类和多种微量元素。按HPLC法测定，含白杨素（$C_{15}H_{10}O_4$）不得少于2.0%；含高良姜素（$C_{15}H_{10}O_5$）不得少于1.0%。内服补虚弱，化浊脂，止消渴；用于体虚早衰、高脂血症、消渴等；外用解毒消肿，收敛生肌；用于皮肤皲裂、烧烫伤。

3. 蜂毒 是由工蜂毒腺或副腺分泌的，贮藏在毒囊中的浅黄色透明毒液。具有特殊的芳香气息，味苦。含多肽类、酶类、生物胺、酸类物质及微量元素等。主治风湿和类风湿关节炎、神经炎、神经痛、支气管哮喘等。

4. 蜂蜡 为中华蜜蜂或意大利蜂分泌的蜡。将蜂巢置水中加热，滤过，冷凝取得或再精制而成。为不规则团块，大小不一；呈黄色、淡黄棕色或黄白色，不透明或微透明，表面光滑；体较轻，蜡质，断面砂粒状，手搓捏能软化；有蜂蜜样香气，味微甘。功能解毒，敛疮，生肌，止痛；外用于溃疡不敛，臁疮糜烂，外伤破溃，烧烫伤。

5. 蜂房 为胡蜂科昆虫果马蜂 Polistes olivaceus（De. Geer）、日本长脚胡蜂 Polistes japonicus Saussure 或异腹胡蜂 Parapolybia varia Fabricius 的巢。秋、冬二季采收，晒干，或略蒸，除去死蜂死蛹，晒干。呈圆盘状或不规则扁块状，有的似莲房状，大小不一；表面灰白色或灰褐色，顶部色较深；腹面有多数排列有序的六角形房孔，背面有1个或数个黑色短柄；体轻，质韧，有弹性；气微，味微辛。以个大、完整、色灰白、体轻、有弹性、无死蜂、死蛹和卵、无霉变者为佳；质酥脆或坚硬者不可供药用。功能攻毒杀虫，祛风止痛（图12-22）。

图 12-22　蜂王浆、蜂胶、蜂蜡、蜂房药材图
A.蜂王浆　B.蜂胶　C.蜂蜡　D.蜂房

海马(Hippocampus)

为脊索动物门鱼纲海龙科动物线纹海马 *Hippocampus kelloggi* Jordan et Snyder、刺海马 *Hippocampus histrix* Kaup、大海马 *Hippocampus kuda* Bleeker、三斑海马 *Hippocampus trimaculatus* Leach 或小海马(海蛆) *Hippocampus japonicus* Kaup 的干燥体。主产广东、福建及台湾沿海。夏秋二季捕捞,洗净,晒干;或除去皮膜及内脏,晒干。

【性状鉴别】　①线纹海马:呈扁长形而弯曲,体长约 30cm;表面黄白色,头略似马头,有冠状突起,具管状长吻,口小,无牙,两眼深陷;躯干部七棱形,尾部四棱形,渐细卷曲,体上有瓦楞形的节纹并具短棘,习称"马头蛇尾瓦楞身";体轻,骨质,坚硬;气微腥,味微咸。②刺海马:体长 15~20cm;头部及体上环节间有细而尖的棘,刺长 2~4mm,第 1 节的棱刺更为明显。③大海马:体长 20~30cm;表面黑褐色。④三斑海马:体侧背部第 1、4、7 节的短棘基部各有 1 黑斑。⑤小海马:体形小,长 7~10cm;表面黑褐色;节纹及短棘均较细小。以体大、坚实、头尾齐全者为佳(图 12-23)。

【成分】　含乙酰胆碱酯酶、胆碱酯酶、蛋白酶、蛋白质、氨基酸、溶血磷脂酰胆碱、脂肪酸、甾体类化合物、皮肤色素及微量元素等。

【功能主治】　温肾壮阳,散结消肿。主治阳痿,遗尿,肾虚作喘,癥瘕积聚,跌仆损伤;外治痈肿疔疮。用量 3~9g;外用适量,研末敷患处。

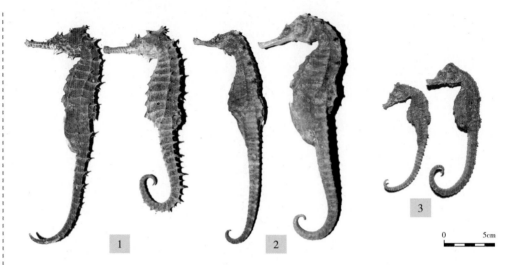

图 12-23　海马药材图

1.刺海马　2.三斑海马　3.小海马

海龙 (Syngnathus)

为脊索动物门鱼纲海龙科动物刁海龙 *Solenognathus hardwickii* (Gray)、拟海龙 *Syngnathoides biaculeatus* (Bloch)或尖海龙 *Syngnathus acus* Linnaeus. 的干燥体。刁海龙、拟海龙主产广东、福建等地沿海;尖海龙产我国各沿海。多于夏、秋二季捕捞,刁海龙、拟海龙除去皮膜及内脏,洗净,晒干;尖海龙直接洗净,晒干。

【性状鉴别】①刁海龙:体狭长侧扁,全长 30~50cm;表面黄白色或灰褐色,头部具管状长吻,口小,无牙,两眼圆而深陷,头部与体轴略呈钝角;躯干部宽约 3cm,五棱形,尾部前方六棱形,后方渐细,四棱形,尾端卷曲;背棱两侧各有 1 列灰黑色斑点状色带;全体被有具花纹的骨环及细横纹,各骨环内有突起粒状棘;胸鳍短宽,背鳍较长,有的不明显,无尾鳍;骨质,坚硬;气微腥,味微咸。②拟海龙:体长平扁,躯干部略呈四棱形,全长 20~22cm;表面灰黄色,头部常与体轴成一直线。③尖海龙:体细长,呈鞭状,全长 10~30cm,未去皮膜;表面黄褐色,有的腹面可见育儿囊,有尾鳍;质较脆弱,易撕裂。均以体长、饱满、头尾齐全者为佳(图 12-24)。

图 12-24　海龙药材图

1.刁海龙　2.拟海龙　3.尖海龙

【成分】　含蛋白质、氨基酸、脂肪、甾体类化合物及微量元素等。

【功能主治】　温肾壮阳,散结消肿。主治肾阳不足,阳痿遗精,癥瘕积聚,瘰疬痰核,跌仆损伤;外治痈肿疔疮。用量 3~9g。

蟾酥(Bufonis Venenum)

为脊索动物门两栖纲蟾蜍科动物中华大蟾蜍 *Bufo bufo gargarizans* Cantor 或黑眶蟾蜍 *Bufo melanostictus* Schneider 的干燥分泌物。主产河北、山东等地。夏秋二季捕捉,洗净,用铜或铝制盒式夹钳(或指甲套)挤取耳后腺或皮肤腺分泌液,使白色浆液流于陶瓷或玻璃器皿中(忌用铁器,以免变黑),滤去杂质,取纯浆放入圆模型中干燥,即为团蟾酥;如将鲜浆均匀涂于玻璃板上,干燥,即为片蟾酥(图 12-25)。

图 12-25　蟾酥原动物图
A. 中华大蟾蜍　B. 黑眶蟾蜍

【性状鉴别】　①呈扁圆形团块状或片状。②棕褐色或红棕色。③团块状者质坚,不易折断,断面棕褐色,角质状,微有光泽。④片状者质脆,易碎,断面红棕色,半透明。⑤气微腥,味初甜而后有持久的麻辣感,粉末嗅之作嚏。⑥药材断面沾水,即呈乳白色隆起。以色红棕、断面角质状、半透明、有光泽者为佳(图 12-26)。

【显微鉴别】　粉末:淡棕色。①甘油或水装片:呈半透明不规则形碎块,附有砂粒状固体。②水合氯醛液透化装片:则碎块透明并溶化。③浓硫酸装片:显橙黄色或橙红色,碎块四周逐渐溶解缩小,而呈透明的类圆形小块,表面显龟裂状斑纹,放置后逐渐溶解消失。④水装片加碘试液:不应含有淀粉粒(图 12-27)。

【成分】　主要含强心甾类成分,如华蟾毒基、脂蟾毒配基、蟾毒灵等,上述蟾毒配基类常在 C_3-OH 与辛二酰精氨酸、庚二酰精氨酸、丁二酰精氨酸等结合成酯类,统称蟾毒类。另含吲哚类生物碱,如蟾酥碱、蟾酥甲碱、去氢蟾酥碱、蟾酥硫碱、5-羟色胺

图 12-26　蟾酥药材图

图 12-27　蟾酥粉末图
1. 甘油或水装片　2. 浓硫酸装片（示逐渐溶解状态）

等。尚含甾醇类、肽类、氨基酸、多糖类、有机酸、肾上腺素、吗啡等。本品含华蟾毒基（$C_{26}H_{34}O_6$）和脂蟾毒配基（$C_{24}H_{32}O_4$）的总量不得少于 6.0%。

【理化鉴别】　①化学定性：取本品粉末 0.1g，加三氯甲烷 5ml，浸泡 1 小时，滤过，滤液蒸干，残渣加醋酐少量使溶解，滴加硫酸，初显蓝紫色，渐变蓝绿色（检查强心甾类成分）。②检查：水分不得过 13.0%；总灰分不得过 5.0%；酸不溶性灰分不得过 2.0%。③薄层色谱：以蟾酥对照药材、脂蟾毒配基及华蟾毒基对照品为对照，进行 TLC 鉴别（表 12-4）。

表 12-4　蟾酥的 TLC 鉴别

项目	操作方法
供试品溶液的制备	取本品粉末 0.2g，加乙醇 10ml，加热回流 30 分钟，滤过，滤液置 10ml 量瓶中，加乙醇至刻度，即得
对照药材溶液的制备	取蟾酥对照药材 0.2g，同法制成对照药材溶液
对照品溶液的制备	取脂蟾毒配基及华蟾毒基对照品，加乙醇分别制成每 1ml 含 1mg 的溶液，即得

续表

项目	操作方法
薄层色谱试验	吸取上述四种溶液各 10μl,分别点于同一硅胶 G 薄层板上,以环己烷 - 三氯甲烷 - 丙酮(4∶3∶3)为展开剂,展开,取出,晾干,喷以 10% 硫酸乙醇溶液,加热至斑点显色清晰
结果判断	供试品色谱中,在与对照药材色谱相应的位置上,应显相同颜色的斑点;与对照品色谱相应的位置上,应显相同的一个绿色和一个红色斑点

【功能主治】　解毒,止痛,开窍醒神。主治痈疽疔疮、咽喉肿痛、神昏、腹痛吐泻等。有毒;用量 0.015~0.03g,多入丸、散用,外用适量。

哈蟆油(Ranae Oviductus)

为脊索动物门两栖纲蛙科动物中国林蛙 *Rana temporaria chensinensis* David 雌蛙的输卵管,经采制干燥而得。主产黑龙江、吉林、辽宁等地(图 12-28)。

图 12-28　哈蟆油原动物图
A. 中国林蛙　B. 输卵管

【性状鉴别】　①呈不规则块状,弯曲而重叠,长 1.5~2cm,厚 1.5~5mm。②表面黄白色,呈脂肪样光泽,偶带灰白色薄膜状干皮,摸之有滑腻感。③气腥,味微甜,嚼之有黏滑感。④在温水浸泡,体积可膨胀 10~15 倍。以块大、肥厚、身干、色白、有光泽、无皮膜者为佳(图 12-29)。

【成分】　含蛋白质、脂肪、雌酮、17β - 雌二醇、17β - 羟甾醇脱氢酶、胆固醇、维生素 A、微量元素(钾、钙、钠、镁、铁、锰、硒、磷)、氨基酸等。

【理化鉴别】　膨胀度:取本品,破碎成直径约 3mm 的碎块,于 80℃干燥 4 小时,

图 12-29 哈蟆油药材图

称取 0.2g,测定膨胀度,开始 6 小时每 1 小时振摇 1 次,然后静置 18 小时,倾去水液,读取样品膨胀后的体积,计算,即得。本品的膨胀度不得低于 55。

【功能主治】 补肾益精,养阴润肺。主治病后体弱,神疲乏力,心悸失眠,盗汗,痨嗽咳血。用量 5~15g。

知识链接

哈蟆油伪品及其鉴别

　　主要为蟾蜍科动物中华大蟾蜍 *Bufo bufo gargarizans* Cantor 或黑眶蟾蜍 *Bufo melanostictus* Schneider 的输卵管伪制品。其外观与哈蟆油相似,但用温水浸泡,体积仅膨胀 3~7 倍;膨胀度小于 20。其水解氨基酸中不含蛋氨酸,酸水解后,氨基酸的总含量约为哈蟆油的 1/28;碱水解后,色氨酸的含量为哈蟆油的 1/2。其游离氨基酸中,不含脯氨酸、苯丙氨酸和色氨酸。

龟甲(Testudinis Carapax et Plastrum)

　　为脊索动物门爬行纲龟科动物乌龟 *Chinemys reevesii* (Gray)的背甲及腹甲。主产浙江、安徽等地。全年均可捕捉,以秋、冬两季为多,捕捉后杀死(血板)或用沸水烫死(烫板),剥取背甲及腹甲,除去残肉,晒干(图 12-30)。

　　【性状鉴别】 ①背甲与腹甲由甲桥相连,背甲稍长于腹甲,与腹甲常分离。②背甲呈长椭圆形拱状,长 7.5~22cm,宽 6~18cm;外表面棕褐色或黑褐色,脊棱 3 条;颈盾 1 块,前窄后宽;椎盾 5 块,第 1 椎盾长大于宽或近相等,第 2~4 椎盾宽大于长;肋盾两侧对称,各 4 块;缘盾每侧 11 块;臀盾 2 块。③腹甲呈板片状,近长方椭圆形,长 6.4~21cm 长,宽 5.5~17cm;外表面淡黄棕色至棕黑色,盾片 12 块,每块具紫褐色放射状纹理,腹盾、胸盾和股盾中缝均长,喉盾、肛盾次之,肱盾中缝最短;内表面黄白色至灰白色,有的略带血迹或残肉,除净后可见骨板 9 块。呈锯齿状嵌接;前端钝圆或平截,

图 12-30　龟甲原动物图
1. 背甲　2. 腹甲

后端具三角形缺刻,两侧残存呈翼状向斜上方弯曲的甲桥。④质坚硬。⑤气微腥,味微咸。以块大、完整、洁净、无腐肉者为佳(图 12-31)。

图 12-31　龟甲药材图
1. 背甲　2. 腹甲　3. 饮片

【成分】　含胆固醇、蛋白质、总氮、碳酸钙、氨基酸等。

【功能主治】　滋阴潜阳,益肾强骨,养血补心,固经止崩。主治阴虚潮热,骨蒸盗汗,头晕目眩,虚风内动,筋骨痿软,心虚健忘,崩漏经多。用量 9~24g,先煎。

【附药】　龟甲胶:为龟甲经水煎煮、浓缩制成的固体胶。呈长方形或方形的扁块;深褐色;质硬而脆,断面光亮,对光透视呈半透明状;气微腥,味淡。滋阴,养血,止血。主治阴虚潮热,骨蒸盗汗,腰膝酸软,血虚萎黄,崩漏带下。用量 3~9g。烊化兑服。本品按 HPLC 法,按干燥品计算,含 L- 羟脯氨酸不得少于 5.4%、甘氨酸不得少于 12.4%、丙氨酸不得少于 5.2%、L- 脯氨酸不得少于 6.2%。

鳖甲 (Trionycis Carapax)

为脊索动物门爬行纲鳖科动物鳖 *Trionyx sinensis* Wiegmann 的背甲。主产湖北、安徽、江苏等地。全年均可捕捉,以秋冬二季为多,捕后杀死,置沸水中烫至背甲上的硬皮能剥落时,取出,剥取背甲,除去残肉,晒干(图 12-32)。

图 12-32 鳖甲原动物图
1. 背甲 2. 腹甲

【性状鉴别】 ①呈椭圆形或卵圆形,背面隆起,长 10~15cm,宽 9~14cm。②外表面黑褐色或墨绿色,略有光泽,具细网状皱纹及灰黄色或灰白色斑点,中间有 1 条纵棱,两侧各有左右对称的横凹纹 8 条,外皮脱落后,可见锯齿状嵌接缝。③内表面类白色,中部有突起的脊椎骨,颈骨向内卷曲,两侧各有肋骨 8 条,伸出边缘。④质坚硬。⑤气微腥,味淡。以个大、甲厚、无残肉者为佳(图 12-33)。

图 12-33 鳖甲药材图
1. 个子 2. 醋鳖甲

【成分】 含骨胶原、碳酸钙、磷酸钙、碘、维生素 D、氨基酸、铬、锰、铜等。
【功能主治】 滋阴潜阳,退热除蒸,软坚散结。主治阴虚发热,骨蒸劳热,阴虚阳亢,头晕目眩,虚风内动,手足瘈疭,经闭,癥瘕,久疟疟母。用量 9~24g,先煎。

蛤蚧(Gecko)

为脊索动物门爬行纲壁虎科动物蛤蚧 *Gekko gecko* Linnaeus. 的干燥体。主产广西、广东。全年均可捕捉,除去内脏,拭净,用竹片撑开,使全体扁平顺直,低温干燥(图 12-34)。

图 12-34 蛤蚧原动物图

【性状鉴别】 ①呈扁平状,头颈部及躯干部长 9~18cm,头颈部约占 1/3,腹背部宽 6~11cm,尾长 6~12cm。②头略呈扁三角状,两眼多凹陷成窟窿,无眼睑;口内角质细齿密生于颚的边缘,无异型大齿;吻部半圆形,吻鳞 1 片,不切鼻孔,与鼻鳞相连;上鼻鳞左右各 1 片,上唇鳞 12~14 对,下唇鳞(包括颏鳞)21 片;全身密被圆形或多角形微有光泽的粒状细鳞,称"粒鳞",粒鳞间分布有大的颗粒状疣粒称"疣鳞"。③腹背部呈椭圆形,腹部薄;背部呈灰黑色或银灰色,有黄白色或灰绿色斑点散在或密集成不显著的斑纹;脊椎骨及两侧肋骨突起。④四足均具 5 趾,趾间具蹼或蹼迹;除第 1 趾外,均具爪;足底有吸盘。⑤尾细而坚实,微现骨节,有 6~7 个明显的银灰色环带,有的再生尾较原生尾短,且银灰色环带不明显;全身密被圆形或多角形微有光泽的细鳞。⑥气腥,味微咸(图 12-35)。

以体大、尾粗而长、无虫蛀者为佳。

【显微鉴别】 粉末淡黄色或淡灰黄色。①鳞片:近无色,表面可见半圆形、类圆形或长圆形隆起,略作覆瓦状排列,布有极细小的颗粒状物,有的可见圆形孔洞。②皮肤碎片:淡黄色或黄色,表面观细胞界限不清楚,布有棕色或棕黑色色素颗粒,常聚集成星芒状。③横纹肌纤维:侧面观细密横纹明暗相间,横纹呈平行的波峰状,也有的较平直或呈微波状;横断面常呈三角形、类圆形或类方形。④骨碎片:呈不规则形碎块,表面有细小裂缝状或针孔状孔隙;骨陷窝呈裂缝状、长条状或类长圆形,多为同方向排列,边缘骨小管隐约可见(图 12-36)。

图 12-35 蛤蚧药材图

1. 蛤蚧 2. 红点蛤蚧

图 12-36 蛤蚧粉末图

1. 鳞片 2. 皮肤碎片 3. 横纹肌纤维 4. 骨碎片

【成分】 含磷脂类、氨基酸、微量元素、肌肽、胆碱、肉毒碱、鸟嘌呤等。

【功能主治】 补肺益肾,纳气定喘,助阳益精。主治肺肾不足,虚喘气促,痨嗽咳血,阳痿,遗精。用量 3~6g,多入丸、散或酒剂。

【附药】 主要有:①守宫:壁虎科动物壁虎 *Gekko chinensis* Gray、无蹼壁虎 *Gekko swinboana* Gunther 或多疣壁虎 *Gekko japonicus*(Dumeril et Bibron)等除去内脏的干燥体,又称"小蛤蚧"或"天龙",功能补肺肾,养精血,止咳平喘,祛风定惊,解毒通络,散结,近年用于治疗多种恶性肿瘤、结核病、骨髓炎、瘘管等症。②红点蛤蚧:鬣蜥科动物蜡皮蜥 *Leiolepis belliana rubritaeniata* Mertens 除去内脏的干燥体,主产广西、广东。③西藏蛤蚧:鬣蜥科动物喜山鬣蜥 *Agama himalayana*(Steindachner)

除去内脏的干燥体,为西藏和新疆习用药材。④红瘰疣螈:蝾螈科动物红瘰疣螈 *Tylototriton verrucosus* Anderson 除去内脏的干燥体。以上种类常混作蛤蚧使用,应注意鉴别(表 12-5)。

表 12-5　蛤蚧真伪鉴别特征比较表

种类	体长	头部	体表与指趾	尾
蛤蚧	成体长约 30cm,头体长与尾长近相等	无眼睑,吻鳞不切鼻孔;口内密生角质细齿,无异型大齿	体表密被细鳞、粒鳞和疣鳞,细鳞呈圆形或多角形,微有光泽;体背呈灰黑色或银灰色,有黄白色或灰绿色斑点散在;指趾间具蹼;除第 1 趾外,均具爪;足底有吸盘	生活时尾易断,有再生能力
守宫	体长 20cm 以下,头体长超过尾长	无眼睑,吻鳞切鼻孔	粒鳞微小,镶嵌排列,散有细小疣鳞,体背褐色或灰褐色	生活时尾易断
红点蛤蚧	体长约 40cm,尾长近体长两倍	有眼睑,上唇具 2 个异形大齿	鳞片细小,无疣鳞,体背灰黑色,密布橘红色圆形斑点,体两侧有横向条形橘红色斑纹;指趾狭长而细,均具锐利爪	生活时尾不易断
西藏蛤蚧	体长 34~36cm,尾长超过体长	有眼睑,吻鳞不切鼻孔,口内有异形大齿	脊背有几行大鳞,四肢及尾背鳞片具棱;指趾狭长,圆柱形,均具爪,无蹼及吸盘	生活时尾不易断
红瘰疣螈	全长 13~19cm,尾长达 7cm	头近扁圆形,头顶部有倒"U"字形棱,中间陷下,无吻鳞	体表无鳞片,体侧有瘰疣,密生疣粒;足具 4 指 5 趾,无蹼,无爪,无吸盘	生活时尾不易断

金钱白花蛇(Bungarus Parvus)

为脊索动物门爬行纲眼镜蛇科动物银环蛇 *Bungarus multicinctus* Blyth 的幼蛇干燥体。为有毒蛇类,主产广东、广西等地,有养殖。夏秋二季捕捉,剖开腹部,除去内脏,擦净血迹,用乙醇浸泡处理后,盘成圆形,用竹签固定,干燥(图12-37)。

【性状鉴别】 ①呈圆盘状,盘径3~6cm,蛇体直径 0.2~0.4cm;头盘在中间,尾细,常纳口内,口腔内上颌骨前端有毒沟牙 1 对,鼻间鳞 2 片,无颊鳞,上下唇鳞通常各为 7 片。②背部黑色或灰黑色,有 45~58 条白色环纹,黑白相间,白环纹在背部宽 1~2 行鳞片,向腹面渐增宽,黑环纹宽 3~5 行鳞片,背正中明显突起 1 条脊棱,脊鳞扩大呈六角形,背鳞细密,通身 15 行,尾下鳞单行;内表面黄白色。③气微腥,味微咸。以身干、头尾俱全、盘径小、不蛀、不霉、不泛油、无异臭者为佳(图 12-38)。

图 12-37　金钱白花蛇原动物图

图 12-38 金钱白花蛇药材图

【显微鉴别】 ①背鳞外表面:鳞片呈黄白色,具众多纵直条纹,条纹间距 1.1~1.7μm,沿鳞片基部至先端方向径向排列。②背鳞横切面:内外表皮均较平直,真皮不向外方突出,真皮中色素较少(图 12-39)。

【成分】 蛇体含蛋白质、脂肪及鸟嘌呤核苷等。头部蛇毒中含三磷酸腺苷酶、磷脂酶、α-环蛇毒、β-环蛇毒、γ-环蛇毒(为强烈的神经性毒)及神经生长因子等。

【理化鉴别】 按醇溶性浸出物热浸法测定,用稀乙醇作溶剂,不得少于 15.0%。

【功能主治】 祛风,通络,止痉。主治风湿顽痹,麻木拘挛,中风,

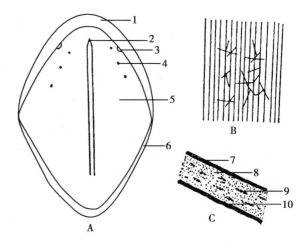

图 12-39 金钱白花蛇背鳞片外表面、横切面简图
A. 背鳞外表面简图 B. 背鳞外表面条纹放大 C. 背鳞横切面简图
1. 游离端 2. 脊棱 3. 端窝 4. 圆孔 5. 条纹
6. 基部 7. 外表皮 8. 真皮 9. 色素 10. 内表皮

半身不遂,抽搐痉挛,破伤风,麻风,疥癣。用量 2~5g。研粉吞服 1~1.5g。

 知识链接

金钱白花蛇伪品及其鉴别

主要有:①百花锦蛇 Elaphe moellendorffi (Boettger) 的幼蛇干燥体,广东、广西习作金钱白花蛇用。头背呈赭红色,似梨形;体背灰绿色,具 30 余个排成 3 行略呈六角形的红褐色斑块,尾部有黑红相间的环纹。②游蛇科动物中国水蛇 Enhydris chinensis (Gray)、铅色水蛇 Enhydris plumbea (Boie)、渔游蛇 Natrix piscator (Schneider)、赤链蛇 Dinodon rufozonatum (Cantor)、水赤链游蛇 Natrix annutaris (Mallowell)、黑背白环蛇 Lycodon annularis (Fischer) 的幼蛇加工品。具颊鳞 1 个,背鳞不扩大,尾下鳞双行。③眼镜蛇科动物金环蛇 Bungarus fasciatus (Schneider) 的幼蛇加工品。背部黑色,背鳞扩大成六角形,躯干及尾部有黑黄相间的宽环纹环绕周身,两者的宽

度大致相等,约为 3~5 枚鳞片,黄色环纹 23~33 个。④用正品银环蛇的成蛇剖割加工成若干条小蛇身,再装上其他幼蛇的蛇头,盘成圆盘状,冒充金钱白花蛇。蛇身不完整,蛇头颈部与蛇身有拼接痕迹,蛇身白环纹数多 10 个左右,无蛇尾。⑤普通幼蛇用褪色药水、油漆等将蛇身涂成白色环纹。背部有人工涂色加工的黑白相间环纹,脊鳞不扩大成六角形。

蕲蛇(Agkistrodon)

为脊索动物门爬行纲蝰科动物五步蛇 *Agkistrodon acutus* (Güenther)的干燥体。主产浙江、广西、江西、广东等地。夏秋二季捕捉,剖开蛇腹,除去内脏,洗净,用竹片撑开腹部,盘成圆盘状,干燥后拆除竹片。

【性状鉴别】　①呈圆盘状,盘径 17~34cm,体长可达 2m。②头在中间稍向上,呈扁平三角形,吻端尖而翘向前上方,习称"翘鼻头";上腭有管状毒牙,中空尖锐。③背部两侧各有黑褐色与浅棕色组成的"V"形斑纹 17~25 个,其"V"形的两上端在背中线上相接,略呈菱方形,习称"方胜纹",有的左右不相接,呈交错排列。④腹部灰白色,鳞片较大,有黑色类圆形的斑点,习称"连珠斑";腹内壁黄白色,脊椎骨的棘突较高,呈刀片状上突,前后椎体下突基本同形,多为弯刀状,向后倾斜,尖端明显超过椎体后隆面。⑤尾部骤细,末端有三角形深灰色的角质鳞片 1 枚,习称"佛指甲"。⑥气腥,味微咸。以头尾齐全、条大、花纹明显、内壁洁净者为佳(图 12-40)。

图 12-40　蕲蛇原动物及药材图
1.翘鼻头　2.方胜纹　3.连珠斑

【显微鉴别】　①背鳞外表面:呈深棕色或黄棕色,密布乳头状突起,乳突类三角形、类卵形或不规则形,内含颗粒状色素。鳞片近游离端鳞脊两侧具有 2 个端窝,略呈椭圆形。②背鳞横切面:部分表皮和真皮向外乳头状突出,使外表面呈波浪形,突起部的真皮含色素较多。内表面较平直,无乳头状突起(图 12-41)。

【成分】　主要含精胺、蛇肉碱、δ-羟基赖氨酸、硬脂酸、棕榈酸、胆甾醇、蛋白质、脂肪、皂苷、微量元素等。蛇毒中含凝血酶、酯酶和抗血凝素等。

【理化鉴别】　按醇溶性浸出物热浸法测定,用稀乙醇作溶剂,不得少于 10.0%。

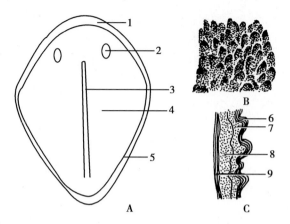

图 12-41　蕲蛇背鳞外表面、横切面简图

A. 背鳞外表面简图　B. 背鳞外表面乳突　C. 背鳞横切面简图
(1. 游离端　2. 端窝　3. 脊纹　4. 乳突　5. 基部　6. 外表皮　7. 色素　8. 真皮　9. 内表皮)

【功能主治】　祛风,通络,止痉。主治风湿顽痹、麻木拘挛、半身不遂、抽搐痉挛、破伤风、麻风疥癣等。用量 3~9g;研末吞服,一次 1~1.5g。

知识链接

蕲蛇伪品及其鉴别

　　主要有:①游蛇科动物百花锦蛇 *Elaphe moellendorffi*(Boettger)的干燥体。主要特点为:体背部灰黑色,脊部有深褐色大形斑纹交错排列;体中部有鳞片 27 行,尾端无角质鳞片。②眼镜蛇科动物眼镜蛇 *Naja naja atra* Structure 的干燥体。主要特点为:颈部有浅色不规则的"眼镜状"斑纹;背部黑褐色,有单或成双排列的波状横斑纹,背鳞中段 21 行,平滑。③眼镜蛇科动物金环蛇 *Bungarus fasciatus*(Schneider)的干燥体。主要特点为:头背部棕褐色,有金黄色宽4~5 鳞片的横斑纹,背鳞中段 15 行,平滑,尾下鳞单行,尾细。④眼镜蛇科动物银环蛇 *Bungarus multicinctus* Blyth 的干燥体。体鳞光滑,全身均为 15 列,背部中央的 1 行鳞片特别大,呈六角形;腹鳞 200~218 行,肛鳞 1 片,尾下鳞单行,40~51 片;尾细长而尖,体黑色,腹部白色,略有灰黑色小斑点。

乌梢蛇(Zaocys)

　　为脊索动物门爬行纲游蛇科动物乌梢蛇 *Zaocys dhumnades*(Cantor)的干燥体。主产浙江、江苏等地。夏秋二季捕捉,剖开蛇腹或先剥皮留头尾,除去内脏,盘成圆盘状,干燥(图 12-42)。

　　【性状鉴别】　①呈圆盘状,盘径约 16cm。②表面黑褐色或绿黑色,密被菱形鳞片,背鳞行数为偶数,背部中央 2~4 行鳞片强烈起棱,形成两条纵贯全体的黑线,脊部高耸成屋脊状,俗称"剑脊"。③头盘在中间,扁圆形,眼大而下陷,有光泽;上唇鳞 8 枚,第 4~5 枚入眶,颊鳞 1 枚,眼前下鳞 1 枚,较小,眼后鳞 2 枚,尾下鳞双行;

尾部渐细而长。④腹部剖开,边缘
内卷,内面黄白色或淡棕色,可见排
列整齐的肋骨,尾部渐细而长,尾下
鳞双行;剥皮者仅留头尾之皮鳞,中
段较光滑。⑤气腥,味淡。以头尾
齐全、皮黑肉黄、质坚实者为佳(图
12-43)。

【成分】　含蛋白质、脂肪、微量元
素等。

图 12-42　乌梢蛇原动物图

图 12-43　乌梢蛇药材图

【理化鉴别】　按醇溶性浸出物热浸法测定,用稀乙醇作溶剂,不得少于 12.0%。

【功能主治】　性平,味甘;归肝经。功能祛风,通络,止痉。主治风湿顽痹、麻木
拘挛、中风、半身不遂、抽搐痉挛、破伤风、麻风、疥癣等。用量 9~12g。

知识链接

乌梢蛇伪品及其鉴别

　　主要有同科动物锦蛇 *Elaphe carinata* (Gunther)、红点锦蛇 *Elaphe rufodorsata* (Cantor)、黑眉
锦蛇 *Elaphe taeniura* Cope、双斑锦蛇 *Elaphe bimaculata* Schmidt 等。与乌梢蛇的主要区别为:背
鳞行列都是奇数。

鸡内金 (Galli Gigerii Endothelium Corneum)

　　为脊索动物门鸟纲雉科动物家鸡 *Gallus gallus domesticus* Brisson 的干燥沙囊内壁。
杀鸡后,取出鸡肫,立即剥下内壁,洗净,干燥。

【性状鉴别】　①呈不规则卷状,厚约 2mm。②表面黄色、黄绿色或黄褐色,薄而

半透明,具多数明显的条状皱纹,呈波浪形。③质脆易碎,断面角质样,有光泽。④气微腥,味微苦。以色黄、完整、破碎少者为佳(图12-44)。

图 12-44 鸡内金药材图

【成分】 含酶类(胃蛋白酶、淀粉酶等)、氨基酸类(谷氨酸、精氨酸、天门冬氨酸等18种氨基酸)、维生素类(维生素 B_1、B_2、C、烟酸等)、微量元素(铝、钙、铁、镁、铜、锌等多种)、胃激素、角蛋白等。

【理化鉴别】 ①检查:水分不得过15.0%(烘干法);总灰分不得过2.0%。②浸出物:按醇溶性浸出物热浸法测定,用稀乙醇作溶剂,不得少于7.5%。

【功能主治】 健胃消食,涩精止遗,通淋化石。主治食积不消,呕吐泻痢,小儿疳积,遗尿,遗精,石淋涩痛,胆胀胁痛。用量3~10g。

知识链接

鸡内金伪品及其鉴别

为脊索动物门鸟纲鸭科动物鸭 *Anas platyrhynchos* Linnaeus. 的干燥沙囊内壁,习称"鸭内金"。呈碟形、片状或碎块状,较厚;外表面暗绿色、紫黑色或黄棕色,棱状皱纹少,内表面黄白色;断面角质样,无光泽。

穿山甲(Manis Squama)

为脊索动物门哺乳纲鲮鲤科动物穿山甲 *Manis pentadactyla* L. 的鳞甲。主产广西、云南等地。全年均可捕捉,收集鳞甲,洗净,晒干(图12-45)。

【性状鉴别】 ①呈扇面形、三角形、菱形或盾形的扁平片状或半折合状,中间较厚,边缘较薄,大小不一,长宽各为0.7~5cm。②外表面黑褐色或黄褐色,有光泽,宽端有数十条排列整齐的纵纹及数条横线纹,窄端光滑;内表面色较浅,中部有1条明显突起的弓形横向棱线,其下方有数条与棱线相平行的细纹。③角质,半透明,坚韧而有

图 12-45　穿山甲原动物图

弹性,不易折断。④气微腥,味淡。⑤火烧时有特异腥气,未烧尽的边缘呈乳白色酥脆。以甲片色棕黑或棕黄、不带皮肉、杂质少(不得过 4%)者为佳(图 12-46)。

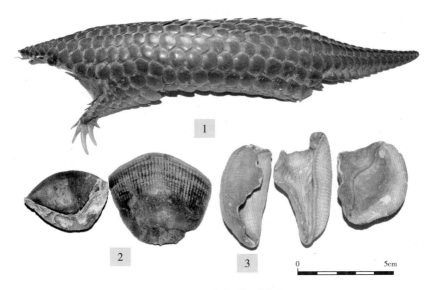

图 12-46　穿山甲药材图
1. 甲张　2. 生甲片　3. 炮甲片

【成分】　含角蛋白、多种氨基酸、微量元素、挥发油、生物碱、胆甾醇等。

【功能主治】　活血消癥,通经下乳,消肿排脓,搜风通络。主治经闭癥瘕,乳汁不通,痈肿疮毒,风湿痹痛,中风瘫痪,麻木拘挛。用量 5~9g,一般炮制后用。

 　　　　　　　　　　　　　知识链接

穿山甲伪劣品

1. 伪品　以塑料、其他动物蹄甲、动物胶质等加工而成。其特征为:质硬脆,弹性较小,易折断;

水煮 5 分钟则明显变软,表层变白;烧时特异腥气较小,未烧尽的边缘热时有黏手感(图 12-47)。

2. 掺假　穿山甲片经砂烫后,浸入饱和白矾、食盐或硫酸镁水溶液中浸制,以增加其重量。掺伪品体重;对着光细看,表面及断面有细小结晶体;用口尝之,味咸;酸涩或苦(图 12-47)。

图 12-47　穿山甲伪制品与掺伪品

1. 伪制品　2. 掺伪品

熊胆(Ursi Fel)

为脊索动物门哺乳纲熊科动物黑熊 *Selenarctos thibetanus* G. Cuvier 或棕熊 *Ursus arctos* Linnaeus. 的干燥胆。主产云南、黑龙江等地。捕获后,剖腹取胆,将胆囊口扎紧,以防胆汁流失,吊于通风处阴干(吊胆)或用夹板将胆囊夹扁,悬于通风处阴干或置石灰缸中干燥(压胆)。不宜晒干或烘干,以防腐臭。

【性状鉴别】　①呈长扁卵形囊状,上部狭细,下部膨大,长 10~20cm,宽 5~10cm。②表面灰褐色、黑褐色或棕黄色,微有皱褶,囊皮较薄,囊内含有干燥的胆汁,习称"胆仁",呈不规则的块状、颗粒状或硬膏状,色泽深浅不一,有金黄色(习称"金胆"或"铜胆")、黑色或墨绿色(习称"铁胆"或"墨胆")、黄绿色(习称"菜花胆")。③气清香,味苦回甜,有钻舌感。④取胆仁粉末少许,投入盛水的杯中,即在水面旋转并呈现黄线下沉而不扩散。以个大、胆仁多、色金黄、半透明、质松脆、味苦回甜者为佳(图 12-48)。

【成分】　含熊去氧胆酸、鹅去氧胆酸、胆酸、去氧胆酸、猪去氧胆酸、石胆酸等,其中熊去氧胆酸为熊胆特有的成分,含量可达 70% 以上,有溶解胆结石和解痉作用。这些胆汁酸通常与牛磺酸、甘氨酸结合,以钠盐或钙盐的形式存在,如牛磺熊去氧胆酸、牛磺鹅去氧胆酸等。此外,尚含胆甾醇、胆色素、脂肪、多种氨基酸及微量元素等。

【功能主治】　清热解毒,平肝明目。用于惊风抽搐,外治目赤肿痛,咽喉肿痛等。

【附药】　引流熊胆粉:为人工饲养的熊经胆管手术插管,引流的胆汁经二次滤过,除去异物制得的干燥品。药材呈不规则块片、颗粒或粉末状;棕黄色或绿黄色,半透明;质脆,易吸潮;气清香,

图 12-48　熊胆药材图

微腥,味苦,微回甜,有清凉感。熊胆粉的主要成分与天然熊胆相似,但其含量有差异。《中国药典》2010 年版已将熊胆删除。

马宝(Equi Calculus)

为脊索动物门哺乳纲马科动物马 *Equus caballus* (Linnaeus.)胃肠中的结石。主产黑龙江、吉林等地。全年皆可采收,宰杀病马时注意其腹内有无硬块,多于胃肠道内发现,取出用清水洗净,晾干。

【性状鉴别】 ①呈球形、卵圆形或扁圆形,大小不等。②表面粉白色、灰白色或青黑色,有光泽,光滑或凸凹不平。③质坚硬,锯开面灰白色,有同心性层纹(习称"涡纹"),微具玻璃样光泽。④气微,味淡。⑤取本品粉末少许,置铝箔上,下面以小火加热,迅速由分散状聚集于中心,并有马尿臭(图 12-49)。

图 12-49　马宝原动物及药材图

【成分】　磷酸镁、碳酸钙、碳酸镁等。

【功能主治】　镇惊化痰，清热解毒。

阿胶（Asini Corii Colla）

为脊索动物门哺乳纲马科动物驴 *Equus asinus* Linnaeus. 的皮，经煎煮、浓缩制成的固体胶。主产山东。将驴皮漂泡，去毛，切块，洗净，分次水煎，滤过，合并滤液，用文火浓缩（可分别加入适量黄酒、冰糖、豆油）至稠膏状，冷凝，切块，阴干。

【性状鉴别】　①呈长方形、方形或丁状胶块。②黑褐色，有光泽。③质硬而脆，断面光亮，碎片对光透视呈棕色半透明状。④气微，味微甘。⑤本品少许，加 3 倍量沸水，搅拌 10~60 分钟使溶解，溶液呈透明的红茶色，清而不浊，冷却后，液面可见少数油滴，放置不凝集，微带腥气。⑥置坩埚中灼烧，初则迸裂，随即熔化膨胀，冒白烟，有浓烈的胶香气，灰化后残渣呈灰白色（图 12-50）。

图 12-50　阿胶原动物及药材图

【成分】　主要含明胶蛋白，含量可达 98.84%，水解产生多种氨基酸（总氨基酸含量可达 41.34%），以甘氨酸含量最高。另含钾、钠、钙、镁、铁、铜等，以铁的含量最高。按 HPLC 法测定，本品含 L- 羟脯氨酸不得少于 8.0%，甘氨酸不得少于 18.0%，丙氨酸不得少于 7.0%，脯氨酸不得少于 10.0%。

【功能主治】　补血滋阴，润燥，止血。主治血虚萎黄、眩晕心悸、肌痿无力、心烦不眠、虚风内动、肺燥咳嗽、痨嗽咯血、吐血、尿血、便血等。用量 3~9g。烊化兑服。

【附药】　新阿胶：为用猪皮熬制成的固体胶。呈方块状，表面棕褐色；对光透视不透明，断面不光亮；沸水浸泡，水溶液呈棕褐色，混浊不透明，冷却后，表面有一层脂肪油，有猪皮汤味。

知识链接

阿胶伪品

　　为用马、猪、牛等多种动物的皮熬成的固体胶。表面黑褐色，光泽差；质硬，不易破碎，易发软黏合；加水加热融化，溶液呈暗红棕色，混浊不透明。

麝香（Moschus）

为脊索动物门哺乳纲鹿科动物林麝 *Moschus berezovskii* Flerov、马麝 *Moschus sifanicus* Przewalski 或原麝 *Moschus moschiferus* Linnaeus.成熟雄体香囊中的干燥分泌物。主产四川、西藏、云南等地。野麝多在冬季至次年春季猎取，捕获后，割取香囊，阴干，习称"毛壳麝香"；除去囊壳，取囊中分泌物，习称"麝香仁"（野麝为国家一级保护动物）。家麝可直接从活体香囊中挖取麝香仁，阴干或在干燥器中密闭干燥（图 12-51）。

图 12-51　麝香原动物图
A. 林麝　B. 马麝　C. 原麝

【性状鉴别】

1. 毛壳麝香　①呈扁圆形或类椭圆形的囊状体，直径 3~7cm，厚 2~4cm。②开口面的皮革质，棕褐色，密生白色或灰棕色短毛，从两侧围绕中心排列，中央有 1 小囊孔；另一面的皮棕褐色略带紫色，微皱缩，偶显肌肉纤维，略有弹性。③剖开可见中层皮膜呈棕褐色或灰褐色，半透明，内层皮膜呈棕色，内含颗粒状或粉末状的麝香仁，并有少量细毛及脱落的内层皮膜（习称"银皮"）。④质较柔软，捏之有弹性。⑤用特制槽针从囊孔插入，转动槽针，撮取麝香仁，立即检视，槽内的麝香仁应有逐渐膨胀高出槽面的现象，习称"冒槽"，麝香仁油润，颗粒疏松，无锐角，香气浓烈，无异臭或纤维等异物。以饱满、皮薄、杂质少、捏之有弹性、香气浓烈者为佳（图 12-54）。

2. 麝香仁　①呈颗粒状（习称"当门子"）或粉末状，偶有脱落的内层皮膜（习称"银皮"或"云皮"）和细毛。②野生品质软、油润、疏松，其中颗粒状者表面多呈紫黑色，微有麻纹，油润光亮，断面深棕色或黄棕色；粉末状者多呈棕褐色或黄棕色。饲养品呈颗粒状、短条形或不规则的团块，表面不平，紫黑色或深棕色，显油性，微有光泽，并有少量毛和脱落的内层皮膜。③香气浓烈而特异，味微辣、微苦带咸。④取麝香仁粉末少量，置手掌中，加水润湿，手搓成团，轻揉即散，不应沾手、染手、顶指或结块。⑤取麝香仁少量，置坩埚中灼烧，初则迸裂，随即融化膨胀起泡似珠，香气浓烈四溢，应无毛、肉焦臭，无火焰或火星出现；灰化后残渣呈白色或灰白色。以当门子多、杂质少、质柔润、香气浓烈者为佳（图 12-52）。

【显微鉴别】　粉末棕褐色或黄棕色。用水合氯醛装片，镜检可见：①分泌物团块；

图 12-52　麝香药材图
1. 毛壳麝香　2. 麝香仁

呈淡黄色或淡棕色,由不定型颗粒状物集成,半透明或透明。②结晶体:呈方形、柱形、八面体或不规则形,散在或被包埋于团块中。③偶见圆形油滴、毛及脱落的内层皮膜组织。本品不得检出动、植物组织、矿物或其他掺伪物;不得有霉变(图 12-53)。

图 12-53　麝香粉末图
1. 分泌物团块　2. 晶体　3. 表皮组织碎片　4. 麝毛

【成分】　主要含麝香酮,具特异强烈的香气,为主要活性成分。按 GC 法测定,本品含麝香酮($C_{16}H_{30}O$)不得少于 2.0%。

【功能主治】　开窍醒神,活血通经,消肿止痛。主治热病神昏,中风痰厥,气郁暴厥,中恶昏迷,经闭,癥瘕,难产死胎,胸痹心痛,心腹暴痛,跌仆伤痛,痹痛麻木,痈肿瘰疬,咽喉肿痛。用量 0.03~0.1g,多入丸、散用,外用适量,孕妇禁用。

【附药】　人工麝香:以合成麝香酮为主要原料,按规定比例与其他物质配制而成。人工麝香与天然麝香的性质和作用相似,但尚不能完全取代麝香。为油状液体,消旋性,沸点 90℃。可用于小儿百日咳及声门痉挛，并对心绞痛有显著缓解作用。

知识链接

麝香掺伪品及代用品

1. 掺伪品　在商品毛壳麝香和麝香仁中均发现有掺伪品，掺伪物涵盖植物、动物、矿物三类。植物有儿茶、锁阳、桂皮、大豆、丁香、地黄、海金沙等的粉末及淀粉等；动物有肝脏、肌肉、血块、蛋黄粉、奶渣等；矿物有雄黄、赤石脂、铅粉、铁末、砂石等。以上掺伪品用显微和理化鉴别方法均能与正品麝香区分。

2. 代用品　主要有灵猫香和麝鼠香两种。①灵猫香：为灵猫科动物大灵猫 *Viverra zibetha* Linnaeus. 及小灵猫 *Viverricula indica* Desmarest 香囊中成熟腺细胞的分泌物。含香猫酮、香猫醇及降麝香酮(环十五烷酮)等。为白色或黄白色蜂蜜样的稠厚液体，呈软膏状，存放日久则色泽渐由黄色变成褐色，具麝香样气味。现已应用的有灵猫香六神丸，其功效与麝香六神丸相似。②麝鼠香：为田鼠科动物麝鼠 *Ondatra zibethica* L. 雄性香囊中的分泌物。具有类似麝香的特殊香气。含有与天然麝香相同的麝香酮、降麝香酮、5-顺式环十五烯酮等大环化合物；另含脂肪酸、酯类、微量元素及甾类化合物。研究表明，麝鼠香具有抗炎、抑菌、抗应激、降低心肌耗氧量、降血压等作用，对冠心病有较好的疗效。

鹿茸 (Cervi Cornu Pantotrichum)

为脊索动物门哺乳纲鹿科动物梅花鹿 *Cervus nippon* temminck 或马鹿 *Cervus elaphus* Linnaeus. 的雄鹿未骨化密生茸毛的幼角。前者习称"花鹿茸"(黄毛茸)，后者习称"马鹿茸"(青毛茸)。雄性梅花鹿第 2 年开始生角，不分叉，密被黄色或白色细茸毛，习称"一颗葱"；以后每年早春脱换新角，增生一岔，至生四岔；雌鹿无角；马鹿角可至六岔以上。花鹿茸主产吉林、辽宁、河北、江苏等地；马鹿茸主产东北和西北地区，目前均有人工饲养。一般分锯茸和砍茸两种采制方法，目前商品主要为锯茸。(图 12-54)

图 12-54　鹿茸原动物图
A.梅花鹿　B.马鹿

锯茸：一般从第 3 年的鹿开始锯取。二杠茸每年采收 2 次，第 1 次在清明后 45~50 天(头茬茸)，采后 50~60 天采锯第 2 次(二茬茸)；三岔茸则每年只采锯 1 次，约在 6 月下旬~7 月下旬。锯下的花鹿茸进行排血、洗茸、钉钉、扎口、煮烫、干燥等加工。马鹿茸加工时不排血，煮烫和干燥时间比花鹿茸长。目前，为保持鹿茸的有效成分，花鹿茸也多加工成"带血茸"，即将锯下的鲜鹿茸，先用烧红的烙铁烫封锯口，使茸血不流出，再放入烘箱，烘十。

砍茸：此法现已少用，适用于生长 6~10 年的老鹿或病鹿、死鹿。

鹿茸的鉴定

【性状鉴别】

1. 花鹿茸

(1) 锯茸：①二杠：具 1 个分枝，主枝呈圆柱形，习称"大挺"，长 17~20cm，锯口直径 4~5cm，离锯口约 1cm 处分出侧枝，习称"门庄"，长 9~15cm，较主枝略细；外皮红棕色或棕色，多光润，表面密生红黄色或棕黄色细茸毛，分岔间具 1 条灰黑色筋脉，皮茸紧贴；锯口黄白色，外围无骨质，中部密布细孔；体轻；气微腥，味微咸。②三岔：具两个分枝，大挺长 23~33cm，较二杠细，略呈弓形，微扁，枝端略尖，下部多有纵棱筋及突起的小疙瘩；皮红黄色，茸毛较稀而粗；锯口外围多已骨化；体较重。③二茬茸：与头茬茸相似，但大挺长而不圆或上粗下细，下部有纵棱筋；皮灰黄色，茸毛较粗糙；锯口外围多已骨化；体较重；无腥气(图 12-55)。

(2) 砍茸：为带头骨的茸，茸形与锯茸相同，亦分二杠或三岔等规格；二茸相距约 7cm；脑骨前端平齐，后端有 1 对弧形的骨，习称"虎牙"；脑骨白色，外附脑皮，脑皮上密生茸毛(图 12-55)。

图 12-55 鹿茸药材图
1. 一颗葱 2. 二杠茸 3. 砍茸 4. 三岔茸 5. 鹿茸片

2. 马鹿茸 较花鹿茸粗大，分枝较多，具一个分枝者习称"单门"，2 个分枝者习称"莲花"，3 个分枝者习称"三岔"，4 个分枝者习称"四岔"或更多。

均以茸形粗壮、饱满、皮毛完整、质嫩、油润、无骨棱、未骨化者为佳。

【成分】 含神经酰胺、溶血磷脂酰胆碱、次黄嘌呤、尿嘧啶、磷脂类物质、多胺类物质、雌酮、多种前列腺素、15 种氨基酸、胶原、肽类和多种微量元素等。其中溶血磷脂酰胆碱有降血压作用；次黄嘌呤、尿嘧啶和磷脂类物质能抑制单胺氧化酶活性；多胺类化合物能促进核酸和蛋白质合成，在鹿茸尖部多胺含量较高；肽类物质有抗炎活性。

【理化鉴别】 ①化学定性:取本品粉末 0.1g,加水 4ml,水浴加热 15 分钟,放冷,滤过。取滤液 1ml,加 2% 茚三酮溶液 3 滴,摇匀,加热煮沸数分钟,显蓝紫色;另取滤液 1ml,加 10% 氢氧化钠溶液 2 滴,摇匀,滴加 0.5% 硫酸铜溶液,显蓝紫色。②薄层色谱:以鹿茸对照药材、甘氨酸对照品为对照,进行 TLC 鉴别(表 12-6)。

表 12-6 鹿茸的 TLC 鉴别

项目	操作方法
供试品溶液的制备	取本品粉末 0.4g,加 70% 乙醇 5ml,超声处理 15 分钟,滤过,取滤液,即得
对照药材溶液的制备	取鹿茸对照药材 0.4g,同法制成对照药材溶液
对照品溶液的制备	取甘氨酸对照品,加 70% 乙醇制成每 1ml 含 2mg 的溶液,即得
薄层色谱试验	吸取供试品溶液及对照药材溶液各 8μl、对照品溶液 1μl,分别点于同一硅胶 G 薄层板上,以正丁醇 - 冰醋酸 - 水(3∶1∶1)为展开剂,展开,取出,晾干,喷以 2% 茚三酮丙酮溶液,在 105℃加热至斑点显色清晰
结果判断	供试品色谱中,在与对照药材色谱相应的位置上,应显相同颜色的主斑点。在与对照品色谱相应的位置上,应显相同颜色的斑点

【功能主治】 壮肾阳,益精血,强筋骨,调冲任,托疮毒。主治肾阳不足,精血亏虚,阳痿滑精,宫冷不孕,羸瘦,神疲,畏寒,眩晕,耳鸣,耳聋,腰脊冷痛,筋骨痿软,崩漏带下,阴疽不敛。用量 1~2g,研末冲服。

知识链接

鹿茸混用品

多为同属动物白鹿 *Cervus macneilli* Lydekker、白唇鹿 *Cervus albirostris* Przewalski 和水鹿 *Cervus unicolor* Kerr 雄鹿未骨化密生茸毛的幼角,分别依次习称"草鹿茸""岩鹿茸"和"春鹿茸",分布在四川、青海、西藏、云南等省区,在西南地区亦作鹿茸药用,近年还大量出口,其中水鹿在台湾省有大量养殖,供生产鹿茸。另外鹿科动物驼鹿 *Alces alces* Linnaeus.、驯鹿 *Rangifer tarandus* Linnaeus. 或狍 *Capreolus capreolus* Linnaeus. 的幼角在有的地区也做鹿茸用。

【附药】

1. 鹿角 为马鹿或梅花鹿已骨化的角或锯茸后翌年春季脱落的角基,分别习称"马鹿角""梅花鹿角""鹿角脱盘"。含胶质、磷酸钙、碳酸钙、氨基酸等成分。功能温肾阳,强筋骨,行血消肿。

2. 鹿角霜 为熬制鹿角胶后剩余的角块。呈长圆柱形或不规则块状;表面灰白色,显粉性,常具纵棱;体轻质酥,断面外层较致密,白色或灰白色,内层有蜂窝状小孔,灰褐色或灰黄色,有吸湿性;气微,味淡,嚼之有粘牙感。本品性温,味咸;功能温肾助阳,收敛止血。用量 9~15g,先煎(图 12-56)。

3. 鹿角胶 为鹿角经水煎、浓缩制成的固体胶。将鹿角锯段,漂泡洗净,分次水煎,滤过,合并滤液(或加入白矾细粉少许),静置,滤取胶液,浓缩(可加适量黄酒、冰糖和豆油)至稠膏状,冷凝,切

图 12-56　鹿角及鹿角霜药材图
1. 鹿角　2. 鹿角霜

块,晾干,即得。呈扁方形块,黄棕色或红棕色,半透明,有的上部有黄白色泡沫层;质脆,易碎,断面光亮;气微,味微甜。功能温补肝肾,益精养血。用量 3~6g,烊化兑服。

牛黄 (Bovis Calculus)

为脊索动物门哺乳纲牛科动物牛 *Bos taurus domesticus* Gmelin 的干燥胆结石。习称"天然牛黄"。在胆囊中产生的称"胆黄",在胆管或肝管中产生的称"管黄"。主产主产于北京、天津、内蒙古、东北等地。北京和天津产的叫做"京牛黄",西北产的叫做"西牛黄",东北地区出产的叫"东牛黄"。宰牛时如发现有牛黄,即滤去胆汁,将牛黄取出,除去外部薄膜,阴干。切忌风吹日晒,以免破裂。

牛黄的鉴定

【性状鉴别】
1. 胆黄　①多呈卵形、类球形、三角形或四方形,大小不一,直径 0.6~3(~4.5) cm。②表面黄红色至棕黄色,有的表面挂有一层黑色光亮的薄膜,习称"乌金衣";有的粗糙,具疣状突起;有的具龟裂纹。③体轻,质酥脆,易分层剥落,断面金黄色,可见细密的同心层纹,有的夹有白心。④气清香,味苦而后甘,有清凉感,嚼之易碎,不粘牙。⑤取本品粉末少量,加清水调和,涂于指甲上,能将指甲染成黄色,习称"挂甲"。⑥将烧红的针刺入药材中,分裂,裂片呈层状,质细密酥脆,内心有白点,气清香。⑦取本品少许投入清水中,吸水变湿而不变形,将其煮沸后静置,则全部溶化,水呈黄棕色,混浊,无沉淀和杂物(图 12-57)。

2. 管黄　①呈管状或碎片状,表面不平或有横曲纹,长约 3cm,直径 1~1.5cm。②表面红棕色或棕褐色,有裂纹及小突起。③断面有较少的层纹,有的中空,色较深。

以完整、色棕黄、质松脆、断面层纹清晰而细腻者为佳。

【显微鉴别】　取本品少许,用水合氯醛试液装片,不加热,置显微镜下观察:不规则团块由多数黄棕色或棕红色小颗粒集成,稍放置,色素迅速溶解,并显鲜明金黄色,久置后变绿色(图 12-58)。

图 12-57　牛黄原动物及药材图
1. 原动物　2. 药材

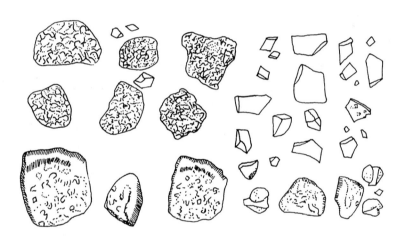

图 12-58　牛黄粉末图

【成分】　含胆汁色素 72%~76%,主要为胆红素及其钙盐;另含胆汁酸 7%~10%,主要为胆酸、去氧胆酸、鹅去氧胆酸等及其盐类;尚含胆固醇类、脂肪酸、磷脂酰胆碱、黏蛋白、肽类、多种氨基酸及微量元素等。按 TLCS 法测定本品含胆酸($C_{24}H_{40}O_5$)不得少于 4.0%;按 UV-VIS 测定,本品含胆红素($C_{33}H_{36}N_4O_6$)不得少于 35.0%。

【理化鉴别】　①总灰分:不得过 10.0%。②水分:不得过 9.0%(烘干法)。③游离胆红素:取本品粉末 10mg,精密称定,置 50ml 量瓶中,加三氯甲烷 30ml,微温,放冷,加三氯甲烷至刻度,摇匀,滤过,取续滤液,照紫外 - 可见分光光度法,在 453nm 波长处测定吸光度,不得过 0.70。④薄层色谱:以胆酸对照品、去氧胆酸对照品为对照;或以胆红素对照品为对照,进行 TLC 鉴别。

【功能主治】　清心,豁痰,开窍,凉肝,息风,解毒。主治热病神昏、中风痰迷、惊痫抽搐、癫痫发狂、咽喉肿痛、痈肿疔疮等。用量 0.15~0.35g,多入丸、散用。

知识链接

牛黄伪品及其鉴别

常见伪品主要有:①牛科动物水牛 *Bubalus bubalis* L.、牦牛 *poephagus grunniens* (L.) 及犏牛 (牦牛和黄牛的杂交种)的胆囊结石:其表面为乌黑色。②驼科动物双峰驼 *Camelus bactrianus* L. 的胆结石:呈卵圆形或不规则圆球形,直径 0.5~5cm;或有切成薄片者,表面棕黄色,粗糙无光泽;气微臭,味微苦而咸。③熊科动物黑熊 *Selenarctos thibetanus* G. Cuvier 或棕熊 *Ursus arctos* L. 的胆囊结石:表面黄棕色或黄褐色,无光泽,具裂纹,并略有小凹点;断面黄棕色,粗糙,层纹不明显;气微(无牛胆气),味微苦。④野猪科动物猪 *Sus scrofa domestica* Brisson 的胆结石:重量多在 30g 以下;表面黄色至暗红褐色;断面金黄色至红褐色,具同心层纹;气微臭,味苦而后微甘,微有清凉感。⑤牛科动物牛 *Bos taurus domesticus* Gmelin、水牛 *Bubalus bubalis* L.、绵羊 *Ovis aries* L. 或山羊 *Capra hircus* L. 胃内的草结块或毛结石:不能分层剥离,断面可见众多较粗大的纤维和毛发样物,无同心环状层纹,粗糙;气微,味淡,不能"挂甲"。⑥用黄连、黄柏、大黄、姜黄、鸡蛋黄、植物黄色素等粉末与动物胆汁混合制成品:体较重,断面棕褐色,粗糙,无层纹;无清香气,味苦,嚼之成糊状,不能"挂甲";显微镜检查可见植物组织碎片。

【**附药**】　近年来,国家陆续批准了人工牛黄、体内培植牛黄和体外培育牛黄三个牛黄代用品,对于缓解牛黄供需矛盾,保证临床用药,意义重大。

1. 人工牛黄　由牛胆粉(由牛胆汁加工制成)、胆酸(由牛、羊胆汁或胆膏经提取、加工制成)、猪去氧胆酸(由猪胆汁经提取、加工制成)、胆固醇(由牛、羊、猪脑经提取、加工制成)、胆红素(由猪或牛胆汁经提取、加工制成)、牛磺酸、微量元素等加工制成。为黄色疏松粉末,味苦微甘;可"挂甲"。按紫外 - 可见分光光度法测定,本品含胆酸不得少于 13.0%,含胆红素不得少于 0.63%。功能清热解毒,化痰定惊。

2. 体内培育牛黄　系在牛的活体胆囊内培植的胆结石。根据天然牛黄生成的原理,以外科手术或注射法在健康牛体的胆囊内植入异物,并注入非致病和毒力弱的大肠杆菌,在异物和菌苗的刺激下,使胆汁进行环形层状沉积,2~3 年后收集牛黄,阴干而得。其主要成分、药理作用和功能主治与天然牛黄基本相同。药材为不规则的块片或粉末,棕黄色或黄褐色;质较疏松,间有少量灰白色疏松状物或乌黑硬块;气微腥,味微苦而后甘,嚼之不黏牙,有清凉感;可"挂甲"。

3. 体外培育牛黄　系以牛的新鲜胆汁作母液,加入复合胆红素钙、胆酸、去氧胆酸等,用人工理化方法,在体外培育所得的牛胆红素钙结石。具有与天然牛黄类似的功效,可替代天然牛黄使用。呈球形或类球形,直径 0.5~3cm;表面光滑,呈黄红色至棕黄色;体轻,质松脆,断面有同心层纹;气香,味苦而后甘,有清凉感,嚼之易碎,不粘牙;可"挂甲"。含胆红素不得少于 35.0%,含胆酸不得少于 6.0%。

4. 进口牛黄　主要有产于加拿大、阿根廷等地的金山牛黄和产于印度的印度牛黄两类。为防止疯牛病通过牛黄等用药途径的传播,国家已明文禁止使用进口牛源性材料制备中成药,如天然牛黄、牛胆膏、牛骨粉等。随着天然牛黄市场行情一路走高,走私牛黄时有发现,应注意鉴别。

羚羊角(Saigae Tataricae Cornu)

为脊索动物门哺乳纲牛科动物赛加羚羊(高鼻羚羊) *Saiga tatarica* Linnaeus. 的角。野生赛加羚羊为我国一级保护动物,常栖息于荒漠及半荒漠的开阔地区,我国仅分布于新疆北部边境地区,甘肃、青海、西藏北部,内蒙古自治区的大兴安岭有少量分布;进口品产于俄罗斯、蒙古及澳大利亚等地。猎取后锯取其角,晒干。春季猎取者角色青而微黄,秋季(8~10月)角脱皮后猎取者色泽莹白,品质好。

【性状鉴别】 ①呈长圆锥形,略呈弓形弯曲,长15~33cm。②表面类白色或黄白色,基部稍呈青灰色;嫩枝对光透视有"血丝"或紫黑色斑纹,光润如玉,无裂纹;老枝有细纵裂纹。③尖端光滑,中下部有隆起环脊10~16个,间距约2cm,用手握之,四指正好嵌入凹处,称为"握之合把"。④角的基部横切面类圆形,直径3~4cm,内有坚硬质重的角柱,习称"骨塞",骨塞长约占全角的1/2或1/3,表面有突起的纵棱与角鞘内的凹沟紧密嵌合,习称"合槽";横断面观,其结合部呈锯齿状,习称"齿轮纹"。⑤取出骨塞后,角的下半段成空洞;对光透视,全角半透明,上半段中央有一条隐约可辨的细孔道直通角尖,习称"通天眼"。⑥质坚硬。⑦气微,味淡。以质嫩、色白、光润、内含红色斑纹、无裂纹者为佳(图12-59)。

图12-59 羚羊角药材图
1.原动物 2.药材

【成分】 含角蛋白、磷酸钙、多种氨基酸、卵磷脂、脑磷脂、神经鞘磷脂等。

【功能主治】 平肝息风,清肝明目,散血解毒。主治肝风内动,惊痫抽搐,妊娠子痫,高热痉厥,癫痫发狂,头痛眩晕,目赤翳障,温毒发斑,痈肿疮毒。用量1~3g,宜另煎2小时以上;磨汁或研粉服,每次0.3~0.6g。

知识链接

羚羊角伪品及掺伪

曾发现有羚羊角的塑料加工伪制品(图12-60)。尚有在角内灌铅粒、加入铁钉等,以增加重量,可检查骨塞是否松动,或用 X 光仪检查。

【附药】 同科动物鹅喉羚羊 *Gazella subgutturosa* Guldenstaedt、藏羚羊 *Pantholops hodgsoni* (Abel)、黄羊 *Procapra gutturosa* Pallas 等的角亦供药用,有时伪充羚羊角销售,应注意鉴别。①鹅喉

羚羊角:呈长圆锥形而稍侧扁,角尖显著向内弯转,长14~30cm;表面灰黑色,不透明,粗糙,多纵裂纹,中下部有隆起斜向环脊5~10个,另一侧不明显,其间距约1.5~2cm。②藏羚羊角:不规则细长圆锥形,弯曲,基部侧扁,较直,长40~70cm;表面黑色或黑褐色,较光滑,不透明,有环脊10~16个,其间距几相等,约2cm。③黄羊角:呈长圆锥形而侧扁,略作"S"形弯曲,长20~30cm;表面淡灰棕色或灰黑色,不透明,有多数纵纹理,微波状环脊17~20个,斜向弯曲,其下部间距较小,约5mm;基部横切面椭圆形(图12-60)。

图12-60 羚羊角混用品及伪品

1. 鹅喉羚羊 2. 藏羚羊 3. 黄羊 4. 山羊 5. 鹅喉羚羊角 6. 藏羚羊角 7. 黄羊角 8. 塑料加工伪制品

(赵宝林 孙煜铮 李红芳)

复习思考题

扫一扫
测一测

1. 与药用有关的动物由低等到高等分哪几门?说出各门常见的药用动物。

2. 动物药的药用部位有哪些?举例说明。

3. 蜂蜜的外观质量标准是什么?怎样检查蜂蜜中是否掺有淀粉与糊精?

4. 蛤蚧具哪些性状鉴别特征?

5. 如何区别金钱白花蛇、蕲蛇与乌梢蛇鳞片?

6. 说出麝香的经验鉴别方法。

7. 哈蟆油常见的伪品有哪些?说出其真伪鉴别方法。

8. 蕲蛇常见的伪品有哪些?说出其真伪鉴别方法。

9. 牛黄常见的伪品有哪些?说出其真伪鉴别方法。

10. 羚羊角常见的混淆品及掺伪有哪些?简述其鉴别方法。

11. 名词解释:白颈;胶口镜面;瓦楞身;翘鼻头;方胜纹;连珠斑;佛指甲;银皮;当门子;冒槽;一颗葱;二杠;大挺;门庄;单门;莲花;三岔;起筋;骨钉;珍珠盘;虎牙;乌金衣;挂甲;通天眼;合把;齿轮纹。

第十三章

矿物类中药

课件
13章PPT

扫一扫
知重点

学习要点

1. 矿物的结晶性质、透明度、颜色、光泽、硬度、解理、断口、力学性质、磁性等。

2. 矿物类中药的分类及鉴定方法。

3. 下列品种的来源、性状特征及主要成分：石膏、朱砂、雄黄、自然铜、赭石、信石。

一、矿物类中药的应用概况

矿物是由地质作用形成的天然单质及其化合物，多为固体，少数为液体或气体。按来源不同，矿物药可分为天然矿物、矿物加工品及动物化石3类。前者系指采集后经简单处理直接药用者，如朱砂、炉甘石、自然铜等；加工品是以一种或多种矿物为原料制成的药品，如白矾、胆矾、密陀僧、轻粉、红粉、芒硝、秋石等；后者则为动物或其骨骼的化石，如石燕、龙骨、龙齿、浮石等。

矿物药在我国的应用历史悠久。公元前二世纪，我国就从丹砂中炼制水银；宋代，我国已采用升华、滤过以及特异化学方法，从人尿中提取制备"秋石"。公元前3世纪末的《五十二病方》载有矿物药20种；汉代《神农本草经》载有46种；唐代《新修本草》载有87种；明代《本草纲目》载有222种；清代《本草纲目拾遗》新增38种。目前，我国有矿物药80余种。矿物药种类虽少，医疗价值确很高。如以石膏为主药的白虎汤，治疗流脑、乙脑等急性传染病引起的高热和惊厥，效果显著。矿物药中毒性品种较多，《医疗用毒性药品管理办法》中所列28种毒性中药，有7种是矿物药，占1/4。因此，对矿物药制订严格的质量标准，确保用药安全有效，显得尤为重要。

二、矿物的性质

每种矿物都具有一定的理化性质，可用于鉴定不同种类的矿物。

1. **结晶性质**　自然界的矿物多由晶体组成。组成矿物的质点呈规律性排列者为晶体（结晶质），反之为非晶体（非晶质）。水在矿物中存在的形式，直接影响到矿物的性质。按其存在形式的不同，可分为两类：①吸附水：不加入晶格组成，又称为自由水。②结晶水：以水分子（H_2O）或离子（H^+、OH^-）的形式加入晶格组成，如胆矾 $CuSO_4 \cdot 5H_2O$、滑石 $Mg_3(Si_4O_{10})(OH)_2$。不同的矿物，水的存在形式、失水程度不同,可利用此性质鉴定矿物药,如将胆矾加热灼烧,即失去结晶水变成白色的硫酸铜($CuSO_4$),遇水又复变为蓝色的含水硫酸铜($CuSO_4 \cdot 5H_2O$)。

2. 透明度 透明度是指磨至 0.03mm 标准厚度的矿物透光能力的大小。通常分为三类:①透明矿物:能通过大部分光线,隔着它能清晰地透视另一物体,如云母。②半透明矿物:能通过一部分光线,隔着它看不清另一物体,如朱砂、雄黄等。③不透明矿物:不能通过光线,即使边缘部分或薄片,也不透光,隔着它看不到另一物体,如代赭石、滑石等。

3. 颜色 矿物的颜色,是指矿物对光线中不同波长的光波均匀吸收或选择吸收所表现的性质,有本色、外色、假色和条痕色之别。本色是矿物的成分和内部构造所决定的颜色,如朱红色的辰砂。外色是由外来带色杂质等原因形成的颜色,与矿物本身的成分和构造无关。外色的深浅,除与带色杂质的量有关外,还与分散程度有关,如紫石英、大青盐等。假色是指某些矿物的变彩现象,它是由投射光受晶体内部裂缝面、解理面及表面的氧化膜的反射所引起光波的干涉作用而产生的颜色,如云母。矿物在白色毛瓷板上划过后所留下的痕迹称为条痕,粉末的颜色称为条痕色。条痕色比矿物表面的颜色更为固定,因而具有鉴别意义。有的矿物条痕色与矿物本身的颜色相同,如朱砂;也有的不同,如自然铜本身为铜黄色而其条痕为黑色。多数透明或浅色半透明矿物的条痕色较浅,甚至为白色;而不透明或深色半透明矿物的条痕色较深,尤具鉴别意义。如磁石和赭石,表面有时均为灰黑色,但磁石的条痕色是黑色;赭石的条痕色为樱桃红色。

4. 光泽 光泽是指矿物表面对投射光反射能力的强弱。矿物的光泽由强至弱分为:金属光泽,如自然铜;半金属光泽,如磁石;金刚光泽,如朱砂;玻璃光泽,如硼砂。如果矿物的断口或集合体表面不平滑,并有细微的裂缝、小孔等,使一部分反射光发生散射或相互干扰,则可形成一些特殊的光泽。主要有:油脂光泽,如硫黄;绢丝光泽,如石膏;珍珠光泽,如云母;土样光泽,如软滑石。

5. 相对密度 相对密度是指矿物与4℃时同体积水的重量比。各种矿物的相对密度在一定条件下为一常数,如石膏为 2.3,朱砂为 8.09~8.20 等。

6. 硬度 硬度是指矿物抵抗外来机械作用的能力。不同矿物有不同的硬度,具有鉴别意义。一般采用摩氏硬度计来确定矿物的相对硬度,它是以一种矿物与另一种矿物相互刻划,比较矿物硬度相对高低的方法。摩氏硬度计多由十种不同的矿物组成,按其硬度由小到大分为十级,等级低的矿物可被等级高的矿物刻划,但其等级间并不成倍数或比例关系。十种矿物的硬度等级和以压入法测得的绝对硬度(kg/mm^2)比较如下(表 13-1)。

表 13-1 10种常见矿物的硬度

矿物	滑石	石膏	方解石	萤石	磷灰石	正长石	石英	黄玉	刚玉	金刚石
相对硬度	1	2	3	4	5	6	7	8	9	10
绝对硬度	2.4	36	109	189	536	759	1120	1427	2060	10 060

测定硬度时,可将样品矿石与标准矿石互相刻划。如样品与滑石相互刻划时,滑石受损而样品不受损,与石膏相互刻划时,双方均受损,与方解石刻划时,方解石不受损而样品受损,即可确定样品硬度为 2 级。在实际工作中,常用四级法代替摩氏硬度计的十级,可粗略求得矿物的硬度:指甲相当于 2.5 级;铜钥匙约 3 级;小刀约 5.5 级;石

英或钢锉7级。硬度6~7的矿物药可在玻璃上留下划痕,如磁石、自然铜等。硬度最大的矿物药一般不超过7。用测硬仪和显微硬度计等仪器,可精密测定矿物的绝对硬度。

7. 解理与断口 解理是指矿物受力后沿一定结晶方向裂开成光滑平面的性能,如云母可极完全解理;方解石可完全解理。断口是指矿物受力后破碎成不规则或不平整断裂面的性质。断口面的形态有平坦状、贝壳状、参差状、锯齿状等。非晶体矿物也可产生断口。

8. 力学性质 是指矿物受压轧、锤击、弯曲或拉引等力作用时所表现出的性质,主要有脆性、延展性、弹性、挠性及柔性五种。脆性是指矿物易被击破或压碎的性质,如自然铜、方解石等。延展性是指矿物能被压成薄片或抽成细丝的性质,金、铜等。弹性是指在一定限度内,矿物在外力作用下弯曲变形而不断裂,外力取消后,能恢复原状的性质,如云母;若外力取消后,不能恢复原状,则称为挠性,如金精石、滑石等。柔性是指矿物受外力切割而不发生碎裂的性质,如石膏等。

9. 磁性 指矿物可被磁铁或电磁吸引或其本身能吸引物体的性质,如磁石。

10. 气味与吸湿性 某些矿物药具有特殊的气味,尤其在受锤击、加热或湿润时更为明显,如雄黄灼烧时有蒜臭,胆矾味涩,大青盐味咸等;少数矿物药可吸黏舌头或湿润的双唇,称为"吸湿性",如龙骨、龙齿等。

课堂互动

观察朱砂、紫石英、方解石等标本,解释本色、外色和假色。

三、矿物类中药的分类

常依据矿物中所含主成分的阴离子或阳离子对矿物药进行分类。阳离子常与药效有关,为方便比较,本教材将阳离子相同的矿物药编排在一起。矿物学通常依据其阴离子的种类进行分类。为便于统一,《中国药典》采用阴离子分类法图13-1。

四、矿物类中药的鉴定

1. 性状鉴定 外形明显的矿物药,应注意观察其外形、颜色、质地、气味等性状特征,注意检查其硬度、相对密度、光泽、解理、断口、条痕,有无磁性等性质;粉末状的矿物药,应仔细观察其颜色、质地、气味等。必要时需核对矿物标本。

2. 显微鉴定 在显微鉴定时,通常利用透射偏光显微镜(简称偏光显微镜)鉴定透明矿物;利用反射偏光显微镜鉴定不透明矿物。主要观察其形态、透明度、颜色、光性的正负、折射率和必要的物理常数。在偏光显微镜下鉴定矿物药,可观察矿物的粉末或磨片。前者可取少许置载玻片上,滴加水或浸油,再盖片观察矿物的光学性质;后者需专门磨制。在单偏光镜下,主要观察和测定矿物的形态、解理、颜色、突起、糙面等外表特征。在正交偏光镜下,可观察和测定矿物的消光及消光位、干涉色等特征。在锥光镜下,可测定矿物药的轴性和光性符号。

3. 理化鉴定 主要是采用物理、化学或仪器分析的方法,对矿物药的成分进行定性鉴定和定量分析。尤其适用于外形及粉末无明显特征或剧毒的矿物药,如白矾、玄

图 13-1　矿物类中药的分类

明粉、信石、雄黄等。光谱与色谱分析法因样品用量少,灵敏度高,能迅速、准确地定性和定量,故现已较广泛地应用于矿物药的成分分析。随着现代科学技术的飞速发展,有许多新技术用于矿物药的鉴定,主要有热分析法、X射线衍射法、红外光谱法、原子发射光谱分析法、原子吸收光谱法、荧光分析法、极谱分析法等。此外,对很细小和胶态矿物还可用电子显微镜进行观察。

朱砂(Cinnabaris)

为硫化物类矿物辰砂族辰砂。主要含硫化汞(HgS)。主产湖南、贵州等地。采挖后,选取纯净者,用磁铁吸净含铁的杂质,再用水淘去杂石和泥沙。

【性状鉴别】　①为粒状或块状集合体,呈方圆形或多角形块状(习称"豆瓣砂")片状(习称"镜面砂")或颗粒状(习称"朱宝砂")。②鲜红色或暗红色,条痕红色至褐红色,有光泽。③体重,质脆,片状者易破碎,粉末状者有闪烁的光泽。④气微,味淡。以色红、鲜艳、微透明、有光泽、无细粉、不染手、无杂石者为佳(图13-2)。

图 13-2　朱砂药材图

【理化鉴别】

1. 化学定性

(1) 取本品粉末,用盐酸湿润后,在光洁的铜片上摩擦,铜片表面显银白色光泽,加热烘烤后,银白色即消失(检查汞盐)。

(2) 取本品粉末 2g,加盐酸 - 硝酸(3:1)的混合溶液 2ml 使溶解,蒸干,加水 2ml 使溶解,滤过,滤液显汞盐与硫酸盐的鉴别反应。

1) 汞盐:取供试品溶液,加氢氧化钠试液,即生成黄色沉淀(HgO);取供试品的中性溶液,加碘化钾试液,即生成猩红色沉淀(HgI_2),沉淀能在过量的碘化钾试液中溶解 $[K_2(HgI_4)]$,再以氢氧化钠试液碱化,加铵盐即生成红棕色沉淀($Hg_2NI \cdot H_2O$)。

$$NH_4Cl+2K_2(HgI_4)+4KOH \longrightarrow Hg_2NI \cdot H_2O \downarrow (红棕色)+KCl+7KI+3H_2O$$

2) 硫酸盐:取供试品溶液,滴加氯化钡试液,即生成白色沉淀,分离,沉淀在盐酸或硝酸中均不溶解;取供试品溶液,滴加醋酸铅试液,即生成白色沉淀,分离,沉淀在醋酸铵或氢氧化钠试液中均溶解。

2. 铁的检查　取本品 1g,加稀盐酸 20ml,加热煮沸 10 分钟,放冷,滤过,滤液置 250ml 量瓶中,加氢氧化钠试液中和后,加水至刻度。取 10ml,照铁盐检查法(中国药典 2015 年版四部通则 0807)检查,如显颜色,与标准铁溶液 4ml 制成的对照液比较,不得更深(0.1%)。

3. 含量测定　取本品粉末约 0.3g,精密称定,置锥形瓶中,加硫酸 10ml 与硝酸钾 1.5g,加热使溶解,放冷,加水 50ml,并加 1% 高锰酸钾溶液至显粉红色,再滴加 2% 硫酸亚铁溶液至红色消失后,加硫酸铁胺指示液 2ml,用 0.1mol/L 的硫氰酸铵滴定液滴定,每 1ml 硫氰酸铵滴定液相当于 11.63mg 的硫化汞。本品含硫化汞(HgS)不得少于 96.0%。

【功能主治】　清心镇惊,安神,明目,解毒。主治心悸易惊,失眠多梦,癫痫发狂,小儿惊风,视物昏花,口疮,喉痹,疮疡肿毒。用量 0.1~0.5g,多入丸、散服,不宜入煎剂。本品有毒,不宜大量服用,也不宜少量久服,孕妇及肝肾功能不全者禁用。

知识链接

朱砂的传统规格名称

①镜面砂:为在加工除去石质后,将朱砂劈成斜方形或长条形片状者。其中,红镜朱砂色泽鲜红,质佳;青镜朱砂色泽紫青,质次。②朱宝砂:为在加工除去石质后,将朱砂劈成碎小块片状或颗粒状者。③豆瓣砂:为在加工除去石质后,将朱砂劈成块粒状,如赤豆大小者。④贡朱砂:旧时进贡朝廷的朱砂,今指品质最优者。⑤辰砂:产于湖南沅陵(旧时辰州)者,品质最佳,为地道药材。⑥白岩朱砂:又名白岩、白岩砂,为从白色页岩中劈出的朱砂,习以为佳。⑦人工朱砂:又名平口砂、银珠、灵砂、马牙砂。为以水银、硫黄为原料,经加热升炼而成,含硫化汞在99%以上。完整者呈盆状,全体暗红色,条痕朱红色;断面纤维柱状,习称"马牙柱";具宝石样或金属光泽。⑧银朱:由水银、硫黄升炼而成。与人工朱砂为同一原料,同一方法,在同一罐内制成,但结晶部位不同。为深红色粉末,体重,具光泽,捻之极细而染指。

【附药】　朱砂粉:为朱砂饮片。取朱砂,用磁铁吸去铁屑,照水飞法水飞,晾干或 40℃ 以下干燥。为朱红色极细粉末,体轻,以手指撮之无粒状物,以磁铁吸之,无铁末。气微,无味。本品含硫化汞(HgS)不得少于98.0%。

自然铜(Pyritum)

为硫化物类矿物黄铁矿族黄铁矿。主要含二硫化铁(FeS$_2$),常含镍、砷、锑、铜等微量元素。主产四川、广东等地。采后去净杂石,敲成小块。

【性状鉴别】　①本品晶形多为立方体,集合体呈致密块状。②表面亮淡黄色,有金属光泽;有的黄棕色或棕褐色,无金属光泽;条痕绿黑色或棕红色;具条纹及砂眼,立方体相邻晶面上的条纹相互垂直。③体重,质坚硬或稍脆,易砸碎;断面黄白色,有金属光泽,或断面棕褐色,可见银白色亮星。④气微,味淡。⑤取本品灼烧,产生蓝色火焰和二氧化硫的刺激性气体。以块整齐、色黄而光亮、断面有金属光泽者为佳(图13-3)。

图13-3　自然铜药材图

【理化鉴别】　取本品粉末1g,加稀盐酸4ml,振摇,滤过,滤液加亚铁氰化钾试液,产生深蓝色沉淀(检查铁盐)。

【功能主治】　散瘀止痛,续筋接骨。主治跌打损伤,筋骨折伤,瘀肿疼痛。用量3~9g,多入丸、散服,若入煎剂宜先煎。

磁石(Magnetitum)

为氧化物类矿物尖晶石族磁铁矿。主要含有四氧化三铁(Fe$_3$O$_4$),含铁(Fe)量不得少于50.0%。主产河北、山东等地。采挖后,除去杂石。

【性状鉴别】　①为块状集合体,呈不规则块状或略带方形,多具棱角。②灰黑色或棕褐色,条痕黑色,具金属光泽。③体重,质坚硬,断面不整齐。④具磁性,日久磁性渐弱。⑤有土腥气,味淡。以色黑、断面致密有光泽、吸铁能力强者为佳(图13-4)。

【理化鉴别】　取本品粉末约0.1g,加盐酸2ml,振摇,静置,上清液呈橙黄色,加亚铁氰化钾试液数滴,即生成蓝色沉淀,在稀盐酸中不溶,但加氢氧化钠试液,即分解生成棕红色沉淀(检查铁盐)。

【功能主治】　镇惊安神,平肝潜阳,聪耳明目,纳气平喘。主治惊悸失眠、头晕目眩、耳鸣耳聋、肾虚气喘等。用量9~30g,先煎。

图 13-4 磁石药材图

赭石（Haematitum）

为氧化物类矿物刚玉族赤铁矿,主要含有三氧化二铁(Fe_2O_3),含铁(Fe)量不得少于45.0%。主产河北、山西等地。全年可采,选取表面有钉头状突起部分的,称"钉头赭石",除去杂石。

【性状鉴别】 ①为鲕状、豆状、肾状集合体,多呈不规则扁平块状;一面有圆形乳头状突起,习称"钉头",另一面与突起相对应处有同样大小的凹窝;大小不一。②暗棕红色或灰黑色,条痕樱红色或红棕色,有的有金属光泽。③体重,质硬,砸碎后断面显层叠状。④气微,味淡(图13-5)。

图 13-5 赭石药材图

【理化鉴别】 取粉末约0.1g,加盐酸2ml,振摇,滤过,取滤液2滴,加亚铁氰化钾试液1~2滴,生成蓝色沉淀,再加25%氢氧化钠溶液5~6滴,沉淀变成棕色;另取滤液2滴,加硫氰酸铵试液2滴,显血红色。

【功能主治】 平肝潜阳,重镇降逆,凉血止血。主治眩晕耳鸣,呕吐,噫气,呃逆,喘息,吐血,衄血,崩漏下血。用量 9~30g,先煎。

雄黄(Realgar)

为硫化物类矿物雄黄族雄黄,含二硫化二砷(As_2S_2)不得少于 90.0%。主产湖南、湖北等地。全年可采,除去杂质。

【性状鉴别】 ①为块状或粒状集合体,呈不规则块状。②深红色或橙红色,条痕淡橘红色,晶面有金刚石样光泽。③质脆,易碎,断面有树脂样光泽。④硬度 1.5~2.0;相对密度 3.4~3.6。⑤微有特异臭气,味淡。⑥燃之易熔融成红紫色液体,并产生黄白色烟气,有强烈蒜臭。精矿粉为粉末状或粉末集合体,质松脆,手捏即成粉,橙黄色,无光泽。商品雄黄中,呈块状、色鲜红、半透明、有光泽、质松脆者,习称"明雄黄"、"腰黄"或"雄黄精",品质佳。以块大、色鲜红、质松脆、有光泽者为佳(图 13-6)。

图 13-6 雄黄药材图

【理化鉴别】

1. 硫的检查 取本品粉末 10mg,加水湿润后,加氯酸钾饱和的硝酸溶液 2ml,溶解后,加氯化钡试液,产生大量白色沉淀;放置后,倾出上层酸液,再加水 2ml,振摇,沉淀不溶解。

2. 砷的检查 取本品粉末 0.2g,置坩埚内,加热熔融,产生白色或黄白色火焰,伴有白色浓烟;取玻片覆盖后,有白色冷凝物,刮取少许,置试管内加水煮沸使溶解,必要时滤过,滤液加硫化氢试液数滴,即显黄色,加稀盐酸后产生黄色絮状沉淀,再加碳酸铵试液,沉淀复溶解。

【功能主治】 解毒杀虫,燥湿祛痰,截疟。主治痈肿疔疮,蛇虫咬伤,虫积腹痛,惊痫,疟疾。用量 0.05~0.1g,入丸、散用。外用适量,熏涂患处。内服宜慎;不可久用;孕妇禁用。

【附药】 雌黄:常与雄黄共生,主要含 As_2S_3。其性状与雄黄相似,不同点是雌黄全体及条痕均呈柠檬黄色。具显著的酸性,能溶于碳酸铵溶液中(雄黄难溶)。

信石（Arsenicum Sublimatum）

为天然的砷华矿石，或由毒砂（硫砷铁矿，FeAsS）及雄黄为原料加工而成。主要含三氧化二砷（As_2O_3）；常含 S、Fe 等杂质，故呈红色。主产江西、湖南等地。多为加工品，加工方法是：取纯净雄黄，砸成 10cm 左右的块，使雄黄燃烧，生成气态的三氧化二砷及二氧化硫，通过冷凝管道，使三氧化二砷充分冷凝，即为信石；二氧化硫从烟道排出。

【性状鉴别】 商品分红信石和白信石两种，药用以红信石为主。①红信石（红砒）：呈不规则的块状，大小不一；粉红色，具黄色与红色彩晕，略透明或不透明，具玻璃样光泽或无光泽；质脆，易砸碎，断面凹凸不平或呈层状纤维样；气微；本品极毒，不能口尝。②白信石（白砒）：为无色或白色。余同红信石（图 13-7）。

图 13-7 信石药材图
1. 红信石   2. 白信石

【理化鉴别】 ①微量升华：取本品粉末，置闭口管中加热，得白色升华物（纯晶 137℃升华），镜检可见大量的四面体或八面体结晶。②化学定性：水溶液呈弱酸性，通硫化氢后产生 As_2O_3 黄色沉淀。反应式为：

$$As_2O_3 + 3H_2O \rightarrow 2H_3AsO_3$$

$$2H_3AsO_3 + 3H_2S \longrightarrow As_2S_3 \downarrow + 6H_2O$$

【功能主治】 有大毒！蚀疮去腐，平喘化痰，截疟。

【附药】 砒霜：系信石升华精制成的三氧化二砷（As_2O_3）。为白色粉末，微溶于热水，其毒性较信石剧，性味功能同信石。

石膏（Gypsum Fibrosum）

为硫酸盐类矿物硬石膏族石膏，主要含含水硫酸钙（$CaSO_4 \cdot 2H_2O$）。主产湖北、安徽等地。全年可采，挖出后，去净泥沙及杂石。

【性状鉴别】 ①为纤维状的结晶聚合体，呈长块状、板片状或不规则块状。②白色、灰白色或浅黄色，有的半透明，条痕白色。③体重，质软，易纵向断裂，纵断面具纤

实验 石膏
的显微鉴定

599

维状纹理,并显绢丝样光泽。④气微,味淡。⑤相对密度 2.3,硬度 1.5~2,指甲可刻划成痕。⑥可溶于水,在 38℃时溶解度最大(仅为 0.29%),溶于盐酸,无起泡现象。⑦取本品小块(约 2g),置具有小孔软木塞的试管内,灼烧,管壁有水生成,小块变为不透明体。⑧取本品粉末约 2g,于 140℃烤 20 分钟,加水 1.5ml 搅拌,放置 5 分钟,呈黏结固体(石膏加热失去结晶水而成熟石膏;与水相遇,复变为生石膏)。以块大、色白、半透明、纵断面显绢丝样光泽、无夹层、无杂石者为佳(图 13-8)。

图 13-8　石膏药材图

【理化鉴别】

1. 化学定性　取本品粉末约 0.2g,加稀盐酸 10ml,加热使溶解,取溶液滴加醋酸铵试液,产生白色沉淀;分离,沉淀在醋酸铵或氢氧化钠试液中溶解。或取溶液,加入氯化钡试液,生成白色沉淀;分离,沉淀在盐酸或硝酸中均不溶解。

2. 检查　①砷盐:取本品 1g,加盐酸 5ml,加水至 23ml,加热使溶解,放冷,依法检查(中国药典 2015 年版四部通则 0822 第二法),含砷量不得过 2mg/kg。②重金属:取本品 8g,加冰醋酸 4ml 与水 96ml,煮沸 10 分钟,放冷,加水至原体积,滤过;取滤液 25ml,依法检查(中国药典 2015 年版四部通则 0821 第一法),含重金属不得过 10mg/kg。

3. 含量测定　取本品细粉约 0.2g,精密称定,置锥形瓶中,加稀盐酸 10ml,加热使溶解,加水 100ml 与甲基红指示液 1 滴,滴加氢氧化钾试液至溶液显浅黄色,再继续多加 5ml,加钙黄绿素指示剂少量,用 0.05mol/L 的乙二胺四醋酸二钠滴定液滴定,至溶液的黄绿色荧光消失,并显橙色,即得。每 1ml 0.05mol/L 的乙二胺四醋酸二钠滴定液相当于 8.608mg 的含水硫酸钙。本品含含水硫酸钙($CaSO_4 \cdot 2H_2O$)不得少于 95.0%。

【功能主治】　生石膏清热泻火,除烦止渴;主治外感热病,高热烦渴,肺热喘咳,胃火亢盛,头痛,牙痛。用量 15~60g,先煎。煅石膏收湿,生肌,敛疮,止血。外治溃疡不敛,湿疹瘙痒,水火烫伤,外伤出血。外用适量。

课堂互动

比较石膏煅制前后性状、化学成分及功效的变化。

寒水石(Calcitum，Gypsum Rubrum)

为碳酸钙的矿石(方解石)或硫酸钙的矿石(红石膏)。方解石主要含有碳酸钙($CaCO_3$)，主产河南、安徽、江苏等地，习称"南寒水石"；红石膏主要含有含水硫酸钙($CaSO_4·2H_2O$)，主产辽宁、吉林、内蒙古等地，习称"北寒水石"。全年可采，除去泥土，拣去杂石。

【性状鉴别】

1. 方解石　①多为规则的块状结晶，呈斜方柱形，有棱角。②白色或黄白色，条痕白色或淡灰色，表面平滑，有玻璃样光泽，透明或不透明。③晶体可沿三个不同方向劈开，可完全解理。④质硬而脆，断面平坦，敲击时多呈小块斜方体碎裂；硬度3，用小刀可刻划，相对密度2.7。⑤气微，味淡。以色白、透明、有光泽、击碎后呈方形、具棱角者为佳(图13-9)。

图13-9　寒水石药材图
1. 方解石　2. 红石膏

2. 红石膏　①呈不规则的扁平块状，大小不一。②表面粉红色，凹凸不平，半透明。③质硬脆，用指甲可刻划，敲击时易纵向断裂，断面有纵向纹理，状如纤维，常显丝绢样光泽。④略带泥土气，味淡稍咸。

以粉红色、纯净、细丝状、有光泽者为佳。

【理化鉴别】　①方解石遇稀盐酸发生大量二氧化碳气泡。②红石膏粉末，在140℃烘20分钟，加水15ml，搅拌，放置5分钟，呈黏结状固体。

【功能主治】　北寒水石：清热泻火，利尿，消肿；主治时行热病、积热烦渴、吐泻、水肿、尿闭等；用量9~15g，先煎。南寒水石：清热泻火，除烦止渴；主治壮热烦渴、口干舌燥、牙痛等;用量 3~30g,先煎。

龙骨(Os Draconis)

有两类,一类是古代哺乳动物三趾马、犀类、鹿类、牛类、象类等的骨骼化石,习称"龙骨"或"白龙骨";另一类是象类的门齿化石,习称"五花龙骨""青化龙骨"或"花龙骨"。主要含碳酸钙、磷酸钙,尚含少量的铁、镁、钾、钠、铝、氯等元素。主产山西、内蒙古等地。全年可采,挖出后,除去泥土和杂质,将骨与齿分开。五花龙骨见风后极易破碎,故常用毛边纸粘贴,只露出花色较好的部分,以供鉴别。

【性状鉴别】

1. 龙骨 ①呈骨骼状或不规则块状。②表面白色、灰白色或浅棕色,多较光滑,有的具纵向裂隙、棕色条纹或斑点。③质硬,不易破碎,断面不平坦,白色或黄色,有的中空,摸之细腻如粉质,在关节处有多数蜂窝状小孔。④气微,无味。⑤有吸湿性,舐之黏舌(图 13-10)。

图 13-10 龙骨药材图
1. 龙骨 2. 五花龙骨

2. 五花龙骨 ①呈不规则块状,大小不一,直径 6~25cm。②全体呈淡黄白色或淡黄棕色,夹有红、白、黄、蓝、棕、黑等色的花纹,深浅粗细不一,表面光滑,略有光泽,有时有小裂隙。③质硬而脆,易片状剥落。④气微,无味。⑤吸湿性强,舐之黏舌(图 13-10)。

以体轻、质脆、分层,有蓝灰、红、棕等色的花纹,吸湿性强者为佳。

【理化鉴别】 取本品粉末 2g,滴加稀硝酸溶液 10ml,即泡沸,放出二氧化碳气体;将此气体通入氢氧化钙试液中,生成白色沉淀。

【功能主治】 镇惊安神,收敛涩精,外用生肌敛疮。用于盗汗,遗精,肠风下血,泻痢,吐衄血,崩带。用量 10~15g。

【附药】 龙齿:为龙骨原动物的牙齿化石。呈较完整的齿状或破碎的块状,分为犬齿及臼齿。犬齿呈圆锥状,先端较细或略弯曲,直径 0.5~3.5cm,近尖端处中空;臼齿呈圆柱形或方柱形,略弯曲,一端较细,长 2~20cm,直径 1~9cm,多有深浅不同的棱。其中呈青灰色或暗棕色者,习称"青龙齿",质较坚;呈黄白色者,习称"白龙齿",质地较前者硬。有的表面尚具光亮的珐琅质。断面粗糙,凹凸不平或有不规则的凸起棱线,有吸湿性。气微,无味。主要含磷灰石(磷酸钙)。取本品粉末约 0.5g,加盐酸即泡沸,放出二氧化碳气体。性寒,味甘、涩;功能镇惊安神,除烦热。

芒硝(Natrii Sulfas)

为硫酸盐类矿物芒硝族芒硝,经加工精制而成的结晶体。主要含水合硫酸钠($Na_2SO_4 \cdot 10H_2O$),常夹杂微量氯化钠。多生于海边碱土地区、矿泉、盐场附近及潮湿的山洞中;主产河北、山东等地。取天然产的不纯芒硝(俗称"土硝"),加水溶解,放置,使杂质沉淀,滤过,滤液加热浓缩,放冷后析出结晶(俗称"朴硝"或"皮硝");再将朴硝重结晶,即为芒硝。

【性状鉴别】　①呈棱柱状、长方形或不规则块状。②无色透明或类白色半透明,具玻璃样光泽,条痕白色,暴露于空气中易风化,使表面覆盖一层白色粉末(无水硫酸钠)。③质脆,易碎,具玻璃样光泽。④气微,味咸。⑤溶于水或甘油,不溶于乙醇。⑥取本品少许,在火焰中燃烧,火焰呈黄色。以无色、透明、呈结晶状者为佳(图 13-11)。

图 13-11　芒硝及玄明粉药材图
1. 芒硝　2. 玄明粉

【理化鉴别】

1. 检查　①重金属:取本品 2.0g,加稀醋酸 2ml 与适量的水溶解使成 25ml,依法检查(中国药典 2015 年版四部通则 0821 第一法),含重金属不得过 10mg/kg。②砷盐:取本品 0.20g,加水 23ml 溶解后,加盐酸 5ml,依法检查(中国药典 2015 年版四部通则 0822 第二法),含砷量不得过 10mg/kg。③干燥失重:取本品,在 105℃ 干燥至恒重,减失重量应为 51.0%~57.0%。④镁盐:取本品 2g,加水 20ml 溶解后,加氨试液与磷酸氢二钠试液各 1ml,5 分钟内不得发生浑浊。⑤铁盐与锌盐:取本品 5g,加水 20ml 溶解后,加硝酸 2 滴,煮沸 5 分钟,滴加氢氧化钠试液中和,加稀盐酸 1ml、亚铁氰化钾试液 1ml 与适量的水使成 50ml,摇匀,放置 10 分钟,不得发生浑浊或显蓝色。

2. 含量测定　取本品约 0.4g,精密称定,加水 20ml 溶解后,加盐酸 1ml,煮沸,不断搅拌,并缓缓加入热氯化钡试液约 20ml,至不再生成沉淀,置水浴上加热 30 分钟,静置 1 小时,用无灰滤纸或称定重量的古氏坩埚滤过,沉淀用水分次洗涤,至洗液不再显氯化物的反应,干燥,并炽灼至恒重,精密称定,与 0.6086 相乘,即得供试品中含有硫酸钠的重量。本品以干燥品计算,含硫酸钠(Na_2SO_4)不得少于 99.0%。

【功能主治】 泻下通便,润燥软坚,清火消肿。主治实热积滞,腹满胀痛,大便燥结,肠痈肿痛;外治乳痈,痔疮肿痛。用量 6~12g,一般不入煎剂。不宜与硫黄、三棱同用。

【附药】 玄明粉:为芒硝经风化干燥制得的无水硫酸钠(Na_2SO_4)。呈白色粉末状;气微,味咸;有引湿性。本品以干燥品计算,含硫酸钠(Na_2SO_4)不得少于 99.0%;含重金属及砷盐均不得过百万分之二十。性味功效同芒硝;外用治咽喉肿痛、口舌生疮、牙龈肿痛、目赤、痈肿、丹毒等。用量 3~9g,溶入煎好的汤液中服用。

滑石(Talcum)

为硅酸盐类矿物滑石族滑石,习称"硬滑石"。主要含水合硅酸镁[$Mg_3(Si_4O_{10})(OH)_2$]。主产山东、江苏等地。采挖后,去净泥沙和杂石。

【性状鉴别】

1. 药材 ①多为块状集合体,呈不规则块状。②白色、黄白色或带淡蓝灰色,具蜡样光泽,薄片半透明或微透明,条痕白色。③质软而细腻,硬度约为1,相对密度 2.6~2.8,用指甲可刮下白粉,手摸有滑润感,具挠性,无吸湿性,置水中不崩散。④气微,味淡。以色白、滑润、无杂石者为佳(图 13-12)。

图 13-12 滑石药材图

2. 滑石粉 为白色或类白色、微细、无砂性的粉末,手摸有滑腻感。气微,味淡。本品在水、稀盐酸或稀氢氧化钠溶液中均不溶解。

【功能主治】 利尿通淋,清热解暑,外用祛湿敛疮。主治热淋,石淋,尿热涩痛,暑湿烦渴,湿热水泻;外治湿疹,湿疮,痱子。用量 10~20g,先煎。外用适量。

【附药】 软滑石:为天然的高岭石。主产江西、四川。呈不规则土块状,大小不一;白色或略带浅红色、浅棕色、灰色,无光泽或稍有光泽;质较松软,手捻易成白色粉末,摸之有滑腻感,硬度1,相对密度2.58~2.60;置水中易崩裂;微有泥土样气,无味而有黏舌感。主要含水合硅酸铝[$Al_4(Si_4O_{10})(OH)_8$],有时含少量的铁。性味功能同硬滑石。

炉甘石(Calamina)

为碳酸盐类矿物方解石族菱锌矿。主要含碳酸锌($ZnCO_3$);另含少量铁、钴、锰等碳酸盐及微量镉、铟等离子。煅烧后碳酸锌分解成氧化锌(ZnO),为治疗目疾的有效成分。主产广西、四川等地。采挖后,洗净,晒干,除去杂石。

【性状鉴别】 ①为块状集合体,呈不规则块状。②灰白色或淡红色,条痕白色,表面凹凸不平,多孔,似蜂窝状,无光泽。③体轻,质松易碎,硬度5.0,相对密度4.1~4.5,有吸湿性。④气微,味微涩。以体轻、质松、色白者为佳(图13-13)。

图 13-13 炉甘石药材图

【理化鉴别】

1. 化学定性 ①本品粗粉1g,加稀盐酸10ml,即泡沸,产生二氧化碳气体,将此气体导入氢氧化钙试液中,即生成白色沉淀。②取本品粗粉1g,加稀盐酸10ml使溶解,滤过,滤液加亚铁氰化钾试液,即生成白色沉淀,或杂有微量的蓝色沉淀。

2. 含量测定 取本品粉末约0.1g,在105℃干燥1小时,精密称定,置锥形瓶中,加稀盐酸10ml,振摇使锌盐溶解,加浓氨试液与氨-氯化铵缓冲液(pH 10.0)各10ml,摇匀,加磷酸氢二钠试液10ml,振摇,滤过。锥形瓶与残渣用氨-氯化铵缓冲液(pH10.0)1份与水4份的混合液洗涤3次,每次10ml,合并洗液与滤液,加30%三乙醇胺溶液15ml与铬黑T指示剂少量,用乙二胺四醋酸二钠滴定液(0.05mol/L)滴定至溶液由紫红色变为纯蓝色。每1ml乙二胺四醋酸二钠滴定液(0.05mol/L)相当于4.069mg的氧化锌(ZnO)。本品按干燥品计算,含氧化锌(ZnO)不得少于40.0%。

【功能主治】 解毒明目退翳,收湿止痒敛疮。主治目赤肿痛、翳膜遮睛、溃疡不敛、脓水淋漓、湿疮瘙痒等。

青礞石（Chloriti Lapis）

为变质岩类黑云母片岩或绿泥石化云母碳酸盐片岩。前者主要含铁、镁、铝的硅酸盐；后者主要含铁、镁、铝的硅酸盐及钙、镁的碳酸盐。主产河北、河南等地。采挖后，除去杂石和泥沙。

【性状鉴别】

1. 黑云母片岩　①多为鳞片状或片状集合体，呈不规则扁块状或长斜块状，无明显棱角。②褐黑色或绿黑色，具玻璃样光泽。③质软，易碎；断面呈层片状；碎粉主为绿黑色鳞片（黑云母），有似星点样的闪光。④气微，味淡（图13-14）。

2. 绿泥石化云母碳酸盐片岩　①为鳞片状和粒状集合体。②呈灰色或绿灰色，夹有银色或淡黄色鳞片，具光泽。③质松，易碎；粉末为灰绿色鳞片（绿泥石化云母片）和颗粒（主要为碳酸盐）；片状者具星点样闪光。④气微，味淡。⑤遇盐酸产生气泡，加热后泡沸激烈（图13-14）。

图 13-14　青礞石药材图

【功能主治】　坠痰下气，平肝镇惊。主治顽痰胶结，咳逆喘急，癫痫发狂，烦躁胸闷，惊风抽搐。多入丸、散服，3~6g；煎汤 10~15g，布包先煎。

【附药】　金礞石：为变质岩类蛭石片岩或水黑云母片岩。为鳞片状集合体，呈不规则的块状或碎片。碎片直径 0.1~0.8cm；块状者直径 2~10cm，厚 0.6~1.5cm，无明显棱角。棕黄色或黄褐色，带有金黄色或银白色光泽；质脆，用手捻之易碎成金黄色小片，具滑腻感；气微，味淡。取本品碎片少许，置铁片上加热，即层裂或散裂，膨胀 2~5 倍，有的鳞片变成弯曲的蛭虫状，色泽变浅，重量减轻，可浮于水面。性味功能同青礞石。

胆矾（Chalcanthitum）

为天然胆矾矿石或人工制得的含水硫酸铜。主要含含水硫酸铜（$CuSO_4 \cdot 5H_2O$）。主产云南、山西、江西等地。全年可采，天然者可在开采铜、铅、锌矿时选取蓝色半透明的结晶；人工制品多为硫酸作用于铜片、氧化铜而制得。目前商品多为人工制品。

【性状鉴别】　①呈不规则的块状结晶体,大小不一。②深蓝色或淡蓝色,条痕无色或带浅蓝色,具玻璃样光泽,半透明至透明;在空气中易缓缓风化,而使表面带有白色粉霜。③质脆,易碎,断口贝壳状,碎块呈棱柱状。④硬度2.5,相对密度2.1~2.3。⑤气微,味酸、涩。⑥取本品加热灼烧,即失去结晶水变成白色的硫酸铜($CuSO_4$),遇水又复变为蓝色。⑦取本品粉末,置闭口管中加热,析出水分,并产生二氧化硫气体,残留白色粉末。⑧本品溶于水,其水溶液滴在洁净的铁板上,即析出铜。以块大、色深蓝、半透明者为佳(图13-15)。

图13-15　胆矾药材图

【功能主治】　涌吐风痰,解毒收湿,祛腐蚀疮。主治风痰壅塞,喉痹咽痛,癫狂烦躁;外治风眼赤烂,口疮牙疳,胬肉,疮疡不溃。用量0.3~0.6g,研末服;外用适量。

白矾(Alumen)

为硫酸盐类矿物明矾石经加工提炼制成。主要含含水硫酸铝钾[$KAl(SO_4)_2 \cdot 12H_2O$],含量不得少于99.0%。主产于浙江、安徽等地。

【性状鉴别】　①呈不规则的块状或粒状。②无色或淡黄白色,透明或半透明。③表面略平滑或凹凸不平,具细密纵棱,有玻璃样光泽。质硬而脆。④气微,味酸,微甘而极涩。以块大、无色、透明、无杂质者为佳(图13-16)。

【功能主治】　外用解毒杀虫,燥湿止痒;内服止血止泻,祛除风痰。外治用于湿疹,疥癣,脱肛,痔疮,聍耳流脓;内服用于久泻不止,便血,崩漏,癫痫发狂。枯矾(取净白矾,照明煅法煅松脆)收湿敛疮,止血化腐。用于湿疹湿疮,脱肛,痔疮,聍耳流脓,阴痒带下,鼻衄齿衄,鼻瘜肉。用量0.6~1.5g;外用适量。

图 13-16　白矾药材图

硫黄 (Sulfur)

为自然元素类硫族自然硫或含硫矿物经加工制得。含硫量不得少于98.5%。主产山西、河南等地。采挖后,放入罐内,加热熔化,除去杂质,倒入模型内,冷却后,打成碎块。

【性状鉴别】　①呈不规则块状,大小不一。②全体呈黄色或绿黄色,条痕白色或淡黄色,表面不平坦,常有多数细孔。③断口具脂肪样光泽,半透明。④质松脆,易碎,断面蜂窝状,纵断面常呈针状结晶形。⑤具特异的臭气,味淡。⑥取本品燃烧,易熔融,发蓝色火焰,并产生二氧化硫的刺激性臭气。以色黄、光亮、质松脆者为佳(图 13-17)。

图 13-17　硫黄药材图

【功能主治】　外用解毒杀虫疗疮;内服补火助阳通便。外治用于疥癣、秃疮、阴疽恶疮;内服用于阳痿足冷、虚喘冷哮等。内服 1.5~3g,不宜与芒硝、玄明粉同用。

【附药】　天生黄:为天然的升华硫黄。将含硫温泉升华凝结于岩石上,呈垂形乳状的天然升华硫,用冷水洗去泥土,再用热水烫 7~10 次,然后与香油混合,选取浮于其表面上部的成品即得。主产云南省。呈大小不等的片状或砂状结晶性颗粒;黄绿色,微有玻璃样光泽;体轻,质松脆;具硫黄特臭。性味功能同硫黄。

(张钦德　魏国栋　姜慧祯)

复习思考题

扫一扫
测一测

1. 在实际工作中,如何用四级法粗略求得矿物的相对硬度?

2. 依据矿物中所含主成分的阴离子种类,如何对矿物药进行分类?

3. 依据矿物中所含主成分的阳离子种类,如何对矿物药进行分类?

4. 简述朱砂的含量测定方法。

5. 简述石膏的性状鉴别特征。

6. 某未知白色粉末,怀疑是砒霜或玄明粉,如何检识?

7. 简述龙骨的来源、商品规格及鉴别特征。

8. 解释名词:本色;外色;假色;条痕色;解理;断口;马牙柱;钉头。

主要参考书目

1. 国家药典委员会.中华人民共和国药典(2015年版)[M].北京:中国医药科技出版社,2015.

2. 国家药典委员会.中华人民共和国药典中药材薄层色谱彩色图集[M].北京:人民卫生出版社,2009.

3. 中国药品生物制品检定所.中国药品检验标准操作规范(2010年版)[M].北京:中国医药科技出版社,2010.

4. 中国药品生物制品检定所.药品检验仪器操作规程(2010年版)[M].北京:中国医药科技出版社,2010.

5. 徐国钧,徐珞珊,何宏贤,等.中国药材学[M].北京:中国医药科技出版社,1996.

6. 肖培根.新编中药志[M].北京:化学工业出版社,2002.

7. 南京中医药大学.中药大辞典[M].2版,上海:上海科学技术出版社,2006.

8. 康廷国.中药鉴定学[M].北京:中国中医药出版社,2010.

9. 李峰.中药鉴定学[M].北京:中国医药科技出版社,2016.

10. 陈代贤,郭月秋.中药真伪质量快速影像检定[M].北京:人民卫生出版社,2012.

11. 中国文化研究会.中国本草全书(410卷)[M].北京:华夏出版社,1999.

中药中文名称索引

复习思考题答案要点和模拟试卷

《中药鉴定技术》教学大纲